外科常见疾病
诊断与处理

■ 主编 崔玉良 王宗明 张义举 王琳茹
　　　　赵　涛　张　雨　孔德胤

黑龙江科学技术出版社
HEILONGJIANG SCIENCE AND TECHNOLOGY PRESS

图书在版编目（CIP）数据

外科常见疾病诊断与处理 / 崔玉良等主编. -- 哈尔
滨：黑龙江科学技术出版社，2023.7
ISBN 978-7-5719-2022-7

Ⅰ．①外… Ⅱ．①崔… Ⅲ．①外科－常见病－诊疗
Ⅳ．①R6

中国国家版本馆CIP数据核字（2023）第107024号

外科常见疾病诊断与处理

WAIKE CHANGJIAN JIBING ZHENDUAN YU CHULI

主　　编	崔玉良　王宗明　张义举　王琳茹　赵　涛　张　雨　孔德胤	
责任编辑	陈兆红	
封面设计	宗　宁	
出　　版	黑龙江科学技术出版社	
	地址：哈尔滨市南岗区公安街70-2号　邮编：150007	
	电话：（0451）53642106　传真：（0451）53642143	
	网址：www.lkcbs.cn	
发　　行	全国新华书店	
印　　刷	黑龙江龙江传媒有限责任公司	
开　　本	787 mm×1092 mm　1/16	
印　　张	22.25	
字　　数	560千字	
版　　次	2023年7月第1版	
印　　次	2023年7月第1次印刷	
书　　号	ISBN 978-7-5719-2022-7	
定　　价	198.00元	

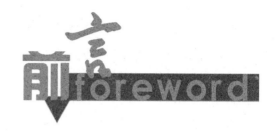

前言 foreword

外科学的发展与基础学科的进展有着密切的关系,既交叉渗透,又相互促进。基础医学深入地阐明疾病的病因、发病机制和病理生理改变,推动外科学发展;微生物学和药理学的进展,提高了感染防控能力,降低了外科感染性疾病和手术后感染的发病率;免疫学的研究成果促进了移植外科学的发展。同时,外科学与其他临床学科之间也不断进行交叉渗透,如心脏外科与心血管内科的发展、消化内科和胃肠外科的建立都是相互促进的结果。现代外科学在学科间相互促进、横向发展的同时,也向专业纵深发展,形成了许多亚专业,因此,外科临床医师的知识储备既要广博又要精深。基于此,我们组织部分专家共同编写本书。

本书纳入了当下外科学领域的诊疗新进展,在内容安排上遵从疾病的临床诊疗规律,对其病因、临床表现、实验室检查、诊断、治疗、并发症处理、预后进行全方位讲解。目的是将基础医学和相邻临床学科的知识交叉渗透,树立外科临床医师的全局观和整体观,培养其临床诊疗技能,提高疾病的临床治愈率。本书内容全面、详实、条理清晰,有助于各级医院外科医师对疾病迅速作出明确诊断和及时、恰当的处理,适合各级医院外科医师参考。

尽管我们已经竭尽全力,但是由于时间和水平的限制,书中难免有不足之处,希望广大同仁批评指正,对此我们不胜感激。

《外科常见疾病诊断与处理》编委会
2023 年 3 月

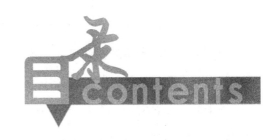

第一章 外科基本操作技术

第一节 显 露

良好的手术野显露是保证手术顺利进行,防止手术副损伤的重要前提,深部手术野的显露更为重要。要做到良好的显露,必须注意以下几点。

一、手术途径

手术途径即切口,根据病变和术式来设计施行。理想的手术切口应符合下述要求:①充分的手术野显露,以利于手术操作。原则上,切口应尽量接近病变部位,切口的位置和方向应便于延长扩大。②尽量减少组织的创伤,一则可以减少出血,缩短切开和缝合的时间;二则可以减少术后的炎症反应和瘢痕形成。③适应局部解剖和生理特点,有利于伤口愈合并能最大限度地恢复功能。

特殊的手术部位还有特殊的要求,如关节手术的切口,要考虑术后瘢痕形成对关节活动的影响,切开至关节平面时应尽量与关节轴相平行。在肢体重力支点上,如足跟、截肢残端等处,不应遗留切口瘢痕。颜面部、颈部切口应与皮纹一致。腹部纵切口如正中线(白线)、旁正中线、经腹直肌等切口,不必切断肌肉,出血较少,切开和缝合的时间较短。腹前壁的外斜肌、内斜肌和横肌的合力为水平方向,腹直肌有腱划,横(斜)切口所受的牵张力小于纵切口,切口疝的机会较少。所以腹内压较高的患者如有慢性支气管炎、习惯性便秘、肥胖等,腹腔需要多处引流或有低蛋白血症、年老体衰等伤口愈合能力低的患者,均宜选横(斜)切口。

切口的设计还要符合美学原则。特别是整复外科手术的切口设计极为重要,既要达到治疗目的,又要关注手术的外观。切口过小可能遗漏内部的病变或导致副损伤。

二、切开和分离

(一)切开

皮肤和组织的切开常用带有不同类型的手术刀,根据不同目的选择不同形状及大小的刀片(图 1-1)。切开皮肤一般用圆刀片,而引流戳孔或动脉切开常用尖刀片。切开除用手术刀外,还

1

可用高频电流(电刀)和激光(光刀),既通过热力作用使组织炭化、气化,同时又有凝固止血的效果,故比较适用于较大的切口、较厚的肌层和微血管丰富组织的切开。电刀和激光刀在切开深部组织时可减少出血及节省手术时间,已逐渐代替传统刀片。并且,它们还能减少术后疼痛。但应用电刀或氩气刀切开深层组织时,控制要得当,做到既要能使切开的组织充分止血,又要防止组织过度"焦化",影响伤口的愈合。

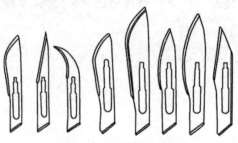

图 1-1　不同型号刀片

操作要点:①设计好切口的部位、形态和长度;②切开前固定皮肤;③切开时手术刀刃面应与皮肤垂直(某些整复手术的切皮例外);④从皮肤、皮下组织到切口深层组织的切开应在同一平面,使伤口边缘整齐,失活组织较少(图 1-2);⑤到达深层组织时必须防止对血管、神经、内脏的副损伤。

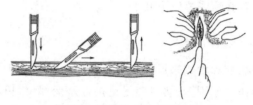

图 1-2　正确的皮肤切开方法

正确执刀方式有以下 4 种:①执弓式是常用的执刀法,拇指在刀柄下,示指和中指在刀柄上,腕部用力。用于较长的皮肤切口及腹直肌前鞘的切开等;②执笔式,动作的主要力在指部,为短距离精细操作,用于解剖血管、神经、腹膜切开和短小切口等;③握持式,握持刀比较稳定,切割范围较广,用于使力较大的切开,如截肢、肌腱切开,较长的皮肤切口等;④反挑式,全靠在指端用力挑开,多用于脓肿切开,以防损伤深层组织(图 1-3)。

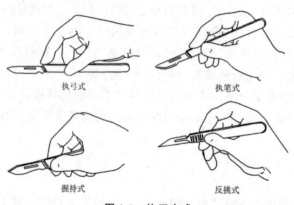

执弓式　　　　　　　　执笔式

握持式　　　　　　　　反挑式

图 1-3　执刀方式

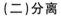

（二）分离

分离方法有锐性分离和钝性分离两类,要根据局部解剖和病理改变来选择,实际手术中两类方法常常结合使用,达到显露、游离、切除等目的。锐性分离利用刀刃和剪刀刃的切割作用,能将致密的组织切开,切缘整齐,其边缘组织细胞损伤甚少。钝性分离使用血管钳、刀柄、组织剪外侧缘、手指、剥离子及各种特殊用途的剥离器如膜衣剥离器、脑膜剥离器等进行推离作用,以分开比较疏松的组织。此方法常用于疏松组织的解剖,如正常解剖间隙、较疏松的粘连、良性肿瘤或囊性包膜外间隙等。遇到较大的血管、神经等,钝性分离容易发觉从而避免损伤。但如操作粗暴,钝性分离往往残留许多失活的组织细胞,也可能损伤血管、神经等。因此,辨别各种解剖结构甚为重要。了解这两类分离方法的特点,加上熟悉局部解剖和认清病理性质,就能正确使用刀、剪、血管钳、手指等进行分离,取得良好的效果。

良性肿瘤与周围正常组织一般有清楚的分界。摘除时可先沿此分界分离,直至结扎其血管后取下瘤体。恶性肿瘤的根治术应尽量采取锐性分离,这是因为恶性肿瘤为浸润性生长并容易发生转移,需要成块切除包括部分周围正常组织,同时应防止手术野内肿瘤细胞播种。掌握一些新手术器械的使用(如超声刀、水刀等),借助先进器械达到更快、更安全的分离。

操作要点:①熟悉局部解剖及辨认病变性质,根据术中情况结合使用锐性与钝性分离,辨清毗邻关系,避免重要组织和器官的损伤;②操作要轻柔、细致、准确。循某些疏松的粘连自然分离,显出解剖间隙。对于炎症等原因造成解剖界限不清楚的病例,更需细致和耐心。

（三）牵开器的应用

为了充分显露手术野,常需应用各种牵开器(拉钩)展开切口。牵开器的种类较多,使用时应注意避免其副损伤,如压迫神经干、撕裂静脉或组织等。可用纱布类衬垫于拉钩与组织之间起到保护作用。对于腹腔、盆腔等深处的手术,还常需用纱布垫帮助显露局部病变和器官,并可起到隔离沾染的作用。

（吴谋彬）

第二节　止　血

手术中迅速有效的止血,能减少失血量,保持手术野清晰,且可避免手术后出血。除了手术前已发生的血管损伤、实质器官破裂或某种凝血功能障碍,手术中还可能遇见各种出血情况,如广泛切开和分离后的渗血、意外的血管损伤等。所以手术医师应当熟悉各种止血的方法,术前有充分的器械用品准备,以免术中措手不及。

一、一般止血法

（一）压迫止血

压迫止血是手术中最常用的止血法。其原理是以一定的压力使血管破口缩小或闭合,此时血小板、纤维蛋白、红细胞可迅速形成血栓,使出血停止。较广泛的渗血可用温热盐水纱布压迫止血,加热可以促进凝血。盐水温度 $50\sim60\,^{\circ}\mathrm{C}$,压迫 3 分钟以上,轻轻取出纱布,需要时重复 2～3 次。

纱布填塞法止血仅限于其他各种止血法不能奏效的情况。干纱布填塞处勿留空腔,保持相当的压力。填塞时纱布数及连接一定要绝对准确可靠,纱布需有序折叠。填塞物一般于术后3～5天逐步松动后取出,过早取出可能再度出血,但过晚取出可引起较重的感染。

(二)结扎止血

有单纯结扎和缝合结扎两种方法。缝合结扎主要是为了避免结扎线脱落,或因为单纯结扎有困难。比较理想的是在出血之前结扎血管,然后切断血管。方法是先游离出血管或者分离看清血管行径,以血管钳钳夹、缝线贯穿或血管钳引线,将血管结扎,再切断血管。器官切除常用这种方法处理其主要血管。

处理一般的小血管出血,除用纱布压迫止血以外,可配合准确地钳夹出血点,以细丝线结扎。但钳夹结扎不应包含过多的血管外组织,造成这些组织的坏死,增加继发感染的机会。

对于意外的较大的出血,应先用干纱布或手指暂时制止出血,用吸引器清除局部的血液,在看清出血的部位和性质,酌情用普通血管钳或无损伤血管钳夹住结扎或缝合结扎。遇到这种意外的出血,切勿惊慌失措,未看清出血部位即用钳夹,可导致损伤更大的血管和引起更多的出血。

二、选择性止血法

(一)血管阻断和修复

利用止血带的原理,在手术中临时制止大出血或者预防出血。可用手指或血管阻断带(或无损伤血管钳)阻断主要的供血血管,如在肝十二指肠韧带处阻断肝动脉和门静脉,以控制肝脏的出血。这种控制局部灌流的方法可导致组织细胞缺氧,故须限制阻断时间。若需较长时间阻断大血管,为防止组织长时间失去血液灌流和缺氧,可用导管在阻断的血管两端搭桥。

较大的血管损伤需行血管修复,以维持其分布区域的血循环。血管的线形裂伤可予以缝合。血管的完全断裂、挫伤、贯通伤等,应游离其远近两端,修整受伤的血管壁。如果对合无明显张力,可直接吻合其两端,如果缺损较长一段血管,则需移植血管(自体静脉或人造血管)。

(二)局部药物止血

止血剂局部止血法是指用局部止血剂覆盖一般方法难于止血的创面如肝脏、骨质等的渗血,起到局部止血的作用。常用促凝物质如吸收性明胶治疗、纤维蛋白泡沫体、氧化纤维素、胶原丝等均为局部止血剂的基本成分。其作用原理是为促进血液凝固和提供凝血块支架。这些物质能逐渐分解吸收,损伤的血管还可能恢复通畅。但使用时这些促凝剂容易吸附渗血或被渗血推离伤口。为此,要用干纱布压迫数分钟或缝合固定,使之贴附于伤口组织而起止血作用。骨髓腔出血,可用骨蜡封闭出血处止血。

手术部位注射肾上腺素,可促使血管收缩,减少切开后的出血。但此法可增加伤口感染机会,有时也会影响心脏功能。3%过氧化氢注入渗血创面,再用干纱布压迫,因局部氧化生热产生泡沫,可有促使局部血液凝固的作用。

(三)电凝止血

电凝止血法是指高频电流可以凝结小血管而止血。实际上是电热作用使血流凝结,这种方法可以使小块组织炭化。常用于浅表部位较广泛的小出血点,有时亦可用于深部止血。其优点是缩短手术时间和减少伤口内线结。但患者有凝血功能障碍时止血效果差。有伤口污染者用电凝易发生感染,故不宜采用此法。在大面积瘢痕切除时,如能熟练地掌握这一方法,往往可取得较好的效果。

电凝止血时,血管钳应准确地夹住出血点或血管口处,也可用单极或双极电凝镊直接夹住出血点,然后通电止血。电灼器或导电的血管钳、镊子不可接触其他组织。激光刀、氩气刀、微波刀、超声刀等先进的止血设备的应用可大大提高止血效果和效率。

(申海涛)

第三节 缝 合

缝合是手术中最常用的操作技术之一。缝合技术是否正确、熟练不仅体现了手术医师的基本素质,而且直接关系到手术的效果及患者的安危。虽然不同部位、组织、器官的缝合各有特点,但又具有共同的基本概念和基本要求。缝合的目的是使切开或离断的组织创缘相互对合,消灭无效腔,促进伤口早期愈合。另外,缝合还可以起到止血、重建器官结构或整形的作用。

吻合和钉合也属于缝合的范畴,前者是指将空腔脏器或管道结构作对合性缝合,维持其连续性;后者则是指不用缝线而是借助于特殊器械即钉合器来完成缝合或吻合的操作方法,同样可恢复器官组织结构的连续性。尽管钉合器的使用简化了手术操作,节省了手术时间,钉合后的伤口对合整齐,组织反应轻微,但是人体复杂的解剖关系不允许每个手术部位都使用钉合器。钉合器发生故障时,钉合不全可能导致严重并发症,这就使得钉合器在临床上的应用范围受到一定的限制。临床手术过程中较常用的仍是手工缝合,可见手工缝合是外科必要的一种基本功。

一、缝合材料

有记载早在公元前 3 000 年古埃及人就用针和刺来缝合伤口,他们也用带有黏性的亚麻带,就像我们现在所用的角膜接触片来缝合。在公元前 1 000 年印度的外科医师用马鬃、棉线、皮革甚至树皮来缝合。而在罗马,亚麻、丝绸和金属夹组合在一块被称为 fibulae(扣针)经常用来对斗士进行缝合伤口。到了 19 世纪后期,纺织业的发展促进了新型缝合材料的出现——丝线和肠线。Lister 认为肠线在铬酸中浸泡后能够延缓其在体液中的溶解。Moynihan 认为铬肠线是一种较为理想的缝线,因为它不仅可以进行消毒处理,而且对组织无刺激,直到切口愈合后才慢慢被吸收。

(一)缝线

因合成材料组织炎症反应很低,又可以达到所需要的张力,并且能以恰当的速度被吸收,像丝线、棉线、亚麻线及肠线等这样的天然缝合材料都已由合成材料所替代。这些材料可以是单丝纤维或多丝纤维,表面经蜡、硅树脂或多聚丁酸涂层处理以使其顺畅地通过组织并且用其打结比较安全。

外科医师应根据具体情况选择最合适的缝线,避免缝线被拉断或将组织撕裂。缝合伤口时应尽可能少的使用缝线,因为缝线不仅容易导致感染,而且过多的线结可能导致机体的炎症反应。

理想的缝合材料应具有以下条件:①能保持适当的张力强度,直至组织愈合或初步愈合;②进入组织后无毒性、变态反应、电离及致癌作用,异物反应轻;③容易消毒,且消毒后不变质;④缝合和结扎时操作便利,结扎后不易松脱;⑤价格较廉。迄今所用的缝线虽有多种,但尚无完全具备上列条件者,因此尚在继续研制中。

1.丝线和棉线

丝线和棉线为天然纤维纺成,表面常涂有蜡或树脂。丝线为目前最常用的缝合、结扎材料。其优点为组织反应较小和维持张力强度较久;其缺点为较长期在组织内存在,可促使沾染发展为感染。

丝线和棉线对组织有较大的切入作用。因此,在张力大的伤口或较脆弱的组织,不得已要用较粗的丝线。然而残留的线头也就增大,形成较大的异物结节。

2.肠线

肠线成分为胶原纤维,取自羊或牛的小肠。有普通肠线和铬制肠线两种。普通肠线在组织内约72小时即失去作用,1周左右被吸收。铬制肠线的胶原纤维黏合较紧密,在组织内能保持作用5天以上,2~3周被吸收。其存在时间长短与环境相关,接触消化液或细菌感染可使之较快失去作用。肠线(多用铬制肠线)主要适用于预期较快吸收和可能发生感染的缝合、结扎。使用肠线时应用温水浸泡使之柔韧适中,否则结扎往往欠紧或者容易断线。

3.金属线

金属线为合金制成,其张力强度超过其他各种缝线,组织反应轻微。适用于骨的接合和张力很大的伤口缝合。如在心外科手术中用于固定胸骨及其在整形外科中的应用。但合金线有操作困难、切割组织、缝线断裂或扭结,操作时可能刺伤术者而传播疾病等缺点。

4.合成纤维

有不吸收性和吸收性两类。

(1)不吸收性合成纤维:如尼龙、锦纶、涤纶、普罗伦等均有较大的张力强度,组织反应轻微,能在组织内长时间保持其性能。表面光滑,对组织损伤小,组织反应小,对沾染伤口影响小等优点。其缺点是质地稍硬,打结后较易自行松解,故结扎时需增加打扣数(3~5扣)。

(2)可吸收性合成纤维:如Dexon(PGA、聚羟基乙酸)、保护薇乔Vicryl(polyglactin 910,聚乳酸羟基乙酸)、PDS(polydioxanone,聚二氧杂环己酮)和PVA(聚乙酸维尼纶)等。合成缝线具有穿过组织流畅,打结定位准确,结扎平稳,抗张强度大,组织反应小等特点。可以制成10-0的精细缝线,被吸收的性能良好,能维系伤口长达3~6周,56~70天基本被吸收,有取代天然缝线和丝线的趋势。其缺点是价格较昂贵。使用可吸收缝线结扎时,需用三叠结,剪线时所留的线头应较长,以免线结松脱。在胰腺手术时,不可用肠线结扎与缝合,因肠线易被胰酶消化吸收,可发生继发性出血和吻合口破裂;而合成可吸收缝线则是通过水解作用,引起聚合物链的分解而被吸收,故其使用的限制较少。

(二)缝针

选择外科缝针就像选择缝线一样也是很重要的(图1-4)。同时,也需要选择适合缝针的持针器。过大的持针器将会损坏缝针,而过小的持针器不能充分夹持缝针。皮肤缝合可用短柄持针器,而深部组织缝合时则需选用长柄持针器。因持针器用坚硬的牙槽来夹持缝针,如果不加注意牙槽很容易损伤缝针。缝针应固定于持针器的末端,并且固定缝针中末2/3的区域,因为此位置一般较扁平容易夹持而不易打转。缝针经过组织时应顺其弧度,这样可最小限度的损伤组织。某些特殊形状的缝针可更易对组织缝合,如在股疝修补中所用的J形针及在眼科中所用的复合曲度针。

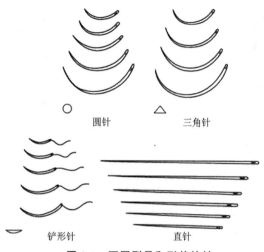

圆针　　　　三角针

铲形针　　　　直针

图 1-4　不同型号和形状的针

(三)钉合

钉合即器械性缝合或吻合,其原理与钉书器相同。用此法代替手法缝合,可以节省时间,对合比较整齐,且金属钉的组织反应轻微。但由于术区的解剖关系和各种器官的钉合器不能通用,所以钉合只能在一定的范围内使用。用不锈钢线制成的缝线已占有举足轻重的作用。最明显的例子就是其在心外科手术中用于固定胸骨及其在整形外科中的应用,但在开腹手术中它却无非吸收合成缝线优越。

二、缝合方法

缝合有多种方式,基本上可分单纯缝合、内翻缝合和外翻缝合 3 类,各类又有间断的和连续的两种。要根据治疗目的和组织结构特点来选择各种缝合方式(图 1-5)。

良好的缝合应达到:①使组织对合,而且能保持足够的张力强度;②组织能顺利修复,直至伤口愈合;③缝合处愈合后不影响功能(如肠管吻合后无狭窄)。但任何方式的缝合,被缝线结扎的组织都会发生缺血,加以缝线的刺激,局部有炎症反应。所以,原则上缝合线骑跨的组织应尽量少,残留在组织内的线头应尽量短。

(一)一般伤口的缝合

主要用间断单纯缝合法。缝合的层次是深筋膜、肌膜、腱膜、浅筋膜和皮肤。骨骼肌和皮下脂肪组织的张力强度很小,缝合后易撕脱。间断单纯缝合的方式有普通穿线(穿透)缝合、8 形缝合、U 形缝合等。显然,普通缝合的张力强度不如其他方式,但残留线头最小,故经常使用。

间断缝合的优点是当局部存在出血或感染时可单独拆除线结;缺点是缝合速度较连续缝合慢。褥式缝合能够使切缘对合整齐,并且避免皮下存在无效腔,其缝合速度虽较单纯缝合更慢,却省去皮下脂肪层缝合。缝合时应以最小的张力缝合,而且刀口边缘应留有微小空隙以容许愈合所引起的组织肿胀。如果切缘过紧,组织肿胀就容易引起切口缺血坏死。缝针应垂直进入皮肤,并用手腕旋前/后的力量出针。针的出入点距伤口的距离及切口两端缝合深度应保持一致(切口两创缘缝合边距及深度应保持一致)。当缝合稍紧时,刀口边缘可轻微外翻而更利愈合。打紧缝线时,应将线结拉向一侧。拆除缝线时,应在线结下方剪断后,提线结拉出缝线。这样可使皮肤表面污染的缝线不必经过伤口内部。线结末端要留一定长度,以方便拆除。

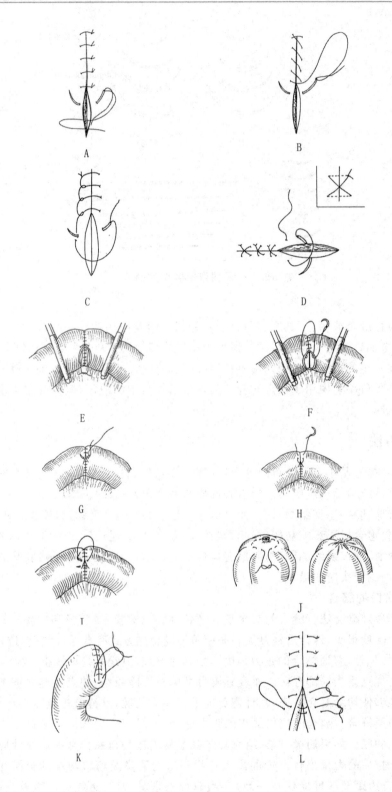

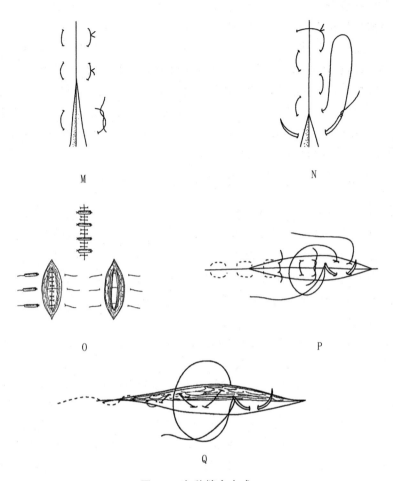

图 1-5　各种缝合方式

A.单纯间断缝合;B.单纯连续缝合;C.连续锁边缝合;D.字缝合;E.单纯间断全层内翻缝合;F.连续全层水平褥式内翻缝合;G.间断垂直式内翻缝合;H.间断水平褥式内翻缝合;I.连续水平褥式浆肌层内翻缝合;J.外荷包缝合;K.半荷包缝合;L.间断垂直式外翻缝合;M.间断水平褥式外翻缝合;N.连续水平褥式外翻缝合;O.减张缝合;P.皮内间断缝合;Q.皮内连续缝合

　　如果伤口张力很大,超过筋膜、腱膜用 8 形或 U 形缝合的强度,则需用减张缝合,即用粗丝线或金属丝等将多层组织一并缝合。为了避免缝线切入皮肤,应加弹性材料(如橡胶)于皮肤与缝线之间,以缓冲切入作用。这种成块缝合影响组织层次的对合,故不宜常规使用。

　　牢固的切口缝合是很重要的。缝合失败主要因为线结的滑脱、组织的撕裂及缝线的断裂。如果关腹时缝合失败,腹部将会裂开。因此,要选择合适的缝线,而且需要结实的线结及良好的组织对合。

　　(二)吻合术

　　吻合是空腔脏器(肠道)或血管(大多为动脉)在部分切除或分流后将两断端重新连接起来,而非体外造口或断端结扎。直到 19 世纪肠吻合术才成功实施,在此之前仅能行肠外置术或闭合简单的切口。Lembert 在 1826 年提出了浆肌层缝合方法,并成为后半世纪胃肠外科手术的支柱。Senn 提出双层缝合方法,而 Halsted 则认为仅行单层吻合即可,而不必缝合黏膜层。Conel

行单层肠道全层间断缝合,Kocher 则首次提出双层吻合方法,即先用肠线行肠壁连续全层缝合,然后用丝线行浆肌层连续或间断外翻缝合,后来这成为标准的肠吻合方法。

双层缝合虽有闭合肠壁完全和增加张力强度的优点,但有以下缺点:①组织反应大,有明显水肿;②缝合的内层血循环不良,容易坏死;③缝合处突向肠腔,术后形成较大的瘢痕,容易引起肠管狭窄;④操作时间较长。单层缝合的缺点可能是闭合肠壁不够严密,但注意操作能弥补这点缺陷。目前,肠管吻合趋向于单层缝合。因为它很少引起组织缺血坏死和管腔狭窄。

血管吻合术是由 Carel 开创的。他认为将血管两端对合后行外翻缝合可保持内膜的完整性,从而防止血小板沉积及血栓形成。此方法通过用 3 个支点来形成一个等边三角形。这些支点可转动血管,从而可较容易地行连续缝合。

1.肠管的吻合

充分的肠道准备可以在行吻合时不必合用肠钳,从而避免其损伤组织。如果行吻合时存在肠内容物溢出的危险,则需应用无损伤肠钳。尤其在肠道存在梗阻时,在近端使用肠钳显得尤为重要。无论何时应用肠钳防止肠内容物溢出时,都不能损伤肠系膜以免导致肠缺血坏死。

吻合要求吻合处肠壁内翻和浆膜对合,主要是防止外翻后黏膜对黏膜,愈合不良而发生肠内容物漏出。肠管的黏膜较脆弱,浆膜很薄,实际可供缝合的是肌黏膜和肌层。肠管各种缝合方式的区别,在于缝合的层次不同。

匈牙利的 Humer Hultl 医师首次用吻合器来闭合胃残端。而现在已有直线形、侧-侧及端-端吻合器供选择,从而可达到理想的缝合(图 1-6)。利用适当的吻合器可以进行难度较大的缝合。例如,用吻合器就可以不开胸缝合食管胃角处,达到减少损伤的目的。在直肠前切除术中,用吻合器可以在较低位行肠吻合术而不必行结肠造口术。因大多吻合器不可重复利用,这就导致了其价格昂贵。目前有 3 种常用的胃肠吻合器。①直线形吻合器:直线形末端外翻吻合器用来闭合脏器残端(如在胃切除行毕Ⅱ式吻合时用于闭合十二指肠残端)。②侧-侧吻合器,带或不带有刀片:主要用于脏器切断后吻合。直线形外翻切割吻合器用来行肠道侧-侧吻合(如胃肠吻合术);直线形闭合器用来行肠造袋术(如回肠袋);直线形切割闭合器用来行内脏闭合(如小肠切除后闭合残端)。③端-端吻合器:圆形外翻吻合,它含有一环形刀片,用来行胃肠道端-端吻合。

近年来,腹腔镜外科手术的发展很大部分应归功于用于腔镜手术的结扎夹及吻合器械的改进。

2.血管的吻合

血管吻合较肠道吻合更加精细,因必须防止吻合口渗漏而且需保持其长久完整性。要求吻合处血管内膜外翻,为了防止血管腔狭窄和血栓形成,缝合前常需将血管纤维被膜除去,以避免缝合时将被膜纤维带入血管腔内,且可减少血管痉挛的机会。缝合时又应避免血管平滑肌裸露于血管内面,否则也较易形成血栓。用无损伤性针线可减少缝合后血液漏出机会。大血管吻合可用连续外翻缝合法或加间断外翻缝合。小血管吻合可用间断外翻缝合法。缝合时应从血管内向外引出针线,以免带入血管周围组织。

缝合需用单丝缝线和无创伤圆针缝合。大多血管外科医师都打 5~6 个线结,以求其牢固性,这对血管吻合是至关重要的。内膜缝合时应尽可能保持其光滑性,以减少血栓形成,而且又能避免吻合口漏。缝线的粗细取决于血管的管径,主动脉吻合时可用 2-0 缝线,股动脉可用 4-0,腘动脉可用 6-0。微血管吻合则需借助放大镜用 10-0 缝线行间断吻合。

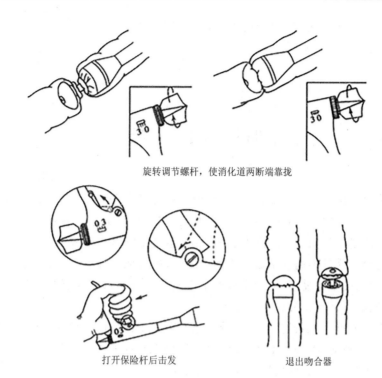

旋转调节螺杆，使消化道两断端靠拢

打开保险杆后击发   退出吻合器

图 1-6 管型消化道吻合器使用示意

血管的钉合是利用一对带尖刺的吻合圈互相抱合,达到血管外翻的端对端吻合,使用血管吻合器时,先将修整的血管断端挂到吻合夹上的一对吻合圈上,然后用抱合钳使吻合圈压紧,圈上的尖刺互相勾连,即可完成血管吻合。

三、缝合的基本规范和要求

虽然缝合方法种类很多,但它们有着共同的基本规范和要求。

(1)根据不同的组织器官类型、患者的具体情况,选择适当的缝针、缝线和缝合方法;无菌切口或污染很轻的切口在清创和消毒处理后可选用丝线;已感染或污染严重的伤口可选用肠线;血管的吻合应选用相应型号的无损伤针线。

(2)按层次由深到浅进行组织分层缝合,将相同类型的组织予以正确对齐缝合。严密对合,是保证伤口愈合的前提,不同的组织对合如表皮对筋膜、黏膜对浆膜将致伤口不愈或延迟愈合。

(3)勿留无效腔,以免积血、积液,否则会延迟愈合甚至招致伤口感染。

(4)适当的针距、边距,针距边距应均匀一致,过密和过稀均不利于伤口愈合,既美观又能使受力和分担的张力一致并且缝合严密,不至于发生泄漏。

(5)适当的结扎松紧度,结扎过松,达不到组织对合的要求,结扎过紧,则出现重叠、卷曲,甚至影响血运,不利于组织愈合;伤口有张力时应行减张缝合,伤口如缺损过大可考虑转移皮片修复或行皮片移植。

(6)注重美观与功能,缝合颜面部和身体裸露部的皮肤切口更应注意,针线太粗或对合不齐,均可影响美观。

手术医师要正确、熟练掌握手术缝合技术,必须经过严格的训练及反复正确的练习。掌握手术缝合技术强调以下 3 点：①正确、规范是手术缝合操作的首要要求；②手术台下多训练；③手术当中多实践。

（张 雨）

第四节 打 结

打结是外科手术操作中十分重要的技术，是最基本的操作之一，它贯穿在外科基本操作的全程。结扎是否牢固可靠，与打结的方法正确与否有关，牢固可靠的结扎有赖于熟练、正确打结技术。打结的速度与质量不仅与手术时间的长短有关，也会影响整个手术质量及患者的预后，甚至危急患者的生命安全。质量不高的结或不正确的结，可粗暴地牵拉组织，尤其是精细手术及涉及血管外科时，可导致结扎不稳妥不可靠，术后线结滑脱和松结引起出血、继发感染及消化液外漏等。因此必须正确，熟练地掌握外科打结技术。

现代外科技术的发展，许多操作已有不少的演变和更新，如消化管的钉合，皮肤钉合、创可贴合、血管出血的钛夹止血等，省去了不少打结操作，但仍无法完全取代打结。尽管在特殊情况下采取一些局限性的固定技术，其间仍还要采用打结的办法。

一、结的种类

临床上一般根据结的形态将结分为以下 6 类（图 1-7）。

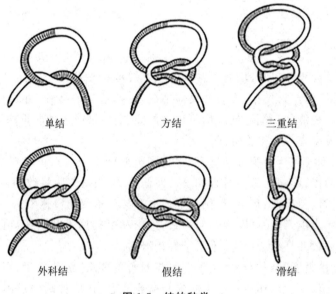

单结　　　　　方结　　　　　三重结

外科结　　　　　假结　　　　　滑结

图 1-7 结的种类

（一）单结

单结为各种结的基本结，只绕一圈，不牢固，偶尔在皮下非主要出血结扎时使用，其他很少使用。

(二)方结

方结也叫平结,由方向相反的两个单结组成(第二单结与第一单结方向相反),是外科手术中主要的结扎方式。其特点是结扎线来回交错,着力均匀,打成后越拉越紧,不会松开或脱落,因而牢固可靠,多用于结扎较小血管和各种缝合时的结扎。

(三)外科结

第一个线扣重绕两次,使线间的摩擦面及摩擦系数增大,从而也增加了安全系数。然后打第二个线扣时不易滑脱和松动,比较牢固。用于较大血管和组织张力较大部位的结扎。但因麻烦及费时,手术中极少采用。

(四)三重结或多重结

三重结或多重结就是在方结的基础上再重复第一个结,且第三个结与第二个结的方向相反,以加强结扎线间的摩擦力,防止线松散滑脱,因而牢固可靠,常用于较大血管和较多组织的结扎,也用于张力较大组织缝合。尼龙线、肠线的打结也常用此结。缺点为组织内的结扎线头较大,使较大异物遗留在组织中。

(五)滑结

在作方结时,由于不熟练,双手用力不均,致使结线彼此垂直重叠无法结牢而形成滑结,而不是方结,应注意避免,改变拉线力量分布及方向即可避免。手术中不宜采用此结,特别是在结扎大血管时应力求避免使用。

(六)假结

假结又名顺结、十字结。结扎后易自行滑脱和松解。构成两单结的方向完全相同,手术中不宜使用,尤其是在重要部位的结扎时忌用。

二、常用的打结方法

打结方法分为单手打结法、双手打结法和器械打结法。每种打结方法均可用来打方结、外科结、三重结及多重结。不同情况下使用特定的打结方法,有利于更快更好地打出牢固可靠的手术结。

(一)单手打结法

单手打结法是最常用的一种打结法,主要由一只手牵线,另一只手来完成两种不同的打单结的动作(简称"示指结"和"中指结"),有方便、快捷的优点,但如不注意容易打成滑结。单手打结根据用来完成打结动作的手来分为左手打结和右手打结两种方法。在临床实际工作中,国内以右手打结较为普遍,西方国家又常常采用左手打结方法。

(二)双手打结法

两只手同时运动来完成两种不同的打单结的动作,此法动作较多,不够快捷,但打结动作较稳固,不易打成滑结,故牢固可靠。此方法多用于深部打结及张力较大或重要部位的打结。

(三)器械打结法

借助持针器进行打结。器械打结法多用于结扎线(或缝合线)过短或为了节约用线或皮肤缝合等相对不重要部位的打结。另外,深部手术打结困难时(如腹腔镜手术)及显微手术时亦采用器械打结。

三、打结时注意事项及原则

(1)无论用何种方法打结,第一及第二结的方向不能相同,如果打结的方向错误,即使是很正确的方结也同样可能变成滑结，或者割线导致线折断。相同方向的单结也易形成假结。要打成一方结，两道打结方向就必须相反。

（2）打结的过程中两手用力要均匀一致，这一点对结的质量及安全性至关重要。在收紧线结时两手用力要均匀，不能成角向上提拉，则易成滑结而滑脱。

（3）结扎时两手的距离不宜离线结处太远，特别是深部打结时，最好用一手指按线结近处，徐徐拉紧，用力缓慢、均匀。用力过猛或突然用力，均易将线扯断或未扎紧而滑脱。

（4）打第二结扣时，注意第一结扣不要松弛，必要时可用一把止血钳压住第一结扣处，待收紧第二结扣时，再移去止血钳。

（5）打结应在直视下进行，以便根据具体的结扎部位及所结扎的组织，掌握结扎的松紧度，又可以使术者或其他手术人员了解打结及结扎的确切情况。即使对某些较深部位的结扎，也应尽量暴露于直视下操作。但有时深部打结看不清，就要凭手的感觉打结，但这需要相当良好的功底。

（6）利用血管钳最前端来夹血管的断裂口，最好与血管方向垂直，钳夹组织要少，切不可作大块钳夹。因大块结扎后将使组织坏死过多，术后全身和局部反应较大。埋在组织内的结扎线头，在不引起松脱的原则下剪得越短越好。丝线、棉线一般留 1～2 mm，但如果为较大血管的结扎，保留线头应稍长。肠线保留 3～4 mm，不锈钢丝保留 5～6 mm 并应将"线头"扭转埋入组织中。皮肤缝合后的结扎线的线头保留 1 cm，以便拆线。

（7）打结时，要选择质量好的粗细合适的线。结扎前将线用盐水浸湿，因线湿后能增加线间的摩擦力，增加拉力，干线易断。

（刘　洋）

第五节　引　流

引流是指将组织裂隙、体腔和空腔脏器内的液体引离原处和排出体外。广义的引流包括胃肠减压、留置导尿和胃肠之间的短路吻合等内引流。本节讨论的是手术时放置引流物或导管的引流方法。

一、外科引流的目的

引流的液体可分为感染性和非感染性两大类。感染性液体（脓液）通过引流后，可以达到减轻压力、缓解疼痛、减轻炎症、防止炎症扩散、有利于炎症消退的目的。非感染性液体包括血液、渗出液及组织分泌液等通过引流后，可以达到减轻局部压力、减少液体对周围组织的损害作用、减少合并感染的可能性，有利于伤口愈合等目的。

二、引流的作用机制

（一）被动引流

1.吸附作用

在伤口内放置纱布类引流物，伤口液体借助于纱布毛细管的吸引作用，而被引流出体外。

2.导流作用

在伤口内放置导管状引流物,伤口液体凭借其与大气之间的压力差,通过导管腔被引流出体外。

3.虹吸作用

体内位置较高的腔内液体通过引流管流入位置较低的引流瓶中。此类引流为开放式时,较易有外源性污染,故仅适宜于浅部的伤口。闭式引流需缩小体表引流口,将引流管外端通向封闭的容器,如胸腔引流时,需保持胸腔内一定的负压,故需将引流管连接于水封瓶。

(二)主动引流

将引流管连接于负压器,借负压作用吸出伤口内液体。引流可分为闭合式和半开放式两种,前者吸引力较大,可促使伤口内腔迅速缩小,但引流管内口容易吸附于邻近组织而失去引流作用。半开放式用套管引流,其套管内段有多个开口而外段(留于体表上)有一个小开口。连接减压器后管内的负压有一定的限度,可减少内口被堵塞的机会。套管内管还可注入液体供灌洗之用。半开放式引流主要用于腹腔内。

三、引流物类型

(一)纱布引流条

有干纱布引流条、盐水纱布引流条、凡士林纱布引流条和浸有抗生素引流条。凡士林纱布引流条常用于脓肿切排后堵塞伤口,其作用是压迫止血,防止因伤口壁与敷料的粘连或肉芽长入敷料导致换药时疼痛。盐水纱布引流条和浸有抗生素引流条多用于较浅的感染伤口。

(二)橡胶引流片

由橡胶手套、薄片橡胶裁剪而成。

(三)烟卷引流管

由纱布引流条和橡胶引流片组成,即在纱布引流条外层包裹一层橡胶片,形成类似香烟式的引流条。由于外周柔软、光滑不易压伤周围组织。使用时须将内置端的外周橡胶剪数个小孔,以增加吸附面积,并需先将其浸湿无菌盐水后再置入伤口内。

(四)橡胶引流管

根据制作材料不同分为乳胶管和硅胶管。橡胶引流管有粗细、软硬不同,应根据临床实际情况选择合适的橡胶引流管。橡胶引流管种类很多,除普通橡胶引流管外,还有用于不同组织和器官的特制引流管,如导尿管、气囊导尿管、胆道T形管、胃肠引流管、脑室引流管、胸腔引流管等。

四、引流适应证

(一)浅部引流

浅部较小的脓肿切开后,用油纱条引流。较大的脓肿(如乳腺脓肿)切开后宜用软胶管引流,需要时行对口引流。

清洁手术和轻度污染手术的伤口,原则上不留置引流物。如果组织分离创面较大,术后可能渗出较多,则需留置引流以免局部积液影响愈合。例如,乳腺癌根治术,为了避免皮下积液,缝合切口前在皮下留置胶皮条或软胶管(内段剪去半边成槽形),且在体表包扎干纱布使皮瓣紧贴胸壁。又如创伤清创术,一般不留引流,如果估计创面渗出较多,则缝合前留置引流;如果处理时间较迟或污染较重,为预防术后感染,在缝合筋膜后留置盐水纱布于皮下,而皮肤与皮下组织作延期缝合。

(二)深部引流

胸腔内、腹腔内等部位手术时留置引流的目的有：①排出腔内感染性液体，以减轻炎症和全身毒血症，如脓胸、腹膜炎或腹腔脓肿等；②排出腔内非感染性液体(血液、渗出液、消化液等)，以免积聚后继发感染，如重症急性胰腺炎、癌肿的广泛切除术等；③为促使器官功能恢复，如胸腔手术后的肺叶复张；④为观察手术部位术后有无出血或消化液等漏出，以便及时做必要的处理，如肝叶切除、未经准备的结肠切除吻合术等。

五、引流注意事项

(1)根据疾病的性质、手术中情况，以决定选择何种引流方法以及何种引流物。

(2)一般引流物内端应置于伤口底部或接近需要引流的部位，胃肠手术应放在吻合口附近。否则使引流不充分而残留无效腔。

(3)闭合式引流其引流物不从原切口出来，而从切口旁另戳孔引出体表，以免污染整个切口并发感染。

(4)引流物必须固定牢靠，以防引流物滑出切口或掉入体内。一般用缝线将引流物固定于皮肤上。

(5)在缝合组织时注意勿将引流物缝于深部组织中，否则拔引流物时将难以顺利取出。

(6)术后必须维持引流通畅，及时清除引流管内堵塞物。

(7)术后应详细观察引流液的数量、颜色和气味，以判断疾病的转归。

六、引流并发症

(一)出血

多发生于引流术后换药、拔管和并发感染时。常见为渗血或少量出血，但以下情况可引起大出血。施行负压吸引时，引流管与血管壁直接接触，造成血管损伤出血；引流管压迫或长期刺激血管而导致血管破裂出血。

(二)感染

管理不善的引流物可能成为感染的途径，外源性病原体可经引流物侵入体腔导致感染；经引流管局部滥用抗生素可引起体腔内混合感染；引流物固定不当而脱入体腔，可继发体腔内感染。

(三)损伤

引流物长期压迫周围组织，可损伤体腔内血管、神经与脏器。腹腔内的引流管可压迫肠管或胃肠道吻合口，引起肠梗阻、肠穿孔或胃肠道瘘。

1.慢性窦道形成

主要原因为引流管长期放置、引流不畅、反复感染、异物刺激、组织坏死或残留无效腔。

2.引流管滑脱、阻塞和拔管困难

引流管滑脱主要原因为固定不牢固，多在患者活动时脱出。血凝块、结石、稠厚的脓液或导管壁扭曲和折叠可导致引流管阻塞。拔管困难常见原因有留管时间较长、管壁与周围组织粘连或在体腔内手术时不慎将导管与组织缝合在一起。此时，强行拔除可致引流管断裂而残留于体腔。若采用一般措施引流管仍不易拔出，需查明原因后再做进一步处理。

(戴　朗)

第六节　伤口换药

伤口换药(简称换药),又称敷料交换,是处理伤口和创面的必要措施。合理的换药方法、伤口用药、引流条放置、适当的敷料、恰当的换药间隔时间是保证创口愈合的重要条件,否则不仅达不到治疗目的,反而延误伤口愈合,甚至导致感染。因此,正确的换药是提高外科治疗的关键。此项操作常被临床医护人员疏忽,值得强调其重要性。换药应根据伤口创面的具体情况选择不同的方法。

一、换药前准备

(1)换药室应提早做好室内各种清洁工作,换药前半小时室内不做打扫。

(2)换药前必须初步了解创口部位、类型、大小、深度、创面情况,是否化脓,有无引流物,以便准备适当敷料和用具,避免造成浪费或临时忙乱。

(3)严格执行无菌操作。换药者应戴好口罩、帽子,操作前清洁洗手,对化脓创口换药后须重新洗手,再继续换药。

(4)患者应选择适当体位,避免患者直接观察伤口换药的操作。伤口要充分暴露,换药时,应有足够的照明光线,注意保暖,避免受凉。会阴部及大面积创口宜用屏风隔开或单独在室内换药。

(5)用物准备:换药碗2只,1只盛无菌敷料,1只盛乙醇棉球、盐水棉球、引流物。镊子2把,一把作清洁创口周围皮肤用,另一把作为创口内换药用。按创口需要加用油纱布、纱布条、引流药、外用药和纱布等。

二、操作要点

(1)一期缝合的伤口,应保持敷料的清洁干燥和固定位置。如果敷料被污染、浸湿或移位,应及时更换。如果临床表现可疑伤口并发感染,更应及时更换,检查有无局部红肿等,必要时提前拆线以利引流。伤口愈合过程正常者,则等待5~7天拆线更换敷料。

(2)薄、中层植皮的供皮区和植皮区、表皮层创伤,经清洁和制止渗血后,可用单层油纱布覆盖,外加吸水性纱布类包扎。4~5天或更迟时间更换敷料,注意避免损伤新生的上皮。

(3)化脓性伤口和创面。①量脓性分泌物时,需用盐水纱条、呋喃西林或氯己定等液的纱布外敷,减少局部脓液存留。此时注意有无来自深部化脓病灶的脓液。②脓液减少而有肉芽组织生长时,视肉芽组织性状选用不同的敷料。如,肉芽色鲜、颗粒状、触之易渗血,表示其生长较好,可用等渗盐水或油纱条;肉芽色淡、水肿,可用高渗盐水或20%~30%硫酸镁的纱布;肉芽色暗、触之不易渗血、无生长趋势,可能由于局部血液循环不良(如压疮),创面暂用碘仿纱布等,并设法改善局部血液循环;已生长的肉芽发生销蚀现象,多由于某种致病菌(如铜绿假单胞菌)感染所致,应用含抗菌药物的纱条;肉芽生长过盛超出创缘平面,有碍新生上皮向创面中心生长,可用刮匙刮去肉芽或者以硝酸银腐蚀肉芽,敷以盐水纱条或油纱条待其重新愈合。③伤口或创面局部使用抗菌药物,应有针对性。例如,烧伤创面脓毒症,常用磺胺嘧啶银,主要为了防治铜绿假单胞菌感染。庆大霉素等多种抗生素对铜绿假单胞菌也有效,但体表创面用抗生素时致病菌容易产生耐药性,因此尽可能少用抗生素于感染创面。伤口和创面有较多的一般性脓液时,可用 Dakin 液(含漂白粉、硼酸、碳酸钠)、依沙吖啶液或氯己定液冲洗,并用药液纱布外敷。若发现有真菌感染,则需用酮康唑等抗真菌药。

(4)中心静脉或深静脉置管(监测、给营养等)时,伤口必须保持清洁无感染,以防致病菌侵入血流。每天更换其敷料,局部行清洁消毒(可用碘伏)后覆盖干纱布。

(姜希富)

第二章 神经外科常见疾病

第一节 原发性颅脑损伤

一、脑震荡

脑震荡是指头颅遭受暴力作用后,大脑功能发生一过性功能障碍,出现的以短暂性意识障碍、近事遗忘为特征的临床综合征。脑震荡是脑损伤中最常见、最轻型的原发性脑损伤。

(一)损伤机制与病理

脑震荡致伤机制目前尚不明确,现有的各种学说都不能全面解释所有与脑震荡有关的问题。对脑震荡所表现的伤后短暂性意识障碍有多种不同的解释,可能与暴力所致的脑血液循环障碍、脑室系统内脑脊液冲击、脑中间神经元受损及脑细胞生理代谢紊乱所致的异常放电等因素有关。近年来,认为脑干网状结构上行激活系统受损才是引起意识丧失的关键因素,其依据:①以上诸因素皆可引起脑干的直接与间接受损;②脑震荡动物实验中发现延髓有线粒体、尼氏体、染色体改变,有的伴溶酶体膜破裂;③生物化学研究中,脑震荡患者的脑脊液化验中,乙酰胆碱、钾离子浓度升高,此两种物质浓度升高使神经元突触发生传导阻滞,从而使脑干网状结构不能维持人的觉醒状态,出现意识障碍;④临床发现,轻型脑震荡患者行脑干听觉诱发电位检查,有一半病例有器质性损害;⑤近年来认为脑震荡、原发性脑干损伤、弥漫性轴索损伤的致伤机制相似,只是损伤程度不同,是病理程度不同的连续体,有人将脑震荡归于弥漫性轴索损伤的最轻类型,只不过病变局限、损害更趋于功能性而易于自行修复,因此意识障碍呈一过性。

过去曾认为脑震荡仅是脑的生理功能一时性紊乱,在组织学上并无器质性改变。但近年来的临床及实验研究表明,暴力作用于头部,可以造成冲击点、对冲部位、延髓及高颈髓的组织学改变。实验观察到,伤后瞬间脑血流增加,但数分钟后脑血流量反而显著减少(约为正常的1/2),半小时后脑血流始恢复正常,颅内压在着力后的瞬间立即升高,数分钟后颅内压即趋下降。脑的大体标本上看不到明显变化。光镜下仅能见到轻度变化,如毛细血管充血、神经元胞体肿大和脑水肿等变化。电镜下观察,在着力部位,脑皮质、延髓和上部颈髓见到神经元的线粒体明显肿胀,轴突肿胀,白质部位有细胞外水肿的改变,提示血-脑屏障通透性增加。这些改变在伤后半小时可出现,1 小时后最明显,并多在 24 小时内自然消失。这种病理变化可解释伤后的短暂性脑干症状。

(二)临床表现

1.短暂性脑干症状

外伤作用于头部后立即发生意识障碍,表现为神志不清或完全昏迷,持续数秒、数分钟或十几分钟,但一般不超过半小时。患者可同时伴有面色苍白、出汗、血压下降、心动徐缓、呼吸浅慢、肌张力降低、各种生理反射迟钝或消失等表现。但随意识恢复可很快趋于正常。

2.逆行性遗忘(近事遗忘)

患者清醒后不能回忆受伤当时乃至伤前一段时间内的情况,但对往事(远记忆)能够忆起。这可能与海马回受损有关。

3.其他症状

有头痛、头昏、乏力、恶心、呕吐、畏光、耳鸣、失眠、心悸、烦躁、思维和记忆力减退等。一般持续数日、数周症状多可消失,有的症状持续数月或数年,即称为脑震荡后综合征或脑外伤后综合征。

4.神经系统查体

无阳性体征发现。

(三)辅助检查

1.颅骨 X 线检查

无骨折发现。

2.颅脑 CT 扫描

颅骨及颅内无明显异常改变。

3.脑电图检查

伤后数月脑电图多属正常。

4.脑血流检查

伤后早期可有脑血流量减少。

5.腰椎穿刺

颅内压正常,部分患者可出现颅内压降低。脑脊液无色透明,不含血,白细胞数正常。生化检查亦多在正常范围,有的可查出乙酰胆碱含量大增,胆碱酯酶活性降低,钾离子浓度升高。

(四)救治原则与措施

(1)病情观察:伤后可在急症室观察 24 小时,注意意识、瞳孔、肢体活动和生命体征的变化。对回家患者,应嘱家属在 24 小时密切注意头痛、恶心、呕吐和意识情况,如症状加重即应来院检查。

(2)对症治疗:头痛较重时,嘱其卧床休息,减少外界刺激,可给予止痛剂。对于烦躁、忧虑、失眠者给予地西泮等;另可给予改善自主神经功能药物、神经营养药物及钙离子拮抗剂尼莫地平等。

(3)伤后即应向患者做好病情解释,说明本病不会影响日常工作和生活,解除患者的顾虑。

二、脑挫裂伤

脑挫裂伤是指头颅受到暴力打击而致脑组织发生的器质性损伤,脑组织挫伤或结构断裂,是

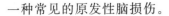

一种常见的原发性脑损伤。

（一）损伤机制与病理

暴力作用于头部，在冲击点和对冲部位均可引起脑挫裂伤。脑挫裂伤多发生在脑表面的皮质，呈点片状出血，如脑皮质和软脑膜仍保持完整，即为脑挫伤，如脑实质破损、断裂，软脑膜亦撕裂，即为脑挫裂伤。严重时合并脑深部结构的损伤。

脑挫裂伤灶周围常伴局限性脑水肿，包括细胞毒性水肿和血管源性水肿，前者神经元胞体增大，主要发生在灰质，伤后多立即出现，后者为血-脑屏障的破坏，血管通透性增加，细胞外液增加，主要发生在白质，伤后 2～3 天最明显。

在重型脑损伤，尤其合并硬膜下血肿时，常发生弥漫性脑肿胀，以小儿和青年外伤多见。一般多在伤后 24 小时内发生，短者伤后 20～30 分钟即出现。其病理形态变化可分三期。①早期：伤后数日，显微镜下以脑实质内点状出血、水肿和坏死为主要变化，脑皮质分层结构不清或消失，灰质和白质分界不清，神经细胞大片消失或缺血变性，神经轴索肿胀、断裂、崩解。星形细胞变性，少突胶质细胞肿胀，血管充血水肿，血管周围间隙扩大。②中期：大致在损伤数日至数周，损伤部位出现修复性病理改变。皮质内出现大小不等的出血，损伤区皮质结构消失，病灶逐渐出现小胶质细胞增生，形成格子细胞，吞噬崩解的髓鞘及细胞碎片，星形细胞及少突胶质细胞增生肥大，白细胞浸润，从而进入修复过程。③晚期：挫伤后数月或数年，病变为胶质瘢痕所代替，陈旧病灶区脑膜与脑实质瘢痕粘连，神经细胞消失或减少。

（二）临床表现

（1）意识障碍：脑挫裂伤患者多伤后立即昏迷，一般意识障碍的时间较长，短者半小时、数小时或数日，长者数周、数月，有的为持续性昏迷或植物生存，甚至昏迷数年至死亡。有些患者原发昏迷清醒后，因脑水肿或弥漫性脑肿胀，可再次昏迷，出现中间清醒期，容易误诊为合并颅内血肿。

（2）生命体征改变：患者伤后除立即出现意识障碍外，可先出现迷走神经兴奋症状，表现为面色苍白、冷汗、血压下降、脉搏缓慢、呼吸深慢，以后转为交感神经兴奋症状。在入院后一般生命体征无多大改变，体温波动在 38 ℃上下，脉搏和呼吸可稍增快，血压正常或偏高。如出现血压下降或休克，应注意是否合并胸腹脏器或肢体骨盆骨折等。如脉搏徐缓有力（尤其是慢于 60 次/分），血压升高，且伴意识障碍加深，常表示继发性脑受压存在。

（3）患者清醒后，有头痛、头昏、恶心、呕吐、记忆力减退和定向障碍，严重时智力减退。

（4）癫痫：早期性癫痫多见于儿童，表现形式为癫痫大发作和局限性发作，发生率 5％～6％。

（5）神经系统体征：体征有偏瘫、失语、偏侧感觉障碍、同向偏盲和局灶性癫痫。若伤后早期没有局灶性神经系统体征，而在观察治疗过程中出现新的定位体征时，应行进一步检查，以除外或证实脑继发性损害。昏迷患者可出现不同程度的脑干反应障碍，脑干反应障碍的平面越低，提示病情越严重。

（6）外伤性脑蛛网膜下腔出血可引起脑膜刺激征象。具体表现为头痛呕吐，闭目畏光，皮肤痛觉过敏，颈项强直，凯尔尼格征、布鲁津斯基征阳性。

（三）辅助检查

1.颅骨 X 线片

多数患者可发现颅骨骨折。颅内生理性钙化斑（如松果体）可出现移位。

2.CT 扫描

脑挫裂伤区可见点片状高密度区,或高密度与低密度互相混杂。同时脑室可因脑水肿受压变形。弥漫性脑肿胀可见于一侧或两侧大脑半球,侧脑室受压缩小或消失,中线结构向对侧移位。并发蛛网膜下腔出血时,纵裂池呈纵行宽带状高密度影。脑挫裂伤区脑组织坏死液化后,表现为 CT 值近脑脊液的低密度区,可长期存在。

3.MRI 扫描

一般极少用于急性脑挫裂伤患者诊断,因为其成像较慢且急救设备不能带入机房,但 MRI 扫描对小的出血灶、早期脑水肿、脑神经及颅后窝结构显示较清楚,有其独具优势。

4.脑血管造影

在缺乏 CT 的条件下,病情需要可行脑血管造影排除颅内血肿。

(四)诊断与鉴别诊断

根据病史和临床表现及 CT 扫描,一般病例诊断无困难。脑挫裂伤可以和脑干损伤、视丘下部损伤、脑神经损伤、颅内血肿合并存在,也可以和躯体合并损伤同时发生,因此要进行细致、全面检查,以明确诊断,及时处理。

1.脑挫裂伤与颅内血肿鉴别

颅内血肿患者多有中间清醒期,颅内压增高症状明显,神经局灶体征逐渐出现,如需进一步明确则可行 CT 扫描。

2.轻度挫裂伤与脑震荡

轻度脑挫裂伤早期最灵敏的诊断方法是 CT 扫描,它可显示皮质的挫裂伤及蛛网膜下腔出血。如超过 48 小时则主要依靠脑脊液光度测量判定有无外伤后蛛网膜下腔出血。

(五)救治原则与措施

1.非手术治疗

同颅脑损伤的一般处理。

(1)严密观察病情变化:伤后 72 小时以内每 1～2 小时观察一次生命体征、意识、瞳孔改变。重症患者应送到 ICU 观察,监测包括颅内压在内的各项指标。对颅内压增高、生命体征改变者及时复查 CT,排除颅内继发性改变。轻症患者通过急性期观察后,治疗与脑震荡相同。

(2)保持呼吸道通畅:及时清理呼吸道内的分泌物。昏迷时间长,合并颌面骨折、胸部外伤、呼吸不畅者,应尽早行气管切开,必要时行辅助呼吸,防治缺氧。

(3)对症处理高热、躁动、癫痫发作、尿潴留等,防治肺部、泌尿系统感染,治疗上消化道溃疡等。

(4)防治脑水肿及降低颅内压:方法详见脑水肿、颅内压增高部分。

(5)改善微循环:严重脑挫裂伤后,患者微循环有明显变化,表现血液黏度增加,红细胞血小板易聚积,因此引起微循环淤滞、微血栓形成,导致脑缺血缺氧,加重脑损害程度。可采取血液稀释疗法,右旋糖酐-40 静脉滴注。

(6)外伤性 SAH 患者,伤后数日内脑膜刺激症状明显者,可反复腰椎穿刺,将有助于改善脑脊液循环,促进脑脊液吸收,减轻症状,另可应用尼莫地平,防治脑血管痉挛,改善微循环,减轻脑组织缺血、缺氧程度,从而减轻继发性脑损害。

2.手术治疗

原发性脑挫裂伤多无须手术,但继发性脑损害引起颅内压增高乃至脑疝时需手术治疗。重度脑挫裂伤合并脑水肿患者表现:①在脱水等降颅内压措施治疗过程中,患者意识障碍仍逐渐加深,保守疗法无效;②一侧瞳孔散大,有脑疝征象者;③CT示成片的脑挫裂伤混合密度影,周围广泛脑水肿,脑室受压明显,中线结构明显移位;④合并颅内血肿,骨折片插入脑内,开放性颅脑损伤患者常需手术治疗。手术采取骨瓣开颅,清除失活脑组织,若脑压仍高,可行颞极和/或额极切除的内减压手术,若局部无肿胀,可考虑缝合硬膜,但常常需敞开硬脑膜行去骨瓣减压术。广泛脑挫裂伤、脑水肿严重时可考虑两侧去骨瓣减压。脑挫裂伤后期并发脑积水者可行脑室引流、分流术。术后颅骨缺损者3个月后行颅骨修补。

3.康复治疗

可行理疗、针灸、高压氧疗法。另可给予促神经功能恢复药物如胞磷胆碱、脑生素等。

三、脑干损伤

脑干损伤是一种特殊类型的脑损伤,是指中脑、脑桥和延髓损伤而言。原发性脑干损伤占颅脑损伤的2%～5%,因造成原发性脑干损伤的暴力常较重,脑干损伤常与脑挫裂伤同时存在,其伤情也较一般脑挫裂伤严重。

(一)损伤机制

1.直接外力作用所致脑干损伤

(1)加速或减速伤时,脑干与小脑幕游离缘、斜坡和枕骨大孔缘相撞击而致伤,其中以脑干被盖部损伤多见。

(2)暴力作用时,颅内压增高,压力向椎管内传递时,形成对脑干的冲击伤。

(3)颅骨骨折的直接损伤。

2.间接外力作用所致脑干损伤

主要见于坠落伤和挥鞭样损伤。

3.继发性脑干损伤

颞叶沟回疝、脑干受挤压导致脑干缺血。

(二)病理

1.脑干震荡

临床有脑干损伤的症状和体征,光镜和电镜特点同脑震荡。

2.脑干挫裂伤

表现为脑干表面的挫裂及内部的点片状出血。继发性脑干损伤时,脑干常扭曲变形,内部有出血和软化。

(三)临床表现

1.意识障碍

原发性脑干损伤患者,伤后常立即发生昏迷,昏迷为持续性,时间多较长,很少出现中间清醒或中间好转期,如有,应想到合并颅内血肿或其他原因导致的继发性脑干损伤。

2.瞳孔和眼运动改变

瞳孔和眼运动改变与脑干损伤的平面有关。中脑损伤时,初期两侧瞳孔不等大,伤侧瞳孔散大,对光反应消失,眼球向下外倾斜;两侧损伤时,两侧瞳孔散大,眼球固定。脑桥损伤时,可出现两瞳孔极度缩小,两侧眼球内斜,同向偏斜或两侧眼球分离等征象。

3.去大脑强直

去大脑强直是中脑损伤的表现,头部后仰,两上肢过伸和内旋,两下肢过伸,躯体呈角弓反张状态。开始可为间断性发作,轻微刺激即可诱发,以后逐渐转为持续状态。

4.锥体束征

锥体束征是脑干损伤的重要体征之一。包括肢体瘫痪、肌张力增高、腱反射亢进和病理反射出现等。在脑干损伤早期,由于多种因素的影响,锥体束征的出现常不恒定。但基底部损伤时,体征常较恒定。如脑干一侧性损伤则表现为交叉性瘫痪。

5.生命体征变化

(1)呼吸功能紊乱:脑干损伤常在伤后立即出现呼吸功能紊乱。当中脑下端和脑桥上端的呼吸调节中枢受损时,出现呼吸节律的紊乱,如陈-施氏呼吸;当脑桥中下部的长吸中枢受损时,可出现抽泣样呼吸;当延髓的吸气和呼气中枢受损时,则发生呼吸停止。在脑干继发性损害的初期,如小脑幕切迹疝形成时,先出现呼吸节律紊乱,陈-施氏呼吸,在脑疝的晚期颅内压继续升高,小脑扁桃体疝出现,压迫延髓,呼吸即先停止。

(2)心血管功能紊乱:当延髓损伤严重时,表现为呼吸心跳迅速停止,患者死亡。较高位的脑干损伤时出现的呼吸循环紊乱常先有一兴奋期,此时脉搏缓慢有力,血压升高,呼吸深快或呈喘息样呼吸,以后转入衰竭,脉搏频速,血压下降,呼吸呈潮式,终于心跳呼吸停止。一般呼吸停止在先,在人工呼吸和药物维持血压的条件下,心跳仍可维持数日或数月,最后往往因心力衰竭而死亡。

(3)体温变化:脑干损伤后有时可出现高热,这多由于交感神经功能受损,出汗的功能障碍,影响体热的发散所致。当脑干功能衰竭时,体温则可降至正常以下。

6.内脏症状

(1)上消化道出血:为脑干损伤应激引起的急性胃黏膜病变所致。

(2)顽固性呃逆。

(3)神经源性肺水肿:是由于交感神经兴奋,引起体循环及肺循环阻力增加所致。

(四)辅助检查

1.腰椎穿刺

脑脊液压力正常或轻度增高,多呈血性。

2.颅骨 X 线片

颅骨骨折发生率高,亦可根据骨折的部位,结合受伤机制推测脑干损伤的情况。

3.颅脑 CT、MRI 扫描

原发性脑干损伤表现为脑干肿大,有点片状密度增高区,脚间池、桥池、四叠体池及第四脑室受压或闭塞。继发性脑疝的脑干损伤除显示继发性病变的征象外,还可见脑干受压扭曲向对侧移位。MRI 可显示脑干内小出血灶与挫裂伤,由于不受骨性伪影影响,显示较 CT 清楚。

4.颅内压监测

有助于鉴别原发性或继发性脑干损伤,继发者可有颅内压明显升高,原发者升高不明显。脑干听觉诱发电位(BAEP),可以反映脑干损伤的平面与程度。

(五)诊断与鉴别诊断

原发性脑干损伤后即出现持续性昏迷状态并伴脑干损伤的其他症状、体征,而不伴有颅内压增高,可借CT,甚至MRI检查以明确脑干损伤并排除脑挫裂伤、颅内血肿,以此也可与继发性脑干损伤相鉴别。脑干损伤平面的判断除依据脑干听觉诱发电位外,还可以借助各项脑干反射加以判断。随脑干损伤部位的不同,可出现相应平面生理反射的消失与病理反射的引出。

1.生理反射

(1)睫脊反射:刺激锁骨上区引起同侧瞳孔扩大。

(2)额眼轮匝肌反射:用手指牵拉患者眉梢外侧皮肤并固定之,然后用叩诊锤叩击手指,引起同侧眼轮匝肌收缩闭目。

(3)垂直性眼前庭反射或头眼垂直反射:患者头俯仰时双眼球与头的动作呈反方向上下垂直移动。

(4)瞳孔对光反射:光刺激引起瞳孔缩小。

(5)角膜反射:轻触角膜引起双眼轮匝肌收缩闭目。

(6)嚼肌反射:叩击颏部引起咬合动作。

(7)头眼水平反射或水平眼前庭反射:头左右转动时双眼球呈反方向水平移动。

(8)眼心反射:压迫眼球引起心率减慢。

2.病理反射

(1)掌颏反射:轻划手掌大鱼际肌处皮肤引起同侧颏肌收缩。

(2)角膜下颌反射:轻触角膜引起闭目,并反射性引起翼外肌收缩使下颌向对侧移动。

(六)救治原则与措施

原发性脑干损伤病情危重,死亡率高,损伤较轻的小儿及青年可以恢复良好,一般治疗措施同重型颅脑损伤。尽早气管切开,亚低温疗法,防治并发症。原发性脑干损伤一般不采用手术,继发性脑干损伤,着重于及时解除颅内血肿、脑水肿等引起急性脑受压的因素,包括手术及减轻脑水肿的综合治疗。

四、下丘脑损伤

下丘脑损伤系指颅脑损伤过程中,由于颅底骨折或头颅受暴力打击,直接伤及下丘脑,而出现的特殊的临床综合征。

(一)损伤机制与病理

下丘脑深藏于颅底蝶鞍上方,因此暴力作用方向直接或间接经过下丘脑者,皆可能导致局部损伤。此外,小脑幕切迹下疝时亦可累及此区域。

下丘脑损伤时,常出现点、灶状出血,局部水肿软化以及神经细胞的坏死,亦有表现为缺血性变化,常可累及垂体柄及垂体,构成严重神经内分泌紊乱的病理基础。

(二)临床表现

1.意识及睡眠障碍

下丘脑后外侧区与中脑被盖部均属上行网状激动系统,维持人生理觉醒状态,因而急性下丘脑损伤时,患者多呈嗜睡、浅昏迷或深昏迷状态。

2.体温调节障碍

下丘脑具有体温调节功能,当下丘脑前部损害时,机体散热功能障碍,可出现中枢性高热;其后部损伤出现产热和保温作用失灵而引起体温过低;如合并结节部损伤,可出现机体代谢障碍,体温将更进一步降低;如下丘脑广泛损伤,则体温随环境温度而相应升降。

3.内分泌代谢功能紊乱

(1)下丘脑视上核、室旁核受损或垂体柄视上核垂体束受累:致抗利尿激素合成释放障碍,引起中枢性尿崩。

（2）下丘脑-垂体-靶腺轴的功能失调：可出现糖、脂肪代谢的失调，尤其是糖代谢的紊乱，表现为高血糖，常与水代谢紊乱并存，可出现高渗高糖非酮性昏迷，患者极易死亡。

4.自主神经功能紊乱

下丘脑的自主神经中枢受损，可出现血压波动，或高或低，以低血压多见。血压不升伴低体温常是预后不良征兆。呼吸功能紊乱表现为呼吸浅快或减慢。视前区损害可发生急性神经源性肺水肿。消化系统主要表现为急性胃黏膜病变，引起上消化道出血，重者可出现胃十二指肠穿孔。

5.局部神经体征

主要是鞍区附近的脑神经受累体征，包括视神经、视束、滑车神经等。

（三）辅助检查

1.颅骨 X 线平片

多伴颅底骨折，骨折线常经过蝶骨翼、筛窦、蝶鞍等部位。

2.颅脑 CT 扫描

可显示下丘脑不规则的低密度、低信号的病变区，鞍上池消失或有蛛网膜下腔出血，三脑室前部受压消失。另外还可见颅底骨折及额颞底面脑挫裂伤征象。

（四）诊断与鉴别诊断

孤立而局限的下丘脑原发损伤极为少见，在头颅遭受外伤的过程中，常出现多个部位的损伤，因此下丘脑损伤的诊断常受到其他部位脑损伤引起的症状的干扰，在临床上只要具有一种或两种下丘脑损伤的表现，就应想到有下丘脑损伤的可能性。特别是鞍区及其附近有颅底骨折时，更应提高警惕。

（五）救治原则与措施

急性下丘脑原发性损伤是严重的脑损伤之一，治疗上按重型颅脑损伤的治疗原则进行。早期应注意采用强有力的措施控制高热和脑水肿。控制自主神经症状的发生、发展也是十分重要的。中枢性尿崩可采用替代疗法。

（孔德胤）

第二节　弥散性轴索损伤

弥散性轴索损伤（DAI）是外力作用于颅脑产生扭转加速与减速，在轴索内产生张力和剪力，导致神经轴索肿胀、断裂；同时脑实质内小血管撕裂，脑干、胼胝体等部位出现点状出血。临床上患者不伴明显的脑挫裂伤和脑实质血肿，但出现严重的意识障碍。DAI 是常见的弥散性脑损伤，是引起创伤性脑损伤（TBI）患者死亡、严重致残及植物生存状态的主要原因，占脑外伤死亡患者的 29.0%～42.5%；严重 DAI 病死率高达 40%～53%，严重致残率为 14%，植物生存率15%，痊愈率仅为 5%。由于目前诊断标准及检查手段的不同，发病率的报道不一。

一、病因及致伤机制

德国病理学家 Strich 等对 TBI 死亡患者进行尸检发现，大脑半球及脑干白质出现弥散性退行性变,推断是由外力导致颅脑旋转加速运动产生的剪应力致伤。后来 Adams 等进行深入研究,于 1982 年首次提出了弥散性轴索损伤的概念。DAI 的致伤机制复杂,通常认为瞬间旋转及弥漫张力产生的脑内剪应力是导致 DAI 的关键因素。文献报道冠状和侧方头部旋转的成角加速伤,常导致深部胼胝体、脑干 DAI,伤情较严重;矢状面上的加速伤虽可引起脑膜出血及血肿、局部脑挫伤、脑室出血,也可导致内囊、中脑及脑桥 DAI,但伤情较轻。DAI 通常的致伤原因是交通事故、坠落伤及打击伤。

(一)胼胝体轴索损伤

通常认为是大脑镰边缘切割脑组织所致,常见于交通事故。颅脑突然遭受迎面伤,双大脑半球随惯性继续前移,侧方牵拉使胼胝体断裂;若一侧半球移动快于对侧,胼胝体常出现偏心性出血,胼胝体变薄。常累及邻近中线结构如穹隆、扣带回、透明隔、尾状核头部和丘脑背侧。

(二)脑桥头端背侧损伤

颅脑旋转侧向力拉长大脑小脑连接部,脑干头端尤其小脑上脚背侧最常受累;导水管下端周围,大脑脚、被盖部及中部,内侧纵束,内侧丘系和皮质脊髓束均可受损,重者伴小脑和半卵圆中心轴索损伤。

(三)灰白质交界区广泛损伤

颅脑遭受旋转性暴力时,由于灰白质(包括基底核灰质团)密度及韧性不同,剪应力导致灰白质交界区损伤。肉眼或影像学检查可见灰白质交界及基底核区轴索损伤伴毛细血管撕裂和出血。常见于脑组织密度不同的结构接合部,重者发生于小脑皮质下,轻者位于矢状窦旁。

二、病理

颅脑在加速运动过程中,脑白质在外力的作用下,承受剪应力的牵拉。通常情况下脑白质相对质韧,可承受部分牵拉力;但在较强的扭转性机械作用力下,轴索很容易受到损伤。脑组织遭受损伤后即刻出现部分轴索断裂等原发性脑损伤,在之后数小时至数周内出现继发性弥散性脑损伤。起初,轴索细胞膜钠离子泵功能异常,导致细胞内水钠潴留、轴索水肿;之后钙离子通过受损,大量钙离子流入细胞内,造成钙超载,启动分子病理级联反应,激活蛋白水解酶,降解轴索细胞骨架结构。细胞骨架破坏导致转运蛋白聚集,形成轴索球。蛋白水解酶还可损伤线粒体、释放促凋亡因子,加重轴索损伤。目前,很难将继发性脑损伤导致的轴索生化及代谢改变与 DAI 原发性轴索机械损伤鉴别,DAI 通常被认为是继发性或迟发性损害。依据神经组织病理学变化,DAI 可分为三期。

(一)早期(<1 周)

以轴索撕裂,轴索断端轴浆聚集,退缩于近端,形成轴索球为早期特征。轴索球在伤后 6～24 小时形成,重伤者 2 小时即可出现。球状物过大可引起髓鞘断裂,远端神经纤维退行性变性。

(二)中期(2～3 周)

轴索球被大量吞噬性微胶质簇替代,不能辨认。轴索、髓鞘碎裂,胶质细胞广泛增生。

(三)慢性期(>3 周)

脑白质弥散性退行性变性,以内侧丘系、锥体束、内囊退行性变最为明显。大脑半球容积缩小,韧性增加,胼胝体变薄,脑沟变宽,脑室普遍或局限性扩张。

DAI 可因脑实质内毛细血管破裂引起点状出血,又称为 Strich 出血。常发生在脑组织遭受剪应力最明显处,如胼胝体、三脑室周围(下丘脑、穹隆、前联合)、内囊、基底核、背外侧脑干及小脑上脚等。轴索损伤的部位及严重程度与患者的预后密切相关。Adams等依据 DAI 的损伤部位将其分为三级(表 2-1)。级别越高 DAI 损伤越严重,患者的预后越差。

表 2-1 DAI 的神经病理损伤分级及损伤部位

分级	DAI 的损伤部位
Ⅰ	病变局限于大脑或小脑半球
Ⅱ	Ⅰ 级损伤部位合并胼胝体局部病灶
Ⅲ	Ⅱ 级损伤部位合并脑干背外侧或上段局灶性病变

三、临床表现

(1)DAI 患者以意识障碍为主要表现,不伴明显的脑实质挫裂伤及血肿。通常表现:①伤后持续性昏迷。因大脑轴索的广泛受损,导致大脑皮质与皮质下组织结构失去联系,或因脑干网状结构原发性损伤。②瞳孔改变,如一侧或双侧瞳孔散大,或为两侧瞳孔不等,或为时大时小,眼球偏斜或凝视,光反射迟钝或消失;瞳孔改变通常与脑干 DAI 密切相关,属于重型 DAI,死亡率高。③生命体征紊乱,患者心率、血压波动明显,呼吸节律不规则。④四肢肌张力增高,出现单侧或双侧锥体束征。⑤神经定位体征通常不明显。⑥神志清醒后认知功能障碍明显。

(2)依据患者昏迷的时间、严重程度及脑干是否受累等,可将 DAI 分为三型。①轻型 DAI(DAI Ⅰ型):伤后昏迷 6～24 小时,不伴脑干体征。清醒后有记忆力减退和逆行性遗忘,无肢体运动障碍,少数患者出现短期去皮质状态。脑 CT 检查无明显异常,MRI 检查可见点状出血。②中型 DAI(DAI Ⅱ型):伤后昏迷数日至数周,常伴颅底骨折,伤后偶出现脑干体征及去皮质状态,清醒后有明显的记忆力减退、逆行性遗忘及轻度肢体瘫。脑 CT 检查可见出血灶。③重型 DAI(DAI Ⅲ型):伤后昏迷数月或更长时间,伴明显的脑干体征、去皮质状态或去大脑强直。通常入院时 GCS 评分较低,伴双侧瞳孔固定、光反射及脑干反射消失、软瘫等;常伴弥散性脑肿胀,以及高热、高血压、多汗等交感神经症状。死亡率高达 60%,伴蛛网膜下腔出血和脑室出血患者死亡率更高。

(3)脑 CT 检查很难发现脑实质 DAI。MRI 检查对 DAI 临床诊断、病情评估及预后判定至关重要,是 DAI 影像学检查之首选。MRI 显示轴索损伤在 T_1WI 呈低信号,T_2WI 高信号,病灶通常为 0.5 mm 至数毫米,沿神经纤维方向呈卵圆形,多见于灰白质交界或白质纤维囊如放射冠、内囊后肢、胼胝体及脑干长束等,病灶在周边区较多,中央区较少,通常无占位效应,病灶形态有助于诊断。早期 MRI 可见 DAI 三联症,即胼胝体、脑干及皮质、基底核灰白质交界病变,表现 T_1WI 低信号,T_2WI、FLAIR、DWI 均呈高信号,早期病灶仅 DWI 出现高信号;MRI 可显示间质水肿、脑室或蛛网膜下腔出血、硬膜外及硬膜下血肿等。出血性病灶多见于脑白质,特别是灰白交界处,以及胼胝体、内囊、脑干背外侧。MRI T_1WI 信号因出血时间不同而异,超急性期(<24 小时)T_1WI 呈低信号,亚急性期(>7 天)T_1WI 呈高信号(图 2-1),但 T_2WI、FLAIR、DWI 均表现高信号。

Ⅰ 级 DAI 损伤灶仅局限于灰白质交界区,其他部位不受累;Ⅱ 级 DAI 除了灰白质交界区病灶,可见胼胝体病灶;Ⅲ 级 DAI 可见胼胝体、脑干及小脑病灶,常伴脑挫裂伤、蛛网膜下腔出血、硬膜下血肿及脑室内出血等。

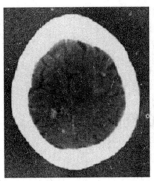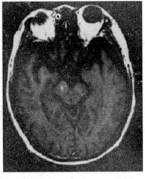

图 2-1 脑弥散性轴索损伤

四、治疗

DAI 患者致死率和致残率高,需严密监测患者生命体征、颅内压、血氧饱和度变化,维持体液和电解质平衡,保持呼吸道通畅,必要时行气管切开和呼吸机辅助呼吸。

(一)控制脑组织水肿

根据颅内压增高程度及脑水肿表现。①过度换气:降低 $PaCO_2$ 使血管收缩,控制早期脑水肿,因可减少脑血容量,只能短时间应用。②20% 甘露醇静脉滴注与呋塞米合用,延长脑组织脱水时间。③脑室外引流:使脑组织内液体向脑室分流,可显著降低颅内压和控制脑水肿。

(二)冬眠及亚低温疗法

适于脑深部结构严重损伤、深昏迷及生命体征不稳定的中重型患者。冬眠Ⅰ号(哌替啶+氯丙嗪+异丙嗪)或Ⅵ号(哌替啶+异丙嗪+乙酰丙嗪)可降低全身和脑组织代谢,发挥脑保护作用;亚低温(32~34 ℃)疗法对 GCS 5~7 分及 ICP 在 2.7~5.3 kPa(20~40 mmHg)的患者疗效较好,用药半小时迅速降温,注意寒战处理,必要时可应用肌松剂。

(三)清除内源性损伤因子

如维生素 C 和维生素 E 清除神经组织自由基,甲泼尼龙和 21-氨基类固醇等抗脂质过氧化反应,超氧化物歧化酶(SOD)减轻 BBB 通透性,拉莫三嗪拮抗兴奋性氨基酸保护神经组织等。轴索损伤时轴索细胞膜肿胀,细胞内钙超载,激发多种酶促反应和病理级联反应,钙拮抗剂尼莫地平可减轻细胞内钙超载,改善轴索及细胞微循环及代谢,缩短昏迷时间。

(四)神经细胞保护剂

碱性成纤维细胞生长因子可促进轴索和神经细胞修复再生;神经节苷脂可促进脑细胞线粒体氧化磷酸化功能恢复,保护膜结构钠泵、钙泵活性,维持膜内外离子平衡;胞磷胆碱、能量合剂可不同程度发挥神经保护作用,促进神经功能的恢复。

(五)手术治疗

对于一侧大脑半球肿胀和水肿引起脑中线结构移位,出现一侧瞳孔散大时应及时行去骨瓣减压。

五、预后

DAI 属重型或特重型脑损伤的范畴,死亡率及致残率高。导致 DAI 患者预后不良的因素包括：年龄＞50岁；入院 GCS 评分＜8分；入院时瞳孔改变，出现明显的颅内压增高；合并脑深部出血；伴其他脏器复合伤。

（孔德胤）

第三节　开放性颅脑损伤

开放性颅脑损伤是颅脑各层组织开放伤的总称，它包括头皮裂伤、开放性颅骨骨折及开放性脑损伤，而不是开放性脑损伤的同义词。硬脑膜是保护脑组织的一层坚韧纤维膜屏障，此层破裂与否，是区分脑损伤为闭合性或开放性的分界线。

开放性颅脑损伤的原因很多，大致划为两大类，即非火器伤与火器伤。

一、非火器性颅脑损伤

各种造成闭合性颅脑损伤的原因都可造成头皮、颅骨及硬脑膜的破裂，造成开放性颅脑损伤，在和平时期的颅脑损伤中，以闭合伤居多，开放性伤约占 16.8%，而后者中又以非火器颅脑损伤较多。

（一）临床表现

1.创伤的局部表现

开放性颅脑伤的伤因、暴力大小不一，产生损伤的程度与范围差别极大。创伤多位于前额、额眶部，亦可发生于其他部位，可为单发或多发，伤口整齐或参差不齐，有时沾有头发、泥沙及其他污物，有时骨折片外露，也有时致伤物如钉、锥、铁钉嵌顿于骨折处或颅内。头皮血运丰富，出血较多，当大量出血时，需考虑是否存在静脉窦破裂。

2.脑损伤症状

患者常有不同程度的意识障碍与脑损害表现，脑部症状取决于损伤的部位、范围与程度。其临床表现同闭合性颅脑损伤部分。

3.颅内压改变

开放性脑损伤时，因颅骨缺损，血液、脑脊液及破碎液化坏死的脑组织可经伤口流出，或为脑膨出，颅内压力在一定程度上可得到缓冲。如伴脑脊液大量流失，可出现低颅压状态。创口小时可与闭合性脑损伤一样，出现脑受压征象。

4.全身症状

开放性颅脑损伤时出现休克的机会较多，不仅因外出血造成失血性休克，还可由于颅腔呈开放性，脑脊液与积血外溢，使颅内压增高得到缓解，颅内压引起的代偿性血压升高效应减弱。同时伴有的脊柱、四肢及胸腹伤可有相应的症状及体征。

（二）辅助检查

1.X线片

颅骨的 X线片检查有助于骨折的范围、骨碎片与异物在颅内的存留情况的了解。

2.颅脑 CT 扫描

可显示颅骨、脑组织的损伤情况，能够对碎骨片及异物定位，发现颅内或脑内血肿等继发性

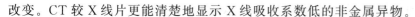

改变。CT较X线片更能清楚地显示X线吸收系数低的非金属异物。

（三）诊断

开放性颅脑损伤一般易于诊断，根据病史、检查伤口内有无脑脊液或脑组织，即可确定开放性损伤的情况。X线片及CT扫描更有利于伤情的诊断。少数情况下，硬脑膜裂口很小，可无脑脊液漏，初诊时难以确定是否为开放性脑损伤，而往往手术探查时才能明确。

（四）救治原则与措施

1.治疗措施

首先做创口止血、包扎、纠正休克，患者入院后有外出血时，应采取临时性止血措施，同时检查患者的周身情况，有无其他部位严重合并伤，是否存在休克或处于潜在休克。当患者出现休克或处于休克前期时，最重要的是先采取恢复血压的有力措施，加快输液、输血，不必顾虑因此加重脑水肿的问题，当生命体征趋于平稳时，才适于进行脑部清创。

2.手术原则

（1）早期清创：按一般创伤处理的要求，尽早在伤后6小时内进行手术。在目前有力的抗生素防治感染的条件下，可延长时限至伤后48小时。

（2）彻底清创手术的要求：早期彻底清除术，应一期缝合脑膜，将开放性脑损伤转为闭合性，经清创手术，脑水肿仍严重者，则不宜缝合硬脑膜，而需进行减压术，避免发生脑疝。

（3）并存脏器伤时，应在输血保证下，迅速处理内脏伤，第二步行脑清创术。这时如有颅内血肿，脑受压危险，伤情特别急，需有良好的麻醉处理，输血、输液稳定血压，迅速应用简捷的方法，制止内出血，解除脑受压。

（4）颅骨缺损一般在伤口愈合后3～4个月进行修补为宜，感染伤口修补颅骨至少在愈合半年后进行。

3.手术方法

应注意的是，术中如发现硬脑膜颜色发蓝、颅内压增高，疑有硬膜下血肿，应切开硬脑膜探查处理。脑搏动正常时，表明脑内无严重伤情，无必要切开探查，以免将感染带入脑部。开放性脑损伤的清创应在直视下进行，逐层由外及里冲净伤口，去除污物、血块，摘除碎骨片与异物，仔细止血，吸去糜烂失活的脑组织，同时要珍惜脑组织，不做过多的切除。保留一切可以保留的脑血管，避免因不必要的电凝或夹闭脑的主要供血动脉及回流静脉引起或加重脑水肿、脑坏死及颅内压增高。脑挫裂伤较严重，颅内压增高，虽经脱水仍无缓解，可容许做内减压术。清创完毕，所见脑组织已趋回缩、颅内压已降低的情况下，缝合硬脑膜及头皮。

钢钎、钉、锥等较粗大锐器刺入颅内，有时伤器为颅骨骨折处所嵌顿。如伤者一般情况好，无明显颅内出血症状者，不宜立即拔出，特别是位于动脉干与静脉窦所在处和鞍区的创伤。应摄头颅X线片了解颅内伤器的大小、形态和方位，如异物靠近大血管时，应进一步行脑血管造影，查明异物与血管等邻近结构的关系，据此制定出手术方案，术前做好充分的输血准备。行开颅手术时，先切除金属异物四周的颅骨进行探查，若未伤及静脉，扩大硬脑膜破口，在直视下，徐徐将异物退出，随时观察伤道深处有无大出血，然后冲洗伤道、止血，放置引流管，缝合修补硬脑膜，闭合伤口，术后24～36小时拔除引流管。

颅面伤所致开放性脑损伤，常涉及颌面、鼻窦，眼部及脑组织。

清创术的要求：①做好脑部清创与脑脊液漏的修补处理；②清除可能引起的创伤感染因素；③兼顾功能与整容的目的。手术时要先扩大额部伤口或采用冠状切口，翻开额部皮瓣，完成脑部清创与硬膜修补术,然后对鼻窦作根治性处理。最后处理眼部及颌面伤。

脑挫裂伤、脑水肿及感染的综合治疗同闭合性颅脑外伤。

二、火器性颅脑损伤

火器性颅脑损伤是神经外科的一个重要课题。战争时期,火器性颅脑损伤是一种严重战伤,尤其是火器性颅脑穿通伤,处理复杂,死亡率高。在和平时期也仍然是棘手的问题。创伤医学及急救医学的发展,虽使火器性颅脑损伤的病理生理过程得到进一步阐明,火器性颅脑损伤的抢救速度、诊疗条件也有了很大的提高,但是其死亡率仍高。

(一)分类

目前按硬脑膜是否破裂将火器性颅脑损伤简化分为非穿通伤和穿通伤两类。

1.非穿通伤

常有局部软组织或伴颅骨损伤,但硬脑膜尚完整,创伤局部与对冲部位可能有脑挫裂伤,或形成血肿。此类多为轻、中型伤,少数可为重型。

2.穿通伤

穿通伤即开放性脑损伤。颅内多有碎骨片、弹片或枪弹存留,伤区脑组织有不同程度的破坏,并发弹道血肿的机会多,属重型伤,通常将穿通伤又分为以下几种。

(1)非贯通伤:只有入口而无出口,在颅内入口附近常有碎骨片与异物,金属异物存留在颅内,多位于伤道的最远端,局部脑挫裂伤较严重。

(2)贯通伤:有入口和出口,入口小,出口大。颅内入口及颅外皮下出口附近有碎骨片,脑挫裂伤严重,若伤及生命中枢,伤者多在短时间内死亡。

(3)切线伤:头皮、颅骨和脑呈沟槽状损伤或缺损,碎骨片多在颅内或颅外。

(4)反跳伤:弹片穿入颅内,受到入口对侧颅骨的抵抗,变换方向反弹停留在脑组织内,构成复杂伤道。

此外按投射物的种类又可分为弹片伤、枪弹伤,也可按照损伤部位来分类,以补充上述的分类法。

(二)损伤机制与病理

火器性颅脑损伤的病理改变与非火器伤有所不同,伤道脑的病理改变分为三个区域。

1.原发伤道区

原发伤道区是反映伤道的中心部位,内含毁损液化的脑组织,与出血和血块交融,杂有颅骨碎片、头发、布片、泥沙以及弹片或枪弹等。伤道的近侧可由于碎骨片造成支道,间接增加脑组织损伤范围,远侧则形成贯通伤、盲管或反跳伤。脑膜与脑的出血容易在伤道内聚积形成硬膜外、硬膜下、脑内或脑室内血肿。伤道内的血肿可位于近端、中段与远端。

2.挫裂伤区

在原发伤道的周围,脑组织呈点状出血和脑水肿,神经细胞、少枝胶质细胞及星形细胞肿胀或崩解。致伤机制是由于高速投射物穿入密闭颅腔后的瞬间,在脑内形成暂时性空腔,产生超压现象,冲击波向周围脑组织传递,使脑组织顿时承受高压及相继的负压作用而引起脑挫裂伤。

3.震荡区

位于脑挫裂区周围,是空腔作用之间接损害,伤后数小时逐渐出现血液循环障碍、充血、淤血、外渗及水肿等,但尚为可逆性。

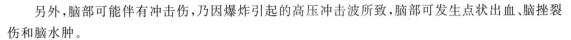

另外,脑部可能伴有冲击伤,乃因爆炸引起的高压冲击波所致,脑部可发生点状出血、脑挫裂伤和脑水肿。

脑部的病理变化可随创伤类型、伤后时间、初期外科处理以及后期治疗情况而有所不同。脑组织的血液循环与脑脊液循环障碍,颅内继发性出血与血肿形成,急性脑水肿,并发感染等,皆可使病理改变复杂化。

(三)临床表现

1.意识障碍

伤后意识水平是判断火器性颅脑损伤轻重的最重要指标,是手术指征和预后估计的主要依据。但颅脑穿通伤有时局部有较重的脑损伤,可不出现昏迷。应强调连续观察神志变化过程,如伤者在伤后出现中间清醒期或好转期,或受伤当时无昏迷随后转入昏迷,或意识障碍呈进行性加重,都反映伤者存在急性脑受压征象。在急性期,应警惕创道或创道邻近的血肿,慢性期的变化可能为脓肿。

2.生命体征的变化

重型颅脑伤者,伤后多数立即出现呼吸、脉搏、血压的变化。伤及脑干部位重要生命中枢者,可早期发生呼吸紧迫,缓慢或间歇性呼吸,脉搏转为徐缓或细远,脉律不整与血压下降等中枢性衰竭征象。呼吸深而慢,脉搏慢而有力,血压升高的进行变化是颅内压增高、脑受压和脑疝的危象,常指示颅内血肿。开放伤引起外出血,大量脑脊液流失,可引起休克和衰竭。出现休克时应注意查明有无胸、腹伤、大的骨折等严重合并伤。

3.脑损伤症状

伤者可因脑挫裂伤、血肿、脑膨出而出现相应的症状和体征。蛛网膜下腔出血可引起脑膜刺激征。下丘脑损伤可引起中枢性高热。

4.颅内压增高

火器伤急性期并发颅内血肿的机会较多,但弥漫性脑水肿更使人担忧,主要表现为头痛、恶心、呕吐及脑膨出。慢性期常是由于颅内感染、脑水肿,表现为脑突出,意识转坏和视盘水肿,到一定阶段,反映到生命体征变化,并最终出现脑疝体征。

5.颅内感染

穿通伤的初期处理不彻底或过迟,易引起颅内感染。主要表现为高热、颈强直、脑膜刺激征。

6.颅脑创口的检查

这在颅脑火器伤是一项特别重要的检查。出入口的部位、数目、形态、出血、污染情况均很重要,出入口的连线有助于判断穿通伤是否横过重要结构。

(四)辅助检查

1.颅骨 X 线平片

对颅脑火器伤应争取在清除表面砂质等污染后常规拍摄颅片。拍片不仅可以明确是非贯通伤还是贯通伤,颅内是否留有异物,并了解确切位置,对指导清创手术有重要作用。

2.脑超声波检查

观察中线波有无移位作为参考。二维及三维超声有助于颅内血肿、脓肿,脑水肿等继发性改变的判断。

3.脑血管造影

在无 CT 设备的情况下,脑血管造影有很大价值,可以提供血肿的部位和大小的信息。脑血管造影还有助于外伤性颅内动脉瘤的诊断。

4.CT 扫描

颅脑 CT 扫描对颅骨碎片、弹片、创道、颅内积气、颅内血肿、弥漫性脑水肿和脑室扩大等情况的诊断,既正确又迅速,对内科疗效的监护也有特殊价值。

(五)诊断

作战时,因伤者多,检查要求简捷扼要,迅速明确颅脑损伤性质和有无其他部位合并伤。早期强调头颅 X 线平片检查,对明确诊断及指导手术有重要意义。晚期存在的并发症、后遗症可根据具体情况选择诊断检查方法:包括脑超声波、脑血管造影及 CT 扫描等。在和平时期,火器性颅脑损伤伤者如能及时被送往有条件的医院,早期进行包括 CT 扫描在内的各种检查,可使诊断确切,以利早期治疗。

(六)救治原则与措施

1.急救

(1)保持呼吸道通畅:简单的方法是把下颌向前推拉,侧卧,吸除呼吸道分泌物和呕吐物,也可插管过度换气。

(2)抢救休克:早期足量的输血、输液和保持呼吸道通畅是战争与和平时期枪伤治疗的两大原则。

(3)严重脑受压的急救:伤者在较短时间内出现单侧瞳孔散大或很快双瞳变化,呼吸转慢,估计不能转送至手术医院时,则应迅速扩大穿通伤入口,创道浅层血肿常可涌出而使部分伤者获救,然后再考虑转送。

(4)创伤包扎:现场抢救只做伤口简单包扎,以减少出血,有脑膨出时,用敷料绕其周围,保护脑组织以免污染和增加损伤。强调直接送专科处理,但已出现休克或已有中枢衰竭征象者,应就地急救,不宜转送。尽早开始大剂量抗生素治疗,应用 TAT。

2.优先手术次序

大量伤者到达时,伤者手术的顺序大致如下。

(1)有颅内血肿等脑受压征象者,或伤道有活动性出血者,优先手术。

(2)颅脑穿通伤优先于非穿通伤手术,其中脑室伤有大量脑脊液漏及颅后窝伤也应尽早处理。

(3)同类型伤,先到达者,先作处理。

(4)危及生命的胸、腹伤优先处理,然后再处理颅脑伤;如同时已有脑疝征象,伤情极重,在良好的麻醉与输血保证下,两方面手术可同时进行。

3.创伤的分期处理

(1)早期处理(伤后 72 小时以内):早期彻底清创应于 24 小时以内完成,但由于近代有效抗生素的发展,对于转送较迟,垂危或其他合并伤需要紧急处理时,脑部的清创可以推迟至 72 小时。一般认为伤后 3~8 小时最易形成创道血肿,故最好在此期或更早期清创。

(2)延期处理(伤后 3~6 天):伤口如尚未感染,也可以清创,术后缝合伤口,置橡皮引流,或两端部分缝合或不缝依具体情况而定。伤口若已感染,则可扩大伤口和骨孔,使脓液引流通畅,此时不宜脑内清创,以免感染扩散,待感染局限后晚期清创。

(3)晚期处理(伤后 7 天以上):未经处理的晚期伤口感染较重,应先药物控制感染,若创道浅部有碎骨片,妨碍脓液引流,也可以扩大伤口,去除异物,待后择期进一步手术。

（4）二期处理（再次清创术）：颅脑火器伤可由于碎骨片、金属异物的遗留、脑脊液漏及术后血肿等情况进行二次手术。

（七）清创术原则与方法

麻醉、术前准备、一般清创原则基本上与平时开放性颅脑损伤的处理相同，在战时，为了减轻术后观察和护理任务，宜多采用局麻或只有短暂的全身麻醉。开颅可用骨窗法和骨瓣法，彻底的颅脑清创术要求修整严重污染或已失活的头皮、肌肉及硬脑膜，摘尽碎骨片，确实止血。对过深难以达到的金属异物不强求在一期清创中摘除。清创术后，颅内压下降，脑组织下陷，脑搏动良好，冲净伤口，缝合修补硬脑膜，缝合头皮，硬脑膜外可置引流1~2天。

对于脑室伤，要求将脑室中的血块及异物彻底清创，充分止血，术毕用含抗生素的生理盐水冲净伤口，对预防感染有一定作用，同时可做脑室引流。摘出的碎骨片数目要与X线平片之数目核对，避免残留骨片形成颅内感染的隐患。新鲜伤道中深藏的磁性金属异物和弹片，可应用磁性导针伸入伤道吸出。颅脑贯通伤出口常较大，出口的皮肤血管也易于损伤，故清创常先从出口区进行。若入口处有脑膨出或血块涌出，则入口清创优先进行。

下列情况需行减压术，硬脑膜可不予缝合修补：①清创不彻底；②脑挫裂伤严重，清创后脑组织仍肿胀或膨出；③已化脓之创伤，清创后仍需伤道引流；④止血不彻底。

（八）术后处理

脑穿通伤清创术后，需定时观察生命体征、意识、瞳孔的变化，观察有无颅内继发出血、脑脊液漏等。加强抗脑水肿、抗感染、抗休克治疗。保持呼吸道通畅，吸氧。躁动、癫痫高热时，酌情使用镇静药，冬眠药和采用物理方法降温，昏迷瘫痪伤者，定时翻身，预防肺炎，压疮和泌尿系统感染。

（九）颅内异物存留

开放性颅脑损伤，特别是火器伤常有金属弹片及碎骨片、草木、泥沙、头发等异物进入颅内。当早期清创不彻底或因异物所处部位较深，难以取出时，异物则存留于颅内。异物存留有可能导致颅内感染，其中碎骨片易伴发脑脓肿，而且可促使局部脑组织退行性改变，极少数金属异物尚可有位置的变动，从而加重脑损伤，从而需手术取出异物。摘除金属异物的手术指征为：①直径大于1 cm的金属异物因易诱发颅内感染而需手术；②位于非功能区、易于取出且手术创伤及危险性小；③出现颅内感染征象或顽固性癫痫及其他较严重的临床症状者；④合并有外伤性动脉瘤者；⑤脑室穿通伤，异物进入脑室时，由于极易引起脑室内出血及感染，且异物在脑室内移动可以损伤脑室壁，常需手术清除异物。手术方法可分为骨窗或骨瓣开颅直接手术取除异物及采用立体定向技术用磁性导针或异物钳取除异物。前者有造成附加脑损伤而加重症状的危险，手术宜沿原伤道口进入，避开重要功能区，可应用于表浅部位及脑室内异物取除。近年来，由于立体定向技术的发展，在X线颅骨正侧位片及头部CT扫描准确定位及监控下，颅骨钻孔后，精确地将磁导针插入脑内而吸出弹片；或利用异物钳夹出颅内存留的异物。此种方法具有手术简便，易于接受，附加损伤少等优点，但当吸出或钳夹异物有困难时，需谨慎操作，以免损伤异物附近的血管而并发出血。手术前后需应用抗生素预防感染，并需重复注射TAT。

（孔德胤）

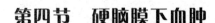

第四节　硬脑膜下血肿

硬脑膜下血肿(SDH)是外伤性血肿积聚于硬膜与蛛网膜之间。发生率占闭合性颅脑损伤的 5%～6%，占颅内血肿的 50%～60%，是最常见的颅内血肿。

根据症状出现时间分为急性、亚急性和慢性硬膜下血肿。根据伴脑挫裂伤可分为复合型、单纯型硬脑膜下血肿，前者因脑挫裂伤、脑皮质动静脉出血，血液积聚在硬脑膜与脑皮质之间，可急性或亚急性起病，预后较差；后者为桥静脉断裂，出血较慢，血液积聚在硬脑膜与蛛网膜之间，呈慢性病程，脑部原发损伤较轻，预后较好。

一、急性硬脑膜下血肿

急性硬脑膜下血肿(ASDH)在伤后 3 天内出现症状，占硬脑膜下血肿 68.6%。多伴较重的脑挫裂伤和脑皮质小动脉出血，伤后病情急剧变化，手术处理较复杂，弥散性活动性出血较难制止，术中及术后脑肿胀、脑水肿较重，治疗困难，死亡率、致残率高。

(一)病因及致伤机制

ASDH 多发生在减速性损伤，出血来源于脑皮质挫裂伤病灶中静脉和动脉，血肿常发生在着力部位脑凸面及对冲部位，如额叶底部、颞极和颞叶底部，常与脑挫裂伤并存，较小血肿也可出现症状。另一来源是脑表面桥静脉，多见于大脑上静脉注入上矢状窦，大脑中静脉和颞极静脉注入蝶顶窦，颞后下吻合静脉(Labbe 静脉)注入横窦等处，多不伴脑挫裂伤，称单纯型血肿，较广泛。

血肿发生部位与头部着力点和着力方式密切：①加速性损伤所致脑挫裂伤，血肿多在同侧。②减速性损伤所致脑挫裂伤，血肿多在对侧或着力侧，如一侧枕部着地减速性损伤，血肿多在对侧颞底、额极、颞极和额底部；脑挫裂伤区血肿较大，周围血肿较小，深部可有脑内血肿；枕部着力侧可发生颅后窝硬脑膜外血肿或硬脑膜下血肿。③头侧方受击的减速性损伤，多有同侧复合型硬脑膜下血肿，对侧多为单纯型硬脑膜下血肿，有时着力侧也有硬脑膜外和脑内血肿。④一侧前额着力减速性损伤，硬脑膜下血肿可发生在同侧额底、额极和颞极、颞底部，但同侧枕极和颅后窝几乎无血肿。⑤一侧前额部加速性损伤，多见着力部血肿。⑥枕部或前额部着力愈邻近中线，愈多发双侧硬脑膜下血肿。

(二)临床表现

1.意识障碍严重

脑挫裂伤及继发性脑水肿多同时存在，脑挫裂伤较重、血肿形成速度较快，脑挫裂伤昏迷与血肿导致脑疝昏迷重叠，意识障碍进行性加深，无中间清醒期或意识好转期。

2.颅内压增高明显

急性硬脑膜下血肿多为复合型损伤，可见头痛、喷射性呕吐、躁动，脉率慢、呼吸慢及血压升高等。病情常急剧恶化，一侧瞳孔散大后不久，对侧瞳孔也散大，出现去大脑强直和病理性呼吸，患者迅速处于濒危状态。局灶症状多见脑挫裂伤和血肿压迫可引起中枢性面瘫和偏瘫，局灶性癫痫发作，神经损害体征进行性加重等。

3.CT 检查

CT 是首选检查,可见脑表面新月形高密度影,内缘可不整齐,相对脑皮质内有点片状出血灶,脑水肿明显,脑室受压变形,向对侧移位(图 2-2)。

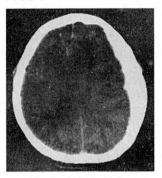

图 2-2　急性硬脑膜下血肿的 CT

诊断额底、颞底和两侧性血肿可减少遗漏。颅骨 X 线片可见合并颅骨骨折发生率 50%,较硬脑膜外血肿发生率低,故无颅骨骨折时硬脑膜下血肿可能性大,骨折线与血肿位置常不一致。DSA 可见一侧硬脑膜下血肿典型表现同侧大脑前动脉向对侧移位,同侧脑表面新月形无血管区;如两侧硬脑膜下血肿可见双侧脑表面新月形无血管区,大脑前动脉仅轻微移位或无移位;额叶或颞叶底部硬脑膜下血肿 DSA 可无明显变化。

(三)诊断及鉴别诊断

诊断根据颅脑外伤史;伤后原发昏迷时间长或原发昏迷与继发性意识障碍重叠,昏迷不断加深,脑受压及颅内高压征象,伴局灶性体征,CT 显示脑表面新月形高密度影,相对脑皮质点片状出血灶,同侧脑室受压变形,向对侧移位。急性硬脑膜下血肿应注意与急性硬脑膜外血肿鉴别(表 2-2)。

表 2-2　急性硬脑膜外血肿与急性硬脑膜下血肿的临床特点

临床特点	急性硬脑膜外水肿	急性硬脑膜下水肿
着力点	在着力点同侧	在着力点对侧多,在着力点同侧少
脑挫裂伤	轻,在冲击部位多	重,在对冲部位多
颅骨骨折	绝大多数均有(95%)	约半数(50%)
血肿与骨折关系	大多数在同侧	约半数在同侧
原发意识障碍	多较轻	多较重
中间意识好转期	较多见,常能完全清醒	较少见,不易完全清醒
蛛网膜下腔出血	较少见,轻	范围较广泛

(四)治疗

1.手术指征

急性硬脑膜下血肿病情发展迅速,一经诊断应尽早手术治疗。

2.手术治疗

(1)钻孔冲洗引流术:钻孔冲洗引流术适于病情稳定,脑损伤较轻,CT 确诊大脑凸面单纯型硬脑膜下液态血肿,一般在运动前区、后区和颞部钻 2~3 个孔,切开硬膜,生理盐水反复冲洗,引出积血,低位留置引流管,持续引流24～48小时,分层缝合头皮。

(2)骨窗或骨瓣开颅血肿清除术:骨窗或骨瓣开颅血肿清除术适于血肿定位明确,钻孔血肿呈凝血块,难以冲洗排出,钻孔冲洗,清除血肿后脑组织迅速膨起,颅内压升高;原则是充分清除血肿及挫碎糜烂脑组织,妥善止血。

(3)颞肌下减压术或去骨瓣减压术:颞肌下减压术或去骨瓣减压术,适于急性硬脑膜下血肿伴严重挫裂伤、脑水肿和脑疝形成患者,若无其他血肿,颅内压仍高可行颞肌下或去骨瓣减压术。

3.非手术治疗指征

患者神志清楚,生命体征正常,病情稳定,逐渐减轻,无局灶性神经功能受损表现,CT检查脑室、脑池无显著受压,血肿量40 mL以下,中线移位不超过1 cm,颅内压监测压力3.3～4.0 kPa(25～30 mmHg)以下。

急性硬脑膜下血肿病情危重,死亡率高达50%～90%,入院GCS评分和CT表现是判断预后的主要指标。老年人对冲性急性硬脑膜下血肿,血肿量小,病情可很重,预后极差。

二、亚急性硬脑膜下血肿

亚急性硬脑膜下血肿在伤后3天至3周出现症状,占硬脑膜下血肿5%。致病原因及病理变化与急性硬脑膜下血肿相似,原发性脑损伤较轻,出血速度稍缓,血肿形成及脑受压较缓慢,颅内容积可代偿,常有中间清醒期,神志恢复不及硬膜外血肿明显。

亚急性硬脑膜下血肿如能及时确诊,尽早手术清除血肿,预后较好。

三、慢性硬脑膜下血肿

慢性硬脑膜下血肿(CSDH)在伤后3周以上出现症状,占颅内血肿9.39%,占硬脑膜下血肿15.6%,双侧发生率高达14.8%,年发生率(1～2)/10万,老年人约16.5/10万。

(一)病因及致伤机制

CSDH病因尚未完全明确,65%～75%的病例有颅脑外伤史,34%有乙醇成瘾史,以及抗凝药治疗史等。目前有两种学说:外伤学说认为硬脑膜下腔桥静脉撕裂出血,主要位于矢状窦旁、颅底颞叶前端及小脑幕附近,如致伤作用方向与矢状窦平行,易撕裂桥静脉,作用方向与矢状窦垂直,因有大脑镰抵抗,不易撕裂。静脉出血速度与撕裂程度及颅压有关。炎症学说认为血肿继发于出血性硬脑膜内层炎性产物,其他原因可能为慢性乙醇中毒,维生素B、维生素C、维生素K缺乏及凝血功能障碍等。CSDH不断增大可能与患者脑萎缩、颅压低、静脉张力增高及凝血机制障碍等因素有关。小儿常见双侧慢性硬脑膜下血肿,为产伤引起,出生6个月内发生率最高;也见于营养不良、坏血症、颅内外炎症和出血素质儿童,多为桥静脉破裂所致。CSDH可引起颅腔内占位、局部压迫和供血障碍,导致脑组织萎缩与变性,癫痫发生率高达40%。

(二)病理

CSDH黄褐色或灰色结缔组织包膜多在发病后5～7天出现,2～3周基本形成。靠近蛛网膜侧包膜较薄,血管很少,与蛛网膜轻微粘连,易剥开;靠近硬脑膜侧包膜较厚,与硬脑膜紧密粘连,剥除后可见新生毛细血管渗血。

(三)临床表现

(1)常见于老年人和6个月内婴儿,常有头部轻微外伤史,老年人轻度头部外伤史本人或家人易忽略或忘记,起病隐袭,受伤至发病时间为1～3个月,个别报告3～4年。

(2)临床表现：①慢性颅内压增高症状，头痛、恶心、呕吐、复视及视盘水肿等，头痛突出。②神经功能缺失症状，如病变对侧轻偏瘫、锥体束征、失语和癫痫发作，患侧瞳孔散大等。③精神障碍：轻症病例表现注意力不集中、记忆力减退、烦躁易怒等，重者出现痴呆、寡欲，甚至木僵。婴幼儿表现前囟膨隆、头颅增大、骨缝分离、眼球下转(落日征)和头皮静脉怒张等，前囟穿刺可吸出硬脑膜下积血。

(3)CT检查可见：血肿密度直接征象，脑室、脑沟、脑池受压变形间接征象，病程愈短，血肿密度愈高，可能与血肿内血红蛋白破坏吸收有关。等密度血肿诊断困难，可借助脑室、脑池、脑干等受压间接征象判断，增强CT显示血肿内侧边缘弧形线状高密度影。MRI显示等密度慢性硬脑膜下血肿，早期血肿 T_1WI 和 T_2WI 均为高信号；后期 T_1WI 低信号高于脑脊液，T_2WI 为高信号。

(四)诊断及鉴别诊断

1.诊断

根据头部外伤史，老年人轻度头外伤史，起病缓慢，颅内压增高症状为主，可伴精神症状和局灶性神经损害症状，结合CT及MRI特征性表现。

2.鉴别诊断

(1)慢性硬脑膜下积液(硬脑膜下水瘤)：多与外伤有关，颇似CSDH。前者囊内为清水样或黄变液体，后者为积血。鉴别主要靠CT或MRI(见本章硬脑膜下积液)。

(2)半球占位病变：如脑膜瘤、胶质瘤、脑脓肿及肉芽肿等，进展缓慢，无头外伤史，局灶性神经功能缺失体征明显，CT、MRI或DSA等可确诊。

(五)治疗

1.手术治疗

(1)患者有症状应尽早手术治疗：①钻孔或锥孔冲洗引流术为首选方法，安全简单，无严重并发症，疗效满意，治愈率达95%；根据血肿部位及大小选择前后两孔(一高一低)或在血肿中心钻一孔，抽出积血后留置引流或持续负压引流，引流时间根据引流量多少及颜色，一般术后3～5天拔除，适于血肿包膜未形成钙化的多数成人患者，术后血肿复发率5%～33%。②骨瓣开颅慢性硬脑膜下血肿清除术：额、颞顶部开颅术彻底清除血肿，尽量切除血肿囊，利于术后脑膨起；适用血肿晚期已机化或钙化、少数钻孔引流术失败患者。③前囟侧角硬脑膜下穿刺术适于早期血肿及囟门未闭婴儿。④脑室内镜术适于分隔型慢性硬脑膜下血肿，内镜直视下显微手术切除血肿内多囊性包膜，利于彻底冲洗引流血肿。

(2)术后并发症包括：①颅内压过低、脑膨起不全引起头晕呕吐，可静脉输注低渗溶液等。②术后血肿腔顽固性积液，多因清除血肿后脑萎缩不能复张，必要时去骨瓣缩小颅腔，消灭血肿腔。③血肿复发常见于老年脑萎缩患者。

2.非手术治疗

适于无临床症状或症状轻微，颅内压200 mmH$_2$O以下、CT无中线移位、呈低密度影像者，合并凝血功能障碍及出血倾向的CSDH患者，如白血病、肝硬化和恶性肿瘤，病情允许可首选非手术治疗。可卧床休息、应用维生素类及止血类药，脑水肿可适当脱水。

慢性硬脑膜下血肿治疗及时，多数预后良好。

四、外伤性硬脑膜下积液

外伤性硬脑膜下积液是颅脑损伤后大量脑脊液积聚在硬脑膜下间隙，又称外伤性硬膜下水瘤(SDG)。好发于颞部,占颅脑损伤 1.16%,占外伤性颅内血肿 10% 左右,占硬脑膜下血肿 15.8%。

(一)病因及致伤机制

颅脑损伤时脑组织在颅腔内强烈移动,脑表面、视交叉池及外侧裂池等处蛛网膜撕裂,裂口处蛛网膜恰似单向活瓣,脑脊液随患者挣扎屏气或咳嗽等用力动作不断流出,不能返回蛛网膜下腔,导致硬脑膜下水瘤样积液、局部脑受压及进行性颅内压增高。硬脑膜下积液一般 50～60 mL,多者可达 150 mL。急性型是伤后数小时或数日内出现压迫症状,积液多为粉红色或血性,亚急性为黄色液体,慢性多为草黄色或无色透明液体。硬脑膜下积液蛋白含量较正常脑脊液高,低于血性液体。

(二)临床表现

(1)病程多为亚急性或慢性,偶呈急性过程。急性型患者有颅内压增高症状,半数可出现偏瘫、失语或局灶性癫痫,个别出现嗜睡、意识蒙眬、定向力差及精神失常等。病情严重可发生单侧瞳孔散大、脑疝、昏迷和去大脑强直等。

(2)CT 显示脑表面新月形低密度影,有别于硬脑膜下血肿。MRI 图像显示积液信号与脑脊液相近,硬脑膜下出现 T_1WI 低信号、T_2WI 高信号新月形影像。

(三)诊断及鉴别诊断

头部外伤史,渐进性颅内压增高,局灶性神经体征,以及 CT、MRI 典型表现是确诊的依据。外伤性硬脑膜下积液主要应与慢性硬脑膜下血肿鉴别,血肿 T_1WI、T_2WI 均呈高信号。

(四)治疗

硬脑膜下积液出现临床症状需手术治疗,包括以下两种。

1.钻孔引流术

钻孔引流术是多数病例的首选,在积液腔低处放置引流管,外接封闭式引流瓶,术后 48～72 小时积液腔明显缩小,脑水肿尚未消退前拔除引流管,以免复发;慢性积液为使脑组织膨起,闭合积液腔,术后不用或少用脱水剂,取平卧位或头低向患侧卧位,促进脑组织复位,必要时腰穿缓慢注入生理盐水 20～40 mL 使残腔闭合。

2.骨瓣或骨窗开颅清除积液术

骨瓣或骨窗开颅清除积液术适用少数久治不愈复发病例,广泛切开增厚囊壁,使与蛛网膜下腔交通,或置管使囊腔与脑基底部脑池相通,必要时弃去骨瓣使头皮塌陷,缩小残腔。

硬脑膜下积液原发性脑损伤一般较轻,处理及时合理,效果较好;原发性脑损伤严重和/或伴颅内血肿者,预后较差,死亡率达 9.7%～12.5%。

(孔德胤)

第五节　脊　髓　损　伤

脊髓损伤(SCI)为脊柱骨折脱位的严重并发症,通常导致严重的神经功能障碍和残疾。据报道,其年发病率为(12.1～57.8)/100 万。脊髓损伤最常见的受损水平是中低颈髓,这是脊椎活动最多的部位;其次是活动较多的胸腰段脊髓。

脊髓损伤造成的脊髓组织结构损害可分为原发性损害和继发性损害。细胞原发性死亡在损伤当时即已发生。由于机械暴力,如撕、扯、拉和挤压,直接作用于脊髓,使神经元细胞、神经胶质细胞和血管组织结构遭受即时不可逆的死亡。在原发性损伤发生后数分钟内,序贯激发级联反应,包括水肿、炎症、局部缺血、谷氨酸递质过度释放、细胞内游离钙离子超载和脂质过氧化作用等,导致可持续数天至数周的继发性细胞死亡。造成许多在原发性损伤后存活的神经元和神经胶质细胞死亡。

对于原发性损伤唯有预防,一旦发生便无有效的治疗方法。而由于继发性损伤是一种细胞分子水平的主动调节过程,其造成的脊髓损伤具有可逆性,应对其进行积极的治疗,它是有效地保存在原发性损伤后残存或不完全损伤的神经细胞的关键。

一、脊柱和脊髓损伤的急救程序

(一)病情评估

有严重车祸、高空坠落、重物压砸、撞击及火器伤等可致脊柱、脊髓损伤的受伤史。伤情判断如下。

(1)脊柱骨折或脱位:受伤脊柱部位疼痛、肿胀、畸形,出现不能站立、翻身困难等功能障碍。

(2)脊髓损伤:脊髓损伤平面以下的运动和感觉减退或消失,排尿、排便功能障碍,高位截瘫呼吸困难,甚至窒息,呼吸停止。

(二)急救处理

(1)如果存在气道损伤,应托起下颌而不是颈部过伸来使气道通畅(表2-3)。否则,适用于线性牵引和气管插管。如患者存在自主呼吸,经鼻较经口气管内插管更容易。如果可能,避免行环甲膜切开,切开将来会影响脊柱前方的稳定性。中段颈髓损伤引起呼吸衰竭并不常见,但后期易引起呼吸肌疲劳。如合并头面部损伤则很可能引起急性呼吸衰竭。总之,通气必须确保血液氧合充分。

表 2-3 脊髓损伤患者的气道管理指南

首要原则是确保快速控制气道,使神经功能损伤的风险降到最低
气道管理要考虑患者的受伤的特点和操作者的技能和经验
需要紧急进行气管插管的患者,不能配合操作的,在进行喉镜检查和气管插管前应给与镇静处理
当患者较配合,并不需要紧急插管的患者,可在清醒状态纤维镜引导下进行经鼻或口气道内插管
镇静处理时应避免使血压降得过低,必要时可给予血管升压药物和补液处理
如脊髓损伤超过 24 小时,禁用琥珀酰胆碱类药物

(2)治疗休克。低血容量或心源性低血压,主要由于外周交感神经抑制、心脏前负荷降低和迷走神经紧张所致。

(3)凡怀疑脊柱、脊髓损伤者,尤其怀疑颈椎损伤者,均必须常规用颈托固定颈部。急性脊髓损伤,必须采用铲式担架或其他硬板担架搬运,并对患者采用全身固定措施。

(4)呼吸困难者,应及时行环甲膜穿刺或切开,亦可气管切开,用便携式呼吸机或简易呼吸器维持呼吸功能。必要时吸痰,防止窒息。注意气管内插管可能加重颈髓损伤,可行经鼻气管插管以避免颈椎的移动,但患者须有自主呼吸(表2-4)。

表 2-4　脊髓损伤患者气管插管的指征

气道损伤因素	PaO$_2$<8.0 kPa(60 mmHg)或吸氧状态下
水肿	PaO$_2$ 明显下降
昏迷	PaCO$_2$>8.0 kPa(60 mmHg)
咽后壁血肿	合并脑外伤
增加误吸风险的因素	格拉斯哥评分<8 分
呼吸衰竭	颅内压增高
最大肺活量<15 mL/kg	脑疝
呼吸做功增加	

(5)尽早(<8 小时)进行大剂量甲强龙冲击和亚低温等治疗。

(三)转送注意事项

(1)必须采用正确的搬运方法:在头部两侧放置沙袋,保持颈部中立位。用颈托固定,并将患者全身固定在硬质担架上。

(2)确保呼吸道通畅,必要时吸痰,防止窒息。

(3)保持静脉通道通畅。

(4)心电、血氧监护。

(5)途中严密监控患者的意识、呼吸、心率、血压及体位等变化。

(6)迅速就近转运至有条件救治的大型综合医院。

二、脊髓损伤的诊断要点

(1)脊髓损伤多数由于外界的暴力直接或间接作用于脊柱引起椎体骨折、脱位、关节突骨折或脱位、附件骨折、椎间盘脱出、黄韧带皱褶或外力(如交通事故、高处坠落、建筑物倒塌、坑道塌方和体育运动)作用于身体其他部位再传导至脊柱,使之超过正常限度地屈伸、伸展、旋转、侧屈、垂直压缩或牵拉致脊髓受压和损伤。

(2)伤后立即出现损伤平面以下的运动、感觉和括约肌功能障碍,也可表现为伤后数分钟到数小时后神经症状加重,此为继发性脊髓损伤(如脊髓水肿、血管破裂、血管痉挛和血栓形成等引起脊髓缺血)。

(3)脊髓震荡为完全神经功能障碍,经数分钟和数小时后恢复正常。

(4)脊髓休克:损伤水平以下感觉完全消失,肢体弛缓性瘫痪、尿潴留、大便失禁、生理反射消失、病理反射阴性。度过休克期,症状逐渐好转需 2~4 周。

(5)脊髓完全损伤:脊髓损伤水平呈下运动神经元损伤表现,损伤水平以下为上运动神经元损伤表现。

(6)脊柱、脊髓损伤的 X 线平片检查应摄正侧位和双斜位片。注意观察脊柱的对线、顺列、椎体、附件和椎间隙的变化情况。

(7)CT 扫描于轴位观察椎管形态,有无骨折片突入,间盘以及脊髓的情况,MRI 对了解脊髓有无受压、肿胀或出血更为有利。

(8)体感诱发电位对了解脊髓功能有利,不同时间检查可以了解脊髓损伤的程度和恢复状况。

三、脊髓损伤的临床分类

(一)根据损伤程度分类

1.完全性脊髓损伤

损伤平面以下深、浅感觉完全丧失,肌肉完全瘫痪,浅反射消失,大、小便潴留。以上体征持续到脊髓休克期已过,出现由弛缓性瘫痪变为肌张力增高、腱反射亢进、病理反射阳性的痉挛性瘫痪。同时损伤平面脊髓节段所支配的区域仍表现弛缓性瘫痪。

2.不完全性脊髓损伤

损伤平面以下尚保留部分功能,又可分为以下几类。

(1)中央型脊髓损伤综合征:该综合征只发生在颈髓损伤,感觉及运动均为不完全性损害,骶部感觉未受损,运动瘫痪上肢重于下肢,手部最重,多伴有括约肌障碍。亦可见仅累及双上肢或单上肢的急性颈髓中央损伤,又称挥鞭样损伤。此型损伤的机制是因颈椎过伸性损伤导致脊髓中央灰质和内侧白质出血坏死,或根动脉及脊髓前动脉供血障碍,使之支配的灰质前柱、侧柱及皮质脊髓束、脊髓丘脑束等组织缺血、缺氧。中老年颈椎病变及椎管狭窄者更易发生。其恢复顺序是下肢运动功能-膀胱功能-上肢运动功能。本综合征一般预后较好。

(2)脊髓半切损伤综合征:系一侧脊髓损伤。表现为同侧运动丧失,出现痉挛性瘫痪,深反射亢进,有病理反射,同侧本体感觉、振动觉及触觉丧失,感觉过敏;损伤对侧痛、温觉消失,但触觉不受影响。若脊髓损伤平面在 T_1、T_2,同侧头面部可出现血管运动障碍,也可以出现 Horner 综合征。腰骶髓一侧损伤不产生本综合征,因为在此处脊髓各节段紧密连接,感觉传导束纤维很少能在病变以下达到对侧,故病变在同侧。

(3)前脊髓综合征:脊髓前侧受损,包括全部灰质及中部以前的白质,损伤平面以下运动丧失为主,浅感觉如痛温觉减退或丧失。后索白质保存,即深感觉、本体感觉存在。多见于爆裂骨折,亦可见于后伸损伤,可由椎间盘突出压迫脊髓前动脉导致脊髓前部缺血受损引起。

(4)后脊髓综合征:表现损伤平面以下的深感觉、振动觉、位置觉丧失,而痛温觉和运动功能完全正常。多见于椎板骨折,少数患者出现锥体束征。

(5)脊髓圆锥综合征:系骶髓段相当于 S_1 椎体节段损伤,此处圆锥与骶神经根均受损时截瘫平面在 S_1 损伤平面以下运动功能丧失,呈弛缓性瘫痪,痛温觉功能丧失,触觉存在。当仅损伤圆锥时,则支配下肢感觉及运动的神经均可存在,跟腱反射可消失,仅会阴、骶区感觉障碍与运动包括尿道括约肌、肛管括约肌、膀胱逼尿肌等瘫痪。

(6)马尾综合征:脊髓在 S_1 以下缩小呈圆锥形,形成脊髓圆锥,以下主要为马尾神经。严重的骨折错位才能引起马尾神经挫伤或断裂。损伤后其瘫痪症状多不完全。轻度损伤时可以完全恢复。如完全断裂则于其分布区出现肌肉的弛缓性瘫痪,腱反射消失。马尾神经损伤后,膀胱括约肌障碍不易恢复。

3.暂时性神经功能抑制

如脊髓震荡伤,是由于脊髓神经细胞受强烈刺激而发生超限抑制,脊髓功能暂时处于生理停滞状态。大体标本上看不到明显的器质性改变或仅有轻度水肿。光镜下无明显解剖结构改变。伤后早期表现为损伤平面以下完全性弛缓性瘫痪,3～6周完全恢复,不留任何神经系统后遗症。

（二）根据解剖学分类

1.颈髓损伤

（1）上颈髓损伤（$C_{1\sim4}$）：上颈髓为延髓的延续。损伤后因波及呼吸中枢或膈肌麻痹而致呼吸麻痹、呼吸困难，可迅速致命；存活者损伤平面以下四肢呈痉挛性瘫痪；伴有延髓受损者表现血管运动和其他内脏功能严重紊乱。

（2）中颈髓损伤（$C_{5\sim7}$）：为颈膨大部。表现为四肢瘫痪，上肢弛缓性瘫痪，肩胛抬高上臂外展，前臂内收，下肢呈痉挛性瘫痪。

（3）下颈髓损伤（$C_8\sim T_1$）：为颈髓和胸髓的连续部分，属颈膨大的下端，主要表现为下肢瘫痪及手的小肌肉变化。

2.胸腰髓损伤（$T_2\sim L_2$）

大部分由胸椎骨折、脱位造成，损伤平面以下的运动、感觉、膀胱和直肠功能障碍，早期下肢呈弛缓性瘫痪，反射消失或减弱、后期呈痉挛性瘫痪。

3.腰骶段（圆锥）及马尾损伤

本节段损伤包括腰3节以下腰椎骨折、骶骨骨折、脱位致圆锥和马尾损伤。马尾神经损伤大多为不完全性瘫痪。此节段损伤常出现圆锥综合征和马尾综合征。

四、Frankel 功能评估分级

1967 年最初由 Frankel 提出，1992 年经美国损伤学会（ASIA）修订，目前是对 SCI 的伤情和预后的经典评定标准。

（1）A 级（完全性）：无任何运动和感觉功能，无肛门反射。

（2）B 级（不完全性）：仅保留损伤水平以下的感觉功能，但无运动功能，可有肛门反射。

（3）C 级（不完全性）：损伤水平以下保留部分运动功能，但其关键肌的肌力小于 3 级。

（4）D 级（不完全性）：损伤水平以下保留部分运动功能，但其关键肌的肌力不小于 3 级。

（5）E 级（运动和感觉功能正常）：可有病理反射。

五、脊髓损伤的鉴别诊断

（一）完全性脊髓损伤和脊髓休克的鉴别

脊髓休克为脊髓功能上短时间的可逆性损害，临床表现与完全性脊髓损伤相似，但两者处理方法迥然不同，两者应从以下几点鉴别。

（1）一般脊髓休克在伤后 24 小时后逐渐出现，最长持续 3～6 周。

（2）脊髓休克时，肛门反射可保留。脊髓休克结束后，反射活动最早恢复的是足趾反射或球海绵体反射。一般规律为：反射活动恢复是从骶段向头部方向发展。因此，跟腱反射恢复多早于腱反射恢复。脊髓损伤平面以下脊髓反射活动的恢复是脊髓休克结束的标志。

（二）脊髓完全性横贯与不完全横贯损伤的鉴别

见表 2-5。

（三）上、下运动神经元瘫痪的鉴别

见表 2-6。

六、脊髓损伤的外科治疗

尽管实验研究不断取得进展，干细胞治疗的研究是当前的热点课题，但目前临床上仍没有能确实有效的促进脊髓再生的可行方法。

表 2-5　脊髓完全性横贯与不完全横贯损伤的鉴别

损伤情况	下肢畸形	下肢位置	巴宾斯基征	全部反射	肌张力	感觉改变
完全横贯	屈曲、恢复胚胎原始状态	稍屈曲	常为各趾跖屈	下肢任何部位均可引出	大部增高,少部减少	完全消失
不完全横贯	伸直,如防御反射	伸直	各趾背伸、巴宾斯基征阳性	膝上不能引出	增高	部分消失

表 2-6　上、下运动神经元瘫痪的鉴别

瘫痪类型	瘫痪范围	肌张力	肌萎缩	病理反射	皮肤营养障碍	腱反射	锥体束征	肌电图
上运动神经元	以整个肢体瘫痪为主	增高	轻微	有	多无	亢进	阳性	神经传导正常,无失神经电位
下运动神经元	以肌肉或肌群瘫痪为主	降低	明显,早期即出现	无	多有	减退或消失	阴性	神经传导异常,有失神经电位

临床上,脊髓损伤的治疗原则是争分夺秒,尽早治疗;维持脊柱稳定、整复脊柱骨折脱位;综合治疗;防治并发症;功能重建与康复。

(一)脊髓损伤椎管减压的手术治疗

1.前路减压术

适用于脊髓损伤伴有椎间盘突出或碎骨块突入椎管压迫脊髓前方者。前路减压术越早越好,应尽可能在发现压迫的 8 小时内手术,伤后 5~8 天因脊髓水肿手术效果不佳,伤后 2 周若脊髓压迫持续存在,亦可行前路减压,其恢复率约为 20%。

2.侧方减压术

适用于胸椎或胸腰椎损伤从椎管前方压迫脊髓者。因胸椎管相对狭小,手术中操作应更轻柔、耐心,以免加重脊髓损伤。

3.后路减压术

适应证有:①椎板骨折下陷或脱位前移,压迫脊髓后方者。②原有颈椎病且呈多节段、椎管狭窄、脊髓受压症状迅速恶化。③下腰椎骨折脱位或有马尾损伤。④有硬膜外出血,需行血肿清除。⑤不完全性损伤在观察过程中进行性加重。⑥闭合牵引复位后症状无好转,经检查椎管内仍有来自后方的骨折片和软组织压迫。⑦在开放复位时发现椎板、棘突损伤严重,碎骨块进入椎管或有进入椎管的危险时,应同时做椎板切除减压。⑧钝器或火器伤,疑有椎管内致压物者。

椎板切除范围应以损伤节段为中心,减少不必要的结构丧失和暴露,以免加重脊柱不稳定甚至导致畸形,必要时可减压同时行椎管成形术。

(二)脊髓损伤的药物治疗

急性脊髓损伤主张使用大剂量甲泼尼龙治疗。伤后 8 小时内开始使用,首剂 30 mg/kg,继之 5.4 mg/(kg·h),维持伤后给药 24~48 小时。另外可应用甘露醇、呋塞米减轻脊髓水肿。

七、脊髓损伤急重并发症的处理

(一)排尿障碍

排尿中枢位于圆锥和骶$_{2\sim4}$神经根,通常位于第一腰椎水平。排尿中枢以上的脊髓损害由于截断了大脑和排尿中枢的联系,相当于反射性膀胱,表现为可以排尿,但不受意识控制,排尿不完全,可以有残余尿,当下肢某一部位受到一定刺激,可以引起排尿。排尿中枢的损伤引起的排尿障碍为下运动神经元损伤,相当于自律性膀胱,表现为尿道外括约肌松弛,腹肌用力或挤压下腹部可排出尿液,排尿后往往膀胱内仍有较多残余尿,易引起尿路感染。

治疗主要是针对尿液的引流和感染的防治。脊髓损伤早期以留置导尿为好,既可防止膀胱过度膨胀,又便于观察尿量。康复期对于完全不能排尿、排空,残余尿大于 100 mL 尿失禁的患者可采用间歇导尿有利于训练排尿功能和预防泌尿系统感染,每 4～6 小时导尿 1 次,不留置尿管。

(二)呼吸障碍

颈髓损伤后,位于脑干、延髓网状结构的呼吸中枢下行传导束丧失功能,呼吸的自主节律和深度因不能自主而出现呼吸障碍。$C_{3\sim5}$(主要 C_4)组成支配膈肌的膈神经丧失功能,使膈肌的运动受限。自主神经系统紊乱,副交感神经功能活跃可导致气管、支气管内壁分泌物增多,如患者体位不妥,分泌物难以排除,亦可加重呼吸障碍。

治疗以改善呼吸道通畅,排出分泌物和防止肺内误吸为主要目的。在 $C_{3\sim5}$ 水平以上的损伤,如早期无法判断完全或不完全瘫,患者肺活量低于 500 mL 者,应行气管切开术。如经对症处置后血气结果和临床症状仍不能改善者应及时使用机械通气,以防止急性呼吸衰竭和心搏骤停。

(三)脊髓损伤后疼痛综合征

脊髓损伤后疼痛指损伤平面的神经根和脊髓本身的病理改变,导致临床表现剧烈疼痛,其疼痛性质可为钝痛、针刺样痛、抽搐痛、灼性痛和幻觉痛。

对于轻度疼痛可服用止痛药对症治疗。如出现顽固性剧烈疼痛,频繁发作,应行手术治疗。如发现神经根受到破裂的椎间盘或骨折碎片压迫,行椎板切除减压或椎间盘摘除椎体融合术,多能解决问题。亦可行选择性切除引起疼痛的神经后根和神经根的粘连松解。

(四)脊髓损伤其他常见并发症

如褥疮、肠道功能障碍、体温调节障碍、异位骨化、自主神经过反射、深静脉血栓形成和性生活障碍等均应引起足够的重视,并做相应处置。

(孔德胤)

第六节 颅骨骨折

颅骨骨折在闭合性颅脑损伤中约占 1%,在重度颅脑损伤中约占 70%。其临床意义主要在于同时发生的脑膜、血管、脑及脑神经损伤。颅骨骨折的部位和类型有利于受伤机制及病情的判断。

一、颅骨的应用解剖

颅骨由额、枕、蝶、筛骨各1块和顶、颞骨各2块构成,具有保护脑的作用,可分为颅盖及颅底两部分,分界线为眉弓、颧弓、外耳道上缘、乳突、上项线及枕外隆凸的连线。

(一)颅盖

颅盖是由额骨鳞部、顶骨、颞骨鳞部和枕骨鳞部上半所组成,各骨块之间形成骨缝,有冠状缝、矢状缝、人字缝。颅盖骨均为扁骨,其厚度不一,枕外隆凸处最厚,可达1 cm,枕、颞骨鳞部较薄,仅1~2 mm,在不同部位颅骨钻孔时应注意此特点。颅盖骨一般由外板、板障、内板三层组成,在颅骨较薄的地方,板障不明显。外板较厚1~2 mm,内板较薄约0.5 mm,因此,外伤时颅骨内板易发生骨折,骨折后可及深面的硬脑膜、血管、脑组织而形成颅内血肿及脑损伤。板障内含板障静脉,构成颅内外静脉的交通。

(二)颅底

颅底由额骨眶部、蝶骨体及蝶骨大小翼、筛骨筛板、颞骨岩部和鳞部、乳突部内面、枕骨下部构成,由前到后被蝶骨嵴与岩骨嵴分成颅前窝、颅中窝、颅后窝。

(三)颅前窝

主要由额骨的眶部及筛骨筛板构成。颅前窝中央最前方为盲孔,盲孔后方为突出的鸡冠,为大脑镰前部的附着点。鸡冠两侧为筛板,其上有许多筛孔,嗅神经由此通过,颅前窝两侧为不平滑的眶部。颅前窝骨板较薄易发生骨折,损伤嗅神经,可致嗅觉减退乃至丧失。由于颅底与硬脑膜附着紧密,骨折时易撕裂硬脑膜而引起脑脊液鼻漏。颅脑损伤尤其枕部着力时,额叶底部在骨嵴上摩擦而引起额极与额叶底面的脑挫裂伤和血肿。

(四)颅中窝

主要由蝶骨体、蝶骨、蝶骨大翼、颞岩部前面及部分颞鳞部构成,分为中间部的蝶鞍与对称的两侧部。蝶鞍中央为垂体窝,容纳垂体。前方为鞍结节、视交叉沟及向两侧连通的视神经管,内行视神经与眼动脉,后方为鞍背,两侧有前床突、中床突、后床突3个骨性突起,再往外为纵行颈动脉沟及海绵窦,内行颈内动脉。颅中窝骨折伤及海绵窦时可出现致命性鼻腔大出血和海绵窦综合征。蝶鞍下方为蝶窦,蝶骨体骨折伤及蝶窦时可出现脑脊液鼻漏。侧部容纳颞叶,有许多裂孔自前至后分布其上,眶上裂位于前内方,通向眶腔,动眼、滑车、展神经、三叉神经第一支及眼静脉通过眶上裂,此处骨折可出现眶上裂综合征。其后为圆孔、卵圆孔、棘孔、破裂孔,圆孔内走行上颌神经、卵圆孔内走行下颌神经及通海绵窦导血管,棘孔有脑膜中动脉及棘孔神经通过,脑膜中动脉损伤时,有时需堵塞棘孔才能止血。破裂孔上为软骨封闭,其上有颈内动脉横过,内穿行发自面神经的岩浅大神经及导血管。颞骨岩尖部有三叉神经压迹,为三叉神经半月节存在部位,其上有展神经、滑车神经经过,此处损伤可致岩尖综合征。颞骨岩部后方为鼓室盖,将鼓室与颅中窝分隔,此处骨折可出现脑脊液鼻漏及面神经麻痹、失听。颅中窝外侧有脑膜中动脉沟,此处骨折可出现硬脑膜外血肿,为硬膜外血肿好发部位。

(五)颅后窝

由颞骨岩部后面和枕骨各部组成。其中央为枕骨大孔,有延髓与脊髓相连,另有椎动脉、副神经脊髓根通过。枕骨大孔两侧有舌下神经管,舌下神经由此出颅。前上方为斜坡,承托脑桥及延髓,斜坡下为咽后壁,因此枕骨大孔骨折时,可伤及舌下神经及延髓,斜坡骨折时可出现咽后壁血肿。颅后窝两侧部上缘为岩上窦,颞岩部后面有内耳门,内有面听神经及迷路动静脉通过,内耳门后下方有颈静脉孔,内行颈内静脉,舌咽、迷走、副三对脑神经,骨折通过颈静脉孔可出现颈静脉孔综合征。颈静脉孔连于乙状窦,乙状窦向两侧连通于横窦。颅后窝后壁的中部为呈十字形的枕内粗隆。

二、颅骨的生物力学性质

颅骨共由 8 块骨组成,骨间有骨缝紧密相连,具有分散暴力和保护脑组织的作用。颅骨的各种力学性能中最主要的是强度和刚度两种。强度是指生物材料或非生物材料组成的构件抵抗破坏的能力。强度有高低之分。刚度是指构件抵抗变形的能力。刚度有大小之分。颅骨的内、外板均有较高的刚度与强度,能以变弯和受压的形式承受外力的静态力与冲击力。板障在头部受外力时能阻止内外板的接近并承受剪应力,还可通过自身的压缩变形吸收部分冲击能量。随年龄增长,板障增厚,到老年时期可能占到整个骨厚的一半以上,使颅盖骨强度下降,脆性增大,容易骨折。

三、颅骨损伤机制

当颅骨受到外来冲击力作用时,其内部出现薄膜力和弯曲压应力相加得到较大的压应力,内表面上两者相减得到较小的拉重力或压重力。因为颅骨承受压应力的能力很强,而承受拉重力的能力较弱,所以往往内表面受拉而破坏,如果颅骨较薄,则弯曲拉重力远大于薄膜压应力,即颅骨内部的拉重力不能被较多的抵消,此处就极易发生骨折。颅骨骨折的发生机制主要有两种形式。

(一)局部弯曲变形引起骨折

当外力打击颅骨时,先是着力点局部内陷,而作用力停止时颅骨又迅速弹回而复位,当外力较大使颅骨变形超过其弹性限度,则首先在作用点的中央发生内板断裂继而周边外板折断,最后中央部的外板及周边部的内板亦发生断裂。一般情况下全过程的时间为 1‰秒至 2‰秒。颅骨破损后形状大体上呈向内的喇叭形,一般仍有局部地方相连。

(二)普遍弯曲变形引起的骨折

头颅的骨质结构及形状近似一个具有弹性的球体,颅骨被挤压在两个以上的力量之间,可引起头颅的整个变形。当颅骨的变形超过其弹性限度则发生骨折。当暴力为左右方向时,骨折线往往垂直于矢状线,常通过颞部及颅底。当暴力是前后方向时,骨折线是纵行,与矢状线平行,并往往伸延到枕骨鳞部。当暴力为上下方向时,可由脊柱之对抗力而造成颅底的环形骨折。

影响颅骨损伤的各种因素:影响颅骨损伤严重程度的主要因素为外力的大小、作用面积大小、打击延续时间的长短、打击的动量、受击时头部运动状态、打击点的位置以及颅骨自身的几何力学特性。

四、颅骨骨折的影响因素

(一)外力大小、延续时间及作用面积的影响

因为外力和它所产生的应力大体上成正比,所以外力越大,损伤越严重。如果外力作用时间短到不足以使颅骨完成破损过程,则损伤就轻。此外,如果外力作用面积越小(通常指撞击物体很尖锐),损伤亦越重。

(二)打击物动量(mv)的影响

m 为击物的质量,v 为打击物与头部之间相对运动的速度。动量越大,损伤越严重;如果 m 较大而 v 较小,通常出现线形骨折,反之容易出现穿透情况。

(三)撞击时头部运动状态的影响

此运动状态有三类,一是外来物向头部袭击,此时头可看成支持在有弹性颈部上的物体,在受击过程中能够退让,使外来加于其上的一部分能量被颈部及颈部以下的部位所吸收。第二类是头部处于固定状态(如靠在墙壁或地面上)在受击时不能退让,此种情况要比上一类状态严重些。第三类是运动着的头部撞上较大的物体,在头部已撞上该物体后,颈部及其以下部位尚未与物体接触,它们继续运动而向头部冲撞。这类状态的损伤比二类都要严重。有时颅骨会在受力点出现凹陷变形,而在受力点相对的另一侧出现外凸变形,称为对冲性颅骨骨折。

(四)外力打击方向与骨折的关系

外力垂直作用于颅盖部多产生凹陷骨折或粉碎性骨折;暴力斜行或切线作用于颅盖部多引起线形骨折,骨折线多与外力方向相平行,有时向颅底伸延。

(五)外力作用于头的部位与骨折的关系

同于颅骨几何形态很复杂,各部分结构形式、厚度及材料性质均不相同,所以外力作用在不同点处对颅骨损伤的程度及骨折线的走向均有影响,根据临床统计,大体有如下规律。

(1)当额部前方受撞击时,多产生额骨垂直部和颅前窝前后纵向骨折,其次是前后的斜行骨折。如作用点在前额的外侧,亦可产生左右横行的线形骨折,并可越过中线达对侧颅前窝底。

(2)当顶骨前方或额骨后部受冲撞时,骨折常向颞前区伸延,在冲击力较大的情况下,也可能同时向各个方向扩展。在顶骨上方撞击时,骨折多发生在颅盖的一侧,亦可发生横过中线的双侧性骨折,经过颅顶中线的骨折可损伤上矢状窦。有时骨折延伸到颅中窝底,经蝶骨向颅底发展,也可经过颞骨岩部向颅中窝的内侧和颅后窝发展。偶见由于脊柱的对抗作用产生枕骨大孔周围的环形骨折。

(3)暴力作用于颞部,以左右方向的横行骨折为多见,骨折线可经颞骨鳞部延伸到颅中窝底,亦可经过蝶骨到达对侧颅中窝底,其次为左右走行的斜行骨折亦较多,而前后纵行骨折则少见。

(4)在枕骨范围内受撞击时,如着力点在一侧枕部多见前后方向的纵行骨折或斜行骨折。骨折线由着力点向颅后窝底延伸,也可经颞骨岩部,伸延到颅中窝,有时可见枕乳缝或人字缝下部的颅缝分离。

(5)当来自下方撞击由脊柱传到枕骨大孔时,骨折从枕骨大孔向前或向侧方扩展。

(6)暴力冲击点愈近颅底水平,颅盖和颅底联合骨折的发生率愈高。

五、颅骨骨折的分类

(一)按骨折的形状分类

1.线形骨折

骨折呈线条形,大多是单一的骨折线,分支状、放射状和多发线形骨折少见。骨折线宽度多为 1~3 mm,个别宽者可达 1 cm 以上,线形骨线占颅盖骨折的 2/3 以上,颅底骨折几乎都是线形骨折。外伤性颅缝分离,亦属于线形骨折范畴,以人字缝分离多见,矢状缝和冠状缝分离少见。颅骨生长性骨折是线形骨折不断扩大所致,当婴幼儿颅盖部线形骨的骨折线中间有骨膜或蛛网膜等间隔时,不仅阻止骨折愈合,而且骨折的缝隙不断受到蛛网膜下腔、膨出的脑组织或形成的囊肿的冲击,骨折缘逐渐地被侵蚀和吸收,一般多在数月出现搏动性膨出的肿块,而且肿块不断增大,称颅骨生长性骨折。

2.凹陷骨折

为致伤物直接冲击颅盖所致,间接暴力沿脊柱上传造成枕骨大孔区环形凹陷骨折仅偶见,婴幼儿多为乒乓球样凹陷骨折。凹陷骨折约占颅盖骨折的1/3,多发生于颞部,其次为额部和顶部,枕部很少见。凹陷骨折片常刺破硬脑膜和损伤脑实质,造成局部脑挫裂伤,常合并各种类型颅内血肿,尤其是脑内血肿。

3.粉碎性骨折

粉碎性骨折为暴力直接作用于颅盖所致。一般暴力较大,与头部接触面积广,形成多条骨折线,分隔成若干骨碎块,有些骨片互相重叠,有些轻度陷入。局部脑膜撕裂和脑组织常有广泛的挫裂伤,可合并各种类型的颅内血肿。

(二)按颅骨骨折部位分类

1.颅盖骨折

颅盖骨折为暴力直接冲击颅盖部所致,骨折多位于颅盖范围内,也常延伸到颅底。颅盖骨折发生率较颅底骨折多1~2倍。骨折的形态依次为线形骨折、凹陷骨折和粉碎性骨折。

2.颅底骨折

颅底骨折多为内开放性线形骨折,大多数颅底骨折系颅盖骨折向颅底伸延之联合骨折,单纯发生在颅底的骨折少见。骨折线有横行、纵行及环形三种。骨折线可累及一个或两个颅窝,累及三个颅窝者很少。由于硬脑膜与颅底粘连紧密,该部位不易形成硬脑膜外血肿,而易合并硬脑膜撕裂造成内开放,产生脑脊液漏。进出颅腔的大血管和脑神经都经颅底,故颅底骨折常造成脑神经损伤和颈内动脉-海绵窦瘘等并发症。颅后窝骨折可伴有原发性脑干损伤。

(三)按创伤的性质分闭合性和开放性骨折

(1)闭合性骨折系骨折部位的头皮非全层裂伤,骨膜未裂开,因而颅骨与外界不相通。

(2)开放性骨折指骨折部位头皮全层裂开,颅骨与外界连通。

六、临床表现

(一)颅盖骨折

颅盖骨折有多种形式,除开放性及某些凹陷形颅盖骨折,在临床上可能显示骨折的直接征象外,闭合性骨折往往只显示骨折的间接征象,其确诊常有赖于 X 线或 CT 检查。

1.闭合性颅盖骨折的临床表现

骨折处头皮肿胀,自觉疼痛,并有压痛。线形骨折的表面,常出现头皮挫伤和头皮血肿。颞肌范围的明显肿胀、张力增高和压痛,常是颞骨线形骨折合并颞肌下淤血的征象。外伤性颅缝裂开在小儿比较常见,早期可出现沿颅缝走行的条状头皮血肿。骨膜下血肿或迅速形成巨大的帽状腱膜下血肿常暗示深面有颅盖骨折。凹陷骨折多发生于额部及顶部,受伤部位多伴有头皮挫伤和血肿。触诊时常可摸及骨质下陷,可出现骨片浮动感或骨擦音。但切忌反复,粗暴操作,不应为获得此项体征而增加硬脑组织损伤甚至出血的危险。在单纯头皮血肿触诊时,常有中央凹入感,易误诊为凹陷骨折,此时需拍颅骨切线位片加以鉴别。有人认为颅骨凹陷深度<1 cm 时多无硬脑膜裂伤,而凹入的碎骨片深度超过 2 cm 时,应高度怀疑有硬脑膜裂伤之存在。

凹陷骨折在皮质功能区可出现相应的刺激或损害症状。凹陷骨折在静脉窦上可引起致命性

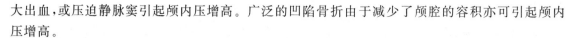

大出血,或压迫静脉窦引起颅内压增高。广泛的凹陷骨折由于减少了颅腔的容积亦可引起颅内压增高。

2.开放性颅盖骨折

多发生于锐器直接损伤,少数为火器伤。受伤局部之头皮呈全层裂开,其下可有各种类型的颅骨骨折。伤口内可有各种异物如头发、碎骨片、泥土及布屑等。此种骨折硬脑膜如完整称为开放性颅骨骨折;当硬脑膜也有破裂时则称为开放性颅脑损伤。累及大静脉窦的粉碎性骨折,可引起致命性大出血。

(二)颅底骨折

颅底骨折以线形骨折为主,因骨折线常通向鼻窦或岩骨乳突气房,由此分别与鼻腔或外耳道连通,亦称为内开放性骨折。其临床表现虽然都是骨折的间接征象,却是临床确诊的重要依据。

颅底骨折依其发生部位不同,分为颅前窝骨折、颅中窝骨折和颅后窝骨折,临床表现各有特征,兹分述如下。

1.颅前窝骨折的临床征象

前额部皮肤有挫伤和肿胀,伤后常有不同程度的口鼻出血。有时因血液吞入胃中,而呕吐出黑红色或咖啡色液体。如颅前窝底部骨折撕裂颅底部脑膜及鼻腔黏膜时,即出现脑脊液鼻漏,脑脊液常与血液相混,而呈淡红色,滴在吸水纸上有浸渍圈。因含糖可用尿糖试纸测试。脑脊液漏可因呛咳、挣扎等因素而加剧。偶尔气体由鼻窦经骨折线进入颅腔内,气体分布于蛛网膜下腔、脑内或脑室内,称为外伤性颅内积气。脑脊液鼻漏一般于伤后数日常能自停。

伤后逐渐出现眼睑的迟发性皮下瘀斑,俗称"熊猫眼"征。出血因受眶筋膜限制,而较少扩展至眶缘以外,且常为双侧性,应与眼眶部直接软组织挫伤鉴别。眶顶骨折后,眶内出血,还可使眼球突出,如出血在球结膜之下由后向前延伸,血斑常呈扇形分布,其基底位于内外眦,后界不明,而尖端指向角膜及瞳孔,亦常为双侧性,检查时,瘀斑不随之移动。这一特征可与直接眼部挫伤所致球结合膜触动球结合膜片状出血相区别。

骨折线累及筛板,撕裂嗅神经导致嗅觉丧失,当骨折线经过视神经孔时,可因损伤或压迫视神经而导致视力减退或丧失。

颅前窝骨折也常伴有额极及额叶底面的脑挫裂伤以及各种类型的颅内血肿。

2.颅中窝骨折的临床征象

临床上常见到颞部软组织肿胀,骨折线多限于一侧颅中窝底,亦有时经蝶骨体达到对侧颅中窝底。当骨折线累及颞骨岩部时,往往损伤面神经和听神经,出现周围性面瘫、听力丧失、眩晕或平衡障碍等。如骨折线经过中耳和伴有鼓膜破裂时,多产生耳出血和脑脊液耳漏,偶尔骨折线宽大,外耳道可见有液化脑组织溢出。临床上应仔细检查,以除外外耳道壁裂伤出血或因面颌部出血流入外耳道所造成的假象。如岩部骨折鼓膜尚保持完整时,耳部检查可发现鼓膜呈蓝紫色,血液或脑脊液可经耳咽管流向鼻腔或口腔,需注意与筛窦或蝶窦骨折伴发的脑脊液漏相鉴别。

骨折线经过蝶骨,可损伤颈内动脉产生颈内动脉海绵窦瘘,表现为头部或眶部连续性杂音,搏动性眼球突出,眼球运动受限和视力进行性减退等,颈内动脉损伤亦可形成海绵窦段颈内动脉瘤,动脉瘤破裂后又形成颈内动脉海绵窦瘘。有时颈内动脉损伤或外伤性颈内动脉瘤突然破裂,大量出血经骨折缝隙和蝶窦涌向鼻腔,发生致死性鼻腔大出血,如不能果断、迅速地控制和结扎颈总动脉,患者将死于出血性休克。当眶上裂骨折时,可损伤眼、滑车、外展神经,以及三叉神经第一支,出现眼球运动障碍和前额部感觉障碍,即为眶上裂综合征。

3.颅后窝骨折的临床征象

常有枕部直接承受暴力的外伤史,除着力点的头皮伤外,数小时后可在枕下或乳突部出现皮下淤血(Battle 征),骨折线经过枕骨鳞部和基底部,亦可经过颞骨岩部向前达颅中窝。骨折线累及斜坡时,可于咽后壁见到黏膜下淤血,如骨折经过颈内静脉孔或舌下神经孔,可分别出现吞咽困难、声音嘶哑或舌肌瘫痪。骨折累及枕骨大孔,可出现延髓损伤的症状,严重时,伤后立即出现深昏迷,四肢弛缓,呼吸困难,甚至死亡。

七、辅助检查

(一)X 线平片

颅骨 X 线检查可以确定有无骨折和其类型,亦可根据骨折线的走行判断颅内结构的损伤情况,以及合并颅内血肿的可能性,便于进一步检查和治疗。

颅骨摄片时,一般应摄常规的前后位和侧位片,有凹陷骨折时,为了解其凹陷的深度应摄以骨折部位为中心的切线位。当怀疑枕骨骨折和人字缝分离时,需摄额枕半轴位或汤氏位;如前额部着力,伤后一侧视力障碍时,应摄视神经孔位;眼眶部骨折拍柯氏位,疑诊颅底骨折时,如病情许可,应摄颏顶位。

颅盖骨折经颅骨 X 线检查确诊率为 95%～100%,阅片时应注意骨折线的部位和分支不规则,边缘比较锐利,借此可与颅骨的血管沟纹鉴别。当骨折线经过脑膜中动脉主干及其分支、横窦沟或矢状中线时,应警惕合并硬膜外血肿。线形骨折也要与颅缝区别,颅缝有特定部位,呈锯齿状,内板缝的投影亦不如骨折线清晰锐利。颅缝分离较骨折少见,常见于儿童及青少年,多发生于人字缝、矢状窦和冠状缝,表现为颅缝明显增宽,或有颅缝错位或重叠,两侧颅缝宽度相差 1 mm 以上或宽度超过 1.5 mm 即可诊为颅缝分离。颅盖部凹陷骨折可为全层或仅为内板向颅内凹陷,呈环形或星形,借切线位片了解其深度,结合临床症状分析伴发的脑损伤。

颅底骨折经 X 线检查确诊率仅为 50%左右。诊断时必须结合临床表现。即使颅骨平片未发现骨折线,如临床表现符合,亦应确定为颅底骨折。当骨折线经过额窦、筛窦、蝶窦和岩骨时,应注意是否伴发脑脊液漏,并警惕这类内开放性颅骨骨折有并发颅内感染的可能。另外阅片时还要注意颅底骨折的间接征象,如颅底骨折脑脊液漏可出现鼻窦和/或乳突积液表现,窦腔混浊,密度增高。鼻窦或乳突损伤,可于颅骨周围或颅内出现气体。颅内积气如果不是穿入骨折,则属内开放骨折。

(二)颅脑 CT 扫描

CT 扫描采用观察软组织和骨质的两种窗位,有利于发现颅骨平片所不能发现的骨折,尤其是颅底骨折。CT 扫描可显示骨折缝隙的大小、走行方向,同时可显示与骨折有关的血肿,受累肿胀的肌肉。粉碎性骨折进入脑内的骨片也可通过 CT 扫描三维定位而利于手术治疗。CT 扫描还是目前唯一能显示出脑脊液漏出部位的方法。Bruce 报道平扫定位率达 50%,如采用碘剂脑池造影 CT 扫描则可达 69%。扫描时应注意不同部位采用不同方法。额窦最好应用轴位,筛窦、蝶窦及中耳鼓室盖部的骨折观察一般采用冠状扫描。应注意的是如果有损伤脊髓的情况存在,不宜采用冠状扫描。

八、诊断

一般情况下,根据头外伤史,临床查体及 X 线检查(包括 X 线片和 CT 扫描)不难做出诊断,对于颅骨骨折因其有典型的临床征象,在没有特殊检查的情况下,可依临床征象做出诊断。

九、治疗原则与措施

(一)颅盖部线形骨折

闭合性颅盖部单纯线形骨折,如无颅内血肿等情况,不需手术治疗。但应注意观察颅内迟发性血肿的发生。开放性线形骨折,如骨折线宽且有异物者可钻孔后清除污物咬除污染的颅骨以防术后感染,如有颅内血肿按血肿处理。

(二)凹陷骨折

凹陷骨折的手术指征:①骨折片下陷压迫脑中央区附近或其他重要功能区,或有相应的神经功能障碍者。②骨折片下陷超过 1 cm(小儿 0.5 cm)或因大块骨片下陷引起颅内压增高者。③骨折片尖锐刺入脑内或有颅内血肿者。④开放性凹陷粉碎性骨折,不论是否伴有硬脑膜与脑的损伤均应早期手术。位于静脉窦区凹陷骨折应视为手术禁忌证,以防复位手术引起大量出血。

1.闭合性凹陷性骨折

可根据骨折的部位、大小、颅内有无血肿选用不同的方法,对范围较少且远离静脉窦的凹陷骨折,选用直切口或弧形切口,显露骨折区域,在骨折凹陷裂纹旁钻一孔,用骨撬将陷入的骨片掀起,对凹陷范围较大骨折片尚未游离整复困难者或伴颅内血肿,可采用取骨瓣法,用加压或锤击法整复。对于小儿的颅骨骨折,为避免影响脑的发育,应积极采用手术复位。对新生儿的颅骨骨折应尽可能采用非手术复位方法,最简单适用的方法是应用胎头吸引器复位。当胎头吸引器复位失败或有颅内血肿或头皮下有脑脊液潴留时,采用手术复位。

2.开放性凹陷骨折

必须彻底清创,用生理盐水反复冲洗伤口,清除血块与异物,切除无生活能力的头皮、骨片、脑膜与脑组织等,必要时可延长切口,用牵开器拉开以显露骨折处,在摘除碎骨片时,手法应轻柔,对难以取出的骨片,切不可暴力扭转拉出,与骨膜相连的骨片应尽量保留。骨折片陷入超过 2 cm 者,多有硬脑膜破裂,此时可根据颅内有无血肿及脑组织挫裂伤的程度决定是否扩大骨窗,清除血肿及破碎的脑组织,最后缝合修补硬脑膜。硬脑膜未破裂者,除有硬膜下出血外,一般不可轻易切开,以免导致颅内感染。

(三)颅底骨折

原则上采用非手术对症治疗,颅骨骨折本身无特殊处理,为防治感染,需应用抗生素。伴有脑脊液耳鼻漏者,应保持局部清洁,头高位卧床休息,禁止堵塞鼻孔、外耳道,禁行腰穿及用力擤鼻,并应用大剂量抗生素预防感染,大多数瘘口在伤后 1～2 周愈合,1 个月以上不愈者,开颅修补硬脑膜裂孔。伴有脑神经损伤者,可注射维生素 B_1、维生素 B_6 及维生素 B_{12} 和激素、血管扩张剂,也可行理疗针灸。视神经受骨片或血肿压迫者,应及时行视神经减压术,但对外伤后即刻失明的患者多无效果。对伤后出现致命性大量鼻出血患者,需立即气管插管,排除气道内积血,使呼吸通畅,随即填塞鼻腔,压迫伤侧颈总动脉并迅速输液、输血必要时手术以抢救患者生命,颅后窝骨折伴延髓有受压损伤患者,应尽早气管切开,呼吸机辅助呼吸,颅骨牵引,必要时进行枕肌下减压术。

(孔德胤)

第三章　两腺外科常见疾病

第一节　结节性甲状腺肿

　　结节性甲状腺肿是一种常见的甲状腺病症,又称腺瘤样甲状腺肿,发病率很高,有学者报道可达人群中的 4%,以中年女性多见。多数患者在发现结节性甲状腺肿时,已有多年的病史;部分是由单纯性甲状腺肿发展而来,患者可能无不适感觉,仅少数患者诉说有颈部胀感,待甲状腺肿大至一定程度时才发现。部分是地方性甲状腺肿和散发性甲状腺肿晚期所形成的多发结节。临床表现为甲状腺肿大,并可见到或触及大小不等的多个结节,结节的质地多为中等硬度。临床症状不多,仅为颈前区不适。甲状腺功能多数正常。甲状腺扫描,甲状腺 B 超可以明确诊断。

一、病因与发病机制

　　结节性甲状腺肿是一种良性疾病,由于机体内甲状腺激素相对不足,致使垂体 TSH 分泌增多,在这种增多的 TSH 长时期的刺激下,甲状腺反复增生,伴有各种退行性变,最终形成结节。甲状腺结节的发病机制与病因目前仍不明了,很可能系多因素所致,如遗传、放射、免疫、地理环境因素、致甲状腺肿因素、碘缺乏、化学物质刺激及内分泌变化等多方面综合刺激所致。

　　致甲状腺肿物质包括某些食物、药物、水源污染、土壤污染及环境污染等;碘缺乏地区有甲状腺肿伴结节性甲状腺肿流行;放射性损伤可以致癌,但应用[131]I 治疗后数十年经验与统计证明,放射性[131]I 治疗的主要不良反应不是致癌,而是甲状腺功能减退,尤其是远期功能低下。在某些多结节性甲状腺肿患者的 TGA 及 TMA 检测中发现有 54.7% 的阳性率,单结节阳性率为16.9%。结节性甲状腺肿患者有先天性代谢性缺陷,导致甲状腺肿代偿性增生过度。环境中缺少硒、氟、钙、氯及镁等微量元素的摄入等。

　　有人提出“触发因子-促进因子”理论,系由于甲状腺本身在致甲状腺肿物质与放射性损伤或致癌物质促进下,引起患者甲状腺组织细胞内 DNA 性质变化,促使 TSH 或其他免疫球蛋白物质基因突变,不断发展变化,可导致甲状腺组织增生,甚至癌变。早期未发生自主性功能变化以前,经过治疗可获良效,增生的甲状腺结节可以消退,晚期由于自主性功能结节形成或发生其他变化,则用药物治疗难以取效,必须手术切除结节为宜。总之,结节性甲状腺肿发病机制比较复

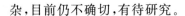

杂,目前仍不确切,有待研究。

二、临床表现

(1)患者有长期单纯性甲状腺肿的病史,发病年龄一般>30岁。女性多于男性。甲状腺肿大程度不一,多不对称。结节数目及大小不等,一般为多发性结节,早期也可能只有一个结节。结节质软或稍硬,光滑,无触痛。有时结节境界不清,触摸甲状腺表面仅有不规则或分叶状感觉。病情进展缓慢,多数患者无症状。较大的结节性甲状腺肿可引起压迫症状,出现呼吸困难、吞咽困难和声音嘶哑等。结节内急性出血可致肿块突然增大及疼痛,症状可于几天内消退,增大的肿块可在几周或更长时间内减小。主要表现为甲状腺肿大,并可触及大小不等的多个结节,结节的质地多为中等硬度,活动度好,无压痛;在少数患者仅能扪及单个结节。

(2)结节性甲状腺肿出现甲状腺功能亢进(Plummer病),患者有乏力、体重下降、心悸、心律失常、怕热多汗、易激动等症状,但甲状腺局部无血管杂音及震颤,突眼少见,手指震颤也少见。老年患者症状常不典型。

(3)注意患者有无接受放射线史,口服药物史及家族史,患者来自地区是否为地方性甲状腺肿流行区等。一般结节性甲状腺肿病史较长,无压迫症状,无甲状腺功能亢进症状,患者多不在意,无意中发现甲状腺结节而来就诊检查。

(4)如为热结节又称毒性结节时,患者年龄多在40~50岁,结节性质为中等硬度,有甲亢症状,甚至发生心房纤维性颤动及其他心律失常表现,如有出血时可有痛感,甚至发热。结节较大时可出现压迫症状,如发音障碍,呼吸不畅,胸闷、气短及刺激性咳嗽等症状。

(5)如来自碘缺乏地区的结节性甲状腺肿患者,其甲状腺功能可有低下表现,临床上也可发生心率减慢,水肿与皮肤粗糙及贫血表现等。少数患者也可癌变。结节性质为温结节者比较多见,可用甲状腺制剂治疗,肿大的腺体可呈缩小。冷结节比较少见,有临床甲减者可用甲状腺制剂治疗,但往往需要手术治疗。

三、辅助检查

发现甲状腺呈结节性肿大时,需做以下检查。

(一)甲状腺B超

可显示甲状腺肿大,有多个低回声区,还可显示甲状腺结节的大小,有无钙化等。甲状腺B超可以明确甲状腺结节为实质性或囊肿性,诊断率达95%。伴有囊肿的甲状腺结节多为良性结节,可用抽吸治愈或缩小结节。实质性结节者还应进行甲状腺扫描或穿刺病理检查等。具有高分辨力的超声图像检查可以分析结节至1mm病灶,临床上认为单结节者,常可发现为多结节,接近于尸检所见,大多数囊肿病变并非真正囊性,而是具有实性组织的病变,并能显示混合性回声波群。

(二)甲状腺扫描

常用的甲状腺扫描有放射性核素^{131}I和^{99m}Tc,即^{131}I扫描、^{99m}Tc扫描。甲状腺结节因对碘的摄取能力不同而图像不同,^{99m}Tc可像碘一样被甲状腺所摄取,但不能转化。甲状腺扫描可显示甲状腺的吸碘率,有利于判断甲状腺功能;结节性甲状腺肿时可显示有多个稀疏区,稍大的结节可呈凉结节或冷结节。恶性结节不能摄取碘,恶变区将出现放射稀疏区,根据其摄碘能力,可分为无功能的冷结节,正常功能的温结节和高功能的热结节。放射性核素或^{99m}Tc扫描的缺点是不能完全区分良性或恶性结节,而仅是一个初步判断分析。

(三)甲状腺功能

测定甲状腺功能大多正常。但是要注意 TSH,如升高提示甲状腺功能偏低,需要补充甲状腺激素治疗;如降低需排除合并甲亢的可能。如甲状腺球蛋白抗体(TGA)或甲状腺过氧化物酶抗体(TPOAb)升高,提示有桥本病的可能。

(四)血甲状腺球蛋白和降钙素测定

这两项指标有助于排除甲状腺癌。当甲状腺有结节时,需进行测定。甲状腺癌时甲状腺球蛋白可升高;降钙素升高是甲状腺髓样癌的特异性指标。

(五)甲状腺 CT 或 MRI 检查

当怀疑有甲状腺癌的可能时,需做甲状腺 CT 或 MRI 辅助诊断。

(六)甲状腺吸^{131}I 率

结节性甲状腺肿吸^{131}I 率正常或增高,但无高峰前移。出现 Plummer 病时,吸^{131}I 率升高,或虽在正常范围内而高峰前移。

(七)甲状腺穿刺组织病理检查

应用细针针吸活检术检查,对甲状腺结节的诊断有一定价值,比较安全。穿刺结果有助于手术治疗指征,其细胞学准确度达 50%~97%。但也可取样有误,特别是有囊性变患者及结节较小者,如<1 cm 的病变,穿刺准确度可有困难。细针活检不能确定,还可用粗针再穿刺活检,其结果可能更加准确。但穿刺针进入恶性结节癌肿以后,可将癌细胞扩散为其害处,应特别注意。为了术前明确结节性质,也可采用开放性甲状腺组织活检,以利全面分析。

四、鉴别诊断

(一)甲状腺腺瘤

尤其是与多发性腺瘤鉴别。结节性甲状腺肿患者年龄较大,病史较长,甲状腺肿大呈分叶状或多个大小不等的结节,边界不清,甲状腺激素治疗,腺体呈对称性缩小。多发甲状腺腺瘤甲状腺肿大不对称,可触及多个孤立性结节,如合并单纯性甲状腺肿,腺瘤结节边界也较清楚,质地较周围组织略坚韧,甲状腺激素治疗,腺体组织缩小,结节更加突出。

(二)结节性甲状腺肿伴甲亢

与 Graves 病鉴别。前者地方性甲状腺肿流行区多见,年龄一般较大,多在 40 岁以上,常在出现结节多年后发病,甲状腺功能亢进症状较轻而不典型。Graves 病发病年龄多在 20~40 岁,两侧甲状腺弥漫肿大,眼球突出,手指震颤,甲状腺局部可触及震颤及听到血管杂音。甲状腺扫描发现一个或数个"热结节"。

(三)其他

1.甲状腺囊肿

甲状腺扫描为"冷结节",B 超检查为囊性结节,细针穿刺可明确诊断。

2.甲状腺腺瘤

多数为单发,生长缓慢,无症状。甲状腺扫描为"温结节"。若为毒性腺瘤表现为"热结节"。腺瘤也可发生出血、坏死液化呈"冷结节"。

3.甲状腺癌

甲状腺癌早期除甲状腺结节外可无任何症状,此时与结节性甲状腺肿鉴别困难。可做针刺活组织检查,尤其粗针穿刺诊断意义很大。

4.毒性结节性甲状腺肿

老年人多见,无突眼,心脏异常多见。甲状腺扫描可见多个摄碘功能增强的结节,夹杂不规则的浅淡显影区。

5.甲状腺肿瘤

滤泡性甲状腺癌分泌甲状腺激素引起甲亢。局部可扪及肿块,核素扫描、超声检查及细针穿刺细胞学检查可协助诊断。

五、治疗

(一)甲状腺激素抑制治疗

TSH 是甲状腺细胞生长增生的主要刺激因子。甲状腺激素治疗可以抑制垂体 TSH 的分泌,减少对甲状腺的刺激,使结节性甲状腺肿停止发展并缩小。一般单纯性结节性甲状腺肿,无论是单结节及多发性结节,如果是温结节或冷结节都可使用甲状腺制剂进行治疗。给甲状腺粉(片)每天 $40\sim80$ mg 口服;或用左甲状腺素钠片,每天 $50\sim100$ μg 口服。治疗后肿大的结节缩小者可继续使用至完全消失,有效的甲状腺激素治疗应能抑制 TSH 的分泌,使其维持在正常范围的低限为宜,但不宜过度抑制引起甲亢。对老年人特别是有心脏病者应适当减量。治疗至少 $3\sim6$ 个月。实质性甲状腺结节用甲状腺素治疗效果尚不理想,仅有 $30\%\sim40\%$ 的患者有效,结节缩小。如治疗过程中结节变大应考虑手术治疗。

(二)手术治疗

当结节性甲状腺肿经做相应鉴别诊断的检查,或做甲状腺针吸活检怀疑有恶变时,目前主张手术治疗。

手术指征:①结节性甲状腺肿较大,有压迫症状者;②结节迅速增大,或有颈淋巴结肿大,疑恶变者。尽管诊断手段不断改进,多数手术治疗的甲状腺结节均为良性病变。因手术的并发症随手术范围扩大而增加,病变恶性程度的估计在计划手术范围中起主要作用。经细针穿刺、病理检查诊断为恶性者,应进行甲状腺全切;如穿刺结果为良性、而临床疑为恶性者可进行甲状腺叶切除。穿刺结果可疑者根据手术中冷冻切片结果决定手术范围。

(三)Plummer 病治疗

主要用手术治疗和放射性碘治疗。手术治疗效果好,不易复发。手术前需用抗甲状腺药物治疗控制甲亢病情后再行手术治疗。该类甲状腺肿患者因只有结节具有较高的摄^{131}I 功能,结节以外的甲状腺处于抑制状态,所以放射性碘治疗不会造成结节以外的甲状腺组织损伤。可用于老年患者,特别是有心脏病者。对于老年患者或有其他严重疾病而不能耐受手术者,可用抗甲状腺药物治疗。

(张义举)

第二节 甲 状 腺 癌

甲状腺恶性肿瘤是最常见的内分泌恶性肿瘤。按照组织学特征,起源于甲状腺滤泡细胞可以分为分化型甲状腺癌和未分化甲状腺癌,占所有甲状腺癌的 95% 以上。分化型甲状腺癌包括乳头状甲状腺癌和滤泡型甲状腺癌,这类甲状腺癌通常是可治愈的。相反,未分化甲状腺癌来势凶猛,预后很差。近年来,甲状腺癌发病率逐年上升。年龄是一个影响甲状腺癌的重要因素,>45 岁的患者预后较差。甲状腺癌多见于女性,但男性患者预后较差。另外的危险因素包括颈部放疗史,直径>4 cm 的肿瘤,原发灶外侵,淋巴结及远处转移。

起源于甲状腺滤泡旁 C 细胞的恶性肿瘤称为甲状腺髓样癌,占所有甲状腺癌的 3% 左右,其分为散发性髓样癌、家族性髓样癌、MEN 综合征。

一、概述

(一)甲状腺癌分期

2010 年甲状腺癌 UICC 分期如下。

1.TNM 分期

(1)T 分期。

T_x:无法对原发肿瘤作出估计。

T_0:未发现原发肿瘤。

T_1:原发肿瘤≤2 cm,局限于甲状腺内。

T_2:2 cm<原发肿瘤≤4 cm,局限于甲状腺内。

T_3:肿瘤>4 cm,肿瘤局限在甲状腺内或有少量延伸到甲状腺外。

T_{4a}:肿瘤蔓延至甲状腺包膜以外,并侵犯皮下软组织、喉、气管、食管或喉返神经。

T_{4b}:肿瘤侵犯椎前筋膜、或包绕颈动脉或纵隔血管。

未分化癌均为 T_4。

T_{4a}:未分化癌,肿瘤限于甲状腺内,尚可外科切除。

T_{4b}:未分化癌,肿瘤已侵出包膜,外科难以切除。

(2)N 分期。

N_0:无淋巴结转移。

N_{1a}:肿瘤转移至Ⅵ区(气管前、气管旁和喉前淋巴结)。

N_{1b}:肿瘤转移至单侧、双侧、对侧颈部或上纵隔淋巴结。

(3)M 分期。

M_0:无远处转移。

M_1:远处有转移。

2.不同甲状腺癌的临床分期

(1)甲状腺乳头状腺癌或滤泡状腺癌(45 岁以下)。

Ⅰ期:任何 T,任何 NM_0。

Ⅱ期:任何 T,任何 NM_1。

(2)甲状腺乳头状腺癌或滤泡状腺癌(45 岁以上)及髓样癌(任何年龄)。

Ⅰ期:$T_1N_0M_0$。

Ⅱ期:$T_2N_0M_0$。

Ⅲ期:$T_3N_0M_0$,$T_{1\sim3}N_{1a}M_0$。

ⅣA 期:$T_{1\sim3}N_{1b}M_0$,$T_{4a}N_{0\sim1}M_0$。

ⅣB 期:T_{4b}任何 NM_0。

ⅣC 期:任何 T 任何 NM_1。

(3)未分化癌(全部归Ⅳ期)。

ⅣA 期:T_{4a}任何 NM_0。

ⅣB 期:T_{4b}任何 NM_0。

ⅣC 期:任何 T 任何 NM_1。

(二)甲状腺癌危险因素

放射接触史,碘的不适当摄入,淋巴性甲状腺炎,激素原因和家族史都是可能引起甲状腺癌的危险因素。

1.放射接触史

放射接触史能够增加甲状腺乳头状癌的发生。这一现象,在广岛和长崎的原子弹爆炸,马绍尔群岛和内华达的核试验失误,以及切尔诺贝利核泄漏(后被观察及证实。尤其在切尔诺贝利核泄漏后,受到核辐射的儿童发生了更多的乳头状甲状腺癌,这可能与儿童甲状腺更易受放射线影响,或者儿童食用了更多受核污染的牛奶有关。儿童时期因头颈部肿瘤接受过放疗,也会导致乳头状甲状腺癌发生风险的增加。

2.缺碘

碘是合成甲状腺激素的必需原料。缺碘引起甲状腺滤泡细胞代偿性增生,导致甲状腺肿。在缺碘地区,甲状腺滤泡性肿瘤发病率升高;而在碘摄入过多的地区,乳头状甲状腺癌则更易发生。在动物实验中,碘的过量摄入,能导致甲状腺癌由滤泡型向乳头状表型转换。但是碘的不适量摄入如何导致甲状腺癌发生依旧不明。

3.免疫因素

乳头状甲状腺癌中通常可见淋巴细胞浸润,这一现象可能提示免疫因子可能参与恶性肿瘤的发生发展。分子生物学分析提示淋巴细胞甲状腺炎可能是甲状腺恶性肿瘤的早期表现。但其确切机制依旧不明。

4.年龄因素

大多数分化型甲状腺癌发生于 20~50 岁患者,女性患者为男性患者的 2~4 倍。这一现象可能提示女性激素可能参与甲状腺癌的发生。并且,雌激素受体在甲状腺滤泡细胞膜上表达,雌激素可导致滤泡细胞的增殖。同样并没有明确的动物模型能够复制,甲状腺癌与妊娠或外源性雌激素使用的关系。

5.遗传因素

遗传性因素对于甲状腺癌的发生也是同样重要的。若父母患有甲状腺癌,则患肿瘤风险增加 3.2 倍;若同胞兄妹患有甲状腺癌,则患肿瘤风险增加 6.2 倍。非家族性髓样癌发生率为 3.5%~6.2%。

二、乳头状甲状腺癌

乳头状甲状腺癌(PTC)是最常见的甲状腺癌,占所有甲状腺癌的 70%~90%。乳头状癌有着其特征的组织学表现:"砂粒体"和"营养不良性钙化"。甲状腺乳头状癌以淋巴结转移为主,常以颈部肿大淋巴结为首发症状。

(一)临床表现

患者以女性为多,男与女之比为 1.0:2.7,年龄 6~72 岁,20 岁以后明显增多,31~40 岁组患病最多,占 30%,50 岁以后明显减少。乳头状癌淋巴结转移机会多,临床触不到淋巴结的患者,经选择性颈清扫术后,病理检查结果有 46%～72% 的病例有淋巴结转移。有些患者以颈部淋巴结肿大来就诊,甲状腺内肿物可能已经数月或数年。因甲状腺内肿物发展较慢,且无特殊体征,常被误诊为良性,肿物可以很小,仅0.5～1.0 cm。晚期可以明显肿大,直径可达 10 cm 以上。呈囊性或部分呈囊性,侵犯气管或其他周围器官时肿物固定。侵犯喉返神经出现声音嘶哑,压迫气管移位或肿瘤侵入气管内出现呼吸困难。淋巴结转移多至颈深中组及颈深下组,晚期可转移至上纵隔。血行转移较少,有 4%～8%,多见于肺或骨。

(二)辅助检查

1.原发病变的诊断

无淋巴结转移的情况下,对甲状腺肿物的性质难以判断,在治疗前应进行如下的检查以明确病变的范围、与周围器官的关系、甲状腺功能的损伤程度、TSH 的分泌状况等。

(1)甲状腺核素扫描:大多数滤泡型腺癌和乳头状腺癌有吸碘功能,以往为术前主要手段,目前随着其他临床检查的发展已少用。

(2)B超检查:可发现甲状腺内肿物是多发或单发、有否囊性变、颈部有否淋巴结转移、颈部血管受侵情况等。

(3)CT 检查:显示甲状腺内肿瘤的位置、内部结构情况、钙化情况,无包膜恶性可能性大。虽不能作出定性诊断但对医师手术操作很有帮助,CT 能显示肿物距大血管的远近,距喉返神经、甲状旁腺、颈段食管的远近,肿瘤是否侵犯气管壁及侵入气管内、向胸骨后及上纵隔延伸情况、纵隔内淋巴转移情况。使外科医师术前心中有数,减少盲目性,能制三维成像的 CT 更好。

(4)磁共振成像(MRI):在无碘过敏患者中,不推荐使用。

(5)PET/CT:可判断肿瘤代谢情况,主要判断远处转移情况。

(6)针吸细胞学检查:近年来由于针吸细胞学诊断的进步,广泛应用于临床,但应用于甲状腺肿物的诊断有一定限度。

2.颈淋巴结转移的诊断

(1)临床触不到淋巴结而甲状腺内肿物高度怀疑癌,此为 N_0 病例,这类患者不一定没有淋巴结转移,应做 B 超或 CT 检查以发现手摸不到的肿大淋巴结。因有些患者脂肪厚,肌肉发达,淋巴结虽已很大且呈串也不易触及,如 B 超及 CT 检查怀疑转移,且甲状腺内肿物证实为癌应按联合根治术准备。

(2)甲状腺肿物合并颈淋巴结肿大时,淋巴结位于中、下颈深较多,位于胸锁乳突肌前缘或被覆盖,活动或固定,大致可判断为甲状腺癌颈转移,以乳头状癌为多见。如针吸细胞学阳性则可确诊。

(三)治疗

1.放疗

分化型甲状腺癌对放疗敏感性差,以手术治疗为主要手段,单纯体外放疗对甲状腺癌的治疗并无好处。[131]I 治疗:用于手术不能切除的分化型甲状腺癌或远处转移的甲状腺癌。

2.手术治疗

(1)原发癌的处理:①一侧腺叶切除加峡部切除加Ⅵ区淋巴结清扫为单侧甲状腺癌治疗的最小手术方式。②全甲状腺切除当病变涉及两侧腺叶时行全甲状腺切除术。考虑到甲状腺多灶性癌的存在,应注意同侧腺叶多灶肿瘤,易出现对侧甲状腺内微小病灶的发生。③高分化侵袭性甲状腺癌,应积极地予以手术治疗,治疗越早,预后越好。④微小癌的治疗目前甲状腺乳头状微癌的治疗方式尚不统一。

(2)淋巴结转移癌的处理:不论是传统式的颈清扫术还是保留功能的改良根治术都应将各区淋巴结不论大小彻底切除。

三、甲状腺滤泡型腺癌

滤泡型癌较乳头状癌发病率低,占甲状腺癌的 10%～15%,较乳头状癌发病年龄大,常见于中年人,平均年龄 45～50 岁,男女之比为 1:3。其恶性程度介于乳头状癌和未分化癌之间,易出现血行转移,如肺、骨、肝、脑等处。很少出现淋巴结转移。转移的组织,很像正常甲状腺,因此有人称为"异位甲状腺"。

临床表现大多数是单发的,少数也可是多发的。容易误诊为甲状腺腺瘤。预后较乳头状癌差。影响预后的决定因素是远处转移,不是甲状腺包膜的侵犯。

四、甲状腺未分化癌

甲状腺未分化癌(ATC)在甲状腺癌中比例较少,占 3%～8%。

(一)临床表现

本病发病年龄较高,男性发病较高。病情发展较快,出现颈部肿物后增长迅速,1～2 周内肿物固定,声音嘶哑,呼吸困难。有 1/3 患者颈部肿物多年,近几个月来迅速增大,因此有学者认为此部分病例是在原有分化型甲状腺癌或良性肿物基础上的恶变。

(二)辅助检查

CT 及颈部 X 线片常见气管受压,或前后径变窄或左右径变窄,或气管受压移位,偏于一侧,椎前软组织增厚,表明肿瘤从食管后椎前包绕了气管、食管。常有颈淋巴结转移,有时颈部转移淋巴结和甲状腺的原发灶融合在一起。根据肿物形态及硬度常可确诊。

(三)治疗

大多数患者来诊较晚,失去根治性治疗机会。有时手术目的是为了解决呼吸道梗阻,仅做气管切开。对少部分原发肿瘤较小的病例,尽量给予切除,然后行气管切开或气管造瘘,术后给予放疗及化疗,有的患者有一定疗效,有 40% 的患者可获完全缓解。

五、甲状腺髓样癌

甲状腺髓样癌(MTC)起源于甲状腺滤泡旁细胞或称 C 细胞。癌细胞可分泌多种胺类和多肽类激素,降钙素等,此外还有 5-羟色胺、组胺、前列腺素及 ACTH 样物质,导致部分患者出现顽固性腹泻,多为水样腹泻,但肠吸收障碍不严重,常伴有面部潮红。当肿瘤切除后腹泻即可消失,癌复发或转移时腹泻又可出现。

甲状腺髓样癌可分为散发性及家族性两种,前者约占 80%,不伴有其他内分泌腺部位的肿瘤,没有特殊的临床表现,后者占 20%,有明显家族史,分为两种类型:一类叫多发内分泌肿瘤ⅡA 型,此型包括甲状腺髓样癌、嗜铬细胞瘤和甲状旁腺功能亢进,因是 30 年前 Sipple 首先描述,被称为 Sipple 综合征。另一类叫多发内分泌肿瘤ⅡB 型,此型包括甲状腺髓样癌、嗜铬细胞瘤及伴有多发性黏膜神经瘤,并有特征性的面部表现(嘴唇肥厚、宽鼻梁、睑外翻等)。

（一）临床表现

甲状腺髓样癌占甲状腺恶性肿瘤的 6%～8%。除少数合并内分泌综合征外，大多数与其他类型的甲状腺癌相似，主要是甲状腺区肿块，有时有淋巴结肿大，可出现双侧颈转移，多数生长缓慢，病程长达 10～20 年，大多数 1 年左右。

（二）辅助检查

血清降钙素升高伴甲状腺结节患者，首先考虑甲状腺髓样癌，若无其他内分泌综合征及肿瘤可确诊。部分甲状腺髓样癌患者可有血清 CEA 升高。

（三）治疗

手术是治疗的有效手段。有淋巴结转移时行颈清扫手术，对于是否行预防性颈清扫术，目前有一定争议。目前有靶向药物针对甲状腺髓样癌，但疗效不明确。

六、甲状腺其他恶性肿瘤

甲状腺还有其他恶性肿瘤，如血管肉瘤、纤维肉瘤、癌肉瘤、骨肉瘤、恶性纤维组织细胞瘤等，均少见。其中值得注意的是恶性淋巴瘤，近年来文献报道有增多趋势。

恶性淋巴瘤少见，占所有甲状腺恶性肿瘤的 0.6%～5.0%，占所有淋巴瘤的 2.2%～2.5%。文献报道甲状腺恶性淋巴瘤合并慢性淋巴细胞性甲状腺炎高达 95%～100%。所以细针穿刺应多方、多点穿刺。可疑者应做诊断性探查手术，术中制冷冻切片检查，确诊后根据情况行峡部切除或一叶切除，以免将来病变进一步发展压迫气管造成呼吸困难。

甲状腺恶性淋巴瘤是以放疗为主的综合治疗，配合以化疗。有低度恶性及高度恶性两种。其治疗效果优于甲状腺未分癌。

（张义举）

第三节　急性乳腺炎

急性乳腺炎是由细菌感染所致的乳腺的急性炎症，大多数发生在产后哺乳期的 3～4 周内，尤以初产妇多见。病原菌大多为金黄色葡萄球菌，少数是由链球菌引起。病菌一般从乳头破口或皲裂处侵入，也可直接侵入乳管，进而扩散至乳腺实质。一般来讲，急性乳腺炎病程较短，预后良好，但若治疗不当，也会使病程迁延，甚至可并发全身性化脓性感染。

一、病因和病理

（一）乳汁淤积

乳汁的淤积有利于入侵的细菌的繁殖。原因如下：乳头过小或内陷，妨碍哺乳，孕妇产前未能及时纠正乳头内陷；婴儿吸乳困难；乳汁过多，排空不完全，产妇未能将乳房内的乳汁及时排空；乳管不通或乳管本身炎症或肿瘤及外在的压迫；胸罩脱落的纤维也可以堵塞乳管引起乳腺炎。

（二）细菌入侵

急性乳腺炎的感染途径：致病菌直接侵入乳管，上行到腺小叶，腺小叶中央有乳汁潴留，使细菌容易在局部繁殖,继而扩散到乳腺的实质引起炎症反应;金黄色葡萄球菌感染常常引起乳腺的脓肿,感染可沿乳腺纤维间隔蔓延,形成多房性的脓肿;致病菌直接由乳头表面的破损、皲裂侵入,沿着淋巴管迅速蔓延到腺叶或小叶间的脂肪、纤维组织,引起蜂窝织炎。金黄色葡萄球菌常常引起深部的脓肿,链球菌感染往往引起弥漫性的蜂窝织炎。

二、临床表现

(一)急性单纯性乳腺炎

发病初期阶段,常有乳头皲裂现象,哺乳时感觉乳头有刺痛,伴有乳汁淤积不畅或乳腺扪及有包块,继而乳房出现局部肿胀、触痛,患乳触及痛性肿块,界限不清,质地略硬,进一步发展则出现畏寒、发热、体温骤升、食欲缺乏、疲乏无力、感觉不适等全身症状。

(二)急性化脓性乳腺炎

患乳的局部皮肤红、肿、热、痛,出现较明显的结节,触痛明显,同时患者可出现寒战、高热、头痛、无力、脉快等全身症状。此时在患侧腋窝下可出现肿大的淋巴结,有触痛,严重时可合并败血症。

(三)脓肿形成

由于治疗措施不得力或病情进一步加重,局部组织发生坏死、液化,大小不等的感染灶相互融合形成脓肿。浅表的脓肿极易发现,而较深的脓肿波动感不明显,不易发现。脓肿的临床表现与脓肿位置的深浅有关。位置浅时,早期可有局部红肿、隆起,皮温高;深部脓肿早期局部表现常不明显,以局部疼痛和全身症状为主。脓肿形成后,浅部可扪及有波动感。脓肿可以是单房性或多房性,可以先后或同时形成;浅部脓肿破溃后自皮肤破溃口排出脓液,深部脓肿则可通过乳头排出,也可侵入乳腺后间隙中的疏松组织,形成乳腺后脓肿。如果乳腺炎患者的全身症状不明显、局部和全身性的治疗效果不明显时,可行疼痛部位穿刺,抽出脓液即可确诊。

三、辅助检查

血常规检查白细胞计数升高,中性粒细胞计数升高。影像学超声检查可探及乳腺包块,形成脓肿患者可探及有液性暗区。

四、诊断

急性乳腺炎多发生于初产妇的哺乳期,起病急,早期乳腺内出现一包块,有红、肿、热、痛,严重者可有畏寒、发热等全身中毒症状。病情如未得到及时的控制,数天后可在局部形成脓肿,有波动感,穿刺抽出脓液。

急性乳腺炎的包块注意与乳腺癌的肿块相鉴别。炎性乳腺癌患者乳房内可扪及肿块,皮肤红肿范围广,局部压痛及全身炎症反应轻,细胞学检查可鉴别。

五、治疗

(一)早期

注意休息,暂停患侧乳房哺乳,清洁乳头、乳晕,促进乳汁排泄(用吸乳器或吸吮),凡需切开引流者应终止哺乳。局部热敷或用鱼石脂软膏外敷,应用头孢或青霉素类广谱抗生素预防感染。

(二)手术治疗

对已有脓肿形成者,应及时切开引流。对深部脓肿波动感不明显者,可先 B 超探查,针头穿刺定位后再行切开引流,手术切口可沿乳管方向做放射状切口,避免乳管损伤引起乳瘘,乳晕周围的脓肿可沿乳晕做弧形切开引流。如果有数个脓腔,则应分开脓腔的间隔,充分引流,必要时可做对口或几个切口引流。深部脓肿或乳腺后脓肿,可以在乳腺下皱褶处做弧形切开,在乳腺后隙与胸肌筋膜间分离,直达脓腔,可避免损伤乳管。

1.手术适应证

乳头周围或乳腺周围的炎性肿块开始软化并出现波动感,且 B 超检查有深部脓肿或脓液穿破乳腺纤维囊进入乳房后蜂窝组织内者,需及时切开引流。

2.术前准备

应用广谱抗生素治疗感染,局部热敷促进脓肿局限化。

3.麻醉与体位

多采用局麻或硬膜外麻醉,患者取仰卧位或侧卧位,有利于彻底引流。局部麻醉镇痛效果差,适于浅表的脓肿引流。

4.手术步骤

(1)乳头平面以上部位的脓肿多做弧形切口,也可做放射状切口。乳头平面以下的脓肿多做放射状切口,切口两端不超过脓肿的边界,否则可引起乳瘘。乳头或乳晕周围的脓肿多做沿乳晕的弧形切口。深部的脓肿可做乳房皱襞下的胸部切口,引流畅通,瘢痕少。

(2)针头穿刺,抽出脓液后在脓腔顶部切开,适当分离皮下组织,插入血管钳直达脓腔,放出脓液。

(3)从切口伸入手指分离脓腔间隔,使小间隔完全贯通,排出分离的坏死组织。

(4)等渗盐水或过氧化氢冲洗脓腔,凡士林纱布或橡皮片引流。若脓肿较大,切口较高,则应在重力最佳位置再做切口,便于对口引流或放置引流管引流。

(5)脓液做细菌培养,对慢性乳房脓肿反复发作者应切取脓腔壁做病理检查,排除其他病变。

5.术后处理

伤口覆盖消毒敷料后,应用宽胸带或乳罩将乳腺托起以减轻坠痛感,继续给予抗生素等抗感染治疗,控制感染至患者体温正常。术后第 2 天更换纱布敷料和引流物。若放置引流管可每天换药时用等渗温盐水冲洗脓腔。引流量逐渐减少,直到仅有少量分泌物时拔出引流物。术后可热敷或理疗促进炎症浸润块吸收。

6.注意

手术后伤口要及时换药,每 1～2 天更换 1 次敷料,保证有效引流,防止残留脓腔、经久不愈或切口闭合过早。创腔可用过氧化氢、生理盐水等冲洗,排出的脓液要送细菌培养,确定是何种细菌感染,指导临床用药。哺乳期应暂停吮吸哺乳,改用吸乳器时吸尽乳汁。如有漏乳或自愿断乳者,可口服乙蒎酚 5 mg 每天 3 次,3～5 天即可。对感染严重伴全身中毒症状者,应积极控制感染,给予全身支持疗法。

六、乳腺炎的预防

要防止乳头破裂,乳头破裂既容易乳汁淤积,又有可能因伤口而发生细菌感染。怀孕 6 个月以后,每天用毛巾蘸水擦洗乳头。不要让小儿养成含乳头睡眠的习惯。哺乳后,用水洗净乳头,用细软的布衬在乳头衣服之间,避免擦伤。要积极治疗乳头破裂,防止出现并发症。轻度乳头破裂仍可哺乳,但在哺乳后局部涂敷10％复方苯甲酸酊或10％鱼肝油铋剂,下次哺乳前清洗。重度乳头破裂,哺乳时疼痛剧烈,可用乳头罩间接哺乳或用吸奶器吸出后,用奶瓶哺食小儿。对乳头上的痂皮,不要强行撕去,可用植物油涂抹,待其变软,慢慢撕掉。防止乳汁淤积,产后应尽早哺乳。哺乳前热敷乳房以促进乳汁通畅。如果产妇感到乳房胀痛更要及时热敷,热敷后用手按捏乳房,提拔乳头。婴儿吸吮能力不足或婴儿食量小而乳汁分泌多者,要用吸奶器吸尽乳汁。宜常做自我按摩。产妇要养成自我按摩乳房的习惯。方法:一手用热毛巾托住乳房,另一手放在乳房的上侧,以顺时针方向转向按摩。如果乳房感到胀痛,或者乳房上有肿块时,手法可以重一些。

(张义举)

第四节　浆细胞性乳腺炎

浆细胞性乳腺炎不是细菌感染所致,而是导管内的脂肪性物质堆积、外溢,引起导管周围的化学性刺激和免疫性反应,导致大量浆细胞浸润,故本病称浆细胞性乳腺炎。本病反复发作,破溃后形成瘘管,可以继发细菌感染,长久不愈,所以说是一种特殊的乳腺炎症。

一、病因及病理

浆细胞性乳腺炎其发生与乳头发育不良有关,像乳头内翻、乳头分裂等。内翻的乳头成为藏污纳垢的地方,常有粉刺样东西,有时还会有异味。乳头畸形也必然造成乳腺导管的扭曲、变形,导管容易堵塞。导管内容物为脂性物质,侵蚀管壁造成外溢,引起化学性炎症,大量淋巴细胞、浆细胞反应,形成小的炎性包块。

病灶多在乳晕附近,局部红肿、疼痛,一般不发热。过几天可以自行消退,当劳累、感冒等造成抵抗力低下时再次发作,但一次比一次重,肿块逐渐变大、红肿,容易误认为是小脓肿,或用抗生素治疗,导致最后切开引流形成瘘管,难以愈合。有时红肿也可自行破溃,长久不愈。发生于中老年妇女的浆细胞性乳腺炎,多是导管扩张、导管壁退行性改变所致。病灶还可多处发生,形成多个瘘管,甚至彼此相通,乳房千疮百孔,很像乳腺结核。肿块如果离乳头较远,与皮肤发生粘连,很容易误诊为乳腺癌。

二、临床表现

浆细胞性乳腺炎发病突然,发展快。患者感乳房局部疼痛不适,并可触及肿块。肿块位于乳晕下或向某一象限伸展。肿块质硬、韧,表面呈结节样,边界欠清,与胸壁无粘连。有的乳房皮肤有水肿,可呈橘皮样改变,一般无发热等全身症状。乳头常有粉渣样物泌出,有臭味。少数患者伴乳头溢液,为血性或水样液体,还可伴患侧腋下淋巴结肿大。晚期肿块发生软化,形成脓肿。脓肿破溃后流出混有粉渣样的脓汁,并形成瘘管,创口反复发作形成瘢痕,使乳头内陷。浆细胞性乳腺炎的临床表现多种多样,有的患者仅仅表现为长期乳头溢液,或仅仅表现为乳头内陷,少数患者表现为局部肿块,持续达数年之久。

三、诊断

本病多发生于 30～40 岁的非哺乳期妇女，早期可有一侧或两侧乳头浆液性排液，患者感乳房局部疼痛不适，在乳头或乳晕下扪及边界不清的小结节，肿块质硬、韧，表面呈结节样，与胸壁无粘连，病变局部可有红、肿、痛等症状，一般无发热等全身症状。也有的患者乳头常有粉渣样物泌出，有臭味。少数患者伴有血性溢液。乳晕周围或乳腺实质内的包块可与皮肤粘连，致乳头回缩、局部水肿以及腋淋巴结肿大等征象，易误诊为乳腺癌。本病逐渐发展，肿块破溃，形成瘘管，经久不愈。

四、辅助检查

(一)B 超检查

可探及乳晕区低回声肿块影，内部不均匀，无包膜，无恶性特征，导管呈囊状或串珠样扩张。

(二)X 线钼靶检查

显示乳晕区密度不均匀团块，其间夹杂有条状或蜂窝状、囊状透亮影，可出现粗颗粒圆形钙化，但有别于乳癌集束沙粒样钙化。

(三)CT 检查

炎症早期显示乳晕区皮肤增厚，主乳管区软组织阴影；后期病变周围有类圆形小结节且结节间有桥样连接，为浆细胞性乳腺炎的特有征象。

(四)纤维乳管内视镜检查

可见各级乳管扩张，管腔内充满棉絮样、网织状沉积物或黄金样炎性结晶体，部分病例可见合并有乳管内乳头状瘤。该检查可用于发现早期乳癌。

(五)细针穿刺细胞学、乳头溢液细胞学检查

可见坏死组织、炎性细胞、浆细胞、淋巴细胞、脓细胞等，但阳性率不高，缺乏特异性。

(六)术中快速冰冻切片和术后石蜡切片病理学检查

术中快速冰冻切片和术后石蜡切片病理学检查是诊断该病的可靠依据。

五、鉴别诊断

本病需要与以下疾病鉴别。

(一)乳腺增生症

乳腺增生是女性最常见的乳房疾病，其发病率占乳腺疾病的首位，其临床表现如下。

1.乳房疼痛

乳房疼痛常为胀痛或刺痛，可累及一侧或两侧乳房，以一侧偏重多见。疼痛严重者不可触碰，甚至影响日常生活及工作。疼痛可向同侧腋窝或肩背部放射，常于月经前数天出现或加重，行经后疼痛明显减轻或消失；疼痛亦可随情绪变化、劳累、天气变化而波动。这种与月经周期及情绪变化有关的疼痛是乳腺增生病临床表现的主要特点。

2.乳房肿块

肿块可发于单侧或双侧乳房内，单个或多个，一般好发于乳房外上象限。表现为大小不一的片状、结节状、条索状等，其中以片状为多见。边界不明显，质地中等或稍硬，与周围组织无粘连，常有触痛。大部分乳房肿块也有随月经周期而变化的特点，月经前肿块增大变硬，月经来潮后肿

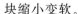

块缩小变软。

3.乳头溢液

少数患者可出现乳头溢液,为自发溢液,多为淡黄色或淡乳白色,也有少数患者经挤压乳头可见溢出溢液。如果出现血性或咖啡色溢液需要谨慎。

乳腺B超及X线钼靶检查对鉴别诊断有一定的帮助。穿刺活检或局部切取活检可确诊。

(二)乳腺纤维腺瘤

乳腺纤维腺瘤是乳腺疾病中最常见的良性肿瘤,可发生于青春期后的任何年龄,多为20～30岁。乳房肿块是本病的唯一症状,多为患者无意间摸到或体检才检查出来,一般不伴有疼痛感,亦不随月经周期而发生变化。好发于乳房的外上象限,腺瘤常为单发,亦有多发者,呈圆形或卵圆形,直径以1～3 cm者较为多见,偶可见巨大者。表面光滑,质地坚韧,边界清楚,与皮肤和周围组织无粘连,活动度大。腋下淋巴结无肿大。B超及钼靶检查可发现边界清楚的包块,不伴有浸润现象,切除活检可确诊。

(三)乳腺癌

乳腺癌是女性排名第一的常见恶性肿瘤。乳房肿块是乳腺癌最常见的表现,其次是乳头溢液。乳头溢液多为良性改变,但对50岁以上有单侧乳头溢液者应警惕发生乳癌的可能性。乳头凹陷、瘙痒、脱屑、糜烂、溃疡、结痂等湿疹样改变常为乳腺湿疹样癌(Paget病)的临床表现。肿瘤侵犯皮肤的Cooper韧带,可形成"酒窝征"。肿瘤细胞堵塞皮下毛细淋巴管,造成皮肤水肿,而毛囊处凹陷形成"橘皮征"。当皮肤广泛受侵时,可在表皮形成多数坚硬小结节或小条索,甚至融合成片,如病变延伸至背部和对侧胸壁可限制呼吸,形成铠甲状癌。炎性乳腺癌会出现乳房明显增大,皮肤充血红肿、局部皮温增高。另外,晚期乳腺癌会出现皮肤破溃,形成癌性溃疡。本病还可有腋窝淋巴结肿大:同侧腋窝淋巴结可肿大,晚期乳腺癌可向对侧腋窝淋巴结转移引起肿大;另外,有些情况下还可触到同侧和/或对侧锁骨上肿大淋巴结。X线钼靶检查:乳腺癌在X线片中病灶表现形式常见有较规则或类圆形肿块、不规则或模糊肿块、毛刺肿块、透亮环肿块四类。乳腺钼靶对于细小的钙化敏感度较高,能够早期发现一些特征性钙化(如簇状沙粒样钙化等)。乳腺B超检查:B超扫描能够鉴别乳腺的囊性与实性病变。乳腺癌B超扫描多表现为形态不规则、内部回声不均匀的低回声肿块,彩色超声检查可显示肿块内部及周边的血流信号。B超扫描可发现腋窝淋巴结肿大。动态增强核磁共振检查:核磁检查是软组织分辨率最高的影像检查手段,较X线和B超检查有很多优势,可以旋转或进行任意平面的切割,可以清晰显示微小肿瘤。肿瘤微血管分布数据可以提供更多肿瘤功能参数和治疗反应。

六、治疗

(一)非手术治疗

1.适应证

(1)年龄30岁以下或55岁以上者。

(2)红肿、疼痛明显的急性阶段患者。

(3)肿块不明显、病程短于3周者。

(4)暂不愿意接受手术治疗者。

2.非手术治疗方法

(1)抗感染治疗:因为本病不是细菌引起的,所以不必用抗生素,但患者有红肿、疼痛等炎症反应时,可予以有效抗生素如头孢类广谱抗生素静脉滴注,每天 2 次。

(2)局部理疗:用红外线乳腺治疗仪局部治疗,每天 2 次,每次 30 分钟。

(3)乳管冲洗:对于能找到乳管开口者(有条件者可在纤维乳管内视镜引导下),用地塞米松、α-糜蛋白酶、庆大霉素、甲硝唑等做乳管冲洗,2 天 1 次。

(4)中药治疗:如用金黄散加生理盐水调至糊状敷在红肿部位上,每天更换 2 次。一般情况下,治疗2～3 天即可见病情好转表现,炎症减轻,范围缩小,乳管疏通,肿块缩小,质地变软,可继续治疗直至痊愈。若治疗 7～10 天仍无明显好转,应采取手术治疗。对于肿块与肿瘤难于鉴别者,不宜采用局部理疗和按摩,以免发生肿瘤细胞扩散。

(二)手术治疗

应根据具体情况选择相应的手术方式。

1.乳腺小叶切除术

乳腺小叶切除术是治疗本病的主要术式,适用于肿块较大或超出乳晕区以外及反复发作者,应切除病变所累及的整个乳腺小叶。手术开始前,可从病灶远端向乳头方向轻轻按压肿块,观察乳头有无溢液,沿溢液的乳管口向管腔内缓慢、低压注入少量亚甲蓝,使病变乳腺小叶着色,便于完整切除又不伤及邻近正常腺叶组织。近端乳管应从乳头根部切断,以避免复发和未发现乳管内微小肿瘤残留。此外,切面如有小导管少量点状牙膏样脂性溢液不影响疾病的治愈,乳头内陷者可加行乳头成形术。

2.病灶局部楔形切除术

对于肿块较小、仅位于乳晕区深部的年轻患者,可行病变乳管、肿块、连同周围部分乳腺组织楔形切除。

3.乳房单纯切除术

肿块较大,累及多个乳腺小叶,或与皮肤广泛粘连,已有乳房形态改变,年龄较大者,在征得患者的同意后,可行乳房单纯切除术。

4.脓肿切开引流术

对于已经形成乳房脓肿者,可先行脓肿切开引流,待炎症完全消退后再行病变小叶切除术。

5.慢性窦道及瘘管切除术

对于久治不愈的慢性窦道及瘘管,应行窦道、瘘管及病变组织全部切除。应当注意的是,除急性乳房脓肿切开引流术外,施行其他任何手术,都必须常规进行术中快速冰冻切片和术后石蜡切片病理检查,以明确诊断,避免漏诊和误诊。

发作间期,即伤口愈合期是最佳手术时机,手术成功的关键是翻转乳晕,彻底清除病灶,清洁所有创面。手术的技术关键是保持外形的完美,必须做乳头内翻的整形术。

(1)手术步骤:①术前病灶定位;②麻醉后消毒、铺巾;③乳房下皱褶处做弧形切口或沿乳房外侧缘做纵向弧形切口;④切开皮肤和皮下组织,找到病灶部位;⑤从皮下脂肪组织开始,锐性游离病灶;⑥组织钳提起病灶,切除病变的乳腺组织,连同周围 0.5～1.0 cm 的正常组织一并切除;⑦创口仔细止血,残腔内无活动性出血,用 0 号丝线将乳腺残面对合,注意缝闭创腔底部,不留无效腔,尽可能避免局部出现凹陷,缝合皮下脂肪层和皮下组织,应使切口满意对合,覆盖敷料,绷带适当加压包扎伤口;⑧术后 8～10 天拆线。

(2)术后处理:①为防止伤口渗血,局部纱布加压包扎 24～48 小时;②病变组织切除后常规送病理检查,排除恶性病变;③创面较大、术后遗留残腔较大时可放置橡皮片引流,并注意缝闭创腔底部。

(张义举)

第五节 乳腺单纯性增生症

一、发病情况

乳痛症为育龄妇女常见病,可发生于青年期后至绝经期的任何年龄组,尤其以未婚女性或已婚未育或已育未哺乳的性功能旺盛的女性多见,该病的发病高峰年龄为 30～40 岁。在临床上 50%女性有乳腺增生症的表现;在组织学上则有 90%女性可见乳腺结构不良的表现。

二、病因

该病的发生、发展与卵巢内分泌状态密切相关。大量资料表明,当卵巢内分泌失调、雌激素分泌过多,而孕酮相对减少时,不仅刺激乳腺实质增生,而且使末梢导管上皮呈不规则增生,引起导管扩张和囊肿形成,也因失去孕酮对雌激素的抑制作用而导致间质结缔组织过度增生与胶原化及淋巴细胞浸润。

三、临床表现

临床表现为双侧乳房胀痛和乳房肿块,并且有自限性。

(一)乳房胀痛

因个体差异及病变的轻重程度不一样,所以乳腺胀痛程度也不尽相同。但患者的共有特点为疼痛的周期性,即疼痛始于月经前期,经期及经后一段时间明显减轻,甚至毫无症状。疼痛呈弥漫性钝痛或为局限性刺痛,触动和颠簸加重,并向双上肢放射,重者可致双上肢上举受限。

(二)乳房肿块

常常双侧乳房对称性发生,可分散于整个乳腺内,也可局限于乳腺的一部分,尤以双乳外上象限多见。触诊呈结节状、大小不一、变硬,经后缩小、变软。部分患者伴有乳头溢液。

(三)疾病的自限性和重复性

该病可不治自愈。尤其结婚后妊娠及哺乳时症状自行消失,但时有反复;绝经后能自愈。

四、辅助检查

(一)针吸细胞学检查

针吸肿块内少许组织做涂片检查,可见细胞稀疏;除有少许淋巴细胞外,尚可见分化良好的腺上皮细胞及纤维细胞。

(二)钼靶 X 射线检查

可见弥漫散在的直径>1 cm、数目不定、边界不清的肿块影;如果密度均匀增高,失去正常结构、不见锐利边缘说明病变广泛。

(三)红外线透照检查

双侧乳腺出现虫蚀样或雾状的灰色影,浅静脉模糊。

五、诊断

(1)育龄期女性与月经相关的一侧或双侧乳房周期性疼痛及肿块。

(2)查体可触及颗粒状小肿物,质地不硬。

(3)疾病发展过程中具自限性特点。

六、鉴别诊断

(一)乳腺癌

有些乳腺癌可有类似增生症的表现,但乳腺癌的肿块多为单侧,肿块固定不变,且有生长趋势,在月经周期变化中表现增大,而无缩小趋势。针吸即可明确诊断。

(二)乳腺脂肪坏死

该病好发于外伤后、体质较肥胖的妇女,其肿块较表浅,未深入乳腺实质,肿块不随月经周期变化。针吸细胞学检查和组织活检可明确诊断。

七、治疗

(一)治疗原则

本病有自限性,属于生理性变化的范畴,可以在结婚、生育、哺乳后症状明显改善或消失。因此,只要做好患者的思想工作,消除恐癌症,可不治自愈。

(二)激素治疗

1.己烯雌酚

第 1 个月经期间,每周口服 2 次,每次 1 mg,连服 3 周;第 2 个月经期间,每周给药 1 次,每次 1 mg;第 3 个月经期间仅给药 1 次,每次 1 mg。

2.黄体酮

月经前两周,每周 2 次,每次 5 mg,总量为 20～40 mg。

3.睾酮

月经后 10 天开始用药,每天 5～15 mg,月经来潮时停药,每个月经周期不超过 100 mg。

4.溴隐亭

多巴胺受体激活剂,作用于垂体催乳细胞上的多巴胺受体,抑制催乳素的合成与释放。每天 5 mg,疗程 3 个月。

5.丹那唑

雌激素衍生物,通过抑制某些酶来阻碍卵巢产生甾体类物质,从而调整激素平衡达到治疗作用。每天 200～400 mg,连用 2～6 个月。

6.他莫昔芬

雌激素拮抗剂,月经干净后第 5 天口服,每天 2 次,每次 10 mg,连用 15 天停药;保持月经来潮后重复。该药物治疗效果好,不良反应小,是目前治疗乳痛症的一个好办法。

(张义举)

第六节　乳腺囊性增生症

乳腺囊性增生症是妇女常见的乳腺疾病。本病的特点是以乳腺小叶、小导管及末端导管高度扩张形成的囊肿,乳腺组成成分的增生,在结构、数量及组织形态上表现出异常。本病与单纯性乳腺增生相比较,乳腺增生与不典型增生共存,存在恶变的危险,应视为癌前病变。

一、病因

本病的发生与卵巢内分泌的刺激有关。早在 1930 年就有学者证明切除卵巢的家鼠注射雌激素后能产生乳腺囊性病。在人类中,雌激素不仅能刺激乳腺上皮增生,也能导致腺管扩张,形成囊肿。新近研究说明高泌乳素血症是乳腺囊性增生症的重要原因,国外学者报道绝经后妇女患乳腺囊性增生症常是不恰当应用雌激素替代治疗的结果。

二、病理

(一)大体形态

一侧或双侧乳腺组织内有大小不等、软硬不均的囊性结节或肿块。囊肿大小不一,大囊肿直径可达5 cm,呈灰白色或蓝色,又称蓝色圆顶囊肿或蓝顶囊肿。小囊肿多见于大囊周围,直径仅2 mm,甚至肉眼见不到,只有在显微镜下可见。切开大囊肿可见囊肿内容物为清亮无色、浆液性或棕黄色液体,有时为血性液体。其中含有蛋白质、激素(泌乳素、雌激素、雄激素、人绒毛膜促性腺激素、生长激素、卵泡刺激素、黄体化激素等)、糖类、矿物质及胆固醇。切面似蜂窝状,囊壁较厚,失去光泽,可有颗粒状或乳头状瘤样物向囊腔内突出。

(二)组织学形态

组织学形态可见 5 种不同的病变。

1.囊肿

末端导管和腺泡增生,小导管扩张和伸展,末端导管囊肿形成。末端导管上皮异常增殖,形成多层,从管壁向管腔作乳头状生长,占据管腔大部分,以致管腔受阻,分泌物潴留而扩张,而形成囊肿。一种囊肿为单纯性囊肿,只有囊性扩张,而无上皮增生;另一种为乳头状囊肿,囊肿上皮增生,呈乳头状。

2.乳管上皮增生

扩张的导管及囊肿内上皮呈不同程度的增生,轻者上皮层次增多,重者呈乳头状突起,或彼此相连,呈网状或筛状、实体状、腺样。若囊肿上皮增生活跃,常见不典型增生或间变,有可能发展为癌。

3.乳头状瘤病

乳头状瘤病即在乳头状囊肿的囊性扩张基础上,囊壁上皮细胞多处呈乳头状增生,形成乳头状瘤病。根据乳头状瘤病受累范围、乳头密度及上皮细胞增生程度,可把乳头状瘤病分为轻度、中度及重度,临床上有实用意义。

4.腺管型腺病

小叶导管或腺泡导管化生并增生，增生的上皮细胞呈实性团块，纤维组织有不同程度的增生，而导管扩张及囊肿形成不明显，称为腺病形成。

5.大汗腺样化生

囊肿壁被覆上皮化生呈高柱状，胞浆丰富，其中有嗜酸性颗粒，似大汗腺细胞。此种细胞的出现，常是良性标志。此外，囊壁、导管、腺泡周围纤维组织增生，并形成纤维条索，挤压周围导管，产生阻塞，导致分泌物潴留，再引起导管扭曲或扩张。标本切面呈黄白色，质韧，无包膜。切面有时可见散在的小囊，实际是扩张的小导管。囊壁光滑，内有黄绿色或棕褐色黏稠的液体，有时可见黄白色乳酪样物质自乳管口溢出。

(三)病理诊断标准

乳腺囊性增生症具以上5种病变，它们并不同时存在。其中乳头状瘤病、腺管型腺病和囊肿是主要病变。各种病变的出现率与组织取材的部位、取材量的多少有关。如果切片中能见到5种病变中的3种，或3种主要病变的2种，即可诊断。在5种病变中囊肿性乳管上皮增生、乳头状瘤病、腺管型腺病所致的不典型增生，易导致癌变。

三、临床表现

(一)乳腺肿块

乳腺内肿块常为主要症状，可发生于一侧乳腺，也可发生于两侧乳腺，但以左侧乳腺较为显著。肿块可单发，也可为多个，其形状不一，可为单一结节，亦可为多个结节状。单一结节常呈球形，边界不甚清楚，可自由推动，有囊性感。多个结节者常累及双乳或全乳，结节大小不等，囊肿活动往往受限，硬度中等且有韧性，其中较大的囊肿位于近表面时常可触及囊性感。有的尚呈条索状沿乳管分布，直径多在 0.5～3.0 cm。

根据肿块分布的范围可分为弥漫型（即肿块分布于整个乳腺内）、混合型（即几种不同形态的肿块，如片状、结节状、条索状、颗粒状散在于全乳）。

(二)乳腺疼痛

本病乳痛多不明显，且与月经周期的关系也不密切，偶有多种表现的疼痛，如隐痛、刺痛、胸背痛和上肢痛。有的患者常有一侧或两侧乳房胀痛，如针刺样，可累及肩部、上肢或胸背部。一般在月经来潮前明显，来潮后疼痛减轻或消失，临床经验提示有此变化者多为良性。肿块增大迅速且质地坚硬者提示恶变可能。

(三)乳头溢液

本病5%～15%的患者可有乳头溢液，多为自发性乳头排液。常为草黄色浆液、棕色浆液、浆液血性或血性溢液。如果溢液为浆液血性或血性，往往标志着有乳管内乳头状瘤。

四、诊断

乳腺胀痛，轻者如针刺样，可累及肩部、上肢或胸背部。检查时在乳腺内有散在的圆形结节，大小不等，质韧，有时有触痛。结节与周围组织界限不清，不与皮肤或胸肌粘连，有时表现为边界不清的增厚区。病灶位于乳腺的外上象限较多，也可累及整个乳房。有的患者仅表现为乳头有溢液，常为棕色、浆液性或血性液体。根据病史、临床症状及体征所见，一般能做出临床诊断。如诊断困难可结合辅助检查，协助诊断。

五、辅助检查

(一)肿物细针吸取细胞学检查

乳腺囊性增生症肿物多呈两侧性、多肿块性,各肿块病变的进展情况不一。采取多点细针吸取细胞学检查常能全面反映各肿块的病变情况或性质。特别疑为癌的病例,能提供早期诊断意见。最后确诊还应取决于病理活检。

(二)乳头溢液细胞学检查

少数患者有乳头溢液,肉眼所见多为浆液性、浆液血性。涂片镜检可见导管上皮泡沫细胞、红细胞、少许炎症细胞及脂肪蛋白质等无形物。

(三)钼靶 X 线摄影检查

钼靶 X 线片上显示病变部位呈现棉花团或毛玻璃状边缘模糊不清的密度增高影或见条索状结缔组织穿越其间伴有囊性时,可见不规则增强阴影中有圆形透亮阴影。乳腺囊性增生症肿块,须和乳腺癌的肿块鉴别,前者无血运增加、皮肤增厚和毛刺等恶性征象;若有钙化也多散在,不像乳腺癌那样密集。

(四)B 超检查

B 超诊断技术发展很快,诊断率不断提高。对本病检查时常显示增生部位呈不均匀低回声区和无肿块的回声囊肿区。

(五)近红外线乳腺扫描检查

本病在近红外线乳腺扫描屏幕上显示为散在点、片状灰影或条索状、云雾状灰影,血管增多、增粗,呈网状、树枝状等改变基础上常见蜂窝状不均匀透光区。

(六)磁共振成像(MRI)检查

典型的 MRI 图像表现为乳腺导管扩张,形态不规则,边界不清楚,扩张导管的信号强度在 T_1 加权像上低于正常腺体组织;病变局限于某一区,也可弥漫分布于整个区域或在整个乳腺。本病的 MRI 图像特点通常为对称性改变。

六、鉴别诊断

(一)乳痛症

乳痛症多见于 20～30 岁年轻妇女。大龄未婚或已婚未育发育差的小乳房,双侧乳腺周期性胀痛,乳腺内肿块多不明显或仅局限性增厚或呈细颗粒状,又称细颗粒状小乳腺。

(二)乳腺增生症

乳腺增生症多见于 30～35 岁女性。乳痛及肿块多随月经的变化呈周期性,肿块多呈结节状多个散在,大小较一致,无囊性感,一般无乳头溢液。

(三)乳腺纤维腺瘤

乳腺纤维腺瘤多见于青年女性,常为无痛性肿块,多为单发,少数为多发。肿块边界明显,移动良好无触痛,但有时乳腺囊性增生症可与纤维腺瘤并存,不易区别。

(四)乳腺导管内乳头状瘤

乳腺导管内乳头状瘤多见于中年女性。临床上常见乳头单孔溢液,肿块常位于乳晕部,压之有溢液。X 线乳腺导管造影显示充盈缺损,常可确诊。

(五)乳腺癌

乳腺癌常见于中老年妇女,乳腺内常为单一无痛性肿块。肿块细针吸取细胞学检查,多能找到癌细胞。乳腺囊性增生症伴有不典型增生、癌变时,常不易区别,需病理活检确诊。

七、治疗

囊性增生病多数可用非手术治疗。

(一)药物治疗

1.中药治疗

对疼痛明显、增生弥漫者,可服中药治疗。疏肝理气、活血化瘀、软坚化结、调和冲任等方法可缓解疼痛。

2.激素治疗

中药治疗效果不佳,可考虑激素治疗。通过激素水平的调整,达到治疗的目的。常用的药物有黄体酮 5～10 mg/d,月经来潮前 5～10 天服用;达那唑 200～400 mg/d,服 2～6 个月;溴隐亭 5 mg/d,疗程 3 个月;其中增生腺体病理检测雌激素受体阳性者,口服他莫昔芬(三苯氧胺) 20 mg/d,2～3 个月。激素疗法不宜长期应用,以免造成月经失调等不良反应。绝经前期疼痛明显时,可在月经来潮前服用甲睾酮,每次 5 mg,每天 3 次,也可口服黄体酮,每天 5～10 mg,在月经前 7～10 天服用。近来应用维生素 E 治疗也可缓解疼痛。

(二)手术治疗

1.手术目的

明确诊断,避免乳癌漏诊和延误诊断。

2.适应证

患者经过药物治疗后疗效不明显,肿块增多、增大、质地坚实者;肿物针吸细胞学检查见导管上皮细胞增生活跃,并有不典型增生者;年龄在 40 岁以上,有乳癌家族史者,宜选择手术治疗。

3.手术方案选择

根据病变范围大小、肿块多少采用不同的手术方法。

(1)单纯肿块切除:肿块类型属于癌高发家庭成员者,肿块直径<3 cm 者,均可行包括部分正常组织在内的肿块切除。

(2)乳腺区段切除术:病变仅限于某局部,病理结果显示有上皮细胞高度增生、间变,年龄在 40 岁以上者,可行乳腺区段切除。

(3)经皮下乳腺单纯切除术:有高度上皮细胞增生,且家族中有同类病史,尤其是一级亲属有乳腺癌,年龄在 45 岁以上者,应行乳腺单纯切除术。

(4)乳腺根治术:35 岁以下的不同类型的中等硬度的孤立肿块,长期治疗时好时坏,应行多点细针穿刺细胞学检查,阳性者应行乳腺癌根治术。阴性者可行肿块切除送病理,根据病理结果追加手术范围。

(5)乳腺腺叶区段切除术。

麻醉方法与体位:局部浸润麻醉或硬膜外麻醉,仰卧位,患侧肩胛下垫小枕,患侧上肢外展 70°～80°,有利于显露病变部位。

手术切口:手术切口的长度取决于肿瘤的部位及体积大小。乳腺上半部多采用弧形切口;乳腺下半部多采用放射状切口;乳房下半部位置深的可在乳腺下皱襞做弧形切口;当肿块与皮肤有较紧的粘连时,须做梭形切口,切除粘连的皮肤。

手术步骤:①消毒、铺无菌巾。②切开皮肤、皮下组织,确定肿块的范围。③组织钳夹持、牵引肿块,用电刀或手术刀在距离病变两侧 0.5～1.0 cm 处梭形切除乳腺组织。④彻底止血,缝合乳腺创缘,避免残留无效腔;缝合皮下组织及皮肤切开,覆盖敷料,加压包扎伤口。

注意事项:①梭形切除乳腺组织时,必须防止切入病变组织内。②创缘避免遗留无效腔。③创口较大时可放置引流片引流。

(6)全乳房切除术。

麻醉方法和体位:采用硬膜外麻醉或全麻,取仰卧位,患侧肩胛下垫小枕,有利于乳腺肿块的暴露,患侧上肢外展 80°,固定于壁板上。

手术切口:根治肿块的位置选择以乳头为中心的环绕乳头的梭形切口,可选用横向或斜向切口。横切口形成的瘢痕较纤细,适用于乳腺较大且下垂的患者,斜向切口有利于术后创口的引流。

手术步骤:①消毒,铺无菌巾。②确定切口。③切开皮肤、皮下组织。④提起皮瓣边缘,沿皮下组织深面潜行锐性游离皮瓣,直到乳房边缘。若为恶性肿瘤,则皮瓣不保留脂肪,游离范围上起第 2 或第 3 肋骨,下至第 6 或第 7 肋骨水平,内侧至胸骨缘,外侧达腋前线。⑤自上而下,由内而外,将整个乳房及周围脂肪组织自胸大肌筋膜表面切除。如为恶性肿瘤,应将乳房连同胸大肌筋膜一并切除。⑥创口止血,冲洗伤口,放置引流,按层缝合伤口,覆盖敷料。⑦加压包扎伤口。

注意事项:①术后 2～3 天,引流液减少至 10 mL 以下时拔引流管,再继续适当加压包扎。②隔天换药,术后 8～10 天拆线。③术后常规送病理检查。若为恶性肿瘤,则要行乳腺改良根治术,最迟不超过两周。

八、预防

乳腺囊性增生和乳腺癌的关系尚不明确,流行病学调查研究提示囊性增生病的患者以后发生乳腺癌的机会为正常人群的 2～4 倍。乳腺囊性增生症是癌前病变,在诊断和治疗后应给予严密的监测:每月 1 次的乳房自我检查;每年 1 次的乳腺 X 线摄影;每 4～6 个月 1 次的临床乳房检查等。对每个患者建立一套完整的随访监测计划,在临床实践中,努力探索更有价值的诊治技术,提高对癌前疾病恶性倾向的预测,以利早期发现乳腺癌。

(张义举)

第七节　积　乳　囊　肿

积乳囊肿又称为乳汁淤积症,是哺乳期因一个腺叶的乳汁排出不畅,致使乳汁在乳腺内积存而成。因临床上发现主要是乳内肿物,常被误诊为乳腺肿瘤,故应引起重视。

一、病因与病理

引起积乳囊肿的原因很多,但临床上较常见的原因有以下几点:①原发性乳腺结构不良或畸形导致泌乳不畅,逐步发展成乳汁潴留,形成囊肿。②乳腺肿瘤、炎症、外伤或手术因素,引起正常乳腺结构破坏,输乳管部分或完全阻塞,引起乳汁潴留。③不良哺乳习惯或不正确的哺乳体位。④生理性或机械性的牵拉。哺乳期妇女乳房充盈,体积大,乳房上部长期在重力作用下受牵拉,引起乳腺上象限乳汁潴留。

积乳囊肿可继发感染导致急性乳腺炎或乳腺脓肿,如不继发感染可长期存在,囊内容物变稠,随时间的延长可使囊内水分被吸收而使囊肿变硬。

积乳囊肿病理:囊肿壁由薄层纤维组织构成,内面附以很薄的上皮细胞层,有些地方甚至脱落,囊内为淡红色无定型结构物质及吞噬乳汁的泡沫样细胞,囊肿周围间质内可见多量的单核细胞、类上皮细胞、多核巨细胞、淋巴细胞浸润,还可见小导管扩张及哺乳期腺小叶组织,病程长者囊壁还可以发生沙砾样钙化从而形成硬性肿块。

二、临床表现

乳腺肿物为最初症状,单侧多见,肿物多位于乳晕区以外的乳腺周边部位。呈圆形或椭圆形、边界清楚、表面光滑、稍活动、触之囊性感、有轻度触痛,直径常在 2～3 cm。腋下淋巴结一般不大。

三、诊断

年轻妇女在哺乳期或之后发现乳房边界较清的肿物,并主诉在哺乳期中曾经患过乳腺炎,检查在乳晕区以外的边缘部位触到边界清楚、活动、表面光滑的肿物,应想到积乳囊肿的可能。

(一)X 线检查

多呈圆形或椭圆形的透亮区,多数直径在 1～3 cm,可见于乳腺任何部分,早期周围尚无纤维囊壁形成时、继发感染或囊肿破裂后,X 线图像显示形成局限浸润阴影,边缘模糊不清。

(二)彩色多普勒超声检查

肿块轮廓明显,边界清楚,表面光滑,探头加压时有一定弹性感,水分较少,时而见有乳酪样、均匀细密的强回声光点漂浮。当乳汁内水脂分离时,水分吸收,乳汁稠厚,可表现均质的回声反射,类似实性肿物。

(三)针吸细胞学检查

病史较短,穿刺液为白色乳汁,病史长的穿刺为黏稠黄白色奶酪样物,穿刺肿物可缩小而不消失,细胞学特点:可见大量肿胀变性乳汁分泌细胞等。

四、鉴别诊断

(1)乳腺囊肿病常为多囊性,囊内容物为淡黄色液体或棕褐色血性液体。未切开囊肿顶部多呈蓝色。

(2)积乳囊肿与乳腺纤维腺瘤两者的临床表现相似,但乳腺纤维腺瘤多发生在卵巢功能旺盛时期(18～25 岁),而积乳囊肿多为哺乳期及以后;乳腺纤维腺瘤开始即为实性感,而积乳囊肿早期囊性感,后期质地较硬,穿刺细胞学检查可以协助诊断。

(3)乳腺癌患者发病年龄偏大,肿块和周围组织边界不清,而积乳囊肿早期囊性感,多见于哺乳期,且边界清楚。如不继发感染,积乳囊肿患者腋下淋巴结不大,虽然到后期积乳囊肿质地硬,但在细胞学检查过程中还是可以鉴别的。

五、治疗

本病属于乳腺的良性疾病,如发现应考虑手术切除。手术只需肿物单纯切除,如在哺乳期,同时有继发感染时,应先控制感染并回奶,然后行肿物切除并送病理检查。

（张义举）

第八节 乳腺导管内乳头状瘤

乳腺导管内乳头状瘤是指发生于乳腺导管上皮的良性乳头状瘤,发生于青春期后任何年龄的女性,经产妇多见,尤多发于 40～50 岁妇女。根据其病灶的多少及发生的部位,可将其分为单发性大导管内乳头状瘤及多发性中、小导管内乳头状瘤两种。前者源于输乳管的壶腹部内,多为单发,位于乳晕下区,恶变者较少见;后者源于乳腺的末梢导管,常为多发,位于乳腺的周边区,此类较易发生恶变。本病恶变率达5%～10%,被称为癌前病变,临床上应予足够重视。

一、病因和病理

导管内乳头状瘤是发生于导管上皮的良性乳头状瘤。根据病灶的多少或发生的部位,可分为大导管内乳头状瘤(发生于输乳管壶部内)和多发性导管内乳头状瘤(多发生在中、小导管内)。本病的发生是雌激素过度刺激导致的。

二、临床表现

导管内乳头状瘤以乳头溢液为主要的临床表现。本病病灶不同,表现症状各异。

(一)单发性大导管内乳头状瘤

单发性大导管内乳头状瘤可在乳晕下或乳晕边缘部位扪及长约 1 cm 的索状肿块,或扪及枣核大小的结节。由于肿瘤所在的导管内积血积液,按压肿块即有血样、奶样或咖啡样分泌物从乳头溢出,但溢液口固定。本病常为间歇性自发溢液,或挤压、碰撞后溢液。溢液排出,瘤体变小,疼痛不明显,偶尔有压痛、隐痛,恶变较少见。

(二)多发性中、小导管内乳头状瘤

多发性中、小导管内乳头状瘤源于末梢导管,位于周边区,是由于中、小导管内的腺上皮增生形成的。多在患侧外上象限有多个结节、颗粒,成串珠状,边界不清,质地不均,部分有溢液症状,也有部分无溢液者,溢液呈血样、黄水样、咖啡样。本病恶变可达 10%,被称为"癌前期病变"。

三、诊断

本病临床主要表现为乳头溢出浆液、血性或咖啡色的液体,呈间歇或持续性,行经期间有量增加。部分患者在乳头附近可触及小的圆形肿物,质较软,与皮肤无粘连,可推动。本病确诊困难,要对肿块行针吸细胞学检查或活体组织病理检查方可确诊。

四、鉴别诊断

乳腺导管内乳头状瘤需与乳腺导管内乳头状癌及乳腺导管扩张综合征相鉴别。

(一)乳腺导管内乳头状癌

两者均可见到自发的、无痛性乳头血性溢液,均可扪及乳晕部肿块,且按压该肿块时可自乳管开口处溢出血性液体。由于两者的临床表现及形态学特征都非常相似,故两者的鉴别诊断十分困难。一般认为,乳腺导管内乳头状瘤的溢液可为血性,亦可为浆液血性或浆液性;而乳头状癌的溢液则以血性者为多见,且多为单侧单孔。乳头状瘤的肿块多位于乳晕区,质地较软,肿块一般≤1 cm,同侧腋窝淋巴结无肿大;而乳头状癌的肿块多位于乳晕区以外,质地硬,表面不光滑,活动度差,易与皮肤粘连,肿块一般>1 cm,同侧腋窝可见肿大的淋巴结。乳腺导管造影显示导管突然中断,断端呈光滑杯口状,近侧导管显示明显扩张,有时为圆形或卵圆形充盈缺损,导管柔软、光整者,多为导管内乳头状瘤;若断端不整齐,近侧导管轻度扩张、扭曲、排列紊乱、充盈缺损或完全性阻塞,导管失去自然柔软度而变得僵硬等,则多为导管内癌。溢液涂片细胞学检查乳头状癌可找到癌细胞。最终确立诊断则以病理诊断为准,而且应做石蜡切片,避免因冰冻切片的局限性造成假阴性或假阳性结果。

(二)乳腺导管扩张综合征

导管内乳头状瘤与导管扩张综合征的溢液期均可以乳头溢液为主要症状,但导管扩张综合征常伴有先天性乳头凹陷,溢液多为双侧多孔,性状可呈水样、乳汁样、浆液样、脓血性或血性;乳头状瘤与导管扩张综合征的肿块期均可见到乳晕下肿块,但后者的肿块常较前者为大,且肿块形状不规则,质地硬韧,可与皮肤粘连,常发生红肿疼痛,后期可发生溃破而流脓。导管扩张综合征还可见患侧腋窝淋巴结肿大、压痛。乳腺导管造影显示导管突然中断,有规则的充盈缺损者,多为乳头状瘤;若较大导管呈明显扩张,导管粗细不均匀,失去正常规则的树枝状外形者,则多为导管扩张综合征。必要时可行肿块针吸细胞学检查或活组织病理检查。

五、治疗

乳腺导管内乳头状瘤最有效的方法是手术治疗,药物治疗通常只能减轻症状。

本病的首选治疗方法是手术治疗。术前均应行乳导管造影检查,以明确病变的性质及定位。术后宜做石蜡切片检查,因为冰冻切片检查在辨别乳腺导管内乳头状瘤和乳头状癌时最困难,两者常易发生混淆,故不宜以冰冻切片表现为恶性依据而行乳房根治术。如果为单发的乳腺导管内乳头状瘤,手术时将病变的导管系统切除即可;如果为多发的乳腺导管内乳头状瘤,因其较易发生恶变,则宜行乳腺区段切除,即将病变导管及其周围的乳腺组织一并切除。对于那些年龄在50岁以上、造影显示为多发的乳腺导管内乳头状瘤或经病理检查发现有导管上皮增生活跃甚至已有上皮不典型性改变者,则宜行乳房单纯切除,以防癌变。

(一)术前准备

纤维乳管镜确定乳管内乳头状瘤与乳头的距离、深度和乳房皮肤的体表投影。

(二)麻醉方法和体位

局部浸润麻醉或硬膜外麻醉,患者取仰卧位。

(三)手术切口

从乳头根部向乳晕外方做放射状切口,也可沿乳晕边缘做弧形切口。

(四)手术步骤

(1)术前乳管镜确定病变部位,并在体表做标记及手术切口方案,必要时在病变乳管内保留探针,或在乳头处找到血性液体溢口,将细软的探针涂上液状石蜡后,注入 0.2～0.5 mL 亚甲蓝,作为寻找病变乳管的引导。

(2)消毒、铺巾。

(3)切口皮肤、皮下组织,止血钳钝性分离,暴露病变乳管。

(4)分离、切除病变乳管。

(5)0 号丝线将残腔缝合,彻底止血后逐层缝合乳腺组织及皮肤切开,覆盖敷料,加压包扎。

(五)对病变限定在某一区段的乳腺囊性增生患者,可做乳腺区段的切除

(1)病变位于乳腺上半部者,按病变的长轴做弧形切口或放射状切口,位于乳腺下半部者,做放射状切口或乳房下皱褶纹的弧形切口。

(2)切开皮肤及皮下组织,潜行分离皮瓣,使肿块全部显露。

(3)仔细检查确定肿块的范围后,在其中心缝置一根粗不吸收线或用鼠齿钳夹持牵引。

(4)沿肿块两侧,距病变处 0.5～1.0 cm 做楔形切口,然后自胸大肌筋膜前将肿块切除。

(5)严密止血后,用不吸收线间断缝合乳腺组织创口,避免出现残腔,逐层间断缝合浅筋膜、皮下组织和皮肤。如有较多渗血可放置橡皮片或橡皮管引流,加压包扎,也可放置多空负压引流管。

(六)病变广泛者可行经皮下乳腺全切或乳腺单纯性切除术

(1)以乳头为中心,在第 2～6 肋,从外上到内下做一斜行梭形切口或以乳头为中心做横行梭形切口。

(2)选择切口时,将乳房尽量上提,在乳晕下方用亚甲蓝液画一水平线;再将乳房尽量下位,同样在乳晕(肿瘤)上方画一水平线。这两条线可根据病变位置而上下移动,待乳房恢复原位后,即表示横行梭形切口线。

(3)顺切口线切开皮肤、皮下脂肪组织,切除与否及范围取决于病变的性质。

(4)分离范围上起第 2～3 肋骨,下至第 6～7 肋骨,内达胸骨旁,外抵腋前线。当一侧皮肤分离后,用热盐水纱布填塞止血,再分离另一侧皮肤。然后沿着乳房上缘,围绕乳房基底部边切边止血,直切到胸大肌筋膜缘止。

(5)用组织钳将乳房拉下,用锐刀将整个乳房及周围脂肪组织从胸大肌筋膜上切除。

(6)乳房组织切除后,清创创口,清除残留的血凝块、脱落的脂肪组织,在切口最低位或切开外侧方戳孔置入有侧孔的引流管或橡皮卷,妥善固定在皮肤上或用安全针固定于引流物上以免脱位。

(7)按层缝合皮下组织和皮肤,切口用纱布垫适当加压包扎。

(七)术后处理

(1)术后 2～3 天拔出引流物,乳房全切者要加压包扎 3～5 天。

(2)术后 7～9 天拆线。

(3)乳房全切者容易发生局部皮瓣坏死、皮下积液,处理方法是术后 24 小时检查创口,积血者改善引流,48 小时后仍有积血者,应局部穿刺洗净血清或置负压引流管引流,适当加压包扎。

(张义举)

第九节 乳房其他良性肿瘤

一、脂肪瘤

乳房脂肪瘤是由脂肪细胞增生形成的一种良性肿瘤。脂肪瘤是最常见的一种体表良性肿瘤，它可发生于体表任何部位，多见于肩背部、四肢，发生于乳腺者少见。

脂肪瘤肉眼观察与正常脂肪组织相似，但色泽较黄。有一薄层完整的纤维包膜，肿瘤呈圆形或扁圆形，表面呈分叶状。有的肿瘤富含血管及结缔组织，为血管脂肪瘤。镜下观察，肿瘤由分化成熟的脂肪细胞组成，其间有纤维组织间隔，外有薄层纤维组织包膜。瘤细胞较大，呈圆形，细胞质内充满脂滴，细胞核被挤至近包膜处。

临床表现同其他一般体表脂肪瘤。本病好发于中年以上妇女，乳房较丰满、肥胖，常为无意中发现，无疼痛，无乳头溢液及其他不适症状。检查：肿瘤多为单发，圆形或椭圆形，分叶状，一般3～5 cm，大者亦可达10 cm以上，质软，边界清楚，活动，肿瘤不与皮肤及胸壁粘连。发生于皮下脂肪层者较表浅，发生于腺体内脂肪组织者较深在。肿瘤生长缓慢。

关于本病的治疗，对较大者或生长较快者可行手术切除，一般切除后不复发。对生长较缓慢、较小的脂肪瘤允许观察。

二、平滑肌瘤

乳房平滑肌瘤是一种少见的乳房良性肿瘤。本瘤可来自乳头、乳晕的平滑肌组织及乳腺本身的血管平滑肌组织。根据生长部位、细胞来源的不同，病理分为3型：来源于乳晕区皮肤平滑肌者称浅表平滑肌瘤；来源于乳腺本身血管平滑肌者为血管平滑肌瘤；来源于乳腺本身血管平滑肌和腺上皮共同构成腺样平滑肌瘤。

大体观察：肿瘤呈圆形或椭圆形，边界清楚或有包膜、实性、质韧，一般直径0.3～0.5 cm，切面灰白或淡红色，稍隆起，呈编织状。镜下可见肿瘤由分化成熟的平滑肌细胞组成。瘤细胞呈梭形、细胞质丰富、粉染、边界清楚，并可见肌原纤维。细胞核呈杆状，两端钝圆，位于细胞中央，无核分裂。瘤细胞排列呈束状、编织状或栅栏状，间质有少量的纤维组织。血管平滑肌由平滑肌和厚壁血管构成。腺样平滑肌瘤在平滑肌瘤细胞之间夹杂着数量不等的乳腺小管状结构。

临床上，肿瘤可位于真皮亦可在乳腺实质内。位于真皮者表面皮肤隆起，略呈红色，局部有痛感或有压痛。位于乳腺实质内者，位置深在，多为血管平滑肌瘤或腺样平滑肌瘤，肿瘤有包膜，易推动，生长缓慢。

本病发生于真皮者，诊断较易确定，可行手术治疗，手术时，连同受累皮肤一并切除。对于发生于乳腺实质内者，与纤维瘤较难鉴别，有时需待手术后病理切片方可证实。本病一般不恶变，手术后不复发。

三、神经纤维瘤

乳房神经纤维瘤少见，常为神经纤维瘤的一部分。好发于皮肤及皮下的神经纤维，神经纤维瘤多位于乳头及乳头附近,可为单发或多发,肿瘤直径1～2 cm,生长缓慢,一般不恶变,无疼痛及其他症状。单发者手术切除后一般不复发,多发者可致乳头变形,可考虑切除病变皮肤,并进行乳房整形。

四、汗腺腺瘤

乳腺汗腺腺瘤罕见,是发生于乳腺皮肤汗腺上的良性肿瘤。肿瘤在真皮内由无数小囊形管构成,管腔内充满胶样物质,管壁的两层细胞受压变扁平。

临床上,本病开始时是在皮肤上发现透明而散在的结节,软且有压缩性。结节位于真皮内,一般2 cm大小,有时高出皮肤,肿瘤可逐渐增大呈乳头状,并发生破溃。一般不恶变,手术切除可治愈。

五、错构瘤

乳房错构瘤又称腺脂肪瘤。本病临床较少见,好发于中青年妇女,一般为单发、生长缓慢、无症状、肿物边界清楚、质软、活动度好,与周围无粘连。在钼靶X线摄片上,本病表现为圆形或椭圆形肿块阴影,中央密度不均匀,边缘光滑,且有一圈透亮带。病因为胚芽迷走或异位,或胚胎期乳腺发育异常,造成乳腺正常结构成分比例紊乱。

肉眼观察:肿瘤呈实性,圆形或椭圆形,有一层薄而完整的包膜,直径1～17 cm,质软。切面脂肪成分较多时呈淡黄色;腺体成分较多时呈淡粉红色,纤维组织为主者呈灰白色。

镜下观察:肿瘤为数量不等、杂乱无章的乳腺导管、小叶和成熟的脂肪组织、纤维组织混杂而成,包膜完整。小叶和导管上皮可正常,也可增生。有时可见导管扩张及分泌物潴留。当脂肪组织占肿瘤大部分时,称腺脂肪瘤。

本病需经手术切除后病理切片确诊,预后好,手术后不复发。

六、海绵状血管瘤

乳房海绵状血管瘤临床极为少见,是由血管组织构成的一种良性血管畸形。本病一般多发于乳腺皮下组织内,肿瘤体积不定,质地柔软,边界清楚。切面呈暗红色,可见多数大小不等的腔隙。腔壁厚薄不均,腔内充满血液。镜下见肿瘤组织由大量充满血液的扩张的腔隙及血管构成,腔壁上有单层内皮细胞,无平滑肌。腔隙之间由很薄的纤维组织条索构成间隔,状如海绵,可有完整包膜,亦可境界不清。本病可发生于任何年龄,一般为单发,也可多发。肿瘤境界清楚、质软、有压缩性,或呈囊性感。常无任何不适,生长缓慢。局部肿瘤穿刺抽出血性液体时,可明确诊断。较小的血管瘤可局部手术切除,范围较大者,可考虑行乳房单纯切除术。

七、淋巴管瘤

乳房淋巴管瘤临床极罕见。由淋巴管和结缔组织构成,是一种先天性良性肿瘤。淋巴管瘤多见于锁骨上区及颈部,乳房淋巴管瘤生长缓慢,无不适表现。瘤体大小不一、触之无压痛、质软,有囊性感或波动感,透光试验阳性,局部穿刺可抽出淡黄色清亮液体。临床上,肿瘤较小者行肿瘤切除,较大者行乳房单纯切除术。

八、颗粒细胞瘤

乳房颗粒细胞瘤也称颗粒性肌母细胞瘤,是一种少见的乳腺良性肿瘤。颗粒细胞瘤可发生于身体任何部位,好发于舌、皮下及软组织,乳腺也是本病常见的发病部位之一。

颗粒细胞瘤并非发生于乳腺组织本身,而是来源于乳腺神经鞘细胞。大体观察:肿瘤无包膜,与周围组织分界不清,直径 0.5~4.0 cm,质硬,切面灰白或灰黄,均质状,表面受累皮肤可发生凹陷。镜下:肿瘤无明确分界,瘤体体积大,呈多边形或卵圆形。细胞质丰富,内含均匀分布的嗜酸性颗粒;细胞核小而圆。瘤细胞呈松散的巢状或条索状排列,其间有多少不等的纤维组织包绕。受累皮肤呈假上皮瘤样增生。

临床上,本病好发于 20~50 岁女性。主要为无痛性肿块,质硬,呈结节状,边界不清,活动度差,且常与皮肤粘连,致受累皮肤凹陷,故易与乳腺癌混淆。依靠镜下瘤细胞核小而圆、规则、细胞质丰富呈嗜酸性颗粒状与乳腺癌鉴别。

本病手术切除预后良好。

九、软骨瘤和骨瘤

乳房软骨瘤和骨瘤极少见,可见于老年妇女的乳房纤维腺瘤内。肉眼见该瘤表面呈颗粒状突起、色淡黄、质硬、无明显包膜,但境界清楚。镜下可见骨膜、断续的骨板及排列紊乱的骨小梁,小梁之间可见疏松纤维组织。一般认为它是由成纤维细胞化生而成,另一部分由纤维瘤内纤维成分组成而来。

临床上,患者一般无自觉症状,肿瘤质硬、无触痛、可活动,与周围组织无粘连。

手术切除后一般无复发。

十、腺肌上皮瘤

乳腺腺肌上皮瘤临床少见,术前多易误诊为乳腺纤维腺瘤。本病好发于 50 岁以上女性,亦有年轻女性及男性腺肌上皮瘤报道。常因无痛性肿块就诊、边界清楚、质地韧实、表面光滑、生长缓慢、无痛。

肉眼观察,肿瘤可有或无包膜,切面灰白或灰黄,质脆或鱼肉状,少数为囊实性或囊性。镜下肿瘤组织由增生的腺上皮和肌上皮组成,以肌上皮增生为主。腺上皮可有乳头状增生;肌上皮呈巢状、片状、小梁状分布,细胞呈梭形或为透明细胞。Tavassoli 根据肿瘤结构及肌上皮形态不同,将其分为 3 型。①梭形细胞型:由巢状和片状分布的梭形肌上皮细胞和少量腺腔组成。②腺管形(经典腺肌上皮瘤):主要由大小不等的腺管组成,内覆腺上皮细胞,外围为肌上皮细胞。③小叶型:增生的上皮细胞呈巢状,围绕并挤压腺腔,肿瘤周围纤维组织向瘤内生长,分隔肿瘤呈小叶状。当核分裂象超过 5 个/10 个高倍视野、细胞有明显异型性、肿瘤呈浸润性生长以及肿瘤出现坏死时,考虑有恶性可能。

本病治疗方法为手术切除,应切除肿瘤周围部分正常腺体组织,否则易复发。反复复发则有恶性可能。考虑为恶性时,宜行乳房切除或改良根治术。

十一、乳头腺瘤

乳头腺瘤又称乳头导管腺瘤,是发生于乳头内的导管即乳窦部,是一种局限于集合管内或其

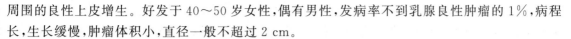

周围的良性上皮增生。好发于40～50岁女性,偶有男性,发病率不到乳腺良性肿瘤的1％,病程长,生长缓慢,肿瘤体积小,直径一般不超过2 cm。

(一)临床表现

乳头腺瘤单侧多见,罕见双侧患者。乳头溢液为主要表现,约占2/3患者,其次可有乳头增粗、变硬、糜烂、溃疡、结痂出血,乳头内或其底部扪及结节等症状,切除的结节质硬,边界可清或不清楚,呈灰白色,此结节有时不在导管内。

(二)诊断与鉴别诊断

乳头腺瘤是一种少见病,对临床上有乳头溢液伴有乳头内或乳窦部有硬结节或肿块者,同时若有乳头糜烂、溃疡、出血、结痂者应高度重视,影像学检查方法,钼靶X线摄片通常不把乳头包括在内,所以影像学不易发现,临床上对可疑者,申请加拍乳头在内的头尾位和内外侧斜内,有时可见乳头及乳晕区有高密度肿块影。彩色B超可显示乳头内有实性肿块影,可协助诊断,但最终需靠病理学确诊。

乳头腺瘤多因临床表现不典型,医师经验不足,术前诊断较困难,临床检查常有漏诊或误诊,必须与乳头慢性炎症、良性肿瘤、Paget病、乳头状癌等进行鉴别。

1.湿疹样癌(Paget病)

初期表现为一侧乳头瘙痒、变红,继而皮肤增厚,粗糙、糜烂、出血、结痂,可见乳头变形或破坏,病理检查乳头、乳晕表皮基底层内可查到Paget细胞,乳头下导管内可见管内癌。即可确诊。而乳头腺瘤是导管上皮细胞增生改变、表皮内无Paget细胞。

2.导管内乳头状瘤

临床表现主要是以乳头溢液为主,半数左右为血性,在乳晕附近可扪及圆形肿物,乳导管造影和乳管镜检查加上取病理活检,一般可以确诊。

3.乳腺管状腺瘤

乳腺管状腺瘤是由密集增生的管状结构构成的圆形结节状良性病变,多见于年轻妇女,多为无意中发现皮肤触及包块,系为卵圆形,可单发、多发,生长较快,活动度较好,界限较清,质地中等、压痛,无皮肤及乳头改变,疼痛随月经期前后变化明显。影像学检查通常为边界清晰,偶含微钙化的肿物,乳腺管状腺瘤是良性病变,切除后无复发,预后较好,主要靠切除后行组织学检查以确诊。

4.乳头汗腺样瘤

发生部位与乳头腺瘤相似,但无乳头糜烂及乳头溢液,检查无Paget细胞,病理检查以乳头大导管的乳头状增生为主,该病罕见,临床检查不易确诊,而病理检查确诊不困难。

(三)治疗与预后

本病应尽量行乳头结节局部完整切除保留乳头,一般不主张行乳房单切术,术后常见复发,未见癌变报道。

十二、乳腺结节性筋膜炎

发生于乳腺的结节性筋膜炎又称假肉瘤性筋膜炎,是乳腺深、浅筋膜的成纤维细胞/肌成纤维细胞的瘤样增生性病变。由于增生的成纤维细胞数量丰富,具有一定的异型性,可见核分裂象,周边无包膜形成,生长较迅速,极易误诊为恶性肿瘤而过度治疗。

大体观察:病变位于乳腺筋膜处,向上可长入皮下,向下可长入乳腺间质。通常体积较小,平均直径 2 cm,多不超过 3 cm,病灶较局限,呈单一梭形或圆形结节,有时在主结节周围可有小的卫星结节。切面灰白、淡红或棕褐色,可有胶冻状或黏液样区域,切面呈实性,质地中等或较韧,有时较软。显微镜下可见,增生的成纤维细胞呈短束状或车辐状排列,分布于黏液样基质中,常伴有小血管增生和炎症细胞浸润。成纤维细胞的密度随病程发展变化较大。早期细胞丰富,形态多样,似肉瘤样改变,细胞呈梭形,较肥胖,核圆或卵圆形,空泡状,相对一致或轻度异性,核仁明显,核分裂象比较常见(<1 个/高倍视野),有时可较多,但均为生理性。部分病例可见多核巨细胞钙化与骨化,周边组织间隙中常见红细胞外渗。免疫组化染色 Vimentin 强阳性,肌源性标记常阳性,actin 可局灶阳性,偶尔可有 Desmin 表达。

本病为一反应性、自限性病变,可发生于任何年龄,以 20~40 岁多见。最常见部位为上肢,特别是前臂屈侧、躯干和颈部,乳腺结节性筋膜炎可发生于乳房皮下组织,亦见于乳腺实质,临床表现为快速生长和局部肿块,一般为 1~2 周,通常不超过 3 个月,局部有肿胀或触疼(约 50%),数月后可自行消退。如病史超过 6 个月,或肿块>5 cm,应排除其他病变。由于本病的临床、大体及显微镜下均易与恶性肿瘤相混淆,故临床病理诊断须通过病史、病理所见,免疫组化检查等与乳腺的梭形细胞肿瘤及病变相鉴别,如恶性纤维组织细胞瘤、纤维肉瘤、黏液性脂肪瘤、平滑肌肿瘤、神经纤维瘤、纤维瘤病、叶状肿瘤、增生性肌炎,术后梭形细胞结节,放疗后成纤维细胞不典型增生等。

尽管该病变可自行消退,但其特别的临床表现往往导致需进行活检或手术切除,因其具有浸润性生长方式,切除后仍可有 1%~2%病例复发,故局部切除仍不失为较适当的治疗方法。

十三、乳腺结节病

乳腺结节病又称乳腺 Boeck 肉样瘤,类肉瘤病。一般是全身性结节病累及乳腺组织,也有少部分病例原发于乳腺。因本病可同时累及全身较多器官,起病隐匿,临床缺乏特异性,虽然少见,一旦发生,临床易误诊为肿瘤性疾病。

结节病是一种全身性肉芽肿病,病程长而隐蔽,不同阶段病理改变有所不同。急性期一般无皮肤及组织学改变,慢性期约 30%可出现皮肤斑块,丘疹或皮下结节。典型的乳腺结节病肉眼观察为乳腺皮下或实质中灰白,灰褐色形态大小较一致,境界较清楚的圆形结节,实性,中等硬度。显微镜下早期可见灶性上皮样细胞增生,散在少量 Langhans 多核巨细胞,较后期病灶扩大,形成大小相对一致,分布均匀的非坏死性结核样的肉芽肿结节,主要由上皮样细胞构成,中央无干酪坏死,偶见纤维素样坏死,周边可有少量淋巴细胞浸润,即所谓"裸结节"。其中可有多少不等的多核巨细胞,多核巨细胞内、外可见到星状包涵体,层状小体(钙化小体),有时结节周边可有蜡样小体(巨大的溶酶体)。晚期上皮样细胞消失,结节逐渐纤维化。

本病原因不明,近年来认为与自身免疫性反应有关,特别是 T 细胞介导的免疫反应,有些病例与遗传因素有关。主要发生于 20~40 岁青壮年,其累及部位除淋巴结和肺以外,还可累及骨、软组织、眼、涎腺和纵隔,尤其是肺部及支气管旁淋巴结占 60%~90%,肉芽肿病变可出现在很多疾病之中,如结核病、分枝杆菌感染、麻风、真菌、异物,甚至霍奇金淋巴瘤等,故本病是一个排除性诊断,除临床大体观察和显微镜观察之外,需通过多种实验室检查慎重鉴别才能确诊。

本病原则上以内科治疗为主,单纯皮肤及淋巴结病变常能自然缓解,不需治疗。部分病例特别是单纯性乳腺结节病因形成明显肿块,术前难以确诊,常以手术切除为主,配以内科治疗,预后良好。

十四、乳腺囊肿

乳腺囊肿在临床很常见,由于乳腺囊肿为乳房触摸明显肿物,往往引起患者的负担和恐惧,有时,一夜之间,小的囊肿即可增大明显。囊肿多发或周围组织有炎症表现,积乳囊肿、外伤性囊肿、单纯性乳腺囊肿为乳腺良性病变,是女性常见病和多发病,占所有女性病的 7% 左右,其发生与内分泌功能紊乱密切相关。

(一)病因

大多数学者认为乳腺囊肿发生与内分泌紊乱密切相关。本病好发于中年妇女,此期的妇女由于生理因素易出现内分泌紊乱,当孕酮分泌减少或缺乏,雌激素水平相对增高,刺激乳腺导管上皮增生,致使导管延伸、折叠、迂曲,大量上皮细胞脱落及伴有部分导管细胞坏死,造成管腔堵塞,其分泌物大量在管腔内积聚,管内压增高而形成囊肿。乳腺囊肿病在病理上表现为一种以上皮组织增生和囊肿形成的非炎非瘤病变。乳腺囊肿一般不会恶变,只有少数不典型导管上皮增生和重度乳头状瘤、乳头状增生,才有恶变可能。

有研究显示,患乳腺囊肿的女性患者约为其他乳腺病女性患者的腋臭发病率的 8 倍。根据统计欧美人士有腋臭者高达 80%,而东方人较少约 10%。行腋臭手术切除术后 5～10 年是乳腺囊肿高发期,呈多发性,乳晕区多见,部分患者伴有乳头溢液。

究其原因,乳腺组织由汗腺演化而来,腋臭是由腋部增生的大汗腺所产生的油脂、蛋白质经细菌分解形成特殊气味所形成的。同源性可能为二者紧密相关的基础。两者均来源于胚胎外胚层,表皮生发层深入到真皮部分,分化为汗腺和哺乳动物的乳腺。当乳腺受到刺激时,乳腺导管上皮出现再生,新生的幼稚细胞往往向着其同源和形态类似的汗腺上皮方向生长分化。

随着乳腺彩超及磁共振等检查的临床普及,越来越多的乳腺囊肿被早期发现。生活水平的提高而腋臭手术切除术的增加,乳腺囊肿疾病亦同时得到发现和治疗。腋臭患者与乳腺囊肿之间是否还存在其他内在关系,有待进一步观察和研究。

积乳囊肿又称为乳汁淤积症,或乳汁潴留样囊肿,较单纯囊肿少见。主要由于泌乳期乳导管阻塞,引起乳汁淤积而形成囊肿。如哺乳期患有乳腺增生、炎症或肿瘤压迫、小叶增生,可造成乳腺的 1 个腺叶或小叶导管填塞。另外,因哺乳期习惯不当,乳汁淤积于导管内,致使导管扩张形成囊肿,细菌入侵继发感染,导致急性乳腺炎或乳腺囊肿。

(二)病理

囊肿大小不等,体积可以很大,直径>3 mm 者称为肉眼可见囊肿,对囊肿直径在 3～5 mm 称为囊肿早期阶段,>7 mm 称为囊肿晚期阶段,直径在 5～7 mm 称为过渡阶段。

囊肿常常含有混浊或清亮液体。有的囊肿外观呈蓝色,又称蓝顶囊肿,大囊肿周围可见多个小囊肿,囊壁较薄。显微镜下:大多数囊肿被覆扁平上皮,上皮可以缺如,囊肿内充满多量泡沫细胞和胆固醇结晶,称为脂性囊肿。

囊肿也可破裂,内容物溢出,引起周围间质炎症反应,也可见多量泡沫细胞和胆固醇结晶,本病常同时伴有其他增生性病变,临床病例可见孤立性的大囊,也可见大囊附近又有多个小囊,囊内常含有流黄色液体或棕褐色血性液体。

单纯囊肿镜下特点:乳腺腺管增大,扩张形成小囊肿,被覆立方上皮。

乳头囊肿镜下特点:囊肿上皮乳头状增生,细胞较轻度异型性,同时有单纯囊肿。

脂性囊肿镜下特点:囊肿壁上皮呈泡沫细胞样,囊内为大量脂性物质,并有胆固醇结晶。

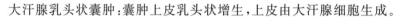

大汗腺乳头状囊肿:囊肿上皮乳头状增生,上皮由大汗腺细胞生成。

(三)辅助检查

1.乳房钼靶X线摄片

大多可见圆形或椭圆形边缘光整,密度均匀的致密阴影,囊肿因挤压周围腺体脂肪组织,在其周围可见透明晕,囊内有出血的,因含铁血黄素与正常组织相比较,密度较高,大的囊肿因凸于挤压皮下组织,但皮肤并不增厚,囊壁内偶可见蛋壳样或斑点样钙化。单发囊肿常为圆形,多发囊肿常为椭圆形高密度影,以两侧者多见。X线片中很难区分囊实性肿块。

2.典型的乳腺囊肿彩超图像表现

内部无回声区,伴有后方回声增强;形状为圆形或椭圆形;边界清晰、边缘光整、囊壁薄而均匀。不典型者多为结节状囊肿及小囊肿,伴有扁平状的囊肿多不伴后方回声增强。有些病例囊壁可见钙化。

3.针吸细胞学检查

细针穿刺诊断即可做出诊断,囊肿较大者可抽出液体注入气体,行囊肿充气X线造影,这样可了解囊内有无隐藏的肿瘤,乳头状瘤或囊内上皮增生的存在,细胞涂片除了能见到腺上皮细胞外,还可见较多的泡沫细胞,其细胞大小不一,圆形边界清楚,核小、细胞质极为丰富,充满大小不等的空泡而呈泡沫状。

穿刺抽完囊液后,注入碘水造影剂,刺激囊壁,使囊腔自行封闭,约有95%的患者可以自行封闭。故穿刺还有一定的治疗意义。

(四)临床表现

患者多无明显临床症状。常因肿物而就诊,经常为多发。触诊肿物质中或韧,边界尚清,活动度可,大小不一。较小肿物触诊不明显。大而单发的囊肿多数为圆形,小而多发的囊肿多数为椭圆形,边界清楚,活动,月经来潮前胀痛,而乳房大小无变化,肿块逐渐增大,增多,多发囊肿及双侧乳房多见。有时触诊肿物质硬,不活动,边界欠清,疑似乳腺癌,细针穿刺或彩超检查可协助诊断。部分患者伴有明显的多孔乳头溢液。

单发囊肿一般无血性液体,如有则为囊内肿瘤,临床行常规穿刺检查,单发囊肿内多为浆液性或淡黄色液体,也有囊内坏死,有棕褐色血性液体。

不典型者多为结节状囊肿,个别绝经期妇女的单纯囊肿,可自行缩小或消失,这就需要临床医师密切观察。囊肿手术后容易复发,囊肿随着月经周期的改变而逐渐增大,由于某些原因,短期内囊肿分泌较多液体,张力明显升高,囊肿临床触诊硬韧感较强。

(五)诊断

(1)病史数月或数年,乳房内触及多发囊性肿物,常位于外上象限。

(2)圆形或椭圆形肿物边界清楚,触及弹性感,张力大,活动差。

(3)彩超引导下的穿刺有液体。

(六)鉴别诊断

1.乳腺脂肪瘤

常见于大乳房内,也可见中年及绝经后妇女,单纯囊肿绝经后较少见,脂肪瘤触之无囊性感,伸张缓慢。

2.乳腺纤维腺瘤

两者的临床表现相似,但乳腺纤维腺瘤多发生在卵巢功能旺盛时期(18~25岁),囊肿多发

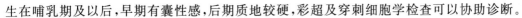

生在哺乳期及以后,早期有囊性感,后期质地较硬,彩超及穿刺细胞学检查可以协助诊断。

3.外伤性乳房血性囊肿

各种原因引起乳房血管的断裂出血,形成局部血性囊肿,外伤史穿刺血液即可确诊,临床表现有外伤病史,乳房疼痛,局部皮肤青紫色瘀斑表现,少量血肿可自行吸收,大的血肿不能够吸收,逐渐形成纤维性硬化,有个别患者表现为腋窝淋巴结肿大,X线检查有阴影较高的肿物,周围有透明环带,有时易与乳腺癌混淆,切除病理检查即可确诊。早期小血肿行理疗、热敷即可吸收。大的血肿穿刺,抽完后流入适量抗生素,如果血肿处理不当,可引起乳房炎症反应,后期应用活血化瘀类中药进行治疗。

4.大汗腺囊肿

实际大多数妇女都有大汗腺囊肿,只是体积小而未被发现。

5.分泌型囊肿

不常见,含脓液,可与单纯囊肿相鉴别。

6.蓝顶囊肿

乳房囊性增生形成较大的囊肿,由于液体色蓝而得名,多恶变(10%左右),上述囊肿均行常规手术切除。

7.乳腺癌

乳腺癌患者发病年龄偏大,肿块和周围组织边界不清,质硬、活动差、腋下淋巴结可有转移肿大。一般针吸细胞学检查或粗针穿刺可明确诊断。积乳囊肿多见于哺乳期,且边界清楚。如不继发感染,患者腋下淋巴结不大。

(七)治疗

单纯囊肿切除术及多发囊肿区段切除术,预后良好。近年来,采用微创旋切术治疗亦取得良好效果,因其创伤小,不留瘢痕,患者易于接受,具有良好的发展前景。

(张义举)

第十节　乳　腺　癌

乳腺癌是女性常见的恶性肿瘤之一,发病率位居女性恶性肿瘤的首位。发病原因不明,雌激素为主的内分泌激素与乳腺癌的发病密切相关。目前,通过采用综合治疗手段,乳腺癌已成为疗效较好的实体肿瘤之一。

一、病因

乳腺癌的病因尚不清楚。乳腺是多种内分泌激素的靶器官,如雌激素、孕激素及泌乳素等,其中雌酮及雌二醇对乳腺癌的发病有直接关系。20岁前本病少见,20岁以后发病率迅速上升,45～50岁较高,绝经后发病率继续上升,可能与年老者雌酮含量提高相关。月经初潮年龄早、绝经年龄晚、不孕及初次足月产的年龄与乳腺癌发病均有关。一级亲属中有乳腺癌病史者,发病危险性是普通人群的2～3倍。乳腺良性疾病与乳腺癌的关系尚有争论,多数认为乳腺小叶有上皮高度增生或不典型增生者可能与乳腺癌发病有关。另外,营养过剩、肥胖、脂肪饮食,可加强或延长雌激素对乳腺上皮细胞的刺激,从而增加发病机会。北美、北欧地区乳腺癌发病率约为亚、非、拉美地区的 4 倍,而低发地区居民移居至高发地区后,第二、三代移民的乳腺癌发病率逐渐升高,提示环境因素及生活方式与乳腺癌的发病有一定关系。

二、病理类型

乳腺癌有多种分型方法,目前国内多采用以下病理分型。

(1)非浸润性癌。包括导管内癌(癌细胞未突破导管壁基膜)、小叶原位癌(癌细胞未突破末梢乳管或腺泡基膜)及乳头湿疹样乳腺癌。此型属早期,预后较好。

(2)早期浸润性癌。早期浸润是指癌的浸润成分<10%。包括早期浸润性导管癌(癌细胞突破管壁基膜开始向间质浸润)、早期浸润性小叶癌(癌细胞突破末梢乳管或腺泡基膜开始向间质浸润,但仍局限于小叶内)。此型仍属早期,预后较好。

(3)浸润性特殊癌。包括乳头状癌、髓样癌(伴大量淋巴细胞浸润)、小管癌(高分化腺癌)、腺样囊性癌、黏液腺癌、大汗腺样癌、鳞状细胞癌等。此型分化一般较高,预后尚好。

(4)浸润性非特殊癌。包括浸润性小叶癌、浸润性导管癌、硬癌、髓样癌(无大量淋巴细胞浸润)、单纯癌、腺癌等。此型一般分化低,预后较上述类型差,且是乳腺癌中最常见的类型,占80%,但判断预后尚需结合疾病分期等因素。

(5)其他罕见癌。

三、转移途径

(一)局部扩展

癌细胞沿导管或筋膜间隙蔓延,继而侵及 Cooper 韧带和皮肤。

(二)淋巴转移

主要途径有:①癌细胞经胸大肌外侧缘淋巴管侵入同侧腋窝淋巴结,然后侵入锁骨下淋巴结以至锁骨上淋巴结,进而可经胸导管(左)或右淋巴管侵入静脉血流而向远处转移;②癌细胞向内侧淋巴管,沿着乳内血管的肋间穿支引流到胸骨旁淋巴结,继而达到锁骨上淋巴结,并可通过同样途径侵入血流。一般途径①为多数,根据我国各地乳腺癌扩大根治术后病理检查结果,腋窝淋巴结转移约 60%,胸骨旁淋巴结转移率为 20%~30%。后者原发灶大多数在乳房内侧和中央区。癌细胞也可通过逆行途径转移到对侧腋窝或腹股沟淋巴结。

(三)血运转移

以往认为血运转移多发生在晚期,这一概念已被否定,因为现在一致认为乳腺癌是一个全身性疾病。研究发现有些早期乳腺癌已有血运转移。癌细胞可经淋巴途径进入静脉,也可直接侵入血循环而致远处转移。最常见的远处转移依次为肺、骨、肝。

四、临床表现

早期乳腺癌不具备典型症状和体征,不易引起患者重视,常通过体检或乳腺癌筛查发现。

(一)临床症状、体征

1.乳腺肿块

80%的乳腺癌患者以乳腺肿块首诊。患者常无意中发现肿块,多为单发,质硬,边缘不规则,表面欠光滑。大多数乳腺癌为无痛性肿块,仅少数伴有不同程度的隐痛或刺痛。

2.乳头溢液

非妊娠期从乳头流出血液、浆液、乳汁、脓液,或停止哺乳半年以上仍有乳汁流出者,称为乳头溢液。引起乳头溢液的原因很多,常见的疾病有导管内乳头状瘤、乳腺增生、乳腺导管扩张症和乳腺癌。单侧单孔的血性溢液应进一步检查,若伴有乳腺肿块更应重视。

3.皮肤改变

乳腺癌引起皮肤改变可出现多种体征,最常见的是肿瘤侵犯 Cooper 韧带后与皮肤粘连,出现"酒窝征"。若癌细胞阻塞了淋巴管,则会出现"橘皮样改变"。乳腺癌晚期,癌细胞沿淋巴管、腺管或纤维组织浸润到皮内并生长,形成"皮肤卫星结节"。

4.乳头、乳晕异常

肿瘤位于或接近乳头深部,可引起乳头回缩。肿瘤距乳头较远,乳腺内的大导管受到侵犯而短缩时,也可引起乳头回缩或抬高。乳头湿疹样癌,即乳头 Paget 病,表现为乳头皮肤瘙痒、糜烂、破溃、结痂、脱屑,伴灼痛,至乳头回缩。

5.腋窝淋巴结肿大

隐匿性乳腺癌乳腺体检摸不到肿块,常以腋窝淋巴结肿大为首发症状。医院收治的乳腺癌患者 1/3 以上有腋窝淋巴结转移。初期可出现同侧腋窝淋巴结肿大,肿大的淋巴结质硬、散在、可推动。随着病情发展,淋巴结逐渐融合,并与皮肤和周围组织粘连、固定。晚期可在锁骨上和对侧腋窝摸到转移的淋巴结。

（二）乳腺触诊

（1）方法:遵循先视诊后触诊,先健侧后患侧的原则。触诊时应采用手指指腹侧,按一定顺序,不遗漏乳头、乳晕区及腋窝部位,可双手结合。

（2）大多数乳腺癌触诊时可以触到肿块,查体时应重视乳腺局部腺体增厚变硬、乳头糜烂、乳头溢液,以及乳头轻度回缩、乳房皮肤轻度凹陷等,必要时可活检行细胞学诊断。

五、诊断

详细询问病史及临床检查后,大多数乳房肿块可得出诊断。但乳腺组织在不同年龄及月经周期中可出现多种变化,因而应注意查体方法及检查时距月经期的时间。乳腺有明确的肿块时诊断一般不困难,但不能忽视一些早期乳腺癌的体征,如局部乳腺腺体增厚、乳头溢液、乳头糜烂、局部皮肤内陷等,以及对有高危因素的妇女,可应用一些辅助检查。诊断时应与下列疾病鉴别。

（一）纤维腺瘤

常见于青年妇女,肿瘤大多为圆形或椭圆形,边界清楚,活动度大,发展缓慢,一般易于诊断。但 40 岁以后的妇女不要轻易诊断为纤维腺瘤,必须排除恶性肿瘤的可能。

（二）乳腺囊生增生病

多见于中年妇女,特点是乳房胀痛、肿块可呈周期性,与月经周期有关。肿块或局部乳腺增厚与周围乳腺组织分界不明显。可观察一至数个月经周期,若月经来潮后肿块缩小、变软,则可继续观察,如无明显消退,可考虑作手术切除及活检。

（三）浆细胞性乳腺炎

浆细胞性乳腺炎是乳腺组织的无菌性炎症,炎性细胞中以浆细胞为主。临床上 60% 呈急性炎症表现,肿块大时皮肤可呈橘皮样改变。40% 的患者开始即为慢性炎症,表现为乳晕旁肿块,边界不清,可有皮肤粘连和乳头凹陷。急性期应予抗感染治疗,炎症消退后若肿块仍存在,则需手术切除,作包括周围部分正常乳腺组织的肿块切除术。

(四)乳腺结核

乳腺结核是由结核杆菌所致乳腺组织的慢性炎症。好发于中、青年女性。病程较长,发展较缓慢。局部表现为乳房内肿块,肿块质硬偏韧,部分区域可有囊性感。肿块境界有时不清楚,活动度可受限,可有疼痛,但无周期性。治疗包括全身治疗及局部治疗,可作包括周围正常乳腺组织在内的乳腺区段切除。

六、临床分期

由于分期是依据疾病的严重程度,所以肿瘤的分期是最重要的预后指标之一。美国癌症委员会和癌症国际联合中心已制订了一个统一的乳癌分类系统:TNM 分期系统。在一个原位及浸润混合性病灶,肿瘤的大小取决于浸润成分的大小。微浸润乳腺癌指的是浸润成分 <2 mm。小浸润乳癌通常指 <1 cm 的病灶(T_{1a}、T_{1b}),而早期乳腺癌指的是 I 和 II 期的病灶。生存率与分期呈负相关:I 期乳腺癌 5 年生存率大约为 90%,而 IV 期患者诊断后很少能活过 5 年。

TNM 分期系统。

原发灶(T)。

T_X:原发灶无法评价。

T_0:无原发灶。

T_{is}:原位癌:导管内癌,小叶原位癌,或未发现肿块的 Paget 病。

T_1:肿瘤最大径 ≤2 cm。

$T_{1\,mic}$:最大径 ≤0.1 cm 的微浸润。

T_{1a}:肿瘤最大径 >0.1 cm,但 ≤0.5 cm。

T_{1b}:肿瘤最大径 >0.5 cm,但 ≤1 cm。

T_{1c}:肿瘤最大径 >1 cm,但 ≤2 cm。

T_2:肿瘤最大径 >2 cm,但 ≤5 cm。

T_3:肿瘤最大径 >5 cm。

T_4:肿瘤大小不计,直接侵犯(a)胸壁或(b)皮肤,如下。

T_{4a}:侵犯胸壁。

T_{4b}:水肿(包括橘皮样改变)或乳腺皮肤溃疡或限于同侧乳腺的卫星结节。

T_{4c}:两者都有(T_{4a} 和 T_{4b})。

T_{4d}:炎性乳癌。

区域淋巴结(N)。

N_X:区域淋巴结无法评价(如已切除)。

N_0:无区域淋巴结转移。

N_1:同侧腋窝淋巴结转移但可推动。

N_2:同侧腋窝淋巴结转移,彼此或与其他结构固定。

N_3:对侧乳腺淋巴结转移。

病理分类(PN)。

PN_X:区域淋巴结无法评价(如已切除或未切取供病理分析)。

PN_0:无区域淋巴结转移。

PN_1:同侧腋窝淋巴结转移,但可推动。

PN_{1a}:仅有微转移($\leqslant$0.2 cm)。

PN_{1b}:任何超过 0.2 cm 的淋巴结转移。

$PN_{1b\text{I}}$:1～3 个淋巴结转移,最大径＞0.2 cm、但$\leqslant$2 cm。

$PN_{1b\text{II}}$:＞4 个淋巴结转移,最大径＞0.2 cm、但＜2 cm。

$PN_{1b\text{III}}$:肿瘤扩散超出淋巴结包膜,最大径＜2 cm。

$PN_{1b\text{IV}}$:有淋巴结转移,最大径$\geqslant$2 cm。

PN_2:同侧腋窝淋巴结转移,彼此或与其他结构固定。

PN_3:同侧内乳淋巴结转移。

远处转移(M)。

M_X:远处转移无法评价。

M_0:无远处转移。

M_1:有远处转移(包括同侧锁骨上淋巴结转移)。

临床分期。

0 期 ：$T_{is}N_0M_0$。

Ⅰ 期 ：$T_1N_0M_0$。

Ⅱ A 期 ：$T_0N_1M_0$,$T_1^{②}N_1^{③}M_0$,$T_2N_0M_0$。

Ⅱ B 期 ：$T_2^{*}N_1M_0$,$T_3N_0M_0$。

Ⅲ A 期 ：$T_0N_2M_0$,$T_1^{②}N_2M_0$,$T_2N_2M_0$,$T_3N_1M_0$,$T_3N_2M_0^{*}$。

Ⅲ B 期 ：T_4任何 NM_0,任何 TN_3M_0。

Ⅳ 期 ：任何 T 任何 NM_1。

注:①有肿块的 Paget's 病分类根据肿瘤大小。②包括 $T_{1\,mic}$。③N_{1a}患者预后同 PN_0患者。以上分期以临床检查为依据,实际上并不精确,还应结合术后病理检查结果进行校正。

七、预防

乳腺癌病因尚不清楚,目前尚难以提出确切的病因学预防(一级预防)。但重视乳腺癌的早期发现(二级预防),经普查检出病例,将提高乳腺癌的生存率。不过乳腺癌普查是一项复杂的工作,要有周密的设计、实施计划及随访,才能收到效果。目前一般认为乳房钼靶摄片是最有效的检出方法。

八、治疗

乳腺癌是一种全身性疾病,其治疗原则是采取以手术为主的局部治疗和全身治疗相结合的综合治疗,局部治疗包括手术和放射等治疗,全身治疗主要是化疗、内分泌治疗和生物治疗。

(一)手术治疗

1.保留乳房手术

保留乳房手术即对病灶较小的乳腺癌行局部扩大切除,保留大部分乳房,是否行腋窝清扫视腋窝转移情况而定。该术式已成为西方发达国家的主要手术方式,国内应用也越来越多。主要适应证为单个肿瘤、最大径$\leqslant$3 cm、腋窝淋巴结转移少或无转移,且残留乳房无其他病变。如肿瘤距乳晕边缘距离≥2 cm,可保留乳头乳晕;位于乳头乳晕区的乳腺癌,如病灶小,也可行中央区局部扩大切除,保留剩余乳房。对肿瘤直径>3 cm者,经术前化疗缩小后也可考虑保留乳房。循证医学证明,如手术指征选择恰当,切缘距肿瘤边缘1 cm以上,保留乳房手术能获得与改良根治术相同的疗效,但术中必须对所有切缘进行病检以保证无癌残留,且术后需行全乳放疗。

2.单纯乳房切除术

单纯乳房切除术又名全乳切除术,即只切除整个乳房而不行腋窝清扫。适用于前哨淋巴结活检(SNB)无转移者、年老体弱不能耐受根治手术者及晚期乳腺癌姑息性切除。

前哨淋巴结(SLN/SN)是指最先接受原发肿瘤的淋巴引流并最早发生癌转移的特定区域淋巴结。前哨淋巴结无转移时,其所在的区域淋巴结一般无转移。因此,通过行腋窝前哨淋巴结活检可以判断腋窝淋巴结有无转移,进而确定腋窝清扫是否必要。如前哨淋巴结阴性,通常不必清扫腋窝,反之应行腋窝清扫。临床上,一般采用染料法和核素示踪法结合显示前哨淋巴结,其准确性在95%以上,假阴性率<5%。

3.乳腺癌改良根治术

乳腺癌改良根治术也称简化根治术,是指在全乳切除的同时行腋窝清扫,其与乳腺癌根治术的不同之处在于保留胸大小肌。又分两种术式:一种是胸大、小肌均保留(Auchincloss手术),另一种是保留胸大肌,切除胸小肌(Patey手术)。适用于胸大肌无侵犯的乳腺癌。随着保留乳房手术的兴起,该术式逐渐减少。

4.Halsted乳腺癌根治术

手术切除整个乳房,胸大、小肌,腋窝和锁骨下淋巴结。切除范围上至锁骨下,下到肋缘,外至背阔肌前缘,内达骨旁。根据病变的部位可选择纵或横梭形切口。该手术适用于肿瘤较大、已侵犯胸大肌或腋窝、锁骨下淋巴结转移较多的乳腺癌患者。

5.乳腺癌扩大根治术

在乳腺癌根治术的同时切除2、3、4肋软骨,清扫内乳淋巴结即为扩大根治术。适用于有内乳淋巴结转移的乳腺癌患者。根据是否切除局部胸膜又分为胸膜外扩大根治术(Margotini手术)和胸膜内扩大根治术(Urban手术),前者不切胸膜,不进胸腔,创伤相对要小,故应用多于后者。

乳腺癌的手术方式还有保留胸大小肌同时清扫内乳淋巴结的改良扩大根治术、皮下乳腺切除及腔镜乳腺癌手术等。手术完毕应找出切除的全部淋巴结,按部位分别送病检,以便确定淋巴结转移状况和分期,合理制订治疗计划。

(二)化疗

乳腺癌是对化疗敏感的肿瘤之一,因此,化疗是乳腺癌的重要治疗手段。一般认为,除原位癌、微浸润癌及部分低危的乳腺癌外,年龄在70岁以下的浸润性乳腺癌术后都应化疗。在用药上,主张联合或序贯给药,其效果较单一药物好。

对乳腺癌疗效较好的常用化疗药物有:环磷酰胺、氟尿嘧啶、氨甲蝶呤、表柔比星或多柔比星、紫杉醇和多希紫杉醇、吉西他滨、长春瑞滨、卡培他滨等。常用的化疗方案有:环磷酰胺+氨甲蝶呤+氟尿嘧啶(CMF)、氟尿嘧啶+表柔比星+环磷酰胺(FEC)、紫杉醇或多希紫杉醇+表柔比星(TE)或再加环磷酰胺(TEC)等,一般每3周为1个周期,对体质较好的高危患者也可采用剂量或强度密度化疗,通常连用6个周期。化疗期间应经常检查肝功能和白细胞计数。如白细胞计数低于正常,可注射粒细胞刺激因子,白细胞严重减少时应停药。

对局部晚期乳腺癌及具备其他保留乳房的条件但肿瘤偏大的患者,可采用新辅助化疗,即在术前先予化疗数个周期,待肿瘤缩小和分期下降后进行手术,术后再行化疗。新辅助化疗可增加保留乳房的概率,变不可手术为可手术,或使难切除的肿瘤变得容易切除,并可减少术后复发。

(三)放疗

主要用于手术后辅助治疗及晚期患者的转移灶放疗。术后辅助放疗一般在全部化疗结束后进行,其指征有:原发病变≥5 cm;有局部皮肤或深部肌肉浸润;手术证实腋窝淋巴结转移≥4 个或超过切除淋巴结数的一半;锁骨下或内乳淋巴结转移;保留乳房手术后等。对早期乳癌确无淋巴转移的患者,不必常规进行放疗,以免对人体造成损害。

(四)内分泌治疗

内分泌治疗又称激素治疗。50%～70%的乳腺癌属激素依赖性肿瘤,雌激素可刺激其生长和增殖。内分泌治疗的机制在于减少雌激素的来源、阻断雌激素受体,对抗雌激素对乳腺癌的促生长作用,其特点是不良反应较轻,疗效较持久,但起效慢。内分泌治疗适用于雌激素受体(ER)或孕激素受体(PR)阳性的乳腺癌患者,术后内分泌治疗一般在全部放、化疗结束后开始,常规使用 5 年,如出现复发等耐药现象,应及时换药。在绝经前,女性体内的雌激素主要来自卵巢的分泌,绝经后,卵巢功能消退,雌激素主要来源于肾上腺皮质分泌的雄激素转化而来,在转化过程中需要芳香酶的参与。据此,内分泌治疗可采用不同的方法。卵巢去势适用于绝经前 ER 阳性的乳腺癌,对骨、肺转移效果较好,对肝、脑转移效果差,现已少用。也可用深部 X 线照射毁坏卵巢,达到去势的效果,但起效慢,6～8 周后才见效果。促黄体生成激素释放激素(LHRH)类似物(如诺雷德)能抑制垂体前叶促性腺激素的分泌,从而达到卵巢抑制的效果,称为药物性去势,适用于绝经前 ER 阳性或 PR 阳性的患者。抗雌激素治疗是利用选择性雌激素受体调节剂(SERM)或拮抗剂竞争性结合雌激素受体,从而阻断雌激素与受体结合发挥作用,适用于绝经前或绝经后 ER 阳性或 PR 阳性者,最常用的药物是他莫昔芬(三苯氧胺),一般 10～20 mg,2 次/天。芳香酶(环氧化酶)抑制剂(AI)如来曲唑和阿那曲唑能抑制芳香酶活性,从而阻断雄激素转化为雌激素,减少雌激素的来源,适用于绝经后 ER 阳性或 PR 阳性者;芳香酶抑制剂也可同 LHRH 类似物联合用于绝经前 ER 阳性或 PR 阳性者。孕激素和雄激素用于晚期乳腺癌的治疗,可以改善患者的骨转移性疼痛和恶病质,对 ER 阳性者更有效。

(五)生物治疗

*Her*2 是表皮生长因子家族的成员,有近 40%的乳腺癌呈 *Her*2 强阳性,*Her*2 强阳性提示预后较差。赫赛汀是抗 *Her*2 的人源化单克隆抗体,与 *Her*2 结合后可抑制乳腺癌的增生。

(六)核素治疗

用于晚期乳腺癌骨转移,能抑制肿瘤生长,缓解疼痛,可与双磷酸盐结合使用。

九、预后

乳腺癌的预后与患者年龄、肿瘤大小、淋巴结转移情况、组织学类型、病理分级和 ER、PR 状况有关,ER、PR 阳性对内分泌治疗有效,预后相对较好。其他可能有意义的预后指标包括 *Her*2、*p*53、肿瘤血管侵犯和血管生成等。早期乳腺癌手术后 5 年生存率可达 90%以上,因此,早期发现对乳腺癌的预后有重要意义。

(张义举)

第四章 心外科常见疾病

第一节 动脉导管未闭

动脉导管是胎儿赖以生存的肺动脉与主动脉之间的生理性血流通道,通常于生后 10～20 小时呈功能性关闭。多数婴儿在出生后 4 周左右动脉导管闭合,退化为动脉导管韧带。由于某种原因造成的婴儿动脉导管未能闭合,称之为动脉导管未闭。

一、病理解剖

动脉导管组织结构与动脉不同,中层缺乏弹力纤维,主要为排列紊乱的呈螺旋状的平滑肌细胞组成,内膜增厚并有许多黏液样结构,其收缩时有利于闭合管腔。婴儿出生后,肺血管阻力下降、动脉血氧含量增加,以及缓激肽组织等物质的产生,均促使动脉导管的闭合。上述因素如果发生改变,可影响动脉导管的闭合。

二、病理生理

在胎儿时期血液中前列腺素维持动脉导管的开放。出生时呼吸使氧分压增高,抑制前列腺素合成酶,降低循环中前列腺素水平,引起动脉导管收缩。未闭导管是体-肺循环的异常血流通道,从而产生主动脉向肺动脉的连续性左向右分流,分流量大小取决于导管的直径与主肺动脉间的压力阶差。左向右分流使肺循环血流增加,左心回血量增多,左心容量负荷增加;再加上体循环血流减少,左心室代偿性做功,可导致左心室扩大、肥厚,直至出现左心室衰竭。

长期的分流使肺循环血量增加,肺小动脉反射性痉挛,肺动脉压力增高,右心室排血受阻,后负荷增加,右心室逐渐肥厚。初期肺动脉高压为动力性,如果分流未能及时阻断,随着上述病理生理的改变加重,血管阻力增加,可导致肺小动脉发生硬化阻塞等器质性改变。当肺动脉压等于或超过主动脉压时,可产生双向或右向左分流,成为埃森曼格综合征,临床上出现差异性发绀。

三、临床表现

(一)症状

患者的症状取决于导管的大小、肺血管阻力以及合并的心内畸形。小的动脉导管未闭,患儿可以无症状。中等大小的动脉导管未闭,分流量随着出生后数月肺血管阻力下降显著增加,患儿常表现为发育迟缓、反复呼吸道感染、乏力。大的动脉导管未闭婴儿可在出生后数周内发生心力衰竭伴呼吸急促、心动过速和喂养困难。早产儿大的动脉导管未闭常伴有呼吸窘迫,并需要插管和呼吸机支持。个别患者可能并发感染性心内膜炎,伴有相应的临床表现。动脉导管未闭引起的肺动脉高压症状表现为劳力性气急,无左心衰表现。肺动脉扩张可压迫左喉返神经导致声音嘶哑,如患者常有咯血,则预后较差。

(二)体征

典型杂音为胸骨左缘第1、2肋间连续性机械样杂音,向左锁骨下传导。心前区心脏冲动增强,脉压增大。导管未闭所致的右向左分流,使患者出现差异性发绀。

四、辅助检查

(一)一般检查

化验检查:血尿常规、肝肾功能、血糖、离子、肝炎病毒、凝血五项、HIV+TPHA+RPR、冷凝集试验。

(二)特殊检查

胸部正侧位片、心电图、心脏超声心动图。诊断不十分明确或可能合并有其他畸形者还需行心导管或冠脉CT检查。

1.心电图检查

正常或左心室肥大,肺动脉高压时则左、右心室肥大。

2.X线检查

心影增大,左心缘向左下延长;主动脉结突出,呈漏斗状;肺动脉圆锥平直或隆出,肺血管影增粗。

3.超声心动图检查

左心房和左心室内径增大,二维切面可显示未闭动脉导管,多普勒超声能发现异常血流信号。

五、治疗

(一)手术适应证与禁忌证

1.适应证

早产儿和婴幼儿反复发生肺炎、呼吸窘迫、心力衰竭或喂养困难者,应及时手术。无明显症状者,多主张学龄前择期手术。

2.禁忌证

艾森曼格综合征是手术禁忌证。

(二)手术方法

手术方法有结扎或钳闭术、切断缝合术、内口缝合术等。目前临床上多采用结扎法。此法可取左后外切口或腋下直切口。以腋下直切口为例,其具体方法:全麻成功后,气管插管,取右侧卧位,左侧上肢悬吊。常规消毒、铺无菌敷布。取左腋中线直切口,长7 cm左右,切开皮肤后改用电刀切开皮下、肌肉,经第3肋间入胸腔。探查见:肺充血,肺动脉表面可触及震颤,张力增高。用盐水纱布将肺压至前下方,沿降主动脉剪开后纵隔胸膜,锐钝交替游离动脉导管,动脉导管多为管状,用直角钳引过 2 根 10 号线,待血压降至 13.3 kPa(100 mmHg)左右时,10 号线双重结扎动脉导管。结扎后肺动脉表面震颤消失,血压回升。用含庆大霉素 16 万单位的生理盐水冲洗胸腔,缝合后纵隔胸膜,彻底胀肺、止血,经腋后线 7 肋间留置胸腔引流管一枚,肠线捆扎肋骨,丝线缝合肌肉和皮下,可吸收线缝合皮肤。

(三)手术后并发症及处理

(1)出血:应用止血药物,必要时行开胸止血术。

(2)肺不张、肺部感染。

(3)喉返神经损伤。

(4)乳糜胸:禁食水,必要时行开胸探查术。

(5)假性动脉瘤:必要时行开胸手术。

(6)动脉导管再通:再次行开胸手术。

(7)术后高血压:术后应用降压药物。

(李一民)

第二节　肺动脉口狭窄

肺动脉口狭窄指单纯性肺动脉瓣狭窄,是一种较常见的心脏畸形,占先天性心脏病的 8%~10%。肺动脉瓣狭窄原因未明,单纯性肺动脉瓣狭窄在同胞中发病率较高。

一、病理解剖

肺动脉瓣为 3 个半月瓣,瓣叶交界处完全分隔,瓣环和右室漏斗部肌肉相连接。肺动脉瓣狭窄大部分可见完整的瓣叶结构及交界,但 3 个交界互相融合成圆顶状隔膜向肺动脉内突起,瓣口位于中央或偏于一侧,严重者瓣口直径仅 1 mm,近乎闭锁。也有二瓣交界融合畸形或单瓣化,即瓣膜为中央穿孔的隔膜而肺动脉干扩张。

少数有肺动脉瓣及瓣环发育不良,瓣环小,瓣叶僵硬,发育不全、不相融合的瓣叶明显增厚,使右室流出道阻塞,有时右室流出道包括瓣膜上、下均有狭窄,肺动脉干可无明显扩张。重症单纯肺动脉瓣狭窄可伴有漏斗部继发性肥厚,单纯漏斗部狭窄可位于漏斗部入口或出口,狭窄由纤维肌性所致,漏斗部管状狭窄由漏斗部四周肌肉肥厚形成。

肺动脉瓣以上各分支亦可发生不同程度狭窄。由于右室流出道射血受阻,引起右室向心性肥厚,重症病例右室腔容量减少,心内膜下心肌可有缺血性改变,三尖瓣可增厚、闭合浅,三尖瓣关闭不全。

肺动脉瓣的形态学分为 6 种不同的解剖亚型。这些亚型包括穹顶型、三叶瓣、二叶瓣、单一瓣融合、瓣发育不良和瓣环发育不良。不论何种亚型,瓣叶通常增厚,且在多数亚型,瓣交界融合。瓣发育不良型,占单纯性肺动脉瓣狭窄的 10%~20%。瓣发育不良的瓣膜往往不融合,瓣环亦发育不良,且瓣上肺动脉和瓣下漏斗部亦狭窄。

多数病例肺动脉瓣狭窄后肺动脉干扩张。扩张程度与狭窄程度无关。狭窄后扩张在中度狭窄的较年长病例明显。右室肥厚主要是由于右室压力负荷增加所致。

二、病理生理

新生儿重症肺动脉瓣狭窄肺动脉瓣多呈三叶,交界融合,开口极小。在胎儿发育期,由于较少血液流经右心室,右心室发育受限。50%重度肺动脉狭窄新生儿伴三尖瓣和右室发育不良,且右室通常严重肥厚。重度肺动脉狭窄伴冠状动脉瘘较少见,小部分病例存在右室依赖型冠状循环。重度肺动脉狭窄新生儿肺动脉血流完全依赖于动脉导管。动脉导管的关闭导致肺血流下降、进行性发绀、酸中毒、心力衰竭,导致出生后早期死亡。

婴儿及儿童肺动脉瓣狭窄的病理生理与右室流出道狭窄程度直接相关。主要是由于梗阻的进行性加重而得不到纠正引发的继发性形态学改变。狭窄进展并不发生于所有病例,其根本机制未明,可能由于体格生长发育引起的心排出量需求增加而肺动脉瓣膜开口面积狭小、不变。不断增高的右室压力负荷引起肌束肥厚,增加心肌氧耗量,同时由于心排出量的降低氧传递受限,导致心内膜下缺血和心肌梗死。随之发生右室顺应性降低和右房压力增高。心房水平交通时可发生右向左分流,出现发绀。

三、临床表现

轻度狭窄可无症状表现。中度狭窄在二三岁内无症状,但年长后活动时易感疲惫及气促。呼吸困难和心动过速是重度肺动脉狭窄的典型临床表现,呼吸窘迫、发绀和代谢情况不断恶化。听诊胸骨左上缘闻及较响收缩期杂音,但在重症病例由于房内分流减少和心排出量降低,杂音较为轻柔。三尖瓣反流常见,在胸骨左下缘可闻全收缩期杂音,而在胸骨左上缘闻动脉导管杂音。在心前区叩诊可及右房位置心界扩大。

中度狭窄病例以活动费力为明显症状。早期症状为乏力和活动后气急。晚期右室梗阻和较大房间隔缺损可显发绀。其他严重肺动脉狭窄不常见的症状有胸痛、昏厥和室性心律失常。轻度或中度肺动脉狭窄的听诊可闻及正常第一心音后的特征性的喷射性喀喇音。第二心音常分裂,分裂程度与狭窄程度相关。广泛、固定的第二音分裂是伴有房间隔缺损的标志。在严重肺动脉狭窄见颈静脉怒张。此类病例常有肝脏肿大和搏动。心前区可及抬举感,胸骨左缘第2肋间或胸骨上窝伴震颤。

四、辅助检查

(一)一般检查

化验检查:血尿常规、肝肾功能、血糖、离子、肝炎病毒、凝血五项、HIV+TPHA+RPR、冷凝集试验。

(二)特殊检查

胸部正侧位片、心电图、心脏超声心动图。诊断不十分明确或可能合并有其他畸形者还需行心导管或冠脉CT检查。

1.X线检查

双肺野清晰,肺血管纹理减少,右心室、右心房增大,心尖圆钝,肺动脉圆锥隆突。右室漏斗部狭窄时肺动脉段隆突不明显。

2.心电图检查

心电轴右偏,右心室肥大劳损,T波倒置和P波高尖等表现。

3.超声心动图检查

肺动脉瓣狭窄显示肺动脉主干增宽、瓣叶增厚、回声增强、开放受限和右室壁增厚,漏斗部狭窄则表现为右室流出狭小,肌小梁和肌柱增粗,第三心室形成。多普勒超声能显示狭窄部位的高速血流信号。

五、治疗

(一)手术适应证

轻度狭窄不需手术。中度以上狭窄,有明显临床症状,心电图显示右心室肥大,右心室与肺动脉间压力阶差>6.7 kPa(50 mmHg),应择期手术。重度狭窄出现晕厥或已有继发性右心室流出道狭窄者需尽早手术。

(二)手术步骤

全麻成功后取仰卧位,行动脉和颈静脉穿刺,取胸骨正中切口,常规皮肤消毒,铺无菌巾,切开皮肤,同时经静脉给予肝素抗凝,电刀切开皮下、肌层,电锯纵劈胸骨,开张器撑开胸骨,游离胸腺,倒T字形切开心包,并将心包悬吊于两侧胸壁,先行心外探查,查看心脏改变及畸形情况。开始建立体外循环。在升主动脉缝合烟包,行主动脉插管,游离上、下腔静脉后壁,上阻断带。在上腔静脉入口处缝合烟包,行上腔静脉插管,在下腔静脉入右心房上方缝合烟包,行下腔静脉插管,在右肺上静脉入左房处行烟包缝合,行左心房插管,在升主动脉根部行烟包缝合,行心脏停搏液灌注管插入。体外循环开始转流并降温,体温32 ℃时阻断上、下腔静脉,30 ℃时阻断升主动脉,经升主动脉根部灌注心脏停搏液,心脏停搏后,根据狭窄部位不同,选择不同的术式。瓣膜狭窄者通常切开肺动脉,施行瓣膜交界切开术。漏斗部狭窄者则切开右室流出道前壁,切除纤维环或肥厚的壁束和隔束,疏通右室流出道。若右室流出道疏通不满意,可用自体心包或涤纶织片加宽流出道。肺动脉主干或瓣环狭窄者需切开狭窄的主干或瓣环,跨越瓣环行右室流出道至肺动脉的补片加宽术。(也可在体外循环心脏搏动下施行心内直视手术。)然后,开放升主动脉,缝合右房切口,心脏自动复跳或电击除颤复跳,开放上、下腔静脉,复温。各项指标许可后,停止体外循环,经静脉给鱼精蛋白中和肝素。依次拔出左心房引流管、上腔静脉插管、下腔静脉插管、升主动脉插管及灌注管,各创面彻底止血后(部分病例需在右室前壁缝合临时心外膜起搏导线),钢丝缝合胸骨,心包腔内与胸骨后各置引流管一枚,依次缝合肌层、皮下、皮肤。

(三)术后处理

同房间隔缺损。

(李一民)

第三节　房间隔缺损

房间隔缺损(ASD)是患儿在胚胎期由于原始心房分割过程中间隔发育障碍或吸收过多,导致间隔缺损,引起左右心房间的分流的畸形。房间隔缺损为常见的先天性心脏,可分为原发孔缺损和继发孔缺损两类,以后者居多,占先天性心脏病的10%左右。房间隔缺损可单独存在,也可合并其他畸形。

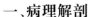

一、病理解剖

房间隔缺损根据发生部位分为原发孔房间隔缺损和继发孔房间隔缺损。

(一)原发孔型房间隔缺损

由于原发房间隔过早停止生长,不与心内膜垫融合而遗留的孔隙即成为原发孔缺损(或第一孔缺损)。

(二)继发孔型房间隔缺损

胚胎发育中原始房间隔吸收过多或继发性房间隔发育障碍,导致左右房间隔存在通道。继发孔型房间隔缺损可分为 4 型。

(1)中央型:临床上最常见(占 76% 左右),呈椭圆形。

(2)静脉窦型:缺口位于上腔静脉入口处为上腔型,常伴有肺静脉异位引流。缺口位置低、下缘阙如位于下腔静脉入口处为下腔型。

(3)冠状静脉窦型:房间隔本身完整,只有冠状静脉窦与左房之间无间隔,左房血可经冠状静脉窦与右房相通。

(4)混合型:缺损巨大,兼有上腔型和下腔型的特点,临床上少见。

二、病理生理

心房水平分流的方向和程度取决于房间隔缺损的大小和左右心房间的压力差。一般情况下,左心房的压力高于右心房,导致左向右分流。大量的左向右分流导致肺血管床的病理改变,肺血管阻力升高,引起肺动脉高压,严重者可能引起三尖瓣反流甚至肺动脉瓣反流。房间隔缺损导致的埃森曼格综合征临床上非常罕见。

三、临床表现

(一)症状

单纯房间隔缺损的临床症状不典型,大多数患者因为查体时发现心脏杂音而就诊。部分患者有活动后心悸、气短,多数在成人期发生。极少数患者在婴幼儿期会出现呼吸急促、多汗、活动受限,充血性心力衰竭罕见。部分患者由于并发的房性心律失常而就诊,多为室上性期前收缩或心房扑动、心房颤动。发绀罕见。

(二)体征

可出现心前区隆起。典型杂音为胸骨左缘第 2、3 肋间 Ⅱ～Ⅲ级柔和的收缩期杂音以及第二心音固定分裂。肺动脉压力增高者可有肺动脉瓣区第二心音亢进,缺损较大的患者可有相对性三尖瓣狭窄所致的舒张期隆隆样杂音。

四、辅助检查

(一)一般检查

化验检查:血尿常规、肝肾功能、血糖、离子、肝炎病毒、凝血五项、HIV＋TPHA＋RPR、冷凝集试验。

(二)特殊检查

胸部正侧位片、心电图、心脏超声心动图。诊断不十分明确或可能合并有其他畸形者还需行心导管或冠脉 CT 检查。

1.胸部正侧位片检查

主要表现为心脏扩大,尤以右心房和右心室最明显;肺动脉段突出,肺门阴影增深,肺野充血,晚期可有钙化形成;主动脉弓缩小。

2.心电图检查

典型的房间隔缺损常显示 P 波增高,电轴右偏。大部分病例可有不完全性或完全性右束支传导阻滞和右心室肥大,伴有肺动脉高压者可有右心室劳损。

3.心脏超声心动图检查

继发孔缺损可明确显示缺损位置、大小、心房水平分流的血流信号,右心房、右心室扩大。

五、治疗

(一)手术适应证和禁忌证

1.适应证

具有气急、心悸症状或曾发生心力衰竭者;虽无症状,但有右心扩大和肺充血现象者。手术不应该受到年龄限制,最好争取早日手术,对老年病例发生症状者,亦应考虑手术治疗,但 45 岁以上者死亡率高。心力衰竭和肺动脉高压是病情相当严重的表现,施行手术的危险性较高,但并非手术的绝对禁忌证。

2.禁忌证

艾森曼格综合征是手术禁忌证。

(二)手术步骤

全麻成功后取仰卧位,行动脉和颈静脉穿刺,取胸骨正中切口,常规皮肤消毒,铺无菌巾,切开皮肤,同时经静脉给予肝素抗凝,电刀切开皮下、肌层,电锯纵劈胸骨,开张器撑开胸骨,游离胸腺,倒 T 字形切开心包,并将心包悬吊于两侧胸壁,先行心外探查,查看心脏改变及畸形情况。开始建立体外循环。在升主动脉缝合烟包,行主动脉插管,游离上、下腔静脉后壁,上阻断带。在上腔静脉入口处缝合烟包,行上腔静脉插管,在下腔静脉入右心房上方缝合烟包,行下腔静脉插管,在右肺上静脉入左房处行烟包缝合,行左心房插管,在升主动脉根部行烟包缝合,行心脏停搏液灌注管插入。体外循环开始转流并降温,体温 32 ℃时阻断上、下腔静脉,30 ℃时阻断升主动脉,经升主动脉根部灌注心脏停搏液,心脏停搏后,切开右心房,探查房间隔缺损位置、大小及有无其他畸形。根据不同房间隔缺损位置、大小可直接缝合或使用自体心包片或涤纶补片修补缺损(也可在体外循环并行下,在心脏搏动下,切开右房,直接缝合房间隔缺损)。然后,开放升主动脉,缝合右房切口,心脏自动复跳或电击除颤复跳,开放上、下腔静脉,复温。各项指标许可后,停止体外循环,经静脉给鱼精蛋白中和肝素。依次拔出左心房引流管、上腔静脉插管、下腔静脉插管、升主动脉插管及灌注管,各创面彻底止血后(部分病例需在右室前壁缝合临时心外膜起搏导线),钢丝缝合胸骨,心包腔内与胸骨后各置引流管一枚,依次缝合肌层、皮下、皮肤。

(三)手术后处理

1.术后早期处理

补充血容量,增强心肌收缩力,纠正心律失常,平衡水和电解质,维持正常体温,呼吸管理,应用抗生素、洋地黄、利尿剂、激素等,饮食管理。

2.手术后常见并发症及防治

(1)术后出血:术后初期渗血量较多,第1小时可达300 mL,以后则见减少。如在3～4小时后每小时排出血量,10岁以下的小儿仍为50 mL,成人在100 mL以上则可能有胸内出血。在处理上,必须鉴别出血的原因是凝血异常还是止血不彻底。如果化验结果基本正常,失血原因系由于止血不彻底,经短期非手术疗法而无停止趋向,应果断地及早剖胸止血。

(2)出血性心脏压塞:①出血性急性心脏压塞,如系心包引流管血块堵塞,引流不畅所引起,可拔出引流管,在床边拆除部分切口下端缝线,用血管钳和示指插入心包腔,张开心包切口。如疑似心脏切口失血或活动性出血,须及早施行心包切开探查术,清除血块积血,并进行止血。②出血性延期心脏压塞,可先行剑突下心包穿刺术。

(3)胃肠道出血:内科治疗除输新鲜血液补充失血量和纠正贫血外,同时应用胃酸抑制剂等。预防此并发症的发生至关重要。

(4)低心排血量综合征:治疗低心排血量综合征的主要措施是提高左心室充盈压,即增加前负荷;改进心收缩力;舒张血管,降低血管阻力,即减轻后负荷。

(5)感染:①胸骨哆开和纵隔炎,胸骨哆开的诊断一旦确立,应当即行手术。②感染性心内膜炎,明确诊断后,首先采用药物疗法,需根据血培养出的菌株和药敏试验选择适当的抗微生物药物,而且要选用能穿透赘生物的灭菌药物。

(6)心律失常处理原则:如在手术前或手术时发生较严重的心律失常,应采取积极措施,按心律失常的类型、出现时间、诱发或伴发心律失常的心脏异常和病因,给予不同的治疗方法,必须注意在抗心律失常的同时,消除或改善导致心律失常的原因,如心力衰竭、缺氧等。

(7)心力衰竭治疗原则:为防止和治疗能诱发或加重心力衰竭的各种原因;减轻心脏的做功;提高心肌的收缩效能。

(8)胸腔、肺部并发症:①一般并发症如气胸、胸膜腔积液(术后早期积血、较晚出现的血浆性渗出液、乳糜胸)、肺不张、肺炎。②急性呼吸衰竭,其处理主要是施行机械换气,维持氧需,并去除肺间隙液,使萎陷的肺泡重新开放。

(9)肾衰竭:①心脏手术后如出现少尿,可静脉注射呋塞米20～40 mg,隔15～30分钟后,如无正性反应,再注射加倍的剂量;②限制水的摄入量;③防止高血钾;④氮分解代谢的处理;⑤调整药物剂量等。

(10)脑损害:脑组织一旦发生严重的损害,治疗结果很有限。术后并发脑损害的患者,如心血管和呼吸状况不稳定,应优先积极处理。待平稳后,再根据损害的性质和程度,以及伴有的神经体征,斟酌采用相应的措施。

(11)气栓:冠状动脉气栓与脑气栓。

(12)心包切开综合征:治疗方法是休息和服用水杨酸等药物,可先服用阿司匹林0.1 g,每天3次。

(李一民)

第四节 室间隔缺损

先天性心室间隔缺损(VSD)是指由于胎儿期心脏发育异常而导致室间隔组织部分缺损引起左、右心室间交通的一种先天性心脏病。可单独存在也常常作为复杂先天性心脏病的组成部分,本节仅对单纯性室间隔缺损进行阐述。室间隔缺损是最常见的先天性心脏病之一,其发病率为 0.15%～0.20%,占先天性心脏病的 40%左右。

一、病理解剖

在胚胎第 1 个月末,单腔的管型心脏即有房、室之分。第 2 个月初,原始心腔开始分隔,在心房间隔形成的同时,各部位室间隔亦逐渐融合形成完整的心室间隔。单纯心室间隔缺损的形成,主要是由于各部位室间隔包括圆锥间隔、主动脉干间隔、膜部间隔、窦部间隔、小梁部间隔之间融合不良或发育不全而造成的。因此,室间隔缺损的部位、大小、数目变异较大,与之比邻的重要结构如传导束、三尖瓣、主动脉瓣等的关系也不尽相同,明确这些解剖要点对手术治疗本病非常重要。室间隔缺损分类方法有多种,从外科手术治疗角度,常分为膜周部缺损、漏斗部缺损和肌部缺损 3 种类型,每种类型又有若干亚型。

(一)膜周部室间隔缺损

该类型为最常见的室间隔缺损类型,约 80%室间隔缺损属此类型。特点是缺损的后上缘为三尖瓣环,其余边缘为肌性组织或残留的膜部间隔组织。其亚型有以下 3 种。

1.单纯膜部缺损

该型指局限于膜部室间隔的缺损,缺损边缘均为纤维组织,有时局部附着的腱索融合成片而形成膜部瘤。

2.嵴下型缺损

缺损位于室上嵴下方,其后下缘常有部分残留的膜样间隔组织,上缘距主动脉瓣右冠窦较近。

3.隔瓣后缺损

缺损位于三尖瓣隔瓣后方,其前缘常有部分残留的膜样间隔组织,距主动脉瓣稍远而紧邻希氏束。

(二)漏斗部缺损

1.干下型缺损

缺损上缘直接与肺动脉瓣及主动脉右冠窦相邻,而无肌性组织。经缺损可见主动脉瓣叶,主动脉瓣叶可能脱垂入缺损形成主动脉瓣关闭不全。分流的血液可直接进入肺动脉。

2.嵴内型

缺损位于室上嵴结构之内,四周均为肌性组织。分流的血液直接进入右室流出道。

(三)肌部缺损

缺损位于肌部室间隔的小梁部,其发生率低,但有多发的特点。在不同的报告中,多发室间隔缺损的发生率差别很大。

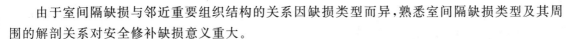

由于室间隔缺损与邻近重要组织结构的关系因缺损类型而异,熟悉室间隔缺损类型及其周围的解剖关系对安全修补缺损意义重大。

房室结位于冠状窦和膜部室间隔心房部之间的中点处。希氏束由此向膜部间隔走行,而后经三尖瓣环的后方,于膜部间隔和肌部间隔之间进入心室。希氏束隐行于膜周部缺损后下缘的左室面心内膜下,此处切忌进针过深和过于靠近缺损边缘缝合,而膜部间隔和室间隔缺损边缘的纤维环中无传导组织,可放心缝合。

干下型室间隔缺损,距传导组织较远但上缘紧邻主动脉右冠窦和无冠窦交界,以及肺动脉瓣。明确此种关系,有助于避免损伤主动脉瓣而造成关闭不全。

二、病理生理

室间隔缺损引起的血流动力学异常主要是由于缺损处心室水平左向右分流,分流一方面直接增加左、右心室的容量负荷,导致心脏增大,同时由于肺循环血量增加,引起肺动脉高压,久之发生肺血管病变。

正常情况下,左心室收缩压可达 16.0 kPa(120 mmHg)而右心室收缩压仅为 4.0 kPa (30 mmHg),分流量的多少取决于缺损的大小和左右心室的压差。大的室间隔缺损其直径大于主动脉根部半径或等于主动脉根部直径,造成大量左向右分流;中等室间隔缺损其直径为主动脉根部直径的 1/4～1/2,产生中至大量左向右分流;小的室间隔缺损直径小于主动脉根部直径的 1/4,左向右分流量小。左、右心室容量负荷增加的多少,与自左向右分流的大小成正比,中等以上分流患者除右心房外,其余三个心腔的容量负荷均增加,引起该三个心腔的扩大与腔壁增厚,特别是左、右心室。分流量大者,使右心室、肺循环和左心房压力升高,肺静脉血回流受阻,导致肺间质液体有不同程度增加,患儿易反复发生呼吸道感染。另一方面,由于肺间质水肿和肺血管周围水肿,肺顺应性降低,一般认为左心房平均压超过 2.0 kPa(15 mmHg)即可引起肺顺应性降低,呼吸做功增加,加上心脏做功消耗,小儿喂养困难,生长发育延迟。

肺循环血流量的增加可引起肺小血管痉挛性收缩,使肺循环阻力增大,共同引起肺动脉高压。久之,肺小血管继发内膜和中层增生、管腔部分阻塞、间质纤维化等改变,使肺循环阻力进一步增加,终致右室压力超过左心室而产生右向左分流,即所谓 Eisenmenger 综合征,临床表现为静息发绀、右心衰竭。

三、临床表现

(一)症状

小的缺损分流量少,一般无明显症状;中等大小的缺损,婴儿期常易反复发作呼吸道感染,伴有多汗、心动过速、活动后心悸气促等症状;大型缺损者,小儿喂养困难,生长发育延迟,肺部感染和充血性心力衰竭尤为显著,二者互为因果,病情发展快;当肺动脉阻力增高,分流量减小后,肺部感染和充血性心力衰竭的发生次数减少,而呼吸困难、心悸则明显,可有咯血症状;大龄患儿合并严重肺动脉高压,则可出现活动严重受限、发绀等症状。

(二)体征

小的室间隔缺损在胸骨左缘 3～4 肋间可闻及收缩期杂音,部分可伴震颤;中至大量分流的室间隔缺损患儿多瘦小、呼吸急促,颈外静脉充盈、心前区隆起、心界扩大,心前区弥散性搏动,震颤明显,除可在胸骨左缘 3、4、5 肋间闻及收缩期杂音外,还可在心尖部闻及舒张期杂音(此为二尖瓣口血流量增加所引起），肺动脉瓣区第二音亢进；合并严重肺高压患者，心脏杂音轻微甚或消失，但肺动脉瓣区第二音明显亢进，伴发绀。

四、辅助检查

（一）一般检查

化验检查：血尿常规、肝肾功能、血糖、离子、肝炎病毒、凝血五项、HIV＋TPHA＋RPR、冷凝集试验。

（二）特殊检查

胸部正侧位片、心电图、心脏超声心动图。诊断不十分明确或可能合并有其他畸形者还需行心导管或冠脉 CT 检查。

1.胸部正侧位片检查

主要表现为心脏扩大，左心缘向左下延长，肺动脉段突出，肺门阴影增深，肺野充血；主动脉弓缩小。梗阻性肺动脉高压时，肺门血管阴影明显增粗，肺外周纹理减少，甚至肺血管影呈残根征。

2.心电图检查

缺损小者显示正常心电图或有电轴左偏。缺损大者显示左室高电压、左心室肥大。肺动脉高压者表现为双心室肥大、右心室肥大或伴劳损。

3.超声心动图检查

左心房、左心室内径扩大或双室扩大，二维超声可显示室间隔缺损部位及大小。多普勒超声能判断血液分流方向和分流量，并可了解肺动脉压力。

五、治疗

（一）手术适应证

缺损和分流量大，婴幼儿期即有喂养困难、反复肺部感染、充血性心力衰竭或肺动脉高压者，应尽早手术。缺损较小，已有房室扩大者需在学龄前手术。肺动脉瓣下缺损易并发主动脉瓣叶脱垂所致主动脉关闭不全，应及时手术。

（二）手术禁忌证

艾森门格综合征是手术禁忌证。

（三）手术步骤

全麻成功后取仰卧位，行动脉和颈静脉穿刺，取胸骨正中切口，常规皮肤消毒，铺无菌巾，切开皮肤，同时经静脉给予肝素抗凝，电刀切开皮下、肌层，电锯纵劈胸骨，开张器撑开胸骨，游离胸腺，倒 T 字形切开心包，并将心包悬吊于两侧胸壁，先行心外探查，查看心脏改变及畸形情况。开始建立体外循环。在升主动脉缝合烟包，行主动脉插管，游离上、下腔静脉后壁，上阻断带。在上腔静脉入口处缝合烟包，行上腔静脉插管，在下腔静脉入右心房上方缝合烟包，行下腔静脉插管，在右肺上静脉入左房处行烟包缝合，行左心房插管，在升主动脉根部行烟包缝合，行心脏停搏液灌注管插入。体外循环开始转流并降温，体温 32 ℃时阻断上、下腔静脉，30 ℃时阻断升主动脉，经升主动脉根部灌注心脏停搏液，心脏停搏后，根据室间隔缺损的部位，选择肺动脉切口、右心房切口或右心室切口显露缺损，多发性肌部缺损有时需使用平行于室间沟的左心室切口才能显露。缺损小者可直接缝合，缺损≥1 cm 或位于肺动脉瓣下者，需用自体心包片或涤纶织片补片修补。手术时应避免损伤主动脉瓣和房室传导束。然后,开放升主动脉,缝合右房切口,心脏自动复跳或电击除颤复跳,开放上、下腔静脉,复温。各项指标许可后,停止体外循环,经静脉给鱼精蛋白中和肝素。依次拔出左心房引流管、上腔静脉插管、下腔静脉插管、升主动脉插管及灌注管,各创面彻底止血后(部分病例需在右室前壁缝合临时心外膜起搏导线),钢丝缝合胸骨,心包腔内与胸骨后各置引流管一枚,依次缝合肌层、皮下、皮肤。

(四)术后处理

同房间隔缺损。

(李一民)

第五节　二尖瓣狭窄

一、病理解剖

根据病变的程度,二尖瓣狭窄可分为 4 种类型。

(一)隔膜型

隔膜型是指纤维性增厚、粘连局限于瓣叶边缘和交界处,瓣口狭窄,瓣叶本身病变轻微,启闭活动一般不受限制。腱索偶有轻度粘连。此类病例占多数。

(二)隔膜增厚型

隔膜型的发展,除交界粘连外,前后瓣叶增厚,其活动仅部分受限制。腱索可有轻度粘连。

(三)隔膜漏斗型

隔膜漏斗型是指除瓣膜狭窄外,瓣叶普遍增厚,后瓣病变更为严重,多有卷缩。腱索也有粘连、缩短,常使瓣叶边缘组织向下牵拉,形成局限性漏斗状。但大部分主体瓣叶仍活动自如,可伴有或不伴有二尖瓣关闭不全。

(四)漏斗型

漏斗型是指瓣叶与瓣下腱索和乳头肌都有明显纤维化增厚,腱索明显增粗、缩短与粘连,将瓣叶向下牵拉,呈漏斗状狭窄。瓣叶活动受到很大的限制,常伴有二尖瓣关闭不全。

二、临床表现

(一)临床分期

风湿热初次发作并不立即引起二尖瓣狭窄,往往需要数年甚至 10 年以上才形成瓣口狭窄。以往认为,逐渐出现二尖瓣狭窄是风湿活动持续引起瓣叶增厚和钙化的结果。现在的观点认为,血液通过病变瓣膜产生涡流,二尖瓣狭窄是瓣叶对涡流产生的应力作出反应的慢性结果。由于瓣叶变动程度不同,涡流产生和应力也不尽相同,有些瓣膜经许多年仅有轻度狭窄。而有些瓣膜病变进展较快,数年内产生严重狭窄。因此,有的患者 2～3 年内即出现临床症状,而有些病例多年无症状。根据二尖瓣狭窄程度和代偿状态,其临床表现可大致分三期。

1.左房代偿期

多为轻度二尖瓣狭窄,左房发生代偿性扩大及肥厚以增强收缩力,使舒张期主动排血量增加,延缓左房平均压升高。临床上在心尖区可听到舒张晚期(或收缩前期)增强的杂音。患者常无症状,心功能完全代偿,但有二尖瓣狭窄的体征(心尖区舒张期杂音)和超声心动图改变。

2.左房失代偿期(慢性肺淤血期)

随着二尖瓣病变加重和病情进展,左房代偿性扩大与肥厚,收缩力增强难以克服瓣口狭窄所致的血流动力学障碍,使左房压逐渐升高,继而影响肺静脉回流,导致肺静脉及肺毛细血管压相继升高,管径扩张,管腔淤血,一方面引起肺顺应性下降,呼吸功能发生障碍和低氧血症;另一方面当肺毛细血管压明显升高时,血浆甚至血细胞渗出毛细管外,当淋巴引流不及时,血浆和血细胞渗入肺泡内,可引起急性肺水肿,出现急性左房衰竭的征象。本期患者可出现劳力性呼吸困难,甚至端坐呼吸,肺底可有湿啰音,X线检查常有肺淤血和/或肺水肿征象。

3.右心衰竭期(肺动脉高压期)

长期肺淤血后肺顺应性下降,可反射性引起肺小动脉痉挛、收缩,引起肺动脉高压,长期肺动脉高压可进一步引起肺小动脉尤其是肌肉型肺小动脉内膜和中层增厚,血管腔进一步狭窄,加重肺动脉高压,形成恶性循环。肺动脉高压必然增加右心后负荷,使右室壁增厚和右心腔扩大,最终可引起右心衰竭。此时,肺淤血和左房衰竭症状反可减轻。

(二)症状

二尖瓣狭窄患者依据狭窄程度、代偿功能及劳动强度等不同,其临床症状可有很大差别,不少轻度或中度二尖瓣狭窄病例,可有明显的体征而无症状或只有轻微的症状,并且大多能胜任一般体力活动。患者的寿命不一定因瓣膜病变本身的存在而有缩短,但可因风湿热的复发、感染性心内膜炎、心房颤动、栓塞、呼吸道感染等并发症而引起充血性心力衰竭而缩短寿命。患者的主要症状有以下 5 种。

1.呼吸困难

为肺淤血期的主要临床表现,其严重程度与左房高压的程度呈平行的倾向。二尖瓣狭窄的症状可开始于心房颤动引起的心悸和急性呼吸困难,但是作为二尖瓣狭窄最常见症状的呼吸困难是逐渐发生的。呼吸困难的产生是由于肺脏组织因淤血而僵硬,因而呼吸费力。呼吸困难的程度与二尖瓣狭窄的严重度有关,轻度狭窄者常于重体力劳动时才产生呼吸困难,中度狭窄者常于快步行走或做较轻的体力劳动时产生,重度狭窄者于慢步行走或静息时就有呼吸困难。因此,早期的呼吸困难多为劳力性,有时可为阵发性呼吸困难,最后可发展为端坐呼吸。严重阵发性呼吸困难或急性肺水肿出现于约 10% 的病例中(瓣口极度狭窄的年轻患者),均因剧烈体力活动、情绪激动、房事、呼吸道感染、妊娠、心房颤动等诱因而激发。各诱发因素中的共同病理生理变化为心动过速,引起左心舒张充盈期缩短和左房压力的升高,因而引起肺毛细血管内的血浆渗到组织间隙(阵发性呼吸困难)或渗入肺泡内(急性肺水肿)。

2.咳嗽

咳嗽是肺静脉高压的常见症状。咳嗽多在活动时或夜间入眠时出现。由左房高压引起的咳嗽常为干性,如伴有肺水肿,则可带有粉红色泡沫痰;但如患者继发支气管炎或肺炎,则可有黏痰或脓性痰。二尖瓣重度狭窄的病例最易患支气管炎,特别以冬春两季为然,极可能与支气管内膜慢性肿胀有关,咳嗽与支气管炎有时可因扩张的左心房压迫支气管而引起。

3.咯血

二尖瓣狭窄病例中,咯血的发生率为 15%～30%,多发生于较严重的瓣口狭窄病例中。二尖瓣狭窄并发咯血可分为 3 种:①淤血性咯血;②大量咯血;③肺梗死性咯血。淤血性咯血的表现为痰中带血丝,可发生于淤血性咳嗽,支气管炎,阵发性呼吸困难和急性肺水肿病例中。可能是由于支气管内膜微血管或肺泡内毛细血管破裂所致。阵发性呼吸困难和急性肺水肿时的咯血往往呈粉红色泡沫黏痰,这是由于血液、血浆与空气相互混合而产生的。大量咯血(肺淤血)是由于支气管黏膜下层曲张的静脉破裂而产生,因肺静脉与支气管静脉间侧支循环的存在,突然升高的肺静脉压可传递到支气管小静脉,使后者发生破裂而引起大量出血。大量出血可使静脉压下降,故出血多于几小时内自动停止,因而不至于引起休克或死亡,但要防止因血块堵塞气道引起窒息的危险。此种肺淤血多发生于妊娠期或较剧烈的体力活动时,而不是肺动脉高压的严重程度的表现,故多见于较早期(即慢性肺淤血期)的病例。如肺循环阻力已增加,肺静脉压就不易升高。咯血可多次发生,为时 2～3 年,此后即停止发作。肺梗死性咯血多发生于二尖瓣狭窄的晚期,常伴有周围血栓性静脉炎,咯血量可能很大,血多呈暗红色。此外,二尖瓣狭窄病例可因同时存在的支气管或肺脏疾病如支气管扩张或支气管肺癌等而引起咯血。

4.心悸

常因心房颤动或心律失常所致。快速性心房颤动可诱发急性肺水肿,可使原先无症状的患者出现呼吸困难或使之加重,而促使患者求医。

5.胸痛

二尖瓣狭窄伴重度肺动脉高压患者,可出现胸骨后或心前区压迫感或胸闷痛,历时常较心绞痛持久,应用硝酸甘油无效,其胸痛机制未明。二尖瓣狭窄手术后胸痛可消失。此外,二尖瓣狭窄合并有风湿性冠状动脉炎、冠状动脉栓塞或肺梗死时也可有胸痛,老年患者尚需注意同时合并冠心病。

(三)体征

1.视诊

轻度二尖瓣狭窄病例并无发绀,重度狭窄伴低心排量,有肺淤血及血管收缩的病例常有轻度发绀,多见于颧部与口唇,形成所谓二尖瓣面容,颧部的表浅静脉较正常为明显。如二尖瓣狭窄发生在儿童期,患者的心前区可有隆起,左乳头可移向左上方,并可有胸骨左缘处收缩期抬举性搏动。心尖冲动点可仍在正常部位或略向左移位,但往往因心脏转位而不明显。

2.触诊

紧随着心尖冲动之后,可在心尖部触及短促的收缩期震荡,相当于听诊时短促而亢进的第一心音。在心尖区第一心音的触及,常表示二尖瓣前叶顺应性良好。胸骨左缘心前区可有收缩期抬举性搏动,而且可于第二心音后扪及一个短促的打击,相当于二尖瓣拍击音。肺动脉瓣区可有相当于该区第二心音亢进的舒张期震荡。除幼小儿童外,肺动脉瓣关闭音不能在正常人的胸骨左缘第2或第3肋间扪及。如该处第二心音可以明显扪及(舒张期震荡),应认为是肺动脉高压的体征。心尖冲动多不易扪及,必须注意,明显增大的右室可使左心室向后移位,产生一个易被误认为左室的心尖冲动。心尖区大都有舒张期或收缩期前震颤,该震颤在患者向左侧卧时较为明显,扪诊时应将手掌轻轻地放在心尖区。由此可见,显著二尖瓣狭窄病例在扪诊时所获的资料已足为该病初步诊断的依据。

3.叩诊

轻度二尖瓣狭窄病例的心脏叩诊时所得到的心浊音区无异常。中度以上狭窄的病例可因主肺动脉和右心室漏斗部的增大而出现胸骨左缘第3肋间浊音区的向左扩大(心脏左缘的正常心音消失)。

4.听诊

二尖瓣狭窄的特征性体征为局限心尖区的隆隆样或雷鸣样舒张期杂音,其次要体征为第一心音亢进,二尖瓣开放拍击音和肺动脉区的第二心音亢进。心尖区舒张期杂音是由于急速的血流从左心房进入左心室时经过狭窄的瓣口而产生。初期二尖瓣狭窄为短促的舒张中期杂音,在体力劳动后才易听到。一般病例多有舒张中期、低音调、性质粗糙的杂音,伴有收缩期前增强,成递增型或渐强型杂音,但有时听诊只可闻及舒张中期或收缩期前杂音。杂音的时限和瓣口的大小有密切关系,轻度狭窄病例的舒张期杂音较短,高度狭窄病例的杂音时限较长。杂音的产生和强度与血流通过二尖瓣口的速度密切相关,轻度二尖瓣狭窄患者于静息时可仅有轻度收缩期前杂音,重度二尖瓣狭窄或窦性心律患者的血流速率较高时,舒张期杂音的早期部分可变为明显。长的舒张期和全舒张期杂音表示左房-左室压力阶差于舒张末期仍持续存在,是严重二尖瓣狭窄的反映。肥胖、肺气肿和低心排量均可使舒张期杂音明显减轻。极少数病例中,因二尖瓣口极度狭窄伴有左心房极度扩张,心排量很低,通过二尖瓣口的血流甚少,或左心房内有较大的血栓,或左心室舒张压明显升高(左心房-左心室压力阶差降低),或肥厚的右心室壁构成心尖部以致听诊器的胸件不是置于左心室的心尖部位,而是放在肥厚的右心室壁上,可无明显的心尖区舒张期杂音,此乃所谓少见的寂静型二尖瓣狭窄。

(四)并发症

1.心力衰竭

心力衰竭是二尖瓣狭窄患者死亡的主要原因。当二尖瓣狭窄进入左房失代偿期后,常因感染、剧烈体力活动、心动过速、妊娠或风湿活动而诱发急性左房衰竭,临床上出现急性肺水肿,若不及时治疗可导致死亡。当二尖瓣狭窄发展至左房失代偿期时,作为对肺毛细血管压升高的反应,肺动脉压力升高,逐步发展成肺动脉高压。长期肺动脉高压必然引起右心室肥厚和扩张,最后由于长期机械性劳损和风湿性心肌损害,右心室发生衰竭。右心室衰竭症状多系逐渐加重,有时也可突然发生。右心室衰竭的发展常减轻患者的肺淤血症状,但有时因肺脏硬化和肺泡-毛细血管病变的存在而仍有呼吸困难等症状。一般右侧心力衰竭的症状有体循环静脉淤血,肝脏肿大和压痛、皮下水肿、腹水等。但长期右心受累最终可因右心衰竭致死。

2.心房颤动

心房颤动为二尖瓣狭窄发展的不可避免的结果,其发生率为 $40\%\sim80\%$,开始时往往先有房性期前收缩,心房扑动或阵发性心房颤动,以后则发展为慢性或持久性心房颤动。心房颤动多数是充血性心力衰竭患者的症状之一。

3.左房血栓与动脉栓塞

严重二尖瓣狭窄时,左房和左心耳发生扩张和淤血,在此情况下,特别是心房颤动患者,左房或左心耳内容易产生血栓。新近形成的心房内血栓易于脱落而发生动脉栓塞,动脉栓塞是二尖瓣狭窄患者一种严重的并发症,可发生于 $10\%\sim25\%$ 的患者中,其中以脑动脉栓塞最多见,四肢、肠系膜、肾脏、脾脏及冠状动脉等处亦可发生。在抗凝治疗时代之前,死亡的二尖瓣狭窄患者 20% 是由于动脉栓塞所致。但动脉栓塞的次数与二尖瓣狭窄的严重程度无直接的关系。动脉栓塞可能是轻度二尖瓣狭窄出现的第一个症状,它更常见于心房颤动,40 岁以上,左右心房和二尖瓣钙化的患者。任何导致低心排血量的因素也可促使左房血栓的形成。

4.肺部感染

二尖瓣狭窄使肺淤血、肺顺应性降低、支气管黏膜肿胀和纤毛上皮功能减退,肺间质渗出物常成为细菌良好的培养基,加上二尖瓣狭窄患者抵抗力低下,因此极易反复呼吸道感染,而肺部感染又可诱发和加重心功能不全。

5.恶病质

恶病质是严重二尖瓣狭窄伴充血性心力衰竭的一个特征。由于同时存在水肿,肌肉萎缩有时不易从体重减轻这一指标上反映出来。此种患者肝及胃肠道的淤血可造成患者厌食。

6.感染性心内膜炎

单纯性二尖瓣狭窄患者并发感染性心内膜炎的机会较少,但合并有二尖瓣关闭不全或主动脉瓣关闭不全时,则可增加感染性心内膜炎的发生。

7.声音嘶哑

二尖瓣狭窄可引起扩大的左房或扩张的左肺动脉压迫喉返神经引起声音嘶哑。

三、辅助检查

(一)一般检查

1.化验检查

血尿常规、肝肾功能、血糖、离子、肝炎病毒、凝血五项、HIV＋TPHA＋RPR、冷凝集试验。

2.物理检查

胸部正侧位片、心电图、心脏超声心动图、腹部超声。

(1)胸部正侧位片:显示肺动脉干突出,左心房大,右心室大,左主支气管上抬,食管可见左房压迹。肺上部血管影增多、增粗,肋膈角可见 Kerley's B 线。

(2)心电图:P 波增宽＞0.11 秒,有切迹,右心室肥大,部分患者有心房颤动。

(3)心脏超声心动图检查:二尖瓣瓣膜增厚、粘连、钙化,瓣口狭窄,左心房、右心室腔扩大,心房可见血栓;多普勒超声示二尖瓣下舒张期湍流频谱;左心功能测定。

(二)特殊检查

1.化验检查

风湿系列。

2.物理检查

冠状动脉 CT 和心导管检查:一般不需要做冠状动脉 CT 和心导管检查,年长者应该查明冠状动脉情况。

四、治疗

(一)手术适应证和禁忌证

1.适应证

心功能Ⅱ级以上者均应手术治疗。

2.禁忌证

严重心力衰竭、全身状态极差,施行手术的危险性较高,但并非手术的绝对禁忌证。

(二)治疗方法

1.术前系统药物治疗

术前系统药物治疗包括:①对风湿活动者应抗风湿治疗;②改善营养状况,纠正电解质紊乱、低蛋白及贫血症状;③提高心功能。

2.手术治疗方法

二尖瓣狭窄的有效治疗方法是施行外科手术,扩大狭窄的瓣口,解除或减轻血流从左心房进入左心室的机械性梗阻,改善心脏和肺循环的血流动力学或切除损坏严重的二尖瓣,替换以人工二尖瓣。

手术方法的选择:①闭式二尖瓣扩张分离术,操作比较简单,疗效较好,适用于单纯二尖瓣狭窄;②直视二尖瓣交界切开术,适用于各型二尖瓣狭窄病例,多应用于左心房内有血栓、二尖瓣再狭窄、高度怀疑伴有二尖瓣关闭不全可能需施行瓣膜替换术的病例,以及伴有重度功能性三尖瓣关闭不全或器质性三尖瓣病变需同期纠治的病例;③人工瓣膜替换术,适用于瓣膜严重损坏和伴有中度以上二尖瓣关闭不全的病例。伴有重度三尖瓣关闭不全的病例则需同时施行三尖瓣整复术或替换术。

3.手术步骤

(1)闭式二尖瓣交界扩张分离术:可采用4种胸部切口,即左前胸前外切口;左胸后外切口;右前胸切口和胸骨正中切口。

如采用左前胸切口,患者取仰卧位,左背部垫高30°,左臂向前向上伸,肘部屈曲呈90°固定悬吊于头部上方。乳腺下方切口经第4或第5肋间进入胸膜腔。将左肺推向外侧,显露心包,在膈神经前方或后方1~2 cm处与膈神经并行纵向切开心包,上至肺动脉上缘,下至膈肌,切缘用电凝止血。将心包后切缘缝于纱布垫,向外侧牵拉。心包前切缘与前胸壁缝合固定数针,显露左心耳和左心室心尖部。二尖瓣狭窄病例心尖区可扪到舒张期震颤。在左心耳基部放置荷包缝线,缝线两端固定于Rumel可控止血器。另在左心室心尖部无血管区放置带垫片的褥式缝线1针,缝线两端用蚊式血管钳夹住,缝线应穿过大部分心肌但不可进入心室腔,缝线之间相距0.8 cm,便于纳入二尖瓣扩张器。用心房钳钳夹心耳底部左心房壁,切开心耳壁,剪断心耳腔内肌小梁。剪去术者右手手套示指,先后用3%碘伏、75%乙醇、3.8%枸橼酸钠溶液涂擦、浸泡术者示指,由助手用Alis钳轻柔地牵拉心耳切缘,张开心耳切口。术者用左手放松心房钳,同时将右手示指经心耳切口插入左心房内,助手立即收紧荷包缝线防止出血。示指在心房内探查二尖瓣瓣膜活动度、增厚程度、有无钙化病变、瓣口大小、有无反流等情况后,在心尖区褥式缝线区内用尖刀作小切口,切开全层心肌,沿左心室流入道推送入二尖瓣扩张器,在心房内示指的引导下,扩张器顶部1/3~1/2经二尖瓣瓣口进入左心房,左手控制扩张器柄部,用力撑开扩张器,使扩张器支柱张开,压迫分离融合的交界。宜分2、3次扩大瓣口,从2.0~2.5 cm开始,分次将瓣口扩大到3 cm或3.5 cm。每次撑开扩张器后立即放松握柄,使撑开器闭合,将其顶部退回左心室,用手指探查瓣口扩大情况以及有无造成反流,如无反流则旋转扩张器柄部螺丝环,调整撑开器扩张幅度,再次纳入二尖瓣口进行扩张术。如扩张后产生二尖瓣关闭不全,不可再次扩大瓣口。瓣口扩张完毕后拔出扩张器,结扎心尖区褥式缝线,必要时再间断缝合1~2针。然后拔出左心房内示指,同时用心房钳夹心耳基部,缝合心耳切口或结扎心耳基部。用生理盐水清洗心包腔,在膈神经后方近膈肌处行心包小切口,引流心包腔。稀疏缝合心包,放置胸腔引流管,分层缝合胸壁切口。

如采用左胸侧后切口,患者取侧卧位,上身稍向后仰,经第5肋间切口进胸,其他心脏内操作程序与左前胸切口相同。经侧后切口术野显露较好,有时在心尖后方须填放纱布2~3块,垫高左心室心尖部,便于放入扩张器。

如采用右胸途径,患者仰卧,右背垫高30°,使身体向左侧倾斜,右臂和肘牵吊固定在头部上前方。在右前胸做胸骨旁到腋中线的乳腺下方切口,经第4肋间切口进胸。在右膈神经前方约2 cm处纵向切开心包,切口上端到达心脏基部大血管水平,下端到达膈肌,心包前切缘与前胸壁缝合固定,后切缘缝合于纱布垫上供牵引之用。分两处解剖房间沟,分离左、右心房交界面,上方剖离区长为1.5~2.0 cm,下方剖离区长约1 cm,两处之间保留约1 cm长的房间沟不予剖离。两处房间沟剖离区各放置两层荷包缝线,内层荷包缝线两端固定于Rumel可控止血器,外层缝线两端用蚊式钳夹持,先在高处剖离区荷包缝线范围内用小圆刀在左心房壁戳一小口,术者左手示指经戳口进入左心房进行探查,认为二尖瓣病变可以施行扩张分离术后,经低处剖离区插入前端弯度较大的右径扩张器,在术者示指的引导下进入二尖瓣瓣口,分次分离融合的交界,扩大瓣口。扩张术完毕后取出扩张器,结扎荷包缝线,必要时加缝1~2针,再取出示指,结扎荷包缝线,稀疏缝合心包切口,切口下端不予缝合,供心包腔引流之用,置放胸腔引流管,逐层缝合胸壁切口。

(2)二尖瓣狭窄直视分离术:行颈静脉和颈动脉穿刺,全麻成功后取仰卧位,行胸骨正中切口,常规皮肤消毒,铺无菌巾,切开皮肤,电刀切开皮下肌层,电锯纵劈胸骨,电灼、骨蜡止血。用开张器撑开胸骨,切开心包并缝合悬吊于两侧皮下。常规建立体外循环,并降温至32 ℃左右,阻断升主动脉,灌注入心脏停搏液。经右心房或房间沟入路达左心房。左心房内如有血栓必须全部取除,取除前先在二尖瓣口放置1块小纱布,防止血栓进入左心室。取除血栓后,用吸引器吸除左心房内血液,并用生理盐水冲洗左心房,彻底吸出可能残留在左心房内的血栓碎块。窥查二尖瓣瓣叶及瓣下病变情况,如瓣叶高度增厚、钙化、僵硬、活动度很差或伴有中等度以上关闭不全,则需考虑行二尖瓣瓣膜替换术。如瓣膜无钙化或仅有轻微钙化,又不伴有关闭不全,则可进行瓣膜狭窄分离术。分别在前瓣叶和后瓣叶瓣口边缘各放置牵引缝线1针,用小圆刀刃准确地切开融合的交界。切开融合的瓣叶交界后,注意窥查瓣膜活动度情况。腱索粘连影响瓣膜活动度者,如粘连程度轻,可用神经拉钩分离。腱索粘连紧密融合、缩短者则需切开分离腱索和部分乳头肌顶部。部分病例瓣叶钙化影响瓣叶活动,需小心地刮除钙质,但应注意避免损伤瓣叶组织,同时应注意防止钙屑散落在左侧心腔内。二尖瓣狭窄直视分离操作完成后,应检测二尖瓣瓣膜闭合功能,闭合左心耳,预防血栓形成。排出左心房内残留气体后,缝合左心房切口,升主动脉排气,复温到体温达35 ℃以上,且心脏搏动有力后停体外循环。给予鱼精蛋白中和肝素,各创面彻底止血,用钢丝缝合胸,在心包腔与胸骨各置引流管一枚,依次缝合肌层、皮下、皮肤。

(3)二尖瓣瓣膜替换术:基本同二尖瓣狭窄直视分离术。瓣膜替换时,需要切除病变的瓣膜(最好保留全瓣或部分瓣膜),测量瓣环,连续或间断缝合人工瓣膜,测试瓣膜功能。

4.术后治疗

术后治疗包括:①给予强心利尿治疗;②保持水电解质平衡;③适当使用抗生素;④不同程度的抗凝治疗。

(三)手术后并发症及处理

1.心功能不全

术前尽可能提高心功能,术中操作恰当,术后及时应用强心利尿药物。

2.渗血

术前调整肝功能,术中认真止血,术后适当应用止血药。

3.瓣周漏

对于小的且不合并感染的可定期观察;大的或合并感染的应及时再次手术治疗。

4.人工瓣膜感染

一般可以用特效的抗生素控制,如出现瓣周漏或外周动脉栓塞则需要及时再次手术治疗。

(李一民)

第六节　二尖瓣关闭不全

当左室内血液部分反流到左房时即称之为二尖瓣关闭不全。

一、病理解剖

引起二尖瓣关闭不全最常见的基本病理过程为风湿性心脏病、二尖瓣脱垂伴或不伴有腱索断裂的黏液样退行性变、感染性心内膜炎以及乳头肌功能障碍。

单一疾病累及二尖瓣结构一个以上的组成部分、二尖瓣复杂的结构和功能,使完全从解剖、病理或临床表现(急性与慢性)方面对二尖瓣关闭不全的原因进行分类较为困难,下面根据二尖瓣结构解剖受累情况,对二尖瓣关闭不全进行分类。

(一)二尖瓣环异常

形态学上,二尖瓣环是一个周径为 8.5～10.0 cm 的圆周环,其肌性成分在收缩期收缩,使瓣环缩小,属二尖瓣关闭机制的一部分。扩张型心肌病左室扩张时,二尖瓣环扩大引起严重的二尖瓣关闭不全。但有人认为严重左室扩张至二尖瓣关闭不全更可能是由于乳头肌的不靠近,而不是由于二尖瓣环扩大,动物实验证明扩张左室的二尖瓣关闭不全是由于二尖瓣叶不能完全关闭造成。

(二)二尖瓣叶异常

风湿性心脏病引起二尖瓣关闭不全是发展中国家的主要原因,其病理改变包括风湿性炎症引起瓣叶的瘢痕和卷缩,导致瓣叶不能贴近,产生二尖瓣关闭不全,风湿病发展也可侵犯腱索,使其缩短和融合,影响瓣叶的关闭。

瓣叶的异常也可因感染性心内膜炎造成,急性或亚急性心内膜炎可引起瓣叶穿孔产生中至重度急性二尖瓣关闭不全和肺水肿。心内膜炎痊愈后,二尖瓣瓣叶的瘢痕和畸形则造成二尖瓣关闭不全。感染性心内膜炎引起二尖瓣关闭不全的其他方面包括腱索断裂及赘生物的存在,赘生物也可机械性地干扰二尖瓣叶关闭。

(三)腱索异常

20％的二尖瓣关闭不全是由腱索自发性断裂引起的。引起断裂的原因主要为特发性的,其他还包括感染性心内膜炎及黏液样退行性变。二尖瓣关闭不全的程度取决于断裂腱索的数目和类型。

在黏液样退行性变中,后瓣叶细的腱索较前瓣叶腱索断裂的机会更多,正常的腱索较因病变增粗的腱索容易断裂。黏液样退行性变可累及二尖瓣环、瓣叶及腱索。

(四)乳头肌异常

10％二尖瓣关闭不全是由于乳头肌功能障碍造成的,乳头肌功能障碍最常见的原因则为冠状动脉缺血,急性缺血时,乳头肌功能可能有短暂的不同程度的障碍,并引起不同程度的二尖瓣

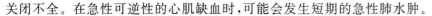

关闭不全。在急性可逆性的心肌缺血时，可能会发生短期的急性肺水肿。

如果乳头肌缺血持续发展，坏死可能出现并引起没有腱索断裂的永久性二尖瓣关闭不全，缺血可致乳头肌部分或全部断裂，造成二尖瓣关闭不全。乳头肌的完全断裂将导致相当于 60 根 Ⅲ级腱索的断裂。

二、临床表现

(一)症状

慢性二尖瓣关闭不全患者，其症状主要与二尖瓣关闭不全的程度、左室和左房基本功能的状态有关。逐渐发展的二尖瓣关闭不全可以很长时间没有症状，在这段时间，左房逐渐扩大容纳反流的容量，这样一个不知不觉的过程可能会出现误导，因为一旦出现症状则预示着不可逆左室功能障碍的来临。

1.呼吸困难

当反流量增加时，前向性每搏血量降低，前向性的心排出量也将降低。低心排出量的症状通常是不明显的，主要是劳累和疲劳，最终出现左室损害，劳累后呼吸困难，端坐呼吸或夜间阵发性呼吸困难。

2.心悸

心悸是常见的症状，它可以是左室有力收缩时患者的主观感觉，也可能是心房颤动的开始，因 75％的二尖瓣关闭不全患者伴有心房颤动。在左房扩大和心房颤动的患者，可以发生体循环动脉栓塞。

慢性二尖瓣关闭不全的缓慢发展过程可因伴发腱索断裂、感染性心内膜炎或左室前负荷的突然增加(如高血压)而加剧，上述情况将引发急性肺淤血症状或急性肺水肿症状。急性肺水肿代表左房衰竭的结果，并不代表左室衰竭，经过一段时间后，左室严重扩大，左室功能严重受损，血流动力学发生严重障碍，才出现左室衰竭。

3.胸痛

二尖瓣脱垂的患者可能主诉不规则胸痛、心悸及过分的忧虑。这些症状可能因自主神经系统的功能障碍造成。胸痛的原因不清，但可能因乳头肌处的局部心肌缺血引起。心悸是这类患者的共同症状，因患者都可能存在室性或室上性心动过速，其旁路的发生率较高。而且短暂的缺血性损害或体循环栓塞在这类患者中更常见。

急性二尖瓣关闭不全的临床症状通常与慢性二尖瓣关闭不全者不同，急性二尖瓣关闭不全者最常见的原因是自发性腱索断裂、感染性心内膜炎和伴有乳头肌功能障碍的急性心肌梗死。在这些患者中，主要表现为严重肺淤血的症状，因左房没有时间扩大来容纳大量的反流量，因此左房压急剧上升。这些患者还可具有引起急性二尖瓣关闭不全的基本病因所导致的特征，如感染性心内膜炎的外周体征、急性心肌梗死的类型。腱索的自发性破裂是在健康人群中引起急性二尖瓣关闭不全的最常见的原因。

(二)体征

一般说来，患者的外表是正常的，少数患者一些体型特征提示基本的病因，例如马方综合征。感染性心内膜炎的特征也可看出，尤其是当慢性二尖瓣关闭不全急性发作时。脉搏一般正常或有力，这有助于与主动脉瓣狭窄者相鉴别，因两者都有收缩期杂音。严重二尖瓣关闭不全病程较长者，通常为心房颤动心律，血压正常。除非少数右心衰竭和三尖瓣关闭不全者，后者有颈静脉

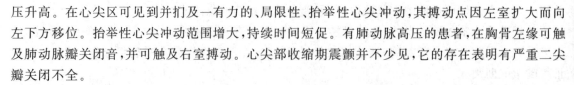

压升高。在心尖区可见到并扪及一有力的、局限性、抬举性心尖冲动,其搏动点因左室扩大而向左下方移位。抬举性心尖冲动范围增大,持续时间短促。有肺动脉高压的患者,在胸骨左缘可触及肺动脉瓣关闭音,并可触及右室搏动。心尖部收缩期震颤并不少见,它的存在表明有严重二尖瓣关闭不全。

单纯二尖瓣关闭不全者,第一心音(S_1)正常或减弱,而合并有二尖瓣狭窄时,第一心音可增强。当二尖瓣叶因纤维化而活动受限时,二尖瓣关闭不全者的第一心音柔和。第二心音(S_2)通常正常,肺动脉瓣区第二音(P_2)增强往往提示肺动脉高压。主动脉第二音(A_2)提早出现提示左室喷血时间缩短,并导致第二心音分裂。

1.舒张期杂音

在二尖瓣关闭不全,S_3后有时跟随着一轻度而短促的舒张中期隆隆样杂音,此杂音代表扩张的左室因快速而过量的充盈而产生的回响。S_3和舒张中期杂音的存在表示反流量非常大。

2.收缩期杂音

二尖瓣区的收缩期杂音是临床诊断二尖瓣关闭不全的必要条件,故仔细的听诊十分重要。

(1)时间:二尖瓣关闭不全的杂音在时间上可呈全收缩期、收缩早期、收缩中期或收缩晚期,由瓣膜病损如风湿热或心内膜炎引起的二尖瓣关闭不全,常呈振幅一致的全收缩期杂音,它紧接于第一心音之后,一直持续到并可超过和掩盖第二心音,此乃左室与左房之间的压力阶差在整个收缩期持续存在之故。杂音为中频到高频,呈吹风样。由瓣叶损伤引起的二尖瓣关闭不全的杂音特点是杂音强度在不同长度的心动周期内(如心房颤动或前期收缩之后)保持恒定。偶尔,风湿性二尖瓣关闭不全的杂音强度可在收缩晚期逐渐增强,此种杂音与二尖瓣乳头肌功能不全或二尖瓣脱垂的杂音相似,属典型的轻度二尖瓣关闭不全杂音。比较严重的二尖瓣关闭不全的杂音可有收缩中期增强,杂音呈菱形,有喷射性质。尽管杂音的强度可有上述变化,但仔细听诊,可以发现这些杂音均贯穿整个收缩期,表明它们确是由二尖瓣关闭不全所造成,而并非其他的收缩期喷射性杂音。递减型杂音是二尖瓣关闭不全杂音中最少见的一种类型,此种杂音非常柔和,最易发生于轻微的二尖瓣关闭不全患者。

(2)强度:一般说来,反流量越大,杂音越响。中度到重度二尖瓣关闭不全病例的杂音通常为Ⅲ～Ⅳ级;重度二尖瓣关闭不全患者心尖部可有收缩期震颤。但是,收缩期与二尖瓣关闭不全的严重度不一定成正比,因杂音的强度与左心室的功能状态密切相关。如果左心室保持有强力的收缩功能,那么血流速度和血流量均较高,杂音也就响亮。如果左心室发生功能不全,则喷血流速下降,即使反流程度并无改变,杂音仍将变为柔和,此种患者大多有明显的充血性心力衰竭。经过适当的内科治疗后,左心室功能可得以改善,舒张末期容量降低,射血分数增加,杂音就变得较响。在极严重的泵衰竭或二尖瓣关闭不全的终末期,收缩期杂音可降低至几乎听不到的程度。此种情况较多发生在急性(非风湿性)二尖瓣关闭不全,如急性心肌梗死时的严重乳头肌功能不全或断裂。此外,二尖瓣关闭不全合并二尖瓣狭窄时,常有巨大的左心房,这可减少反流量,加上由于二尖瓣口的变形,反流血液的轴流可偏离左心房的后一侧方向,此时反流性杂音的响度可低于二尖瓣关闭不全的严重度。

(3)频率:在轻度二尖瓣关闭不全,左心室和左心房之间的压力阶差较高,反流量相对小,但反流速度快,结果杂音呈高调。对二尖瓣关闭不全,听诊时应常规地应用膜型胸件,并应将胸件重压胸壁。对以往有急性风湿热病史的年轻人,最常见的体征是轻度二尖瓣关闭不全所具有的心尖部高频全收缩期杂音。随着反流量的增多,左心室和左心房间的压力阶差有一定程度的减

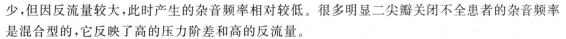

少，但因反流量较大，此时产生的杂音频率相对较低。很多明显二尖瓣关闭不全患者的杂音频率是混合型的，它反映了高的压力阶差和高的反流量。

（4）部位：任何原因引起的二尖瓣关闭不全的杂音通常最易于左心室尖部处闻及，在个别患者，杂音最响部位可位于左心尖冲动处的内侧。在瘦长体型的心脏较小的患者，杂音和心尖冲动可靠近胸骨左缘，且很少向左腋下放射。

（5）放射：典型的风湿性二尖瓣关闭不全的杂音向左腋下放射，并往往可放射到背后的肩胛骨处。在左室很大的患者，响亮的杂音偶可放射到胸骨下段的边缘，此时必须与三尖瓣关闭不全相鉴别。在明显右室增大的患者，可扪不到左心尖冲动，此时二尖瓣关闭不全性杂音可在左腋下闻及。二尖瓣后叶病变为主者，二尖瓣关闭不全的杂音可向胸骨左缘和心底部放射，此时可与室间隔缺损或主动脉瓣狭窄引起的杂音相混淆。由二尖瓣前叶病变为主所引起的二尖瓣关闭不全，其杂音向左腋下传导，并常可放射到背部、胸椎或颈椎。

（6）性质：轻度二尖瓣关闭不全的杂音不仅柔和，而且常局限于心尖部附近。此种较轻的高频杂音，让患者呼气后屏气并取坐位前倾时较易闻及，此法也适用于听取轻度主动脉瓣反流的高频性杂音。在严重二尖瓣关闭不全患者，于心尖部常有 S_3，在 S_3 后还可跟随一个短暂的舒张期低频率杂音，此杂音不一定表示有二尖瓣狭窄。此杂音的产生是过量的血液从左心房流入左心室所致。

三、辅助检查

（一）一般检查

1.化验检查

血尿常规、肝肾功能、血糖、离子、肝炎病毒、凝血五项、HIV＋TPHA＋RPR、冷凝集试验。

2.物理检查

胸部正侧位片、心电图、心脏超声心动图、腹部超声。

（1）胸部正侧位片：左心房、左心室明显扩大，食管可见左房压迹。

（2）心电图：较轻的病例心电图可正常，较重者则显示电轴左偏，二尖瓣 P 波，左心室肥大和劳损。部分患者有心房颤动。

（3）心脏超声心动图检查：M 型超声心动图显示二尖瓣大瓣曲线呈双峰或单峰型，左心房、左心室腔扩大，心房内有时可见血栓；多普勒超声示二尖瓣左心房侧收缩期湍流频谱；左心功能测定。

（二）特殊检查

1.化验检查

风湿系列。

2.物理检查

冠状动脉 CT 和心导管检查：一般不需要做，但年长者应该查明冠脉情况。

四、治疗

（一）手术适应证和禁忌证

1.适应证

心功能Ⅱ级以上者均应手术治疗。

2.禁忌证

严重心力衰竭、全身状态极差者施行手术的危险性较高,但并非手术的绝对禁忌证。

(二)治疗方法

1.术前系统药物治疗

术前系统药物治疗包括:①对风湿活动者应抗风湿治疗;②改善营养状况,纠正电解质紊乱、低蛋白及贫血症状;③提高心功能。

2.手术治疗

二尖瓣关闭不全的有效治疗方法是施行外科手术。

(1)手术方法的选择:①二尖瓣修复成形术利用患者自身的组织和部分人工代用品修复二尖瓣装置,手术技巧比较复杂,术中应检验修复效果。②二尖瓣瓣膜替换术:适用于病变严重、不适合行二尖瓣修复成形术者。临床上使用的人工瓣膜有机械瓣和生物瓣两大类。

(2)手术步骤。①二尖瓣关闭不全修复成形术:行颈静脉和颈动脉穿刺,全麻成功后取仰卧位,行胸骨正中切口,常规皮肤消毒,铺无菌巾,切开皮肤,电刀切开皮下肌层,电锯纵劈胸骨,电灼、骨蜡止血。用开张器撑开胸骨,切开心包并缝合悬吊于两侧皮下。常规建立体外循环,并降温至 32 ℃左右,阻断升主动脉,灌注入心脏停搏液。经右心房或房间沟入路达左心房。左心房内如有血栓必须全部取除,取除前先在二尖瓣口放置 1 块小纱布,防止血栓进入左心室。取除血栓后,用吸引器吸除左心房内血液,并用生理盐水冲洗左心房,彻底吸出可能残留在左心房内的血栓碎块。窥查二尖瓣瓣叶及瓣下病变情况,根据病变程度决定修复方案,使其恢复功能,包括瓣环的重建和缩小,乳头肌和腱索缩短或延长,人工瓣环和人工腱索的植入,瓣叶修复等。二尖瓣修复成形操作完成后,应检测二尖瓣瓣膜闭合功能,闭合左心耳,预防血栓形成。排出左心房内残留气体后,缝合左心房切口,升主动脉排气,复温到体温达 35 ℃以上,且心脏搏动有力后停止体外循环。静脉给鱼精蛋白综合肝素,各创面彻底止血,钢丝缝合胸,在心包腔与胸骨各置引流管一枚,依次缝合肌层、皮下、皮肤。②二尖瓣瓣膜替换术:基本同二尖修复成形术。瓣膜替换时需要切除病变的瓣膜(最好保留全瓣或部分瓣膜),测量瓣环,连续或间断缝合人工瓣膜,测试瓣膜功能。

3.术后治疗

术后治疗包括:①给予强心利尿治疗;②保持水电解质平衡;③适当使用抗生素;④进行不同程度的抗凝治疗。

(三)手术后并发症及处理

1.心功能不全

术前尽可能提高心功能,术中操作恰当,术后及时应用强心利尿药物。

2.渗血

术前调整肝功能,术中认真止血,术后适当应用止血药。

3.瓣周漏

小的且不合并感染的可定期观察;大的或者是合并感染的应及时再次手术治疗。

4.人工瓣膜感染

一般可以用特效的抗生素控制,如出现瓣周漏或外周动脉栓塞则需要及时再次手术治疗。

(李一民)

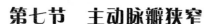

第七节 主动脉瓣狭窄

主动脉瓣狭窄是一种常见的心脏瓣膜病,在西方发达国家已逐渐成为继二尖瓣脱垂之后的常见心脏瓣膜病,引起主动脉瓣狭窄的病因可以是先天性或后天性,其主要的病理生理基础是左心室后负荷明显升高,心肌肥厚、心肌缺血和心排量降低。外科治疗的方法是行主动脉瓣置换术,手术危险性和预后主要取决于左心室肥厚程度和左心室的功能。

一、病理解剖

(一)风湿性主动脉瓣狭窄

风湿热是年轻患者主动脉瓣狭窄常见的病因,其病理改变首先是三个瓣叶的炎性水肿、淋巴细胞浸润和新生血管形成,然后瓣叶发生纤维化增厚,伴有交界处不同程度的融合,由于瓣叶游离缘回缩和僵硬,使瓣膜开口呈不规则性狭窄。病程短的患者,瓣叶仅有轻度或中度钙化,而且钙化多在交界融汇处,限制瓣叶的活动与开放,这种病理改变常常引起狭窄与反流同时存在。风湿性主动脉瓣病变常合并二尖瓣或三尖瓣病变。而单纯性主动脉瓣狭窄比较少见。风湿性主动脉瓣狭窄在西方国家已很少见,在我国也逐渐降低。

(二)退行性主动脉瓣狭窄

钙化性主动脉瓣狭窄多发生在 65 岁以上的正常主动脉瓣的老年人,早期为胶原物质被破坏,以后钙盐沉积,可以累及瓣叶和瓣环,初期无主动脉瓣交界处粘连融合,很少发生主动脉瓣反流。这种退行性变化过程最终是如何导致主动脉瓣狭窄的机理仍不清楚。糖尿病和高脂血症可以促进该病变的发生。这种主动脉瓣狭窄的特点是患者为老年人,发生钙化较晚,如果钙化不严重,其瓣叶尚较柔和,功能尚正常,一旦出现严重钙化时,不仅引起瓣叶活动和交界处粘连,甚至可以发生瓣环、主动脉壁、二尖瓣前瓣钙化,其狭窄程度往往比较严重。

(三)钙化性主动脉瓣狭窄(先天性因素)

先天性二叶主动脉瓣畸形占人群的 1%～2%,而男性的发生率是女性的 3～4 倍。绝大多数先天性二叶主动脉瓣畸形发展成为钙化性主动脉瓣狭窄,只有少数发展成为主动脉瓣关闭不全。随着年龄的增加,一般在 30 岁以后二叶主动脉瓣上逐渐发生钙盐沉积,50 岁以后因钙化加重,发生明显的主动脉瓣狭窄。因此,成年人单纯性主动脉瓣狭窄,尤其是 60 岁以下的患者,大多数是在先天性二叶主动脉瓣上发生的钙化性主动脉瓣狭窄。这种病变的特点是钙化可以累及瓣叶、瓣环和交界区,往往呈菜花样团块,主动脉瓣常呈裂隙状,很少有主动脉瓣关闭不全。先天性单叶主动脉瓣是导致钙化性主动脉瓣狭窄的另一种较少见先天畸形。此种主动脉瓣仅有一个交界,瓣口常位于单叶瓣的中央,呈鱼口状,钙化发生的时间往往比二叶主动脉瓣畸形还要早。其他的罕见情况如四叶主动脉瓣畸形,也可能因瓣叶钙化而发生主动脉瓣狭窄。

二、临床表现

(一)症状

主动脉瓣狭窄的病理发展极为缓慢,而且左心室心肌的代偿功能很强。轻度的狭窄对血流

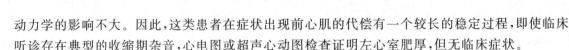

动力学的影响不大。因此,这类患者在症状出现前心肌的代偿有一个较长的稳定过程,即使临床听诊存在典型的收缩期杂音,心电图或超声心动图检查证明左心室肥厚,但无临床症状。

经过长时间的无症状期之后,由于主动脉狭窄日渐加重,通常瓣口面积缩小到正常的 1/4 以下时,左心室代偿功能降低,在活动后出现典型的或部分的三联症:心绞痛、晕厥、充血性心力衰竭。这些症状出现以后,病程进展加快,而且急剧恶化,甚至有的患者可突然死亡。

1.心绞痛

主动脉瓣狭窄 2/3 以上的患者有心绞痛发作的症状,而且其中 1/3 的患者是首先出现的症状,类似于冠心病。也常被劳累或情绪激动所诱发,休息或含服硝酸甘油缓解,但是主动脉瓣狭窄所致的心绞痛,其冠状动脉造影正常,尽管也可同时合并有冠状动脉病变,其病理生理基础是由于心肌肥厚,心肌氧耗量增加,冠状动脉血流不能适当地增加,导致心肌缺血症状,尤其是心内膜下心肌缺血,因而出现心绞痛。

2.晕厥

晕厥是主动脉瓣狭窄的严重症状,约 1/2 的患者有晕厥发作,有时也是首先出现的症状。它的发生几乎都和心脏负荷的突然增加如运动、精神兴奋等有关。患者在晕厥前常有一些先兆的症状,如一过性头晕、轻度头痛,有时有心前区疼痛。晕厥发作时患者面色苍白,血压下降,脉搏、心音与杂音均减弱,但发作开始时心电图常为窦性心律。晕厥的时间短者 1 分钟,偶尔可长达 30 分钟,发生晕厥机制有 3 个方面:①阵发性心律失常,室速或室颤或严重的窦性心动过缓;②运动中,左心室突然射入狭窄的主动脉瓣血液受阻,常表现为暂时的电机械分离;③运动中在一个固定心排出量的基础上突然或不适当的周围血管扩张。多数人认为晕厥主要是和运动中血管不适当扩张有关。运动中左心室内压力突然和严重地升高反射性引起周围血管扩张,而此时心排出量不能代偿性增加,结果导致重度低血压。因此,对主动脉瓣狭窄的患者不仅要了解有无运动中心律失常表现,以给予抗心律失常药物治疗,更重要的禁用血管扩张剂,否则周围血管阻力降低,后负荷减少会促发运动中晕厥的发生。

3.呼吸困难

劳力性呼吸困难是主动脉瓣狭窄患者常见的主诉。与其他类型的左心室负荷过重一样,气急同劳力强度有关,有时表现为阵发性夜间呼吸困难,甚至发现急性肺水肿,常预示着左心室功能不全,并随着左室衰竭的进展,呼吸困难进一步加强。左心衰竭是主动脉瓣狭窄的晚期表现,如不进行手术治疗,患者的寿命为 2～3 年。

4.猝死

严重主动脉瓣狭窄的患者可以发生猝死,其机制目前尚不十分清楚,也可能和晕厥有关。因为易于晕厥的患者也易于猝死,可能因为低血压伴晕厥导致室颤而死亡。猝死常由突然重度的体力活动而诱发。它很少发生在无症状的主动脉瓣狭窄的患者,因而,对于无症状的患者要严密随访,但在症状出现前没有必要考虑主动脉瓣置换术来预防猝死。

(二)体征

轻度或中度主动脉瓣狭窄患者的脉搏没有明显的特殊改变,重度的患者收缩压与脉压均较正常人为低,故其脉搏细小,与强有力的心尖冲动呈不对称的现象。心尖冲动表现为亢强而不弥散,否则提示合并主动脉瓣或二尖瓣关闭不全。多数患者在心底部可扪及收缩期震颤,听诊的主要特点为主动脉瓣区(胸骨右缘第 2 肋间)。可闻及粗糙、高调的收缩期增强的杂音。狭窄愈严重,杂音持续时间愈长,而且传导范围较广,在颈动脉区和心尖区均较响亮。但主动脉瓣狭窄的严重程度与杂音高低并无相关性。当严重主动脉瓣狭窄,瓣口通过的血流减少,杂音可不明显,或当发生左心衰竭时,主动脉瓣狭窄的杂音可减轻甚至消失,有时可以误诊。

三、辅助检查

(一)一般检查

化验检查:血尿常规、肝肾功能、血糖、离子、肝炎病毒、凝血五项、HIV＋TPHA＋RPR、冷凝集试验。

(二)特殊检查

胸部正侧位片、心电图、心脏超声心动图。诊断不十分明确或可能合并有其他畸形者还需行心导管或冠状动脉 CT 检查。

1.胸部正侧位片检查

主要表现为左心缘圆隆,心影不大。常见主动脉狭窄后扩张和主动脉钙化。成年人主动脉瓣无钙化时,一般无严重主动脉瓣狭窄。心力衰竭时左心室明显扩大,还可见左心房增大、肺动脉主干突出、肺静脉增宽以及肺淤血的征象。

2.心电图检查

轻度主动脉瓣狭窄者心电图可正常。严重者心电图示左心室肥厚与劳损。ST 段压低和 T 波倒置的加重提示心室肥厚在进展。左心房增大的表现多见。主动脉瓣钙化严重时,可见左前分支阻滞和其他各种程度的房室或束支传导阻滞。

3.心脏超声心动图检查

M 型超声可见主动脉瓣变厚,活动幅度减小,开放幅度<18 mm,瓣叶反射光点增强提示瓣膜钙化。主动脉根部扩张,左心室后壁和室间隔对称性肥厚。二维超声心动图上可见主动脉瓣收缩期呈向心性弯形运动,并能明确先天性瓣膜畸形。多普勒超声显示缓慢而渐减的血流通过主动脉瓣,并可计算最大跨瓣压力阶差,估测主动脉瓣口面积。正常主动脉瓣口面积为 2.5～3.5 cm²,瓣口面积<1 cm²,属轻度狭窄,在 0.8～1.0 cm² 之间属中度狭窄,<0.7 cm² 为严重狭窄。按跨瓣压差计算出狭窄程度,轻度狭窄跨瓣压差为 5.0 kPa(40 mmHg)以下,中度狭窄为 5.0～10.0 kPa(40～75 mmHg),重度狭窄在 10.0 kPa(75 mmHg)以上。

4.左心导管检查

可直接测定左心房、左心室和主动脉的压力。左心室收缩压增高,主动脉收缩压降低,随着主动脉瓣狭窄病情加重,此压力阶差增大。左心房收缩时,压力曲线呈高大的 α 波。在下列情况时应考虑施行:年轻的先天性主动脉瓣狭窄患者,虽无症状但需了解左心室流出道梗阻程度;疑有左心室流出道梗阻而非瓣膜原因者;要区别主动脉瓣狭窄是否合并存在冠状动脉病变者,应同时行冠脉造影;多瓣膜病变手术治疗前。

四、治疗

(一)手术适应证和禁忌证

(1)症状不明显、左心室压力差<3.3 kPa(25 mmHg)者,一般不必手术。

(2)症状明显、左心室压力差>6.7 kPa(50 mmHg)或瓣孔面积<0.7 cm²,心电图有左心室肥厚及劳损表现者应手术。

(3)没有症状或症状轻微的患者,如狭窄明显,左心室压力差>10.0 kPa(75 mmHg),应手术。

（4）重度狭窄的晚期，左心腔已明显扩大者，手术应慎重。

（5）晚期病例合并重度右心力衰竭者，列为手术禁忌证。

（二）手术方法

切除病变瓣膜，行人工主动脉瓣膜替换术。

全麻后，取仰卧位，胸骨正中切口，常规建立体外循环，采用升主动脉与上、下腔静脉插管，心肌保护分顺行灌注和逆行灌注。心脏停搏后，取主动脉根部横切口或斜切口，显露主动脉瓣膜，沿主动脉瓣瓣环切除病变瓣膜，应用 2-0 瓣膜缝线在瓣环上间断褥式缝合 12 针左右。测试主动脉瓣环直径，选择瓣膜型号。将缝线依次缝合在人工机械瓣和生物瓣环上，依次打结。用 4-0 缝线连续往返缝合主动脉切口，排左心气体，开放主动脉，复温、复跳。严密止血，循环稳定后停机，依次拔出各插管。

（三）手术后处理

术后早期处理：补充血容量，增强心肌收缩力，纠正心律失常，平衡水和电解质，维持正常体温，呼吸管理，应用抗生素、洋地黄、利尿剂、激素等，饮食管理。

（四）手术后常见并发症及防治

1.术后出血

术后初期渗血量较多，第 1 小时可达 300 mL，以后则渐减少。如在 3～4 小时后每小时排出血量，10 岁以下的小儿仍为 50 mL，成人在 100 mL 以上则可能有活动性出血。在处理上，必须鉴别出血的原因是由于凝血异常还是止血不彻底所引起。如果化验结果基本正常，失血原因系由于止血不彻底，经短期非手术疗法而无停止趋向，应果断地及早剖胸止血。

2.出血性心脏压塞

（1）出血性急性心脏压塞：在处理上，如系心包引流管血块堵塞，引流不畅所引起的，可拔出引流管，在床边拆除部分切口下端缝线，用血管钳和示指插入心包腔，张开心包切口。如疑及心脏切口失血或活动性出血，须及早施行心包切开探查术，清除血块、积血，并进行止血。

（2）出血性延期心脏压塞：在处理上可先行剑突下心包穿刺术。

3.胃肠道出血

内科治疗除输新鲜血液补充失血量和纠正贫血外，同时应用胃酸抑制剂等。因此预防本并发症的发生至关重要。

4.低心排血量综合征

治疗低心排血量综合征的主要措施是提高左心室充盈压，即增加前负荷；改进心收缩力；舒张血管，降低血管阻力，即减轻后负荷。

5.感染

胸骨裂开和纵隔炎：胸骨裂开的诊断一旦确立，应当立即行手术。感染性心内膜炎明确诊断后，首先采用药物疗法，需根据血培养出的菌株和药敏试验选择适当的抗微生物药物，而且要选用能穿透赘生物的灭菌药物。

6.心律失常

处理原则：如在手术前或手术时发生较严重的心律失常，应采取积极措施，按心律失常的类型、出现时间、诱发或伴发心律失常的心脏异常和病因，给予不同的治疗方法。必须注意，在抗心律失常的同时，需消除或改善导致心律失常的原因，如心力衰竭、缺氧等。

7.心力衰竭

治疗原则:防止和治疗能诱发或加重心力衰竭的各种原因;减轻心脏的做功;提高心肌的收缩效能。

8.胸腔、肺部并发症

(1)一般并发症:气胸、胸膜腔积液(术后早期积血、较晚出现的血浆性渗出液、乳糜胸)、肺不张、肺炎。

(2)急性呼吸衰竭:其处理主要是施行机械换气,维持氧需,并去除肺间隙液,使萎陷的肺泡重新开放。

(李一民)

第八节 主动脉瓣关闭不全

主动脉瓣关闭不全是常见的心脏瓣膜病,约占心脏瓣膜病的 25%。引起主动脉瓣关闭不全的病因包括先天性和后天性两种,但以后者居多,且绝大多数为主动脉瓣病变所致,而主动脉根部病变影响主动脉窦管交界和/或瓣环时也可导致主动脉瓣关闭不全。主动脉瓣关闭不全的主要病理生理基础是左心室前负荷增加,左心室肥厚和扩大。手术治疗的方法主要为主动脉瓣置换术,部分患者可做成形术。手术危险性和预后主要取决于术前左心室功能状况。

一、病理解剖

(一)风湿性心脏瓣膜病

这仍是发展中国家主动脉瓣关闭不全最常见的病因。风湿性主动脉瓣关闭不全的病理解剖特征是瓣叶,尤其是瓣叶的游离缘纤维化增厚、卷缩,导致瓣叶对合不良,引起瓣膜关闭不全;同时可有交界的纤维化和部分粘连融合,有时呈纤维团块样改变,故往往有不同程度的主动脉瓣狭窄;主动脉瓣环也多有不同程度的纤维化、增厚,但一般无扩大。晚期风湿性主动脉瓣病变患者,其瓣叶、交界和瓣环常有程度不同的钙化,但其钙化程度远轻于老年性钙化性主动脉瓣狭窄。风湿性主动脉瓣病变往往同时合并有二尖瓣病变,呈联合瓣膜病变。

(二)原发性主动脉瓣心内膜炎

这也是常见的病因,在西方发达国家位居第二位。病理改变特征是瓣叶赘生物形成、瓣叶穿孔或撕裂,引起瓣膜关闭不全。严重病变者可累及瓣环和瓣周组织,甚至二尖瓣,出现瓣环脓肿或瓣周脓肿,甚至室间隔穿孔。治愈后的原发性主动脉瓣心内膜炎的后期,瓣叶常有纤维化增厚、卷缩、钙化,加重瓣膜反流,而受累的瓣环及瓣周组织则多以钙化为主。

(三)主动脉环扩张症

这是目前西方发达国家单纯主动脉瓣关闭不全最常见的病因。病理解剖特征是主动脉瓣叶基本正常,主动脉窦管交界和/或主动脉瓣环扩大,引起主动脉瓣对合不良或有较大的间隙,导致瓣膜关闭不全。常见的病因有马方综合征、特发性主动脉扩张或升主动脉瘤、升主动脉夹层、高血压性主动脉扩张、退行性主动脉扩张、梅毒等。

(四)先天性二叶主动脉瓣

先天性二叶主动脉瓣的发生率占人群的 $1\%\sim2\%$。绝大多数可以维持正常的瓣膜功能至终生。但部分病例可以发生主动脉瓣关闭不全、主动脉瓣狭窄或两者并存。表现为主动脉瓣关闭不全者的病例,主要为一侧的瓣叶脱垂而致瓣膜关闭不全,其瓣叶常有增厚,瓣缘可以有卷缩,但一般无明显的钙化,这是与先天性二叶主动脉瓣导致主动脉瓣狭窄有根本区别。部分二叶主动脉瓣患者可以有主动脉窦的扩张,甚至形成主动脉根部瘤。

(五)先天性心脏病并发主动脉瓣关闭不全

最常见的病因是高位室间隔缺损或膜部大室缺引起主动脉瓣脱垂而致瓣膜关闭不全,其次为主动脉窦瘤破裂伴有相应瓣叶的脱垂。

(六)创伤性或医源性

临床上比较少见。创伤所致的主动脉瓣关闭不全多见于严重的胸部挤压伤或撞击伤,胸膜腔内压骤然增高,动脉压骤增,引起瓣叶撕裂而致急性主动脉瓣关闭不全。医源性损伤主动脉瓣极为少见。

(七)主动脉瓣黏液退行性病变

临床上少见。病理改变的特征是瓣叶和瓣环及交界均有不同程度的黏液退行性病变,瓣环松弛和扩大,瓣叶对合不全,引起关闭不全。

(八)急性主动脉夹层分离

Ⅰ型或Ⅱ型急性主动脉夹层分离均可以累及主动脉瓣叶的交界,导致一个或数个交界区升主动脉外膜和中层的分离,使缺血升主动脉外膜支撑的中层和内膜脱垂,引起主动脉瓣对合不全和关闭不全,这部分患者往往在手术置换升主动脉和对脱垂的交界行加固缝合后,可以完全纠正主动脉瓣关闭不全。

(九)其他病因

强直性脊柱炎、类风湿性关节炎、巨细胞型主动脉炎、Ehlers-Danlos 综合征及 Reiter 综合征等均可以引起主动脉瓣关闭不全。

二、临床表现

(一)症状

慢性主动脉瓣关闭不全在左心室功能代偿期可无任何症状,但严重主动脉瓣关闭不全者,常诉心悸、胸部冲撞感及心尖部搏动感,这与左心室每搏出量增加有关。

慢性主动脉瓣关闭不全在左心室功能失代偿时,逐渐出现体力活动后乏力或疲倦,劳累性呼吸困难等,这与左心室功能降低,前向心排量减少,以及左心室舒张期压力增加,左心房和肺静脉压增高有关。严重的左心功能减退时,可有明显的活动后乏力、呼吸困难,甚至端坐呼吸和夜间阵发性呼吸困难等左心衰竭表现。随着病情的进展,患者逐渐出现右心衰竭的表现。严重主动脉瓣关闭不全,尤其是当有左心功能损害时,可有心绞痛发生,这与主动脉舒张压低、冠状动脉灌注不足以及室壁张力增加和心肌氧耗增加有关。

急性主动脉瓣关闭不全的主要症状是急性左心衰竭和肺水肿。临床表现的轻重主要与急性主动脉瓣关闭不全的反流量相关。主动脉瓣反流愈严重,症状愈重,相反,则症状愈轻。

(二)体征

轻度主动脉瓣关闭不全,心脏大小及心尖冲动位置均可位于正常范围。严重主动脉瓣关闭不全,心尖冲动向左下移位,范围扩大,可触及明显的抬举性冲动,心浊音界向左下扩大。

听诊在胸骨左缘第3、4肋骨有舒张期泼水样杂音,呈高调、递减型,向心尖部传导,多为舒张早中期杂音,在患者坐位、胸部前倾及深吸气时杂音会更明显。部分患者如胸主动脉夹层、升主动脉瘤等合并的主动脉瓣关闭不全,舒张期杂音往往在胸骨右缘第2肋间最清楚。严重主动脉瓣关闭不全者,在心尖部可闻及舒张中晚期滚筒样杂音,为Austin-Flint杂音,其机制是心脏舒张早期主动脉瓣大量反流、左心室舒张压快速增高,二尖瓣口变狭,左心房血流快速流经二尖瓣口时产生的杂音。此外,当主动脉瓣叶有穿孔时,可闻及音乐样杂音或鸽鸣样杂音。

主动脉瓣明显关闭不全患者,可有典型的周围血管体征:动脉收缩压增高、舒张压降低和脉压增宽;颈动脉搏动明显,水冲脉,口唇或指甲有毛细血管搏动征,股动脉枪击音等。在病程的晚期,可有颈静脉怒张、肝脏肿大、双下肢水肿等右心衰竭表现。

急性主动脉瓣关闭不全的体征除舒张期泼水音外,其他体征有心率增快,脉压缩小,第一心音降低,出现第三心音。肺水肿时,肺部可闻及湿啰音。但多无外周血管体征。

三、辅助检查

(一)心电图检查

左心室肥厚,电轴左偏,有时出现心肌缺血表现。

(二)X线检查

急性主动脉瓣关闭不全者心影基本正常,通常有肺淤血或肺水肿表现。慢性主动脉瓣关闭不全的特征性表现是心影像左下扩大,呈"靴形"心,主动脉结增大,心胸比例增大。

(三)超声心动图检查

彩色多普勒心动图是诊断主动脉瓣关闭不全最为敏感和准确的非侵入性技术,能发现听诊不能发现的轻度主动脉瓣关闭不全,可以明确主动脉瓣关闭不全的严重程度,鉴别主动脉瓣关闭不全的原因和性质,有无赘生物等。

四、治疗

(一)手术适应证

急性主动脉瓣关闭不全一旦有明确左心衰竭表现,应急诊手术。慢性主动脉瓣关闭不全有症状就是手术的绝对指征;如左心室扩大,心功能显著降低,已经发生左心室功能不可逆损害,手术死亡率明显增高,预后比较差。

(二)术前准备

有心绞痛者应给予扩血管治疗,心功能Ⅲ级以上者,可予以强心、利尿、扩血管治疗。应密切注意血钾、血镁浓度,低钾和低镁易使患者发生严重室性心律失常,一旦发生心脏停搏,复苏极其困难。感染性心内膜炎所致急性主动脉瓣关闭不全、无明显心力衰竭者可以在应用强心、利尿、扩血管治疗的同时,应用大剂量敏感的抗生素继续治疗,争取在感染基本控制后手术,有利于防止术后感染复发和降低手术死亡率。如患者在治疗过程中心功能继续恶化,即使感染未能有效控制,也应尽早急诊手术,只有这样才能挽救患者的生命。

(三)主动脉瓣替换术方法

同主动脉瓣狭窄手术。

（四）术后处理

主动脉瓣关闭不全术后处理的重点是增强左心室心肌收缩力、防止室性心律失常、控制高血压。

对左心室收缩功能降低者，可以选择多巴胺 5～10 μg/(kg·min)或联合应用米力农持续静脉滴注。

防治室性心律失常，应保持血钾、血镁在正常范围内，可以持续静脉滴注利多卡因 24 小时，以后改口服普罗帕酮 1 周。

术后早期选用硝普钠持续静脉滴注，控制血压在 14.7～17.3 kPa(110～130 mmHg)。亦可改用钙离子拮抗剂静脉滴注，控制高血压。

（五）术后并发症及其处理

同主动脉瓣狭窄术后处理。

（李一民）

第五章 胸外科常见疾病

第一节 气管、支气管异物

气管、支气管异物是一种常见的危急重症,多发生于小儿。当呼吸道吸入异物后,可以并发急性喉炎、哮喘、肺炎、肺脓肿、支气管扩张症、肺气肿、自发性气胸甚至脓胸。体积较大的异物,突然阻塞声门、气管或主支气管会引起呼吸困难,严重者会引起窒息死亡。本病一旦发生,多数病例需在支气管镜下将异物取出。对于一些异物形状特殊者,表面光滑、异物嵌入支气管腔内过深者,经气管镜难以取出,往往需要施行剖胸手术,切开支气管摘除异物,如阻塞远端肺组织已感染实质病变,需行肺叶或全肺切除术。

一、病因

吸入的异物按性质可分为三类:①金属类如缝针、大头针、安全别针、发夹、注射针头、鱼钩、硬币或钢珠等。②动植物类如花生米、黄豆、蚕豆、玉蜀黍、瓜子、核桃、骨片等。③塑料和玻璃类如塑料圆珠笔帽、瓶塞、玻璃串珠、纽扣等。

二、发病机制

(1)由于异物的大小、形状、性质以及阻塞部位不同,对患者产生的影响也不相同。小而光滑的金属性异物吸入支气管腔内,仅产生轻微的黏膜反应,不会引起呼吸道的阻塞,随着时间的推移,金属会氧化生锈,有时还会穿透支气管壁进入肺实质。但动、植物类异物可产生支气管部分性或完全性梗阻,并引起异物周围严重的局限性炎症。大的异物可以早期引起完全性的气管、支气管阻塞,产生呼吸困难、急性肺不张、纵隔移位,进一步发展为阻塞性肺炎、支气管扩张症及肺脓肿。值得注意的是,小儿气管、支气管异物绝大多数为食物壳仁或塑料玻璃类玩具,因此,小儿应避免玩这类物品,以免发生意外。

(2)异物存留的部位,可能在喉部、气管隆嵴处,但以进入左、右主支气管及其远端多见。右侧支气管异物的发生率较左侧高,这是由于右侧主支气管比左侧粗、短、直,偏斜度较小,而左侧主支气管较细、长、斜,加之隆突位于中线偏左,因此,异物容易落入右侧。异物停留的部位,多在主支气管和下叶支气管,落入上叶及中叶的机会极少。

(3)异物落入支气管,可以产生部分性或完全性阻塞,两者均可导致不同程度肺通气功能减退。部分性阻塞时,异物的阻塞或刺激产生的局部炎症反应肿胀导致形成活瓣机制,空气可以吸入气道远端,但无法呼出,引起阻塞性肺气肿,受累的肺组织过度膨胀,产生纵隔移位、呼吸困难、肺内压力增高甚至可以产生自发性气胸。完全性阻塞时,由于异物的嵌入,加之黏膜肿胀、炎症、腔内分泌物潴留,最终使支气管腔完全阻塞,导致阻塞性肺炎、肺不张、支气管扩张症及肺脓肿。

三、诊断

由于吸入异物种类、大小、形状不同,症状也不同,从无任何呼吸困难症状到严重缺氧、窒息而致死亡均有。本病发生可有明确的吸入异物病史,并出现相关临床症状,表现为呛咳、咳嗽、咳痰、呼吸困难、咯血、发热,严重者可很短时间内窒息死亡。有学者曾遇一例 6 岁患儿,因口含黄瓜蒂玩耍造成误吸死亡的病例。但无明确病史的患儿甚至成年患者也不少见。

(一)临床分期

根据异物停留时间的长短,临床上分为 3 期。

1.急性期(24 小时)

有黏膜刺激症状和呼吸困难,并伴有胸痛,少数患者出现发绀及发音困难。

2.亚急性期(2～4 周)

由于异物产生呼吸道局部炎症反应,伴随有支气管黏膜刺激症状,出现黏膜溃疡、软骨坏死及蜂窝组织炎等。

3.慢性期(1 个月以上)

此时异物反应轻的患者可无症状,如出现较大支气管的完全性或不完全性阻塞,则可出现与局限性肺气肿、肺不张或肺化脓症及脓胸相应的症状。

(二)临床症状

在临床工作中如果发现小儿在进食或口含物品玩耍时发生呛咳、哮喘甚至呼吸困难、发绀等,要考虑有吸入性异物的可能。对于儿童不明原因的肺炎、肺不张等与常见肺炎临床症状不符时应考虑支气管异物的可能性。

(三)放射诊断

气管、支气管异物最基本的检查方法是胸部正侧位平片,对于金属和不透 X 线的异物可以确定异物位置,对 X 线不能显示者可以发现异物堵塞区肺炎、肺不张等间接征象。对高度怀疑的患者应行纤维支气管镜检查以明确诊断并能给予及时治疗,少数病例尚需支气管造影、断层扫描、CT 检查等,均可显示支气管管腔充盈缺损。

四、治疗

(一)误吸异物家庭自救的方法

(1)立即以示指或拇指突然按压颈段(环状软骨以下至胸骨切迹处)气管,刺激患者咳嗽反射,将异物咳出。

(2)可立即抓住婴幼儿双踝部使倒立位,并行原地转圈,迅速加快,由于离心力作用即可使异物排出。

（二）经支气管镜检查和异物摘除

气管、支气管异物能自动咳出的占 1%～2%，因此应积极治疗，以免延误病情，发生并发症。气管、支气管吸入异物后，多数均可通过镜检顺利取出，但也有少数病例取出困难，或者出现窒息等并发症。特殊类型气管异物由于形状特殊、体积较大，一般应选择全身麻醉。全身麻醉可使患儿减少躁动、气管内平滑肌松弛，利于异物的取出。但全身麻醉应达到一定的深度，既保留患儿的自主呼吸，又尽量在置入气管镜和异物出声门时达到肌肉松弛、分泌物少和止痛的要求。

（三）剖胸手术适应证

剖胸手术仅适用于下列情况：①经支气管镜摘除困难或估计摘除过程中有很大危险。②异物已引起肺部明显化脓性感染。

（四）手术

应注意做好术前准备，确定异物形态、性质及停留部位，手术当天应复查胸片，以防止异物移位。对于球形、光滑的支气管异物，为预防由于体位变动或操作时异物滑入对侧支气管，可采用双腔管或单侧支气管插管。

手术方式有以下两种。①行支气管膜部切开术时，切开胸膜，显露支气管膜部，在该处扪及异物，纵向切开膜部，取出异物，然后间断缝合膜部切口，并以胸膜覆盖。②肺叶或全肺切除术适用于由于异物停留时间长，已引起严重的肺部不可逆感染或化脓，患部肺功能难以恢复者。

（李一民）

第二节　支气管扩张

一、病因与发病机制

除少部分发病早的患者是先天性或遗传缺陷导致，绝大部分支气管扩张为获得性病变。无论自身机体有何种易患因素，大多数支气管扩张的形成都需经历肺部感染的阶段。这一点亦为文献上论及最多的病因，即大多数支气管扩张的形成是微生物与机体互相作用的结果。Angrill 等研究证实 60%～80%的稳定期患者气道内有潜在致病微生物定植，其中最常见的是流感嗜血杆菌、铜绿假单胞菌。有文献报道称一个急性的感染期即可使肺内支气管结构受到严重破坏，从而产生支气管扩张。目前多数学者认为，支气管扩张为多个因素互相作用的结果。支气管扩张存在的遗传性易感因素包括：先天性的纤毛运动障碍使气道清除能力下降；缺少 IgG、IgM、IgA 使支气管管腔内杀菌能力降低；α_1 抗胰蛋白酶缺乏、营养不良等。有学者总结支气管扩张病变形成的直接原因主要由于 3 个因素的互相影响，即支气管壁的损伤、支气管管腔的阻塞、周围的纤维瘢痕形成的牵拉作用。另有假说综合了遗传因素与环境因素的影响，提出由于基因易感性，引起宿主的纤毛运动障碍，支气管清除分泌物及脓液的功能减弱，残存的细菌及坏死物无法被清除，细菌更易定植在管壁上，气道炎症反应加重，形成支气管壁的薄弱，由于慢性炎症的迁延不愈，管腔反复被阻塞，形成恶性循环。阻塞的管腔远端分泌物潴留，管壁即存在一定的张力，如遇到薄弱的支气管壁，即可形成扩张。儿童时期正在发育过程当中的支气管壁更易受到破坏，支气管扩张发病早，肺支气管破坏可能越严重。在感染的慢性期，纤维瘢痕的收缩在支气管扩张的发生中占有重要的作用。随着症状的发展,慢性咳嗽使支气管内气体压力增加,亦可占一定因素。

患者具有某些基础疾病时,支气管扩张是基础疾病发展过程中肺部病变的一个表现。在这种情况下,更要注意潜在疾病的处理。这类疾病包括免疫缺陷、肺囊性纤维化、真菌病、结核、淋巴结肿大、异物、肿瘤、肺棘球蚴病等。其致病机制多与支气管部分阻塞相关。但单纯支气管阻塞不会引起支气管扩张,如伴发感染,引流不畅,则为形成支气管扩张制造条件。右肺中叶支气管有其独特的解剖学特点,管径较小,相对走行较长、分叉晚,与中间段支气管及下叶支气管夹角相对较垂直,周边环绕淋巴结,而较易管腔阻塞,引流不畅。当中叶感染,支气管周淋巴结肿大,支气管腔狭窄时,易形成远端的支气管扩张。右肺中叶支气管扩张可为"中叶综合征"的一种表现。上肺叶的支气管扩张通常继发于结核。结核愈合过程中纤维瘢痕收缩,可牵拉已破坏的支气管壁。支气管扩张与以前是否患过肺结核病显著相关,在结核病流行的泰国,结核病是支气管扩张发病最重要的因素。

二、临床表现

支气管扩张患者男性比例高,各年龄段均有发病病例。病程常较长,可迁延数年或数十年。患者可存在幼年呼吸道疾病史,或反复肺部感染病史。症状根据病情轻重,肺部感染加重及减轻,支气管管腔分泌物的多少,有无治疗而不同。呼吸系统的所有症状都可作为支气管扩张的临床表现,而部分患者可仅仅存在影像学表现而无症状。

慢性咳嗽、咳痰为一常见的症状。患者可有刺激性咳嗽,为长期慢性炎症刺激的后果,亦与气道的高反应性有关。仅咳嗽而无痰,称为"干性支气管扩张"。咳痰在晨起时最多,为夜间呼吸道潴留痰液。其次以晚间较多。痰量多者每天可达 400 mL。如痰液较多,咳痰无力,排痰困难,阻塞小支气管,则感胸闷气急。典型患者多为黄绿色脓样痰,如痰液有臭味则考虑存在厌氧菌感染。集大量痰液于玻璃瓶中,数小时后可分为 3 层:上层为泡沫,中层为黄绿色黏液,下层为脓块状物。咳痰的多少与感染程度、范围、机体抵抗力、病变支气管是否通畅、药物治疗是否有效等有密切关系。目前由于各类高效抗生素的普遍应用,大量脓痰的情况相对少见,但耐药病菌的存在相对增加。支气管扩张患者如抗生素有效,痰液引流通畅,症状可得到缓解,仅存在咳嗽或存在少量痰液,但因支气管结构发生改变,容易反复感染,症状可重复出现。

咯血为另一常见的症状,可从痰中带血至短时间内咯血数百毫升,程度不等,症状可反复发生。咯血量与病情轻重及病变范围不一定相关。有些患者的首发症状可能仅为咯血。对咯血程度的判定目前尚不统一。一般认为,24 小时内咯血量在 200 mL 以下者为少量咯血,200～600 mL 称为中量咯血,超过 600 mL 则称为大咯血。也有人认为大咯血是指一次咯血 300～500 mL,大咯血常常来势凶猛,病死率极高,可达 60%～80%,故常引起医务人员的重视。在某医院微创中心进行的统计中,以咯血为主要症状的患者中,患支气管扩张的人数占首位,可以从侧面反映在发达国家的疾病现状。影响大咯血患者病死率的最主要因素为出血阻塞气管及支气管,影响正常肺组织的通气而导致窒息,部分患者可见血氧饱和度进行性下降,常低于 90%,病情急重。结核性支气管扩张病变逐渐发展可发生咯血,病变多在上叶支气管。

因病肺组织长期慢性感染,常出现全身毒血症状,患者可有发热、乏力、食欲缺乏、消瘦、贫血等。症状重,病程长的患者常有营养不良,儿童患支气管扩张可影响生长发育。Kartagener 综合征患者可具有支气管扩张的症状,同时具有内脏逆位及鼻窦炎。如感染侵及胸膜腔,患者常常发生胸痛、胸闷等胸膜炎、脓胸的表现。当出现代偿性或阻塞性肺气肿时,患者可有呼吸困难、发

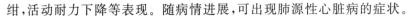

绀,活动耐力下降等表现。随病情进展,可出现肺源性心脏病的症状。

支气管扩张体征无特征性。早期支气管扩张患者仅有影像学改变,并无阳性体征。一般患者可发现肺部任何部位的持续性湿啰音,局部痰液排出后湿啰音可发生变化。湿啰音的范围随病变范围而不同。也可发现管状呼吸音或哮鸣音部分患者可有杵状指(趾),但目前,支气管扩张患者具有杵状指(趾)的比例明显变低。并发肺气肿、肺源性心脏病、全身营养不良时,可具有相应的体征。

三、支气管扩张的诊断

(一)症状及体征

如果患者具有下列症状,可怀疑其有支气管扩张。

(1)反复肺部感染,迁延不愈,发作次数频繁,存在少量或大量脓痰,痰液可分层,病程可持续数年;可具有胸痛或呼吸困难。

(2)非老年患者,反复咯血病史,可伴有或无支气管反复感染,有时咯血量偏大。

(3)结核病史产生较大量的咯血。

(4)局限的肺湿啰音,可有缓解期及持久存在,可伴管状呼吸音或哮鸣音。

支气管扩张的症状及体征相对具有非特异性,仅为临床进一步诊疗参考依据。怀疑具有支气管扩张的患者可进一步行其他检查。

(二)胸部影像学检查

胸部 X 线片为肺部疾病初步筛选的影像学方法,但对于支气管扩张诊断价值有限。X 线片表现不典型,大部分见到的是肺纹理增多、紊乱,不能确定病变的程度和范围,病变轻微则表现无特殊。在过去,支气管造影是确诊支气管扩张较好的方法,但其为一创伤性的检查,操作复杂,有一定的并发症发生率,目前已基本被大部分医疗单位淘汰。普通螺旋 CT 对于支气管扩张的诊断具有一定作用,但敏感性仍不高。在普通螺旋 CT 扫描检查中,可表现为局部支气管血管束增粗、肺纹理紊乱、条索状影和局限性肺气肿等,经 HRCT 证实这些部位的异常影像为支气管扩张的不同表现。因支气管扩张的患者往往在急性期出现肺内炎症、咯血引起肺泡内积血等,螺旋CT 仅表现为肺组织急性渗出性病变,容易掩盖支气管扩张形态学影像表现而不能确诊,HRCT (高分辨 CT)具有准确、便捷、无创的特点,逐渐成为支气管扩张诊断的金标准。一般认为,HRCT 诊断支气管扩张的假阳性及假阴性为 2% 及 1%。主要的诊断依据包括支气管的内径比相邻的动脉粗,支气管的走行没有逐渐变细,在肺外侧带靠近胸膜的 1~2 cm 内,可见到支气管。在几项研究当中,HRCT 上肺及支气管的形态学改变与肺功能的变化及肺动脉收缩压的改变是相近的。有条件的单位可做 CT 三维重建,从不同的角度证实支气管扩张,更具有形象性。

柱状扩张的支气管如平行于扫描方向,可显示支气管壁及管腔含气影,呈分支状"轨道征"; 在横断面 CT 扫描上,扩张的支气管壁即支气管内气体。与伴行的肺动脉的横断面组合形似印戒,称为"印戒征";扩张的支气管走行和扫描平面垂直或斜行时则呈壁较厚的圆形或卵圆形透亮影。囊状扩张表现为大小不等的囊状,多聚集成簇,囊内可见气液平面。混合型扩张兼有柱状扩张和囊状扩张的部分特点,形态蜿蜒多变,可呈静脉曲张样改变。

随着 CT 的广泛应用,医师可以随访支气管扩张的不可逆现象。Eastham 等人提出了一种新的支气管扩张的分级方式,共分三个级别。①支气管扩张前期:由于长期反复感染,HRCT 可以显示出非特异性的支气管管壁增厚的表现,但无管腔扩张。②HRCT 支气管扩张期:HRCT

可显示支气管扩张,但无囊状或柱状的典型改变。在这一期间进行随访。如果2年后仍然显示支气管扩张,则病变视为不可逆。③成熟支气管扩张:如HRCT影像在长时间没有缓解,则为成熟的支气管扩张。这时影像学显示典型的支气管扩张的改变。此分级关注了支气管扩张在发病初期的表现,具有一定价值。

随着应用增加,MRI也获得了与CT相近的结果。但限于对比性不如CT,MRI在支气管扩张诊断中的应用较少。

(三)纤维支气管镜检查

纤维支气管镜为比较重要的一项检查,在支气管管腔阻塞的成因及病变定位方面具有较大的作用。具体包括下面几点。

(1)支气管镜可了解支气管管壁的损害程度,为手术方案提供参考依据。如支气管管壁明显受累,溃疡,瘢痕形成,则应选择较为正常的支气管作为手术切除及缝合的部位。

(2)如患者咳痰较多,引流欠佳,支气管镜可了解具体咳痰部位,确定合适的引流部位,并吸除痰液或痰痂,使肺通气好转。同时可留取痰液及分泌物标本,由于从深处采集样本,避免了口腔菌群污染,得到的细菌培养结果更加准确。

(3)可明确支气管阻塞原因。支气管镜可明确支气管内有无肿瘤、息肉、异物、肉芽肿形成、外压性狭窄。部分异物在CT上难以显影,通过支气管镜可直接发现。CT显示部分支气管狭窄改变,应进一步进行纤维支气管镜检查。

(4)部分支气管腔内病变可通过支气管镜治疗。肉芽肿形成可通过支气管镜烧灼使管腔通畅,异物可通过支气管镜取出。可通过支气管镜注入药物,使药物在局部发挥更大作用。

(5)部分咯血的患者可明确出血部位,为支气管动脉栓塞术或肺部手术提供依据,便于栓塞出血血管或切除病变肺组织。支气管镜检可见管腔开口血迹,部分可见活动性出血。大咯血的患者可在咯血间歇期进行检查。栓塞术后或手术后行支气管镜可检验治疗的效果。

(四)其他检查

支气管扩张的肺功能通常表现为阻塞性通气功能障碍,并可能有气道高反应性的证据。在术前,行肺功能可了解是否耐受手术,为手术方案提供依据。术后行肺功能可评估治疗的效果。部分咯血患者行肺功能时会使症状加重,不能或不敢尽力听从指令,致使检查不能进行或数据不真实。这部分患者可进一步应用血气分析辅助评估肺功能情况。

在咳痰较多的患者中,痰培养为应用抗生素提供了重要的依据。在脓性的痰中可能难以找到细菌。流感嗜血杆菌及铜绿假单胞菌是最常培养出的细菌。细菌的菌种变化可能与疾病的严重程度相关。在病情轻的患者,痰培养经常无细菌。在病情较重的患者痰液培养出流感嗜血杆菌,在病情最严重者则为铜绿假单胞菌。其他常见的菌属包括肺炎链球菌、金黄色葡萄球菌、副流感嗜血杆菌等。值得注意的是有时会培养出结核菌,非结核属分枝杆菌,以及真菌。针对病原菌应用有效的抗生素显得尤为重要。

肺通气/灌注检查有助于了解病肺血流灌注情况,对手术切除的范围评估有帮助,无血流灌注的病变肺组织切除有助于改善肺功能。

四、治疗

支气管扩张患者病因、症状各不相同,病情有轻有重,病变部位多变,部分患者亦可合并其他疾病。故支气管扩张患者的治疗需因人而异,充分考虑患者个体病情的前提下,制订合理的治疗

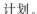

计划。

（一）一般治疗

支气管扩张的患者因咳嗽咳痰症状较多,可影响饮食及睡眠,通常营养条件较差,积极改善营养可为内科及外科治疗创造自身条件。有吸烟习惯的患者必须戒烟。适量运动,呼吸功能锻炼对于支气管扩张患者延缓肺功能损失也具有一定的作用。居住及工作环境空气清新能够减少呼吸道刺激,可能会减轻症状,避免感染发生或加重。

（二）内科治疗

多数情况下内科治疗为支气管扩张患者首先进行的治疗方式。在支气管扩张的内科治疗中,总的目标是阻断感染-炎症反应的循环,阻止气道的进行性损伤,改善症状,阻止恶化,从而提高生活质量。除此之外,寻求并去除支气管扩张的病因也是非常重要的。部分病因如免疫缺陷、遗传病所致支气管扩张只能够保守治疗。

有效清除气道的分泌物是支气管扩张治疗的关键环节之一,可避免痰液滞留于气道,使黏液栓形成,从而引起细菌定植,反复感染和炎症。多年来发明了许多使分泌物排出的物理疗法,包括体位引流,震荡的正压呼气装置,高频率的胸廓敲击,在一定程度上对于气道分泌物清除有效。呼吸肌的锻炼能够改善患者运动耐量及排痰能力,从而改善生活质量。有研究证明利用生理盐水进行雾化对于稀化痰液、清除气道分泌物是有效的,虽然比较药物来说,作用相对较小。

许多患者具有气道阻塞、气道高反应性,并对支气管扩张剂具有较好的反应,临床上支气管扩张剂如β受体激动药,短时效的抗胆碱药经常用于支气管扩张的处理当中。大部分能够达到预期的效果,进一步需要相应的随机对照的临床试验支持。目前尚没有明确的证据证明应用类固醇激素抗炎对于支气管扩张有显著的疗效。最近的小样本的临床试验证明,在支气管扩张的患者中应用抗胆碱酯酶药,可有效改善咳嗽、脓痰及呼吸急促的症状。

抗生素不仅用于感染加重的时期,而且也用于抗感染后维持的治疗,医师应该了解不同的患者具有不同的细菌定植谱,同一患者在不同时期可感染不同的细菌,有的患者还具有多重感染,故根据情况需要应用不同类型的抗生素。痰培养及细菌药敏试验,对于抗生素的应用具有指导意义。应当指出让患者咳出深部的痰,并且重复培养结果,对于治疗的指导意义更大。在经验性治疗当中,应用针对铜绿假单胞菌、金黄色葡萄球菌、流感嗜血杆菌敏感的药物通常对于患者具有较好的疗效。研究证明14天1个疗程的静脉抗生素治疗改善了患者的症状,咳痰量,炎性指标,虽然没有改善一秒率及用力肺活量,但对生活质量改善帮助较大。有学者研究了应用雾化吸入抗生素的作用,证明在抗感染方面有一定的疗效,但是支气管痉挛也有一定的发生率。一般情况下,如痰为脓性且较黏稠,可应用针对致病菌的广谱抗生素联合稀释痰液的药物,最少1～2周,至痰液性状发生改变。痰呈黄绿色的考虑可能存在铜绿假单胞菌感染,抗生素需选择覆盖假单胞菌的药物。支气管扩张如未去除病变部位为终身疾病,易反复感染,一般主张治疗至痰液转清,症状基本消失,病变稳定即可,不必长期用药。

（三）外科治疗

循证医学方面的研究显示关于支气管扩张的外科治疗尚无随机对照临床研究证据。随着对疾病认识的不断加深及支气管扩张治疗内科的规范化,支气管扩张的内科疗效不断提高。从西方国家的统计数据可看出这种趋势。来自Ruhrlandklinik医院的统计,需要手术治疗的支气管扩张占总数的18.3%,只占支气管扩张的一小部分;在Mayo Clinic医院,需手术治疗的比例为3.9%。但从数十年的外科实践经验来看,手术能够明确消除病变部位,从而改善症状,控制病变进展,解除由于支气管扩张病变引起的生命威胁。因此,手术是支气管扩张的重要治疗方法。支气管扩张的病因不同,病变严重程度及部位各异,手术方式也不尽相同。以病变为导向,支气管扩张的手术治疗涵盖了肺外科手术的多种手术方式,包括各种肺段切除、肺叶切除乃至联合肺段切除、肺叶切除及肺移植。根据症状、病变部位、影像学表现而采取的外科治疗手段不尽相同。

1.手术适应证及禁忌证

外科手术的目的为消除病变,改善患者的生活质量,防治支气管病变可能导致的并发症。文献统计的手术适应证包括反复而局限的支气管扩张合并呼吸道感染,持续脓痰排出,长期慢性咳嗽,上述症状对于内科保守治疗无效,故通过外科途径消除病变。根据支气管扩张手术的目的分为以下3类手术。

(1)为了消除症状进行的手术:支气管扩张常常合并呼吸系统的症状,如长期反复干性咳嗽,反复呼吸道感染,持续脓痰排出,对于内科治疗效果不佳或不愿长期服用药物的患者来说,如病变部位局限,外科手术是一个比较好的选择。手术可切除病变部位,达到根治的目的。

(2)为了处理合并病变进行的手术:如存在明确的由支气管扩张引起的并发症,可判断合并疾病是否能通过手术解决。可见于下列情况:如支气管扩张合并局限性肺脓肿;支气管扩张产生反复肺部感染,可合并有脓胸;长期慢性感染者,肺组织破坏明显,局部存在肺不张、肺纤维化,肺通气减少,肺内分流增加,通气血流比改变,甚至形成毁损肺;支气管异物阻塞及肿瘤阻塞支气管可造成支气管扩张,支气管扩张患者肺内存在结核球、曲霉球。上述情况手术可通过消除病变达到治疗支气管扩张及合并病变的目的。

(3)为了解除生命威胁进行的手术:支气管扩张重要的症状包括咯血。咯血量的多少与影像学或其他症状的病情并不平行。少量咯血后,血块阻塞较大的气道或出血弥散分布于各支气管,严重影响肺换气,有生命危险。一次性咯血量达 1 500~2 000 mL 可发生失血性休克。支气管的咯血常反复发生,常常引起患者的重视。手术可通过切除出血部位,解除生命威胁。有时咯血症状较重,其他治疗无效,需急诊切除病变部位。

手术禁忌证主要包括一般状况差,肺、肝、肾功能不全,合并疾病多,不能耐受手术;病变比较广泛,切除病肺后严重影响呼吸功能;合并肺气肿、严重哮喘、肺源性心脏病者。手术后病变仍有残留,考虑症状缓解不明显者,需慎重考虑是否行手术切除。

2.手术切除部位的设计

支气管扩张的外科治疗目的为尽量切除不可逆的支气管扩张病变,而尽量减少肺功能的损失。术前病变区域可见肺实变、损毁,对肺功能有影响,而健侧肺叶存在代偿作用,故切除病变肺组织,肺功能损失不大,并不影响患者术后日常活动。手术方式比较灵活,可根据病变决定手术部位,尽量切净病变。可按下列情况选择不同手术方式。

(1)有明显症状,肺部反复感染,肺组织不可逆损害,病变局限于一叶可行肺叶切除,局限于肺段者可行肺段切除。

(2)病变若位于一侧多叶或全肺,对侧的肺功能可满足机体需要,病肺呈明显萎缩、纤维化,肺功能丧失者,可做多叶甚至一侧全肺切除术。

(3)双侧病变者,在不损伤基本肺功能的前提下可切除所有或主要病灶。双侧多段病变者,两侧受累总肺容量不超过50%,余肺无明显病变,一般情况好,考虑能够耐受手术,则可根据心肺功能一期或分期切除。先行病变较重的一侧,待症状缓解及全身情况改善后行二期手术。分期手术者中间间隔时间应不少于半年,为肺组织功能代偿提供时间。一般认为术后10个肺段应当被保留。亦有文献报道支气管扩张分期手术后双侧肺仅剩余 8 个肺段也能维持生活。非局限者手术后可能症状缓解不明显，双侧手术指征宜从严掌握。

（4）大咯血患者如咯血部位明确，为挽救生命，即使其他部位仍有病变，可行咯血部位的切除。术前应尽量明确手术的范围。因急诊手术的并发症及病死率较高，有条件尽量在咯血间歇期做手术或止血后行择期手术。

（5）双侧病变广泛，肺功能恶化较快，内科治疗无效，估计存活时间不超过 1～2 年，年龄在55 岁以下者，可以考虑行双侧肺移植手术。

3.手术时机

因支气管扩张是一种渐进性疾病，只要诊断确立，考虑肺组织病变已不可逆，患者未出现严重症状时即可进行手术，而不要等到出现大咯血、肺部毁损时再进行手术治疗。早期的手术治疗收效明显，并发症也相对较少。近年来对疾病认识加深，针对病原菌的抗生素逐渐增加，痰液引流充分，支气管扩张患者病变进展较慢，症状不重，对日常生活影响小，患者手术需求减少。因此根据患者自身情况，对症状的耐受性，影像学所示病变部位进行评估，确定手术时机。

4.术前准备

（1）术前常规检查包括血常规、生化、凝血功能等，行肺功能检查，血气分析。对于咳痰的支气管扩张患者，行痰培养及药敏试验。有选择性地行支气管镜检查明确病因、病变范围、支气管病变程度。

（2）进行呼吸训练及物理治疗，以增强活动耐力，改善肺功能。根据病变位置进行体位引流，应用物理震荡方法促进痰排出。

（3）营养支持对于促进术后恢复有重要意义。病程长，反复感染或咯血的贫血患者应给予输血及止血治疗。行支持疗法可增强机体对于手术的耐受性，促进术后恢复。

（4）在手术进行之前，应该有充分的内科药物治疗。术前有脓性分泌物者，选用适当抗生素控制感染，尽可能使痰转为稀薄黏液性。雾化吸入支气管扩张药物及口服化痰药物对于痰液排出具有一定效果。指导患者体位引流，使痰量控制在每天 50 mL 之内。考虑有结核存在，术前需规律抗结核治疗。患者病情平稳，可考虑手术。

5.麻醉及手术的注意事项

麻醉时应尽量采用双腔气管插管，以隔离对侧肺组织，使其免受病侧肺脓性分泌物的污染或防止术中病肺出血引起健侧肺支气管堵塞窒息。双腔气管插管也可帮助咯血者定位。有条件者可行术中支气管镜，明确出血部位。部分患者右支气管已变形，如何双腔管插到位是一个考验。对于术中分泌物较多的患者，挤压病肺会在气管中涌出大量脓痰。术中可准备两套吸引器，一套用于手术台上，另一套用于麻醉师随时吸净气道分泌物。麻醉师与手术者配合，必要时停止手术步骤，先清理气道。手术可尽量先暴露钳夹或缝闭支气管，以免血或脓液内灌，然后处理各支血管。病变支气管钳夹后，气管中分泌物及出血大幅度减少，如持续分泌物或血排出，需注意其他部位病变。有时痰液比较黏稠不易吸除，术中气道堵塞，血氧饱和度下降幅度较大，手术风险加大。

由于存在肺部感染，病变常常累及胸膜，粘连紧密，存在体-肺血管交通支，分离粘连后胸壁上可见搏动性小血管出血，应注意止血彻底。术后可能渗血较多，应密切观察引流量。注意肺血管的解剖部位常发生异常，术中支气管动脉周淋巴结钙化，血管及支气管不易暴露。支气管扩张患者的支气管动脉一般都变得粗大甚至发生扭曲，直径可达 5～6 mm，所以应将其分离出来单独处理,或支气管旁的软组织全部缝扎。支气管扩张常有增生血管和异常血管,注意辨认。在剥离肺与胸腔粘连时,应尽量靠胸腔侧分离,以避免肺损伤,造成肺内脓性分泌物污染胸腔。导致胸腔感染和脓胸少见的肝顶棘球蚴囊肿破入支气管,引起胆道支气管瘘,而导致的支气管扩张,因胸腔广泛粘连,肺组织炎症反应重,手术难度大、出血多,可选择肝顶棘球蚴残腔引流术。

6.支气管扩张合并大咯血的手术处理

支气管扩张合并大咯血的出血来源动脉主要为支气管动脉。病变的血供比较复杂。解剖学研究表明右支气管动脉主要起源于右肋间动脉(48.85%)及降主动脉(47.48%),左支气管动脉主要起源于降主动脉(97.84%)。左右支气管动脉主干起源于降主动脉,以前壁最多(74.03%)。支气管动脉起源亦存在较大变异,异位起源包括锁骨下动脉、膈下动脉、甲状颈干、胸廓内动脉等。其中异常起源的胸廓内动脉,可发出迷走支气管动脉及交通支向支气管供血。异常支气管动脉归纳为:①主干型。支气管动脉主干及分支均扩张增粗,周围分支稀少。可见造影剂注入后呈云雾状外溢,出血量大,支气管壁可附着造影剂而显影。②网状型。支气管动脉主干及分支均扩张增粗,有双支或多支支气管动脉向同一病灶供血,构成血管网,造影剂经不同的血管注入均有外渗现象。③多种动脉交通吻合型。肺外体循环参与病变区供血,并与肺内支气管动脉沟通。多见于病变时间长,胸膜粘连明显者。

支气管动脉来源于体循环,血流压力高,出血后不容易止血。大咯血的准确定位主要依靠术前的 HRCT 及支气管镜,HRCT 可见出血病肺广泛渗出,支气管镜可见出血痕迹,有时可直接看到血液自支气管某分支引出。如患者出血量大,各级支气管可能被血液掩盖,无法判断出血部位,虽在术中可见病肺存在出血斑、病肺淤血等情况,定位仍然欠准确。Baue 等认为:单侧肺支气管扩张病变超过 1 个肺叶时,如术中切除病变明显的 1 个或 2 个肺叶后,开放支气管残端检查该肺余肺支气管仍有出血来源,术前检查及术中探查不能判断出血来源于哪一具体肺叶时,可以做一侧全肺切除以挽救生命。有条件者尝试行术中支气管镜或可找出出血的部位。

大咯血时手术病死率及并发症明显提高,故越来越多的学者达成一致即手术应该在大咯血的间歇期进行,在咯血停止或病情稳定时手术。但若大咯血危及生命时应急诊手术。双腔气管插管能够隔离病变肺,保护正常肺组织,为下一步处理争取时间。但因隔离气囊压力偏低,出血量大时仍可进入对侧支气管,气道分泌物及出血潴留,对侧肺的通气仍受影响。有研究证据表明咯血时行支气管动脉栓塞为有效的治疗方法,施行快,并发症低。但在非活动性出血的时期出血血管被血凝块堵塞,有时造影无法明确具体的出血血管,影响栓塞的成功率。血管内栓塞术术者的操作水平、介入诊疗设备的好坏、栓塞材料的选择、血管栓塞的程度、病变的病理生理特点及栓塞术后的治疗对手术效果均存在不同程度的影响。结合我国国情,有条件且有经验开展支气管动脉栓塞的单位有限,主要集中在大中型城市的三甲医院,介入治疗的经验及水平不等,所以在咯血期间行手术治疗成为可选择的一种方案。

根据经验,当支气管扩张患者出现危及生命的大咯血,非手术治疗手段无法应用或无效时,可考虑急诊手术。行双腔气管插管,轮替行单肺通气,分别经开放侧气道吸除出血,仔细观察,如一侧刚吸净积血后仍然持续有血自气道涌出或可持续吸引出血液,而对侧吸净残血后不再有血吸出,则可确定该侧为出血侧,选择该侧进行开胸手术探查。进入胸腔后分别依次阻断各叶支气管,该侧气道持续吸引,如不再出血,可确定出血来自阻断支气管所在肺叶,由此可控制出血并进行肺叶切除。总之,支气管扩张合并大咯血病情凶猛,需要判断准确,迅速决策,如决定手术,需手术医师及麻醉师密切配合,才能提高抢救的成功率。

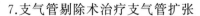

7.支气管剔除术治疗支气管扩张

有研究表明,组织解剖学上,相邻肺泡隔上有 1～6 个肺泡孔(Cohn 孔),当年龄增大或支气管阻塞时,肺泡孔数目增多,借此肺泡孔建立旁路通气,此外,细支气管肺泡间 Lambert 通道和细支气管间的侧支通道也参与旁路通气的建立。所以。单纯剔除肺段支气管支而保留所属肺组织,只要有旁路通气来源,就可以部分地保存这部分肺组织的气体交换功能。支气管剔除术有以下优点:切除了病变不可逆的病理支气管,消除了产生症状的根源,保存了病变支气管区域的健康肺组织,通气功能损失少,最大限度地保存了肺功能。肺组织膨胀后基本无残腔,减少术后健肺代偿性肺气肿。术中首要的问题是准确定位病变支气管。首先探查肺表面着色情况,着色差异不明显时应将肺充气膨胀后摆至正常解剖位置,可用手轻触摸,了解支气管走行,在拟定切除的肺段支气管的肺表面沿支气管走行方向切开肺胸膜,然后固定该支气管,钝性分离该支气管表面的肺组织,暴露该支气管。支气管暴露后,应予以探查以进一步证实,如果为柱状扩张,该支气管呈不均匀纤维化,触摸时支气管壁增厚,硬度增加,弹性下降,且不均匀呈节段性;如果为囊性扩张,则可见多个串状分布的支气管囊壁柔软呈葡萄状,囊腔内可见脓痰溢出,囊腔可与肺组织紧密粘连。对于囊性支气管扩张,注意术中吸引,保持术野清晰。可选择从肺段支气管中间部分开始,更利于定位的操作。遇较大的血管和神经跨越支气管时,可在中点处切断肺段支气管,将支气管由血管或神经后方穿出后继续钝性剥离,剥离至远端时,支气管自然离断,断缘不必处理。必要时可嘱麻醉师加压通气,见余肺段膨胀良好,切断病变肺段支气管,残端全层间断缝合。远端肺段支气管管腔内可置入细导尿管接吸引器吸净腔内分泌物,行管腔内消毒,然后用组织钳夹住并提起远侧支气管断端。沿支气管外壁钝性加锐性剥离,将支气管从肺组织内逐步剔除,当剥离到其分支无软骨成分的小支气管处时,钳夹切断小支气管。更远的细小支气管结扎后留于肺组织内。注意剔除支气管时应剥离至近端见正常支气管为止。整个剔除过程中注意保护好肺段肺动脉、肺静脉。手术完成后请麻醉师加压使肺复张,可见已剔除支气管的肺段膨胀。如部分肺段无法膨胀,应寻找原因,必要时进一步处理。最后缝合支气管残端,闭合切开的肺创缘。从理论上考虑,缺少支气管的肺组织仍可能引流不畅,根据实践经验,保留下来的肺组织仍有扩张和回缩的能力,无感染、化脓,具有肺的通气换气不受影响的优点。有学者认为柱状支气管扩张较为适用于支气管剔除术,但这种手术在保证支气管附近的肺组织无病变的情况下,如肺组织纤维增生,损毁明显,不宜行支气管剔除术。

8.胸腔镜支气管扩张的治疗

电视辅助胸腔镜手术应用广泛、进展迅速,已有部分研究证明胸腔镜应用于支气管扩张会带来益处,其创伤小、恢复快、疼痛轻、并发症少及心肺肝肾功能影响小等明显优点得到一致的认可。目前,胸腔镜肺叶/肺段切除作为治疗支气管扩张的方法之一是安全的,由于粘连严重或肺门结构不清,解剖困难,部分患者不得已中转开胸进行手术治疗。如考虑感染不重,胸腔内粘连局限或无肺门淋巴结的粘连钙化,胸腔镜手术可作为一个选择。

如非广泛、致密的粘连,可耐心应用胸腔镜辅助,电凝或超声刀松解胸膜粘连。胸腔镜有放大作用,可以更细致地显示手术部位的解剖细节,通过吸引器的配合,较易发现在松解粘连后的胸壁出血或肺表面持续出血,从而及时处理;另外,胸腔镜的镜头在胸腔内可自由变动角度,视野覆盖全胸膜腔,对于胸膜顶或肋膈角等开胸手术不易分离的粘连松解有较大的帮助。如探查发现胸膜腔广泛粘连,肺与胸壁间血供交通支形成,或肺表面覆有明显的纤维板,各切口之间均无良好的空间供器械操作,或可能分离后出现肺的广泛漏气及出血,此时选择常规开胸手术较为合适。

慢性炎症反应导致肺门部淋巴结肿大,支气管动脉扩张增粗,肺门结构周围间隙不清,这些都会增加全胸腔镜手术的难度。此时要求术者了解支气管以及动静脉所在方位,正确进行解剖。对增粗的支气管动脉或变异增生的血管要及时处理,避免不必要的出血和视野由于出血而模糊。处理时可使用钛夹或超声刀,对于细小的血管可直接电凝。对于操作路径上的淋巴结,尤其是血管、支气管闭合部位的淋巴结必须去除,否则影响下一步操作,这些淋巴结或由于急性炎症反应,质地脆,易破并导致出血。或由于慢性反应机化,与血管、支气管粘连致密。可在肺根部从近心端游离淋巴结,并将淋巴结推向要切除的病肺。对周围有间隙的淋巴结采用电钩游离。对粘连致密的淋巴结从主操作孔伸入普通剥离剪进行锐性解剖。如遇到腔镜不易解决的困难应及时中转开胸,暴露充分,在直视下处理。

9.肺移植治疗支气管扩张

对于严重的支气管扩张,肺移植是一个可以考虑的选择。这种方法更适合肺囊状纤维化的患者,在非肺囊状纤维化的患者中,相关的研究资料较少。在一个描述性的研究当中,患有肺囊状纤维化及非囊状纤维化的患者的生存率及肺功能是相似的。对于咳痰较少的患者,病变不对称的非囊状纤维化的患者当中,行单肺移植可预期结果较佳。

五、预后

支气管扩张病情波动大,部分患者症状重,围术期的病死率是比较高的。根据大组研究的统计,围术期的病死率波动于 $1\% \sim 9\%$。在有低氧血症、高碳酸血症、范围较广病变的老年患者当中,对于手术的耐受性较差,病死率也相应增高。

在无抗生素的时代,支气管扩张的自然病死率 $>25\%$。在目前有了较好的抗生素治疗后,支气管扩张的预后有了明显改善。只有小部分患者的病情迅速进展。结核引起的支气管扩张预后稍好,而遗传的囊性纤维化,病死率最高。儿童时期所患支气管扩张,在目前的治疗条件下,能够存活很长时间。手术的效果各家报道不一,在无手术并发症的前提下,大部分患者能够从手术中获益。在一个病例对照研究当中,在随访的间期中,71% 的人无症状。术后 1 年肺功能与术前相比,FVC、FEV_1 无显著差异,尽管切除部分正常肺,因切除部分对肺功能影响很小,术后余肺易代偿,从而保证生活质量。在另一项回顾性的分析中,85.2% 的患者接受了病变的完全切除,67% 的患者症状完全缓解,25.7% 的患者症状有改善。即 92.7% 的患者从手术中获益。作者得出结论,外科治疗支气管扩张具有较好疗效。

外科治疗对于有选择的患者,通过充分的术前准备,详细地制定手术方案,可得到较好的收益。进一步改善预后需要对发病机制的深入了解,以及早期预防疾病的发生。

（王宗明）

第三节　食 管 烧 伤

食管烧伤并不少见,儿童和成人均可发生,主要是吞服腐蚀剂如强酸或强碱引起的食管损伤及炎症,亦称为食管腐蚀伤。在丹麦食管烧伤每年的发生率为 5/10 万,而 5 岁以下的儿童达

10.8%；在美国每年大约 5 000 例 5 岁以下儿童误服清洁剂引起食管烧伤。尽管我国食管烧伤的发生率尚无确切的统计，但全国大多数地均有报道。

一、病因

食管烧伤主要是吞服强碱或强酸引起，以吞服碱性腐蚀剂最多见，是吞服酸性腐蚀剂引起食管烧伤的 11 倍。实验证实 2% 的氢氧化钠就可以引起食管的严重损伤，成年人吞服腐蚀剂的原因常是企图自杀，吞服量多，引起食管损伤严重，甚至引起食管广泛坏死及穿孔，导致患者早期死亡，儿童多为误服。欧美国家家用洗涤剂碱性较强，一般家庭放置在餐桌上，虽然 20 世纪 70 年代美国政府立法对家用洗涤剂的浓度及包装进行了严格规定，加强了警示标志，儿童仍然易当作饮料误服，但这种类型所致的食管损伤多不严重。一组 743 例吞服腐蚀剂的儿童中，85% 小于 3 岁，仅 20% 证实有食管烧伤，仅 5% 产生瘢痕狭窄，3% 需要食管扩张治疗。我国不少地区家庭备有烧碱，尤其重庆地区人们喜欢吃火锅，不少食物如毛肚、鱿鱼等食前需用碱水浸泡，常用白酒瓶或饮料瓶盛装，儿童易当饮料饮用，成人易当白酒饮用，这种碱液浓度较高，饮入一口即可造成食管严重损伤。近年来，由于电动玩具广泛使用小型高能电池，儿童可将纽扣电池取出放入口中，误咽下的纽扣电池常停滞在食管腔内，破碎后漏出浓度很高的 KOH 或 NaOH 能够在 1 小时内引起食管的严重损伤。

二、发病机制

食管烧伤的病理改变与吞服腐蚀剂的种类、浓度和性状有关。浓度较高的腐蚀剂，无论酸或碱均可引起食管的严重损伤。液体腐蚀剂可引起食管广泛的损害，而固形腐蚀剂常贴附于食管壁，灼伤较局限但损伤严重，甚至波及食管全层。碱性腐蚀剂对食管造成的损害比酸性腐蚀剂更为严重。强碱可使蛋白溶解，脂肪分化，水分吸收而致组织脱水，并于溶解时产生大量热量也可对组织造成损伤，而强酸则产生蛋白凝固造成坏死，通常较为浅表，但不像碱性腐蚀剂可被胃液中和，因而可引起胃的严重损伤。但如吞服强碱量多，也同样可引起胃的严重损伤。

食管烧伤的病理变化与皮肤烧伤非常类似，轻型病例表现为黏膜充血、水肿，数天即可消退，较严重的病例，表层组织坏死，形成类似白喉样的假膜，食管黏膜可发生剥脱及溃疡形成，如果没有其他因素影响，这类患者可以逐渐愈合。严重的食管烧伤可累及食管全层，并形成深度溃疡，甚至引起穿孔，形成纵隔炎及液气胸，或侵及邻近血管引起致命性的大出血。严重食管烧伤愈合后形成的瘢痕，必然引起不同程度的食管狭窄。

有人采用纤维食管镜对食管烧伤患者进行了动态观察，较严重病例完全愈合需要 4 个月左右。

吞服腐蚀剂后，口腔、咽、食管及胃均可引起损伤，特别严重的病例甚至引起十二指肠的损伤。由于吞咽后的反流，可累及声门。受损伤较严重的部位是食管的三个生理狭窄区，特别是食管胃连接部。由于腐蚀剂在幽门窦部停留时间较久；严重损伤后瘢痕愈合常导致幽门梗阻，因而对需要行胃造口饲食的患者，于胃造口时，应注意探查幽门部。

食管烧伤的程度按 Estrera 推荐食管化学性烧伤的临床分级与内镜所见（表 5-1）可以分为 3 度。

表 5-1 食管和胃的腐蚀性烧伤的病理改变及内镜分度

分度	病理改变	内镜所见
Ⅰ	黏膜受累	黏膜充血水肿（表面黏膜脱落）
Ⅱ	穿透黏膜下层，深达肌层，食管或胃周围组织未受累	黏膜脱落、出血、渗出、溃疡形成，假膜（伪膜）形成，组织粗糙
Ⅲ	全层损伤，伴有食管周围器官或胃周围纵隔组织受累	组织脱落伴有深度溃疡。由于严重水肿，食管腔完全闭塞；有碳化或焦痂形成；食管壁变薄、坏死并穿孔

Ⅰ度烧伤食管黏膜和黏膜下层充血、水肿和上皮脱落，未累及肌层，一般不造成瘢痕性食管狭窄。Ⅱ度烧伤穿透黏膜下层而深达肌层、黏膜充血、出现水疱、深度溃疡，因此食管失去弹性和蠕动，大多形成食管瘢痕狭窄。Ⅲ度烧伤累及食管全层和周围组织，甚至食管穿孔，引起纵隔炎，可因大出血、败血症、休克而死亡，幸存者可产生重度狭窄。

三、临床表现

食管烧伤的临床表现与吞服腐蚀剂的浓度、剂量、性状有关。Ⅰ度食管烧伤主要表现为咽部及胸部疼痛，有吞咽痛，进食时尤为明显。大多在数天之后就可恢复经口进食，而Ⅱ度以上者除有明显的胸痛、吞咽痛外，常有吞咽困难，亦可发生呕吐，呕吐物带有血性液体。吞服量多而浓度高的病例，可以出现中毒症状，如昏迷、虚脱等。喉部损伤尚可引起呼吸困难，甚至窒息。因食管穿孔引起纵隔炎，一侧或两侧液气胸而出现相应的症状。穿入气管引起食管气管瘘，穿破主动脉引起大出血，这种大出血常发生在伤后 10 天左右。严重的胃烧伤常可引起胃坏死穿孔，出现腹痛、腹肌紧张、压痛及反跳痛等弥漫性胸膜炎表现。

吞咽困难是食管烧伤整个病程中突出的症状。早期由于烧伤后的炎症、水肿引起，大多数病例经治疗后随着炎症、水肿的逐渐消退，约 1 周以后吞咽困难逐渐好转。若损伤不严重，不形成瘢痕狭窄的病例，逐渐恢复正常饮食，但如食管烧伤严重，3～4 周后因纤维结缔组织增生，瘢痕挛缩而致狭窄，再度出现逐渐加重的吞咽苦难，最后甚至流质饮食亦不能咽下，引起患者消瘦，营养不良。

四、诊断

（一）病史及体查
（1）应向患者或陪同亲友仔细询问吞服腐蚀剂的剂量、浓度、性质（酸或碱）、性状（液体或固体）及原因（误服或企图自杀），这对诊断、损伤的严重程度及治疗均有帮助。

（2）注意神态、血压、脉搏、呼吸的变化及有无全身中毒的症状及体征。

（3）观察口唇、口腔及咽部有无烧伤，但应注意大约 20% 的患者没有口腔的烧伤而有食管的损伤，70% 有口腔损伤而无食管损伤。

（4）胸部及腹部检查：有明显胸痛及呼吸困难患者，应检查有无气胸或液气胸的征象，腹痛患者检查腹部有无腹膜刺激症状。

（二）影像学检查
1.胸部 X 线检查

可发现有无反流引起的肺部炎症及食管穿孔的表现。

2.食管造影检查

早期食管吞钡检查,可见钡剂通过缓慢,并可见局部痉挛。如疑有食管穿孔,可用碘油或水溶性碘剂造影,如碘剂溢出食管腔外即可明确诊断。

3.胸部 CT 和超声内镜

对食管烧伤的诊断亦有帮助,但临床应用较少。

(三)食管镜检查

对食管烧伤后食管镜检查的时间有争议,认为早期食管壁较脆弱,检查引起的穿孔危险性较大,因而多主张 1 周后进行检查。近年来大多数主张伤后 24～48 小时内施行,认为有经验的内镜专家进行了纤维食管镜检查,引起穿孔的危险性小,对早期明确损伤的严重程度,及时作出比较正确的处理对策很有帮助。

五、治疗

(一)早期处理

吞服腐蚀剂立即来院诊治的患者,应根据吞服腐蚀剂的浓度、剂量及病情严重程度进行处理。吞服量多而病情较严重的患者应禁食,给予静脉输液镇静、止痛,应用广谱抗生素防治感染。有喉部损伤出现呼吸困难者,应立即做气管切开,给患者饮用温开水或牛奶,饮用量不超过 15 mL/kg,量过多可诱发呕吐,加重食管损伤。目前多不主张吞服强碱者饮用弱酸性液体或强酸饮用弱碱性液体进行中和,认为中和可产生气体和热量,加重食管损伤。对是否灌洗亦有不同意见,虽然有人不主张灌洗,但对吞服量多、浓度高及有毒物质(如农药)等仍以灌洗为好,可反复多次洗胃,每次注入量不宜太多,以免胃有烧伤时引起穿孔。对较重的患者应放置胃管,作为饲食维持营养及给予药物,尚可起到支撑,防止食管前、后壁粘连的作用。

(二)急诊手术

对吞服腐蚀剂量多、浓度高的患者,特别是对企图自杀者,可有上消化道的广泛坏死、穿孔、严重出血,及时诊断及时手术治疗可望挽救部分患者的生命。除切除坏死食管或胃外,尚需行颈段食管外置及空肠造口,后期再行食管或胃重建。

(三)食管瘢痕狭窄的预防方法

在食管烧伤的治疗中,应考虑到后期如何减轻和防止瘢痕狭窄的形成。目前研究或已用于临床的方法主要集中在药物和机械两方面。

1.采用药物控制瘢痕形成

类固醇早已用于食管烧伤后瘢痕狭窄的预防,但至目前对其疗效仍有争议,理论上类固醇可抑制炎症反应,减轻食管烧伤后瘢痕狭窄形成。动物实验研究亦证实有明显的效果,但一些临床对比研究中,未见到明显的差异,如一组 246 例经食管镜明确诊断的严重碱性腐蚀伤者,97 例采用甲泼尼龙治疗,167 例作为对照组,结果发现两组狭窄的发生率无明显的差异($P>0.05$)。Uarnak 等的观察亦得出了类似的结果。但多数人认为早期应用皮质激素,对中等程度的食管腐蚀伤仍有良好效果,不少人仍认为抗生素、皮质激素和食管扩张仍是目前治疗食管烧伤的基本模式之一。

2.食管扩张治疗

食管扩张在预防和减轻食管烧伤后瘢痕狭窄的疗效已得到公认,对瘢痕组织形成早期行食管扩张的效果较好,但严重、多发及广泛狭窄则效果不佳。目前何时开始施行治疗扩张时仍有不同的看法,一些人认为过早施行扩张对有炎症、糜烂的食管创面会加重损伤,因而主张在食管再度上皮化后,开始进行扩张。有人用狗进行试验,长 10 cm 的食管黏膜剥脱后需要 8 周才能再次上皮化。一般情况多在食管烧伤后10 天开始进行扩张,但近一些年来,不少人主张早期扩张,其效果更为显著,甚至有在烧伤后 24～48 小时开始扩张,扩张时应注意。扩张器探查由细而粗逐步扩大。每次扩张更换探子不得超过 3 条,探子应在狭窄部位停留数分钟后再更换下一型号探子,开始扩张间隔时间每周 1 次,逐步延长至每月 1 次,扩张至直径1.5 cm 而不再缩小才算成功。一般扩张时间需要半年至 1 年,为增强扩张治疗的效果,有作者于扩张时在病灶内注射皮质激素,经临床病例对比观察,可减少扩张的次数,提高治疗的效果。食管扩张的技术操作并不复杂,但要仔细操作,预防食管穿孔的并发症。食管扩张在欧美国家效果甚佳,大多数患者避免了复杂的重建手术,但国内常受多方面原因影响未能按时扩张,因而扩张治疗的效果并不理想。

除采用扩张器进行食管扩张外,亦可采用循环扩张法,这种方法是先做胃造口及放入牵拉用的丝线,食管扩张可在表面麻醉下进行,扩张时将口端之丝线缚于橄榄形之金属探头或棱形塑料探子,涂上或吞服少许液状石蜡,探头另一端再缚上丝线,将探子从口腔经狭窄区拉入胃内,再由胃内拉出(图 5-1)。扩张后将口端及胃端的丝线妥为固定,以免拖出,待下次扩张时使用。这种方法虽然早已用于临床,但最近国外仍有人采用,认为这种方法较为简单、方便、穿孔危险性较小,效果可靠,特别在我国一些经济不发达地区更为适用。

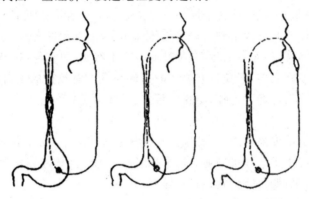

图 5-1　循环扩张法示意图

3.食管腔内置管

方法是在食管腔内置入长约40 cm、内径 0.95 cm 的医用硅胶管,下方有一抗反流活瓣,上端缚一小管,经口置入食管后,从鼻部引出,作为固定导管用。一般置管 3 周后拔出,同时应用抗生素和类固醇治疗。食管腔内置管组失败的原因主要由患者不能耐受长时间的置管和食管瘢痕形成短食管导致胃食管反流所致。

(四)食管瘢痕狭窄的外科治疗

严重食管烧伤瘢痕愈合后必然引起狭窄。狭窄部位可以在咽部、食管各段甚至全食管,以食管下段最为多见,可能与食物通过食管上段较快,下段较慢,接触腐蚀剂时间长,造成食管损伤也较严重有关。吞服酸性腐蚀剂除引起食管灼伤产生狭窄外,尚可引起胃烧灼伤,产生胃挛缩或幽门梗阻。腐蚀剂在幽门窦部停留时间较长,可无胃体的严重损伤而引起幽门梗阻。除酸性腐蚀剂容易引起胃的烧灼伤外,如吞服浓度高、剂量多的碱性腐蚀剂亦可引起胃的烧灼伤。

最近研究表明由于末端食管括约肌受到损伤或食管瘢痕形成造成的短食管而致末端食管功

能不全,可以产生胃食管反流,是加重已产生的狭窄或狭窄经扩张后很快复发的原因。因此,对食管烧伤的患者进行食管功能学检查及 24 小时 pH 监测,对末端食管括约肌了解是有意义的。亦有报道伤后 5 天进行食管测压,对损伤严重程度判定亦有帮助。

已形成瘢痕狭窄的病例,除部分可采用扩张治愈外,对扩张或其他方法治疗失败的食管狭窄病例,需要行外科手术治疗以解决患者的经口进食。

1.手术适应证

(1)广泛性食管狭窄:广泛而坚硬的瘢痕狭窄,企图扩张治疗是危险而无效的,常因扩张而导致食管穿孔。

(2)短而硬的狭窄:经扩张治疗效果不佳者。

(3)其他部位的狭窄,如幽门梗阻等。

2.手术方法

除个别非常短的食管狭窄可采取纵切横缝的食管成形术外,绝大多数的患者需要行食管重建。胃、结肠、空肠甚至肌皮瓣均可用于食管重建,但以结肠应用最多。除急性期有食管或胃坏死、穿孔、大出血等需要急诊手术外,已进入慢性狭窄期的病例多主张 6 个月后再行重建手术,此时病变已较稳定,便于判定切除和吻合的部位。食管瘢痕狭窄行食管重建是否切除瘢痕狭窄的食管仍有争议,主张切除者认为旷置的瘢痕食管,其食管癌的发生率比普通人群高 1 000 倍,并认为切除的危险性不如人们想象的大。多数人认为切除瘢痕狭窄甚为困难,出血较多,也容易损伤邻近的脏器,发生癌变的概率并不很高,多在 13~71 年后,而且恶变病例远处转移较少,预后较通常的食管癌好,因而主张旷置狭窄的病变行旁路手术。亦有人对病变波及中上段者行旁路手术,而对中下段者,则行病变食管切除,认为中下段食管解剖位置较松动,切除病变食管较容易,进行食管重建也较方便。

3.常用的食管重建方法

(1)胃代食管术:食管狭窄位于主动脉弓以下,可经左胸后外侧切口进胸,切开膈肌,游离胃,如旷置瘢痕食管,游离胃时,已将贲门离断者则将胃上提,在狭窄上方行食管胃侧侧吻合。如狭窄位置较低,胃足够大,未离断贲门者,最好在狭窄段食管上端切断,远端缝合关闭,近端与胃行端侧吻合。如切除病变食管,手术方法与食管癌切除的食管胃吻合方法相同。对中上段食管狭窄,如切除瘢痕食管,可经右胸前外侧切口进胸,再经腹将胃游离;将胃经食管床上拉到胸部(或颈部吻合)。虽然用胃重建食管具有操作简便,较安全的优点,但有时胃或幽门均遭受腐蚀损伤,难以用胃重建食管。

(2)倒置胃管或顺行胃管代食管术:切取胃大弯做成长管状代替食管,其优点是胃有丰富的血供,做成的胃管有足够的长度,可以与颈部食管,甚至咽部进行吻合,而且无须恐惧酸性胃液反流。但国内开展这一术式甚少。

(3)结肠代食管术:由于结肠系膜宽长,边缘血管较粗,其血液供应丰富,对酸有一定耐受力,口径与食管相仿,能切取的长度可以满足高位吻合的需要,采用结肠重建能较好地维持正常的胃肠功能。因而在广泛性食管狭窄的病例,只要既往未做过结肠手术,无广泛结肠病变或因炎症或手术造成腹腔广泛粘连,均可采用结肠重建食管。对计划切除瘢痕食管者,可采用右胸前外侧切口进胸,将整个胸段食管游离后,于膈肌上方 2~3 cm 处切断食管,用丝线贯穿缝合后,并通过颈部切口将其拉出。如不切除病变食管行旷置手术则不开胸,上腹正中切口进入腹腔后,必要时可将剑突切除,检查结肠边缘动脉的分布情况。选定使用的结肠段后,用无创伤血管钳阻断预计切断的血管,并用套有胶皮管的肠钳钳夹预计切断结肠段的两端,观察边缘动脉的搏动及肠管的色泽15分钟。如边缘动脉搏动良好,肠管色泽红润,说明血供良好;若无动脉搏动,色泽转为暗紫,说明该段血运不佳,应另选其他肠段或改行其他术式。

若用升结肠和回肠末端移植,则切断结肠右动脉,保留结肠中动脉供血,重建后为顺蠕动。若用横结肠顺蠕动方向移植,则保留结肠左动脉,切断结肠中动脉;若用横结肠逆蠕动方向移植则切断左结肠动脉,以结肠中动脉供血;若用升结肠代食管,则以结肠中动脉供血。上述各段结肠均可用于食管重建,具体应用可结合自己的经验和患者的具体情况,用升结肠和回肠末端重建,为顺蠕动,回盲瓣有一定的抗反流作用,在最近几年报告的文献中采用最多。左半结肠少有血管变异,肠腔口径大,肠壁较厚,容易吻合,在术后早期因逆蠕动部分患者进食可出现少量返吐。

如患者全身情况较差,移植段结肠可不经胸骨后隧道而由前胸皮下提至颈部,分别在颈部切口下缘和腹部切口上缘皮下正中分离,上下贯通,形成宽约5 cm的皮下隧道。这种经皮下结肠重建的方法,进食不如胸骨后通畅,而且也不太美观。

结肠代食管术在多个解剖部位施行,创伤较大,并发症较多,除一般常见的并发症外,主要有以下几方面。①颈部吻合口瘘:发生原因多为移植结肠血供不良,吻合技术欠佳,局部感染和吻合有张力等。多发生在术后4~10天,主要表现为局部红肿,有硬块压痛,此时需要将缝线拆除数针,分开切口,可有泡沫状分泌物流出,口服亚甲蓝可有蓝色液体流出。只要不是移植肠段大块坏死,预后大都良好,经更换敷料很快治愈。②声带麻痹:患者表现有声嘶,进食发呛,特别在流质食物时更为明显,可嘱患者进食较黏稠食物,经过一段时间,大多能代偿而恢复正常饮食。③颈部吻合口狭窄:多发生在术后数周甚至数月,患者有吞咽困难,甚至反吐,严重病例流质饮食亦难咽下。吞钡造影可明确狭窄的严重程度及长度,治疗可采用食管扩张,对扩张治疗无明显效果的患者应行手术治疗。对较短的吻合口狭窄,可行纵切横缝的成形手术,也可将狭窄切除重新吻合;对较长的吻合口狭窄,虽然可以将狭窄段切除采用游离空肠间置,但需开腹及颈部手术操作及显微外科技术,尚有吻合血管形成栓塞之虞。有学者采用颈阔肌皮瓣修复结肠重建食管后颈部吻合口狭窄,效果甚佳。④结肠代食管空肠代胃术:少数严重病例,除食管瘢痕狭窄,胃亦受到严重烧伤而挛缩。这类病例可按上述方法行结肠代食管,移植结肠下端与距屈氏韧带10 cm空肠做端侧吻合,再在吻合口之下方空肠做5 cm长之侧侧吻合。这种手术吻合口多,创伤较大,术前应做好肠道准备及营养支持等,严防吻合口瘘的发生。⑤带蒂空肠间置术:空肠受系膜血管弓的影响,有时难以达到足够的长度,而且对胃液反流的耐受较差,因而临床上很少用于食管烧伤后瘢痕狭窄的重建。但对过去曾做过结肠切除手术或结肠本身有较广泛病变的病例,亦可采用空肠代食管术。

(王宗明)

第四节　食 管 穿 孔

食管穿孔常由于器械或异物损伤引起,近年来,随着内镜的广泛使用,其发生率有所上升,如不及时处理,几乎毫无例外地发生急性纵隔炎、食管胸膜瘘,并可能致死。正确的诊断和及时的治疗有赖于对食管穿孔临床特征的认识及正确选择影像学检查,治疗效果与引发因素、损伤部位、污染程度及穿孔至治疗的时间有关。据报道,食管穿孔的死亡率可达 20%,穿孔 24 小时后接受治疗死亡率甚至可高达 40%。外科手术治疗较其他治疗方法可减少 50%～70% 的死亡率。

一、病因及发病机制

食管可以被多种不同的原因引起穿孔。近年来,随着在食管腔内用仪器进行诊断和治疗的病例迅速增加,医源性食管穿孔在这类疾病中占的比例也不断增大,目前已达 59%;其次依次是食管内异物(12%)、创伤(9%)、手术损伤(2%)、肿瘤(1%)及其他(2%)。

食管由于没有浆膜层而不同于消化道的其他部位,更易受到损伤。食管的颈段后壁黏膜被覆一层很薄的纤维膜,中段仅被右侧胸膜覆盖,下段被左侧胸膜覆盖,周围没有软组织支持,加上正常胸腔内压力低于大气压,这些是食管易于穿孔的解剖因素。食管腔内检查和治疗引起的食管穿孔多位于食管的 3 个解剖狭窄段,最常见的部位是环咽肌和咽括约肌连接处颈部食管的 Killian's 三角,这个三角由咽括约肌和在颈椎 5、6 水平的环咽肌构成,这一区域的食管后侧没有肌层保护。其他易于发生食管穿孔的部位是食管的远端与胃连接处,还有梗阻病变的近段、食管癌延伸的部位以及进行检查活检或扩张的部位。发生食管穿孔的原因也与患者的体质、年龄以及患者是否合作有关。

医源性食管穿孔常见于食管镜检查、硬化治疗、曲张静脉结扎、球囊扩张、探条扩张及激光治疗。纤维食管镜的使用使因硬质食管镜检查导致的食管穿孔由 0.11% 下降至 0.03%,同期行食管扩张则可使食管穿孔的发生率上升 0.09%。内镜下硬化剂治疗食管静脉曲张可使食管黏膜坏死性损伤而导致的食管穿孔的发生率为 1%～6%,降低硬化剂的浓度和用量可使食管穿孔发生率下降。球囊扩张治疗贲门失弛缓症的食管穿孔发生率为 1%～5%,球囊压力过高、既往有球囊扩张史患者发生率上升。放置胃管、球囊压迫止血、食管支架放置、气管内插管等操作同样可引起食管穿孔。

手术过程中可因直接损伤或在食管周围的操作导致食管穿孔的发生。常见于肺切除术、迷走神经切断术、膈疝修补术、颈椎骨折手术、食管超声及主动脉手术等。

穿透性食管穿孔主要发生在颈部,其发生率和死亡率与合并伤相关。胸部钝性损伤导致的食管穿孔极少见,常见于车祸和 Heimlich 操作手法。异物和腐蚀性物质的摄入所导致的食管穿孔常发生于咽食管入口、主动脉弓、左主支气管及贲门等解剖狭窄处。自发性食管穿孔常见于剧烈呕吐、咳嗽、举重等原因使食管腔内压力突然升高,常发生于膈上升高左侧壁,呈全层纵行破裂,溢出的液体可进入左侧胸腔或腹膜腔。食管癌及转移性肿瘤、Barrett's 溃疡、食管周围感染、免疫缺陷性疾病等均可导致食管穿孔。

食管穿孔后口腔含有的大量细菌随唾液咽下,酸度很强的胃液、胃内容物在胸腔负压的作用下,较易经过穿孔的部位流入纵隔,导致纵隔的感染和消化液的腐蚀,并可穿破纵隔胸膜进入胸腔,引起胸腔内化脓性炎症。重者引起中毒性休克。

二、临床表现

食管穿孔的临床表现与食管穿孔的原因、穿孔部位以及穿孔后到就诊的时间等因素有关。由于食管穿孔的临床表现常与心肌梗死、溃疡穿孔、胰腺炎、主动脉瘤撕裂、自发性气胸、肺炎等胸腹部疾病相混淆,因而临床诊断较困难。常见的临床表现主要有胸痛、呼吸困难、吞咽困难、皮下气肿、上腹部疼痛、发热、心率增快等。

颈部食管穿孔症状较轻,较之胸部和腹部食管穿孔更易于治疗。颈部食管穿孔后污染物经食管后间隙向纵隔的扩散比较慢,而且食管附着的椎前筋膜可以限制污染向侧方扩散。患者诉颈部疼痛、僵直,呕吐带血性的胃内容物和呼吸困难。颈部触诊可发现颈部僵硬和由于皮下气肿产生的捻发音。95%患者有影像学检查阳性。

胸部食管穿孔后污染物迅速污染纵隔,胸膜完整的患者,胃内容物进入纵隔形成纵隔气肿和纵隔炎,迅速发展为坏死性炎症。如胸膜破裂,可同时污染胸膜腔。由于胸膜腔为负压,胃液及胃内容物经破口反流到纵隔和胸膜腔,引起胸膜腔的污染和积液,形成纵隔和胸膜腔化脓性炎症。中上段食管穿孔常穿破右侧胸腔;下段食管穿孔则常穿破入左侧胸腔。食管穿孔后引起的这种炎症过程和体液的大量积蓄在临床上表现为一侧胸腔剧烈疼痛,同时伴有呼吸时加重。在穿孔部位有明确的吞咽困难,低血容量,体温升高,心率增快。全身感染中毒症状、呼吸困难的程度,根据胸腔污染的严重性、液气胸的量以及是否存在有气道压迫而有轻重不同。体格检查可发现患者有不同程度的中毒症状,不敢用力呼吸,肺底可听到啰音,当屏住呼吸时,可听到随着每次心跳发出的纵隔摩擦音或捻发音。颈根部或前胸壁触及皮下气体,当穿孔破入一侧胸腔胸膜腔时,出现不同程度的液气胸的体征。受累侧胸腔上部叩诊鼓音,下部叩诊为浊音,病侧呼吸音消失。少数病例可发展为伴有气管移位、纵隔受压的张力性气胸,纵隔及胸腔的炎症产生对膈肌的刺激可表现为腹痛、上腹部肌紧张、腹部压痛,应注意与急腹症鉴别。

腹腔食管穿孔较少见,胃的液体进入游离腹腔,引起腹腔污染,临床表现为急性腹膜炎的症状和体征,与胃、十二指肠穿孔很相似。有时污染仅局限在后腹膜,使诊断更加困难,由于腹腔段食管与膈肌相邻近,常有上腹部疼痛和胸骨后钝痛并放射到肩部的较典型的特征,患者常诉背部疼痛,不能平卧。和胸腔内穿孔一样,患者早期即可出现心率增快、呼吸困难、发热并迅速出现败血症和休克。

三、诊断

早期迅速诊断可减少食管穿孔死亡率和并发症发生率。50%患者由于症状不典型导致延误诊断和治疗。对所有行食管内器械操作后出现颈部、胸部或腹部疼痛的患者,均应想到发生食管穿孔的可能性。结合有关病史、症状、体征及必要的辅助检查多可作出及时正确诊断。少数病例早期未能及时诊断,直至后期出现脓胸,甚至在胸穿或胸腔引流液中发现食物方作出诊断。

(一)X线检查

颈部穿孔行侧位X线检查可以发现颈椎前筋膜平面含有气体,这一征象早于胸部X线和临床症状。胸部食管穿孔时90%患者胸部正侧位X片发现纵隔影增宽,纵隔内有气体或气液平、胸腔内气液平,但与摄片时间有关,软组织影和纵隔气肿一般于穿孔后1小时左右出现,而胸腔积液和纵隔增宽则需数小时。腹部食管穿孔时可发现隔下游离气体。

(二)食管造影

食管造影仍然是诊断食管穿孔的主要手段。对于怀疑食管穿孔而考虑行食管造影者首选口服泛影葡胺,其阳性率颈部为50%、胸部75%~80%,但一旦吸入肺内,其毒性可引起严重的坏死性肺炎。如泛影葡胺未能发现食管穿孔而临床仍高度怀疑,可使用薄钡进行造影,钡剂造影可显示穿孔瘘口的大小、部位及纵隔的污染程度,阳性率在颈部为60%,胸部达到90%。尽管使用造影剂作为常规诊断手段,但仍有10%的假阴性,因此当造影阴性时也不能完全除外食管穿孔,可在造影后间隔数小时复查或进行 CT、纤维食管镜检查。

(三)纤维食管镜检查

纤维食管镜的食管穿孔诊断率可达到 100％，尤其对于微小穿孔、黏膜下穿孔的诊断。用纤维食管镜可直接看到食管穿孔的情况，并能提供准确的定位，了解污染的情况。但同时应该注意，当怀疑有微小穿孔时，禁忌通过食管镜注入空气。食管镜的结果也有助于治疗的选择。

(四)CT 检查

当今的胸腹部 CT 检查已应用得相当普遍。当临床怀疑有食管损伤而 X 线不能提示确切的诊断依据、食管造影无法进行时，可选择胸部或腹部 CT 检查。CT 影像有以下征象时应考虑食管穿孔的诊断：食管周围的纵隔软组织内有气体；食管壁增厚；充气的食管与一个临近纵隔或纵隔旁充液的腔相通；在纵隔或在胸腔的脓腔紧靠食管；左侧胸腔积液则更进一步提示食管穿孔的可能。经初步治疗患者症状无明显改善的可应用 CT 定位指导胸腔积液的抽取或胸腔引流的定位。

(五)其他检查

食管穿孔患者由于唾液、胃液和大量消化液进入胸腔，在做诊断性胸腔穿刺时，抽得胸腔液体内含有未消化的食物、pH＜6.0，并且淀粉酶的含量升高，是一项简单而有诊断意义的方法。在怀疑有食管损伤的病例口服小量亚甲蓝后和可见引流物或胸腔穿刺液中有蓝色，同样有助于诊断。

四、治疗方法

食管穿孔的治疗选择取决于诱发食管穿孔的原因、部位、穿孔的严重程度以及穿孔至接受治疗的间隔时间。除年龄和患者的全身状态外，应同时考虑食管周围组织的损伤程度、伴随的食管病理及损伤。治疗的目标主要是防止来自穿孔的进一步污染，控制感染，恢复消化道的完整性，建立营养支持通道。因此，清除感染和坏死组织，精确的闭合穿孔，消除食管远端的梗阻，充分引流污染部位是治疗成功的关键。同时，必须应用胃肠外营养、抗生素。

(一)手术治疗

手术治疗包括一期缝合、加固缝合、食管切除、单纯引流、T-管引流食管外置和改道。手术方式及手术径路的选择与以下因素有关：损伤的原因；损伤的部位；是否同时存在其他食管疾病；从穿孔到诊断的时间；食管穿孔后污染的程度；炎症蔓延的情况；是否有邻近脏器损伤；患者年龄及全身情况；医院的医疗条件及医师的技术水平等。较小、污染程度轻的颈部至气管隆嵴的穿孔可经颈部切口行单纯的引流。胸部食管中上段穿孔选择右侧进胸切口，下段则选择左侧胸部进胸切口。上腹部正中切口则是治疗腹段食管穿孔的最好选择。

早期食管穿孔多采用一期缝合手术。术中应进一步切开肌层，充分暴露黏膜层的损伤，彻底清除无活力的组织，在良性病变大多数病例黏膜正常，手术时应将穿孔缘修剪成新鲜创缘，大的穿孔应探查纵隔，仔细找到穿孔的边缘，用 2-0 的可吸收缝线，也可以用不吸收的细线，间断缝合修补，同时灌注和引流污染区域。分层闭合黏膜和肌层是手术修复成功的关键。没有适当的暴露和严密的缝合是术后发生漏、增加死亡率和延长康复时间的主要原因。如果损伤时间较长，组织产生水肿时，可以仅闭合黏膜层，并同时彻底冲洗和清除污染的组织。用较大口径的闭式引流，7～10 天后行食管造影，如没有造影剂外溢，则可恢复经口进食。食管穿孔时间大于 24 小时或局部污染、炎症反应严重、组织有坏死时,应只做局部引流,不修补穿孔。一期缝合最好是在健康的食管组织,当有远端梗阻时,单纯一期缝合是无效的,必须同时解决梗阻,才能达到成功的修复。

由于一期缝合食管损伤有因组织继续坏死而发生裂开和瘘的可能性,因此有必要采用周围组织移植包垫加固缝合的方法闭合食管穿孔。Grillo 等首先报道胸部食管穿孔一期缝合后采用周围较厚、发生炎症反应的胸膜片进行加固。其他可利用的组织还有网膜、膈肌瓣、背阔肌、菱形肌、心包脂肪垫等。对于颈部食管穿孔,可选择胸骨舌骨肌、胸骨甲状肌、胸锁乳突肌等组织材料。膈肌瓣不易坏死,有一定的张力,弹性较好,再生能力强。取全层 12 cm 长、5～7 cm 宽,基底位于食管处,向上翻起,用于食管下段的修复。缺损的膈肌切口可直接缝合。在使用带蒂的肋间肌瓣时,其基底部在内侧、椎旁沟处,并要有足够的长度。不论用哪种组织修复加固,这种组织最好是用在修复的食管壁之中,而不是简单覆盖于修复上。

对部分有严重的食管坏死、食管病理性梗阻的患者可选择食管切除与重建术。除保持胃肠道的完整性外,食管切除术可消除造成污染的食管穿孔,治疗造成食管穿孔的基础食管病变。Orringer 等建议使用颈部胃食管吻合,该方法使吻合口远离污染处,即使发生吻合口漏,其治疗较胸腔内吻合更为简单。

因延误诊断造成严重污染和炎症的食管穿孔患者禁忌一期缝合。颈部穿孔可单纯行引流。而胸腹部食管穿孔由于污染物的继续污染使胸腹部感染持续存在,因而不能单纯行引流手术,可行 T 管引流,控制食管胃内容物继续污染胸腹部。

食管外置或旷置的手术方式有多种报道,其基本方法是关闭穿孔、广泛引流污染组织,同时行颈部食管外置造瘘术或胃造瘘减压术。但该方法近年来已很少使用,仅仅适应于营养状况极度不良的患者及无法用常规手术方法治疗的病例或手术失败的病例。

近年来有报道胸腔镜辅助治疗食管穿孔,疗效有待于进一步观察。

食管有梗阻性病变如食管狭窄、贲门失弛缓症或严重的胃肠道反流等病变的食管穿孔必须在手术治疗食管穿孔的同时加以处理。食管狭窄、贲门失弛缓症可采用食管扩张,Moghissi 等报道显示,仅修补穿孔而未同期处理远端梗阻的食管穿孔患者死亡率达 100%,而同时处理食管穿孔和梗阻性病变的死亡率为 29%。胃肠道反流可采用临床常规应用的抗反流手术。食管穿孔合并食管恶性肿瘤患者必须行食管肿瘤切除术,广泛转移者可行食管内支架放置。

(二)保守治疗

具体方法:①禁食 48～72 小时,如患者临床症状改善,可口服无渣流质。②应用广谱抗生素 7～14 天。③完全胃肠外营养。④经 CT 引导下行穿刺或置管引流纵隔或胸腔积液。⑤食管镜引导下行食管灌洗。⑥应该有选择性地应用胃肠减压,目前有学者认为放入胃肠减压管使食管下段括约肌不能完全关闭,加重胃反流,导致纵隔污染加重。⑦穿过癌症或非癌症部位在食管腔内置管或置入支架。

(王宗明)

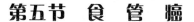

第五节　食　管　癌

一、流行病学

食管癌是人类常见的恶性肿瘤。全世界每年大约有 20 万人死于食管癌,我国每年死亡达 15 万人,占据世界食管癌死亡人数的绝大部分。食管癌的发病率有明显的地域差异,高发地区食管癌的发病率可高达 150/10 万以上,低发地区则只在 3/10 万左右。国外以中亚一带、非洲、法国北部和中南美为高发。我国以太行山地区、秦岭东部地区、大别山区、四川北部地区、闽南和广东潮汕地区、苏北地区为高发区。近年来采取了一些预防措施,高发区食管癌的发病率有所下降。

二、病因

食管癌的病因尚不完全清楚,但下列因素与食管癌的发病有关。

(一)亚硝胺及真菌

亚硝胺类化合物具有高度致癌性,可使食管上皮发生增生性改变,并逐渐加重,最后发展成为癌。一些真菌能将硝酸盐还原为亚硝酸盐,促进二级胺的形成,使二级胺比发霉前增高 50～100 倍。少数真菌还能合成亚硝胺。

(二)遗传因素和基因

人群的易感性与遗传和环境条件有关。食管癌具有较显著的家族聚集现象,在食管癌高发家族中,染色体数目及结构异常者显著增多。食管癌的发生可能涉及多个癌基因(如 $C\text{-}myc$、$EGFr$、$int\text{-}2$ 等)的激活和抑癌基因(如 $P53$)的失活。

(三)营养不良及微量元素缺乏

在亚洲和非洲食管癌高发区调查发现,大多数居民所进食物缺乏动物蛋白质及维生素 B_1、维生素 B_2、维生素 A 和维生素 C。维生素 A 及维生素 B_2 缺乏与上皮增生有关,维生素 C 可阻断亚硝胺的作用。食物中微量元素,如铜、锰、铁、锌含量较低,亦与食管癌的发生有关。

(四)饮食习惯

食管癌患者与进食粗糙食物,进食过热、过快有关,因这些因素致食管上皮损伤,增加了对致癌物易感性。长期饮酒及吸烟者食管癌的发生率明显高于不饮酒和不吸烟者。

(五)其他因素

食管慢性炎症、黏膜损伤及慢性刺激亦与食管癌发病有关,如食管腐蚀伤、食管慢性炎症、贲门失弛缓症及胃食管长期反流引起的 Barrett 食管(末端食管黏膜柱状细胞化)等均有癌变的危险。

三、病理

食管癌绝大多数为鳞状上皮癌,占 95％ 以上;腺癌甚为少见,偶可见未分化小细胞癌。食管癌以中胸段最多,其次为下胸段及上胸段。食管癌在发展过程中,其早期及中晚期有不同的大体病理形态。早期可分为隐伏型、糜烂型、斑块型、乳头型或隆起型,这些类型的病变均局限于黏膜表面或黏膜下层。隐伏型为原位癌,侵及上皮全层;糜烂型大多限于黏膜固有层;斑块型则半数以上侵及黏膜肌层及黏膜下层。中晚期食管癌可分为五型。

(一)髓质型

最常见,约占临床病例 60%,肿瘤侵及食管全层,向食管腔内外生长。呈中重度梗阻,食管造影可见充盈缺损及狭窄,可伴有肿瘤的软组织阴影。

(二)蕈伞型

本型占 15% 左右,肿瘤向管腔内突出,如蘑菇状,梗阻症状多较轻,食管造影见食管肿块上下缘形成圆形隆起的充盈缺损。

(三)溃疡型

本型占 10% 左右,肿瘤形成凹陷的溃疡,侵及部分食管壁并向管壁外层生长,梗阻症状轻,X 线造影可见溃疡龛影。

(四)缩窄型

本型约占 10%,癌肿呈环形或短管形狭窄,狭窄上方食管明显扩张。

(五)腔内型

较少见,占 2%～5%,癌肿呈息肉样向食管腔内突出。

四、扩散及转移

(一)食管壁内扩散

食管黏膜及黏膜下层有丰富的淋巴管相互交通,癌细胞可沿淋巴管向上下扩散。肿瘤的显微扩散范围大于肉眼所见,因此手术应切除足够长度,以免残留癌组织。

(二)直接扩散

肿瘤直接向四周扩散,穿透肌层及外膜,侵及邻近组织和器官。

(三)淋巴转移

淋巴转移是食管癌最主要的转移途径。上段食管癌常转移至锁骨上及颈淋巴结,中下段则多转移至气管旁、贲门及胃左动脉旁淋巴结。但各段均可向上端或下端转移。

(四)血运转移

较少见,主要向肺、肝、肾、肋骨、脊柱等转移。

五、临床表现

早期症状多不明显,偶有吞咽食物哽噎、停滞或异物感,胸骨后闷胀或疼痛。可能是局部病灶刺激食管蠕动异常或痉挛,或局部炎症、糜烂、表浅溃疡等所致,这些症状可反复出现,间歇期可无症状。

中晚期症状主要是进行性吞咽困难,先是进干食困难,继之半流质,最后流质及唾液亦不能咽下,严重时反吐食物。随着肿瘤发展与肿瘤外侵而出现相应的晚期症状。若出现持续而严重的胸背疼痛为肿瘤外侵的表现。肿瘤累及气管、支气管可出现刺激性咳嗽。形成食管气管瘘,或高度梗阻致食物反流入呼吸道,可引起进食呛咳及肺部感染。侵及喉返神经则出现声音嘶哑。穿透大血管可出现致死性大呕血。

六、诊断

对吞咽困难的患者,特别是 40 岁以上者,除非已证实为良性病变,否则应多次检查和定期复查,以免漏诊及误诊,主要的检查方法有以下几种。

(一)食管吞钡造影

早期食管癌的 X 线表现为局限性食管黏膜皱襞增粗、中断,小的充盈缺损及浅在龛影。中晚期则为不规则的充盈缺损或龛影,病变段食管僵硬、成角及食管轴移位。肿瘤巨大时,可出现软组织块影。严重狭窄病例,近端食管扩张。

(二)细胞学检查

食管拉网采集细胞检查,常用于本病的普查,对早期诊断有意义,阳性率可达到 90%。除可明确诊断外,分段拉网检查尚可定位。

(三)内镜及超声内镜检查

食管纤维内镜检查可直接观察病变形态和病变部位,采取组织行病理检查。早期病变在内镜下肉眼难以区别时,可采用 1%～2% 甲苯胺蓝或 3%～5%Lugol 碘液行食管黏膜染色。前者正常组织不染色,瘤组织着蓝色;而后者肿瘤组织不被碘染色而鲜亮,正常食管黏膜则染成黑色或棕绿色,这是上皮细胞糖原与碘的反应,肿瘤细胞内糖原被耗尽之故。超声内镜检查尚可判断肿瘤侵犯深度,食管周围组织及结构有无受累,以及局部淋巴结转移情况。

(四)放射性核素检查

利用某些亲肿瘤的核素,如 ^{32} 磷、^{131} 碘、^{67} 镓、^{99m} 锝等检查,对早期食管癌病变的发现有帮助。

(五)CT 检查

能显示食管癌向管腔外扩展的范围及淋巴结转移情况,对判断能否手术切除提供帮助。

七、鉴别诊断

(一)反流性食管炎

有类似早期食管癌的症状,如刺痛及灼痛。X 线检查食管黏膜纹正常,必要时应行细胞学及内镜检查。

(二)贲门失弛缓症

本病多见于年轻人,病程较长,症状时轻时重,X 线吞钡见食管末端狭窄呈鸟嘴状,黏膜光滑。食管动力学测定见食管蠕动波振幅低,末端食管括约肌压力正常。

(三)食管静脉曲张

患者有肝硬化、门脉高压的其他体征,X 线吞钡见食管黏膜呈串珠样改变。

(四)食管瘢痕狭窄

患者有吞服腐蚀剂的病史,X 线吞钡为不规则的线状狭窄。

(五)食管良性肿瘤

常见的有食管平滑肌瘤,病史一般较长,X 线检查见食管腔外压迫,黏膜光滑完整。

(六)食管憩室

较大的憩室可有不同程度的吞咽困难及胸痛,X 线检查可明确诊断。

八、治疗

食管癌应强调早期发现、早期诊断及早期治疗,其治疗原则是以手术为主的综合性治疗。

(一)胸腹腔镜联合食管癌根治术

食管癌治疗方法主要以手术为主,近年来,随着胸外科医师手术技巧和麻醉技术的提高,以颈胸腹三切口为主要术式的胸腹腔镜联合食管癌根治术广泛应用于食管癌的治疗中。

胸腹腔镜联合食管癌根治术主要包括3个步骤:游离胃、清扫贲门周围及胃左动脉淋巴结,游离食管及清扫纵隔淋巴结,消化道重建。本部分主要论述腹腔镜联合胸腔镜食管癌切除,并进行左颈吻合的术式:胸部采用双孔入路进行食管游离、淋巴结清扫;腹部腹腔镜胃游离完毕,上腹正中剑突下 5 cm 切口体外制作管形胃;管形胃经食管床上提至左颈部,与颈段食管完成吻合。

1.适应证

胸腹腔镜联合食管癌根治术的适应证需结合肿瘤分期、患者全身状况等综合评估,主要考虑能否安全地进行肿瘤根治性切除和区域淋巴结清扫。目前多数学者较为公认的适应证包括:①未侵犯食管壁全层的早期食管癌;②不能耐受开胸手术的食管癌患者;③计划行姑息性切除术者;④肿瘤已侵犯食管全层,但影像学检查未提示肿瘤向外侵犯及淋巴结转移。

2.禁忌证

首先,胸腹腔镜联合食管癌根治术禁忌证包括常规开胸手术禁忌证,其他禁忌证还包括:①肺功能严重损害者,如通气储量低于 60%,或 FEV_1 实测值低于 1 L,术中不能耐受单肺通气,术后易发生呼吸衰竭;②合并严重心脏病,如不稳定型心绞痛,3 个月内有心肌梗死发作史,较严重的心律失常(如频发室性期前收缩),各种原因引起的心功能不全(3 级以上);③既往有同侧胸部手术史或胸腔感染史,尤其是曾行胸膜固定术者,胸膜肥厚粘连严重者;④食管癌已明显外侵周围脏器或已发现淋巴结多处转移者;⑤已有肝、肺、骨等远处转移者。

3.术前准备

术前进流质饮食,给予充分的营养支持。术前晚清洁灌肠。术前不留置胃管。

4.麻醉

气管插管全身麻醉。最常使用双腔气管插管,术中进行单肺通气。部分采取单腔气管插管联合封堵器,或单腔气管插管联合右侧人工气胸,单腔插管状态下气管隆嵴和左主支气管更浅,对于显露和清扫左侧喉返神经链淋巴结非常关键。本手术采用单腔气管插管联合封堵器麻醉。

5.体位与套管放置

(1)首先完成胸部食管游离,胸部淋巴结清扫。

(2)胸部手术左侧卧位,前倾 15°,以利于食管床和后纵隔的暴露。腋中线第 8 肋间置入 30°10 mm 胸腔镜,四孔置入戳卡,以腋前线第 4 肋间为主操作孔,腋前线第 7 肋间为观察孔,腋后线与肩胛下角线之间第 6 肋间为第一副操作孔,第 9 肋间为第二副操作孔。术者立于患者腹侧,助手立于患者背侧,扶镜手立于助手右侧。

(3)完成胸部手术后,患者取平卧位,腹壁共 5 个套管孔,观察套管孔选择脐部或其下方,用于置入腹腔镜。

6.手术步骤

(1)胸腔镜游离胸段食管和淋巴结清扫:腋中线第 8 肋间置入 30°10 mm 胸腔镜,四孔置入戳卡,以腋前线第 4 肋间为主操作孔,腋前线第 7 肋间为观察孔,腋后线与肩胛下角线之间第 6 肋间为第一副操作孔,第 9 肋间为第二副操作孔。置入胸腔镜探查胸膜有无转移灶,有无术前影像学检查未发现的肿瘤外侵。助手站于患者背后持腹腔镜手术卵圆钳夹持纱块负责宏观暴露,术者左手持吸引器作精细的动态暴露,右手持电钩或超声刀作解剖分离。

上纵隔区域食管游离:首先沿奇静脉上缘,右侧迷走神经主干向上打开纵隔胸膜直至胸顶,腹腔镜手术血管钳钝性分离显露右侧喉返神经,锐性结合钝性分离清扫右侧喉返神经链淋巴结。食管后壁游离待下纵隔食管游离完毕后再进行。

下纵隔区域食管游离:在奇静脉下缘纵隔胸膜作倒 U 形切开直至膈脚,使用食管吊带便于暴露。同步清理隆突下、食管旁淋巴结,断离奇静脉。继续向上游离上纵隔食管后壁,显露并清扫左侧喉返神经链淋巴结。

胸部游离完毕,充分显露气道、左右主支气管、双侧下肺静脉、主动脉弓及降部、肺动脉圆锥、奇静脉及属支、双侧喉返神经、胸导管等胸腔重要结构。经胸腔镜观察口置入胸腔引流管直至胸顶,关胸。

(2)腹腔镜游离胃、制作管形胃:切断胃结肠韧带,游离胃大弯,注意勿损伤胃网膜血管弓。游离胃后壁。切断肝胃韧带进入小网膜囊,注意勿损伤胃右血管。用超声刀离断胃短血管,游离胃底。向右上翻转胃体,暴露胃左动静脉,使用结扎锁处理胃左血管,经胃小弯游离至左右膈肌脚。膈脚处适当断离扩大,便于上提管形胃。

左颈部胸锁乳突肌内缘做 5 cm 切口,在颈动脉鞘内侧面显露颈段食管,在食管近端断离。近断端连续全层缝合作荷包备用。远端双 7 号线缝闭,线尾不剪断,并连接长线留于切口外备管形胃上提用。

上腹正中剑突下作 5 cm 纵向切口,将已游离的胃体连同食管及肿瘤段拉出,制作直径 4 cm 管形胃。使用直线切割闭合器制作管形胃,在靠近胃右动脉胃小弯网膜缘断离,从胃大弯最高点开始切割闭合,直至胃右动脉起始位置。管形胃制作完成后,将食管含肿瘤段与胃小弯一并离体。在管形胃顶端缝置双 7 号线,与从颈部拉下丝线连接,备经食管床上提。钉合线边缘缝合加固包埋。管形胃表面涂抹液状石蜡,置入腹腔,备经食管床上提至颈部。

(3)胃食管左颈部吻合:嘱麻醉师暂停呼吸,上提管形胃至颈部。超声刀切开管形胃顶端,置入 25 mm 圆形吻合器手柄端,经管形胃后壁戳出,连接钉砧头,适当后退至管形胃内,将已与吻合器连接的钉砧头置入近端食管内,荷包线打结固定钉砧中心杆,将吻合器收紧击发,完成管形胃与近端食管吻合。经鼻腔置入胃管和十二指肠营养管,直线切割闭合器关闭管形胃顶端置入吻合器的开口,浆肌层缝合加固。逐层关闭腹部、颈部切口。

7.术中意外情况处理

(1)喉返神经损伤:大量临床研究表明,喉返神经旁淋巴结是胸段食管癌常见转移部位,包括喉返神经旁淋巴结清扫的扩大二野淋巴结清扫术和三野淋巴结清扫有助于降低胸段食管癌术后上纵隔局部复发率,提供更准确的临床分期。但因此造成喉返神经损伤的机会也逐渐提高,其损伤后主要表现为声音嘶哑,不仅影响患者顺利康复,也严重影响患者后期的生活质量。因此,手术中避免喉返神经损伤,对减少手术并发症、提高患者生活质量极为重要,已为多数外科医师所关注。

熟悉喉返神经的正常解剖,掌握其起始、走行、分布及个体差异特点。针对病变可能导致喉返神经解剖移位情况应有充分的估计。解剖动脉导管、食管上三角、主动脉弓平面及胸廓出口等关键部位要有足够的耐心,做到心中有数,有意识避免伤及喉返神经。在左侧迷走神经分出左喉返神经以下游离食管时,尽可能使用电刀或超声刀将食管及其周围组织整块切除,小出血点给予烧灼止血;在左侧迷走神经分出左喉返神经以上游离食管时,应紧贴食管外膜进行游离,特别到达胸廓入口处改锐性分离为钝性分离,由胸内紧贴食管外膜经胸廓入口向颈部进行游离。根据解剖关系,右喉返神经外上三角区为手术安全部位。此三角区平均 30～40 mm 长,并在扩大时,可将右喉返神经推向气管食管沟内,不会牵拉喉返神经,且喉返神经的分支都向内或前、后方向分出,其向外侧除个别的交感神经交通支外,无更多的分支。所以喉返神经的外侧显然是相对安全部位。因此,对患者行颈部切口时,应经胸锁肌内缘分开舌骨下肌群及筋膜,沿着甲状腺外侧和颈动脉鞘间隙达到安全三角区域;对右喉返神经外上三角区进行扩大操作可将右喉返神经推向气管食管沟内,不会牵拉喉返神经,且喉返神经分支向前、向后分出,其向外侧除个别交感神经交通支外,无更多分支。可减少喉返神经损伤机会。

在术前对食管癌肿瘤的长度、大小、是否有外侵及淋巴结的情况有一个较为准确的判断;术前例行纤维喉镜的检查,有声带活动异常的患者,慎行手术治疗,严格把握手术适应证。对于食管胸上段癌多伴双侧喉返神经链淋巴结转移,术前应行上纵隔增强 CT,了解上纵隔气管食管沟淋巴结情况;暴露双侧喉返神经,清除左右喉返神经链淋巴结。食管癌手术喉返神经损伤患者,手术并发症发生率明显增加,极大地降低了患者的生活质量。因此,医师术前应明确适宜的治疗方案,术中操作精细,以降低喉返神经损伤的发生率。

游离胸段食管时,尤其处理胸廓入口处食管,应紧贴食管,沿食管外膜钝性分离至颈部。游离颈段食管,应尽量贴近食管外膜,避免钝性剥离,解剖时细致、精准,如有出血或见条索样纤维束,切忌盲目用电凝止血,可暂时压迫止血,需仔细辨明是否喉返神经,以免误伤。另外,在解剖颈段食管时还应注意不要将食管游离得过高,一般在环甲关节下方 1 cm 左右即可,当然前提是要将肿瘤彻底切除。因为喉返神经在环甲关节处向内侧穿过环甲膜支配声带;同时喉上神经外支在从甲状腺上极 0.5～1.0 cm 处离开甲状腺上动脉弯向内侧,发出肌支支配环甲肌及咽下缩肌,损伤后也会出现吞咽呛咳,因此若解剖位置过高容易损伤这两支神经,影响患者术后生活质量。

分离主动脉弓周围食管病变或清扫喉返神经旁肿大转移淋巴结时,避免使用电刀烧灼止血,宜压迫止血。对于主动脉弓下淋巴结的清除,应紧贴淋巴结外膜。

术中尽可能避免意外情况发生。随着麻醉、手术技术提高,肿瘤患者手术适应证、根治切除范围在不断扩大。一方面强调彻底切除病变,另一方面也要保护喉返神经。术中仔细操作尽量避免出现如动脉导管破裂、气管膜部损伤、胸主动脉分支及奇静脉破裂出血等被动局面。否则在处理意外情况时易损伤喉返神经。

一旦发生喉返神经损伤,患者在手术清醒后即发生呛咳、误咽,进流食后更为明显。应采取下列处理措施:①术后度过流食关,延长禁食期,给予静脉补液或经鼻十二指肠营养管灌入营养液或高热量、高蛋白、易消化的流质饮食,以保持较长时间的肠道营养供应,期待喉返神经的恢复。这样既经济,又可防止由于长期禁食而引起的肠黏膜萎缩症。特别对于高龄、清扫上纵隔及颈部肿大淋巴结,有可能导致喉返神经损伤者,空肠造瘘尤为适用,既可以有效保证肠内的营养支持,同时也减轻了经鼻腔置管长期带管的不适反应。②延长胃肠减压时间,防止胃内容物反流误吸到气管。术后给患者端坐体位,可减少唾液流入气管,如不能控制则应行气管切开术,气管套管的气囊内注入一定压力,防止误咽而产生吸入性肺炎。③喉返神经损伤引起声门不能有效闭合,术后会导致无效咳痰,能显著增加术后肺部并发症发生率,因此应鼓励患者多拍背、咳痰,对于痰液黏稠不易咳出或无力自行排痰的患者予以雾化祛痰,必要时给予纤维支气管镜吸痰;同时给予广谱抗生素预防肺部感染,必要时做痰液的细菌培养和药敏实验。因此,只要我们掌握手术要领,可以防止或减少喉返神经的损伤。一旦发生应积极处理,以防产生严重的并发症。

总之,要提高预防喉返神经损伤的认识。虽然喉返神经损伤在多数情况下不致患者死亡,但严重影响患者生活质量,在某些情况下,可导致患者死亡。因此食管癌手术一方面要强调彻底性,另一方面要保护喉返神经,避免喉返神经损伤,减少术后并发症。

(2)迷走神经损伤:外科手术治疗是食管癌的首选治疗方法,其中发生率最高的并发症是肺部并发症。近年来,随着胸腹腔镜食管癌的开展,肺部并发症明显降低,但时有发生。许多临床研究表明,迷走神经肺支的损伤是肺部并发症发生的重要原因。食管癌手术时如何防止迷走神经肺支损伤,已引起广泛重视。

防治措施:术中在解剖离断奇静脉弓及上纵隔淋巴结清扫时,应尽量避免超声刀、电凝钩的热传导损伤迷走神经主干,因为此区域的迷走神经的损伤对右肺下叶影响极大。在清扫隆突下淋巴结时,宜沿食管表面离断迷走神经食管支,尽量保护迷走神经主干及肺后支。

8.术后处理

术后留置胃管至肛门排气。术后第二天经胃管用微量泵持续泵入胃动力药。若无腹胀等不适可经胃管注入少量肠内营养液,逐渐加量。因胸腹腔镜联合食管癌根治术胸壁创伤小,疼痛轻,对肺功能影响小,肺部并发症较少,胸腔渗液也较少,胸管可较早拔除。术后强调咳嗽(cough)、饮食(diet)、活动(motion)和按摩(massage)、镇痛(analgesia),简称"CDMA"。主动咳嗽有利于促进肺复张、排痰并排除胸腔积液积气,有助于早期拔除胸管;未排气前即可开始少量进水或肠内营养液,促进肠蠕动、减少肠源性感染的机会;早期主动的床上或床旁活动、全身按摩,有利于预防下肢深静脉血栓和肺心脑等重要器官栓塞;术后应有充分镇痛,以利以上活动进行。

9.并发症及防治

(1)术后早期并发症:①肺部并发症包括肺不张、呼吸衰竭、胸腔引流漏气、肺炎、乳糜胸。一旦确诊乳糜胸,应及时行胸腔闭式引流,排除积液,使肺复张。使用高糖或灭活 A 型链球菌注入胸腔促进胸腔粘连,禁食、静脉营养,使用生长抑素减少乳糜液生成,以利胸导管损伤处愈合。如经上述处理,严密观察 2～3 天后,乳糜液流量无减少,应再次开胸进行胸导管缝合结扎。②心脏并发症包括心律失常,心肌梗死。常见的心律失常有心房颤动合并快速心室率、阵发性室上性心动过速。可能与诸多因素有关,包括剧烈疼痛刺激,失血造成低血容量,缺氧引起呼吸功能不全,术中牵拉心房致心房张力增加,手术时间长、创伤重,交感神经张力增加(术中切断迷走神经)使心肌组织不应期不均一增加,导致紊乱性折返和/或心肌自律性、应激性增加,从而诱发多源性快速房性心动过速或快速心房颤动。且食管癌患者多为老年患者,心肌纤维化加重、心脏储备功能下降、机体对缺氧的耐受性差,心肌在围术期容易产生一系列病理生理变化。防治措施包括良好的麻醉和镇痛,及时纠正低血容量,充分供氧,手术操作尽量减少对肺组织和心脏的挤压,术后保证止痛效果,及时补充水、电解质,维持内环境平衡,加强对老年患者的治疗与护理,严密观察并及时纠正诱因,合理应用抗心律失常药物。③吻合口漏是食管癌切除术后最严重的并发症。颈部吻合口漏通过开放引流、换药、经口腔冲洗等处理多可愈合。胸内吻合口漏则需根据患者体质情况,吻合口漏发生时间,吻合方式等选择胸腔闭式引流、重新开胸吻合、吻合口漏修补、食管带膜支架置入、食管旷置术等方式处理。同时应给予患者充分的营养支持,保持水、电解质平衡。管形胃闭合处裂则需要再次手术处理。④颈部切口感染或胸内脓肿、表浅伤口感染。按胸外科常规予引流换药处理。⑤急性肺栓塞是食管癌术后并不少见的并发症,症状轻重不一,临床表现多样化,易漏诊、误诊,死亡率高。早发现、早诊断、早治疗可提高生存率。心电图、胸片有提示意义。直接检查包括肺动脉造影、螺旋 CT 和 MRI,可确诊。一旦确诊应尽快行抗凝、溶栓治疗。声嘶主要与胸段喉返神经周围淋巴结清扫有关,多能代偿。

(2)术后晚期并发症:吻合口狭窄、反流性食管炎、胃排空延迟。吻合口狭窄可通过反复多次球囊扩张治疗,效果良好。胃排空延迟和反流性食管炎主要通过联合胃肠减压、胃动力药物、抑制胃酸药物和调整饮食习惯来改善。

(二)食管癌机器人手术

随着机器人手术系统在临床各科的广泛应用,机器人手术系统亦开始运用于食管癌手术治疗。

1.胸部过程

胸部操作部分,患者麻醉与开放手术相同,予左侧双腔气管导管,常规建立 CO_2 人工气胸。

(1)体位与切口。体位可有两种选择:①患者 90°左侧卧位,机器人置于患者头端,助手位于患者腹侧,洗手护士位于患者背侧。直径 10 mm 的摄像孔在腋中线第 7 肋间,两个直径 8 mm 的孔分别位于腋前线稍前第 6 肋间和腋后线稍后第 6 肋间作为机械臂操作孔,腋前线第 8 肋间作为一助辅助操作孔,主要用于常规腔镜器械辅助操作,如吸引、牵拉暴露等。②患者左侧卧位,45°侧俯卧,此体位与目前腔镜食管癌手术较常采用的体位相同,优势明确。机器人置于患者的背侧,助手和洗手护士在患者的腹侧,直径 10 mm 的摄像孔在第 6 肋间腋后线后侧,两个直径 8 mm的孔分别在第 4 肋间肩胛骨边缘的前方和第 8 肋间肩胛线的后方。另外,分别在腋后线后方的第 5 和第 7 肋间作两个辅助孔,用于常规腔镜器械辅助操作。

(2)手术操作①切开食管表面纵隔胸膜至奇静脉水平,分离奇静脉。②予腔内切割吻合器或血管夹处理切断。③切开奇静脉上方纵隔胸膜达胸廓入口处,清扫右喉返神经旁及气管旁淋巴结。④分离下段食管,套带牵引。⑤从横膈到胸廓入口游离整个胸段食管及周围淋巴结。⑥最后清扫隆突下淋巴结和左喉返神经链淋巴结等。置入胸腔引流,胸部操作结束,患者改仰卧位。

2.腹部过程

(1)体位与切口:患者取仰卧位,机器人置于患者头侧,一助在患者左侧,洗手护士在患者右侧。直径 10 mm 的摄像孔位于脐上缘,脐两侧稍上方分别置直径 8 mm 的孔作为 1、2 号机械臂操作孔,右腋前线肋缘下戳孔作为 3 号机械臂操作孔,左下腹戳孔作为一助辅助操作孔。

(2)手术操作:①建立人工气腹,超声刀解剖胃大弯侧,切断胃短血管。②切开小网膜,分离胃左血管,根部血管夹处理后切断,切除局部淋巴结,充分游离全胃并打开食管裂孔。③其后管状胃的制作有两种方法:左颈胸锁乳突肌前缘切口,横断食管,直视下将食管及其周围淋巴结拉入至腹腔。在脐上(剑突下)做一小切口,在切口保护下将食管和胃拉出体外,在腹腔外,用直线切割吻合器制作管状胃,回纳腹腔,备拉至左颈。在腔镜监视下,直接用腔内直线切割吻合器制作管状胃,然后将管状胃头端与食管段残胃缝吊两针,备拉至左颈。

3.颈部过程

取左颈胸锁乳突肌前缘切口,吻合器或手工吻合颈部食管与管状胃。机器人食管癌手术也存在优劣性。常规腔镜微创手术尚存在一些局限性,如二维视觉、手眼协调干扰及操作活动自由度下降。达芬奇手术系统正是为克服标准微创手术的缺点而设计的,但是它的缺点也比较明显,最主要的技术缺陷是无触觉反馈,缺乏力反馈,外科医师只能利用视觉线索(如组织的变形和发白等)以决定器械的力量。另外,昂贵的达芬奇手术系统装备、器械消耗和维护费用,也并非大多数患者所能承受。器械的消毒、定位、装配套管较为费时,需要整个手术团队积累经验。

在食管癌的治疗方面,常规腔镜食管癌微创手术飞速发展。达芬奇手术系统和传统腔镜技术各自特点明显,达芬奇手术系统学习曲线短,其高清晰的三维视野有助于在狭小的纵隔内进行食管的游离,同时机械臂的手术器械比普通腔镜器械长,而且有 7 个活动自由度,可以较容易地到达纵隔深处进行操作。2010 年 Moudgill 等回顾性对比分析 11 例机器人辅助食管手术和 24 例微创食管手术病例的手术时间、失血量等临床资料,认为机器人辅助食管手术安全有效,可以替代微创食管手术,但目前优势尚不明显。

　　微创是未来外科手术的发展趋势,达芬奇机器人技术作为微创技术的较高阶段,体现了对治疗疾病微创化、无创化的不懈追求。当然,目前尚缺乏达芬奇手术系统用于食管癌手术治疗的大样本量、早晚各期均衡分布人群的长期整体存活资料,但是,我们相信,在经验积累的条件下,进一步缩短手术时间、降低肺部和整体并发症发生率等目标值得预期,随着达芬奇手术系统的不断改进,技术、功能的不断提高和完善,手术操作将更臻完美,达芬奇手术系统在食管癌的手术治疗方面将发挥更大的作用。

(三)放射治疗

　　颈段及上胸段食管癌和不宜手术的中晚期食管癌可行放射治疗。采用体外放射治疗,放射量一般为 60～70 Gy/6～7 周,目前认为,放射剂量达 40 Gy 时,行 X 线食管造影或 CT 检查,如病灶基本消失,继续放射至根治剂量(60～70 Gy),如病灶残存,可配合伽马刀治疗。

(四)光动力治疗

　　人体输入光敏剂如血卟啉微生物(HpD)后,其在恶性肿瘤细胞中特意积聚与潴留,经过一段时间后再用特定波长光照使肿瘤细胞内浓聚的光敏剂激发,产生光化反应杀伤肿瘤细胞。此时正常组织中吸收的光敏剂已排出,对光照无光化反应。采用这一技术对食管癌的治疗有一定疗效,但临床应用时间较短,尚有待于进一步观察。

(五)药物治疗

　　食管癌对化疗药物敏感性差,可与其他方法联合应用,对提高疗效有一定作用。食管癌常用的化疗药物有顺铂(PDD)、博来霉素(bleomycin)、紫杉醇等,化疗期间应定期检查血象,注意药物不良反应。免疫治疗及中药治疗等亦有一定作用。

(六)抗 PD1/PD-L1 治疗

　　程序性死亡因子-1(PD-1)是一种 Ⅰ 型跨膜糖蛋白,属于免疫球蛋白超家族成员,其以单体形式存在于细胞表面,通常与配体(PD-L1)结合后,通道下游分子发生磷酸化,转导负性信号,抑制 T 细胞的增殖和细胞因子的产生、诱导 T 细胞凋亡。一些临床前期研究的动物肿瘤模型已经证明肿瘤部位的微环境能够促进肿瘤表达 PD-L1 来诱导 T 淋巴细胞凋亡,而 PD-1/PD-L1 抗体能够通过阻断 PD-1/PD-L1 通路挽救耗竭的 T 细胞,增强抗肿瘤免疫。最近的体内外抗 PD-1 临床试验,如 MDX-1106,在 GBM 动物模型和非 GBM 实体肿瘤中显示出良好的患者耐受性和抗肿瘤活性。

　　2014 年 ASCO 会议上的一项研究(摘要号 2011)报道了胶质母细胞瘤患者中的 PD1/PD-L1 表达的测定,该研究旨在了解胶质母细胞瘤和 PD1/PD-L1 的表达存在相关性。117 例胶质母细胞瘤患者(平均年龄 60 岁,平均 KPS 90)中取 135 例标本,其中 18 标本为复发胶质瘤手术后切除标本。免疫组织化学方法半定量测定并分析 PD-1、PD-L1、CD3、CD8 表达情况。MGMT 启动子甲基化应用焦磷酸测序法测定。结果发现中等密度的肿瘤浸润淋巴细胞(TILs)100/135 (74.1%)例(CD3＋92/135,68.1%;CD8＋64/135,47.4%)。血管周围及肿瘤组织内 TILs 散在发现 PD-1 表达,20/135 例(14.8%)。PD-L1 表达则明显在肿瘤组织中的肿瘤细胞和小胶质细胞/巨噬细胞中,116/135(85.9%)。MGMT 甲基化出现在 37/99 例样本中(37.4%)。PD1 或 PD-L1 表达水平同甲基化状态和 TILs 密度无明显相关($P>0.05$)。较小的年龄($P=0.009$),高 KPS($P=0.035$)和 MGMT 甲基化($P=0.008$)显示同总体存活率显著正相关,而 PD1($P=0.783$)和 PD-L1($P=0.866$)表达同患者存活无显著相关。该研究得到结论:PD-1 或 PD-L1 免疫组化在大多数恶性胶质瘤样本中都检测到。

2014 年 ASCO 年会上报道了一个针对 PD-1 的单克隆抗体治疗复发胶质母细胞瘤的随机、非盲、Ⅱb 期临床研究(摘要号:TPS2101),该研究旨在评估抗 nivolumab(人源 PD-1 单克隆抗体)单用或同伊匹单抗联用治疗复发胶质母细胞瘤的疗效和安全性。入组标准为 Karnofsky 评分≥70 分,胶质母细胞瘤同步放化疗后第一次复发。排除标准:GBM 复发>1 次、颅外疾病、自身免疫病,或曾使用 VEGF 抑制剂及其他抗血管治疗。队列 1:nivolumab 3 mg/kg(n=10,每 2 周 1 次×4),8 周后调整为 nivolumab 1 mg/kg+伊匹单抗 3 mg/kg(n=10,每 3 周 1 次×4),队列 1 将分析 GBM 患者用药的安全性和耐受性。在成功完成队列 1 后,队列 2 将招募 240 例 GBM 患者,1∶1∶1 随机分为 nivolumab、nivolumab+伊匹单抗(同队列 1)、贝伐单抗(10 mg/kg,每 2 周 1 次)等三组。队列 1 的主要目标是评估安全性。队列 2 的主要目标是与贝伐单抗比较的 OS,次要目标是 PFS 和总有效率(ORR)。

(七)抗血管生成药物治疗

1.贝伐珠单抗(安维汀)

贝伐珠单抗是重组人源化的单克隆抗体,与 VEGFR 结合阻断其与 VEGFR-1 和 VEGFR-2 的结合抑制血管生成。对于贝伐珠单抗联合不同化疗方案一线治疗晚期食管胃结合部及胃腺癌的 2 项多中心的随机对照Ⅳ期临床研究(AVAGAST 和 AVATA 研究),均为阴性结果。最终结论可以概括为贝伐珠单抗联合 CF 方案与 CF 化疗方案对比,最为核心的三项指标 ORR、RO 切除率及 OS 均无获益。

2.索拉非尼(多吉美)

索拉非尼是一种口服的小分子多靶点激酶抑制剂,通过抑制 VEGFR-2、PDGFR、RET、FIt3 和 RAF1 抑制肿瘤的增殖及血管的生成,单药索拉非尼是晚期肾细胞癌及肝细胞肝癌的一线治疗药物。在其他消化道肿瘤试验中包括一项单臂、Ⅱ期临床研究观察在化疗耐药后的食管癌疗效及安全性。该研究结果表明:索拉非尼在多线治疗后食管癌中虽然 ORR 仅为 3%,但是疾病控制率高达到 59%,OS 达 9.7 月,同时具有良好的耐受性及安全性。

3.舒尼替尼

舒尼替尼是口服的多靶点酪氨酸激酶抑制剂,抑制 VEGFR1-3、PDGFR、c-Kit、RET 及 FIt3 抑制肿瘤细胞增殖及血管生成。目前被批准用于晚期肾细胞癌及对伊马替尼耐药的胃肠间质瘤的治疗。基础研究证实:舒尼替尼对食管、胃恶性肿瘤细胞有显著的抑制作用。但在进一步的研究中并未有好的效果。使用舒尼替尼联合紫杉醇治疗晚期食管或食管胃结合部癌的试验中,虽然显示有一定的效果,但不良反应高,甚至出现了严重不良反应,因此也未有后续研究。

4.阿帕替尼(艾坦)

阿帕替尼是国产单靶点小分子酪氨酸激酶抑制剂,针对 VEGFR-2 靶点。目前已经获得国内胃或胃食管结合部癌的治疗批准。在食道癌中,一项 62 例患者的试验中,ORR 为 24.2%、中位生存期 115 天;中位总生存期 209 天;另一项试验采用紫杉醇联合阿帕替尼对比紫杉醇联合替吉奥,也显示了更好的治疗效果。

从以上介绍可以看出,目前抗血管生成药物在治疗食管癌时表现并不尽人意,只有阿帕替尼展示了一定的潜力,但仍需更大数据的试验给予证实。对于患者来说并不建议盲目使用此类药物进行治疗,因为抗血管生成药物也存在不小的不良反应,甚至会导致安全问题。

(八)免疫治疗

目前认为,恶性肿瘤的发生发展与人体的免疫水平有关,有人对食管癌患者进行细胞免疫学监测,发现辅助性 T 淋巴细胞(T_4)明显低于健康人,而抑制性 T 淋巴细胞(T_8)明显高于健康人,具有自然杀伤作用的 NK 细胞也较正常人低。T 淋巴细胞控制和调节机体几乎全部的免疫功能,因此对食管癌手术切除后的患者应首先给予免疫治疗,当免疫水平恢复后再进行化疗,如能根据 T 淋巴细胞测定结果进行不同剂量的化疗则治疗效果会更理想。

（王宗明）

第六节　自发性气胸

胸膜腔为脏层胸膜与壁层胸膜之间不含空气,且呈现负压的密闭腔隙。当空气进入胸膜腔造成胸腔积气状态称为气胸。气胸可分为自发性气胸、外伤性气胸和医源性气胸。

由诊断或治疗引起的气胸称医源性气胸;由胸壁直接或间接外伤引起的气胸为外伤性气胸;在没有创伤或人为的因素下出现的气胸为自发性气胸。自发性气胸可分为原发性和继发性,前者发生在无基础疾病的健康人,后者发生在有基础疾病的患者,如 COPD、肺结核等。本文讨论自发性气胸。

一、病因与发病机制

原发性气胸多数为脏层胸膜下肺泡先天发育缺陷或炎症瘢痕形成的肺大疱引起肺表面细小气肿疱破裂所致。多见于小于 40 岁的瘦高体型男性、吸烟青壮年。继发性气胸常继发于肺或胸膜疾病基础上,如慢性阻塞性肺疾病、肺结核、肺尘埃沉着症(尘肺)、肺癌、肺脓肿等疾病形成肺大疱或直接损伤胸膜所致。金黄色葡萄球菌、厌氧菌、革兰阴性杆菌等引起的肺化脓性炎症破溃入胸腔,形成脓气胸。

有时胸膜上具有异位的子宫内膜,在月经期可以破裂而发生气胸,称为月经性气胸。航空、潜水作业而无适当防护措施,从高压环境忽然进入低压环境,或正压机械通气加压过高等,均可发生气胸,气压骤变、剧烈咳嗽、喷嚏、屏气或高喊大笑、举手欢呼、抬举重物等用力过度常为气胸的诱因。

二、临床类型

根据胸膜破口的情况及发生气胸后对胸膜腔内压力的影响,将自发性气胸分为以下几种类型。

(一)闭合性(单纯性)气胸

随着呼气时肺回缩及浆液渗出物的作用,脏层胸膜破口自行封闭,不再有空气进入胸膜腔。

抽气后胸腔压力下降并不再回升,残余气体可自行吸收,肺逐渐完全复张。

(二)交通性(开放性)气胸

胸膜破口较大或脏、壁胸膜间因粘连而形成牵拉,使破口持续开放,空气在吸气和呼气时自由进出胸膜腔,使患侧胸腔压保持在零上下。此型气胸在呼吸周期中产生纵隔摆动,严重影响呼吸循环生理。

(三)张力性(高压性)气胸

内科急症。胸膜破口形成活瓣,吸气时开放,呼气时破口关闭,使胸腔内气体愈积愈多,形成高压。由于胸腔内高压可使肺明显萎陷、纵隔移位、纵隔气肿、静脉回流受阻等而引起急性心肺衰竭,甚至休克。

上述三种类型气胸在病程中可以相互转变。

三、临床表现

(一)症状

自发性气胸与病情的轻重与气胸发生的缓急、肺萎缩程度、肺部基础病变及有无并发症有关。

1.胸痛

常在持重物、屏气、咳嗽、剧烈运动时发生,呈尖锐、持续性刺痛或刀割样痛,吸气时加剧。

2.呼吸困难

气胸的典型症状,呼吸困难程度与气胸的类型、肺萎陷程度以及气胸发生前基础肺功能有密切关系。如基础肺功能良好,肺萎陷20%,患者可无明显症状;而张力性气胸或原有阻塞性肺气肿的老年人,即使肺萎陷仅10%,患者亦有明显的呼吸困难。张力性气胸者,表现出烦躁不安,因呼吸困难被迫坐起,发绀、四肢厥冷、大汗、脉搏细速、心律失常、意识不清等呼吸循环障碍的表现;血气胸患者如失血过多会出现血压下降,甚至休克。出血与发生气胸时脏层胸膜或胸膜粘连中的血管撕裂有关。

3.刺激性干咳

由气体刺激胸膜产生。

(二)体征

呼吸增快、发绀多见于张力性气胸。主要的胸部体征包括气管健侧移位,患侧呼吸运动和语颤减弱、肋间隙饱满、叩诊呈鼓音,左侧气胸可使心脏浊音界消失,右侧气胸时肝浊音界下移,听诊呼吸音明显减弱或消失,有液气胸时可闻胸内振水音。并发纵隔气肿可在左胸骨缘闻及与心跳一致的咔嗒音或高调金属音(Hamman 征);皮下气肿时有皮下握雪感。

气胸常见的并发症为脓气胸、血气胸、纵隔气肿、皮下气肿及呼吸衰竭等。

四、辅助检查

(一)X 线检查

X 线检查是诊断气胸的重要方法,能显示组织萎陷的程度、肺内病变的情况。气胸部分透亮度增加,无肺纹理,肺脏向肺门收缩,其边缘可见发线状阴影,如并发胸腔积液,可见液平面。根据 X 线检查还可判断肺压缩面积的大小。

(二)血气分析

显示 PaO_2 降低;$PaCO_2$ 多为正常。呼吸加快可使 $PaCO_2$ 升高或降低。

(三)肺功能检查

急性气胸者肺萎缩>20%时,肺容量和肺活量减低,出现限制性通气功能障碍。慢性气胸主要表现为肺容量和肺活量减低,肺顺应性下降。

五、诊断

(1)突然发生的胸痛、呼吸困难和刺激性干咳。

(2)有气胸的体征。

(3)X线检查显示胸腔积气和肺萎陷。

六、治疗

治疗原则在于排除气体、缓解症状、促使肺复张、防止复发。

(一)一般治疗

气胸患者应绝对卧床休息,少讲话,减少肺活动,有利于破裂口愈合和气体吸收;气急、发绀者可吸氧;支气管痉挛者使用支气管扩张剂;剧烈咳嗽且痰量少者可给予可待因糖浆口服。

(二)排气治疗

排气治疗是否抽气及怎样抽气主要取决于气胸的类型和积气的多少。单纯性气胸,少量积气(肺萎陷<20%)可继续观察,不必抽气,一般空气可自行吸收。肺萎陷>20%或症状明显者需进行排气治疗。

1.紧急排气

张力性气胸病情严重可危及生命,必须尽快排气。张力性气胸在没有任何准备的情况下,可用小刀或粗针(以硅胶管与插入胸膜腔的针头连接)刺破胸壁,胸腔内高压气体排出体外,以挽救生命。也可用50 mL或100 mL注射器进行抽气。胸腔抽气常用的穿刺部位在患侧锁骨中线外侧第2肋间或腋前线第4～5肋间。

2.胸腔闭式引流术或连续负压吸引

胸腔闭式引流术适用于经反复抽气疗效不佳的气胸或张力性气胸。肺复张不满意时采用连续负压吸引。

胸腔置管部位一般与穿刺部位相同。置管应维持至肺完全复张、无气体溢出后24小时,再夹管24小时,若X线检查未发现气胸复发方可拔管。

(三)胸膜粘连术

胸膜粘连术适用于反复发作的气胸。将化学粘连剂(如滑石粉、红霉素、四环素粉针剂)、生物刺激剂(如支气管炎菌苗、卡介苗)或50%葡萄糖液等注入或喷洒在胸膜腔,引起无菌性变态反应性胸膜炎症,局部炎症渗出,使脏层和壁层胸膜增厚、粘连,减少其破裂的可能,从而达到防治气胸的目的。

(四)手术治疗

慢性气胸(病程>3个月);反复发作的气胸;张力性气胸闭式引流失败者;双侧性气胸,尤其是同时发生者;大量血气胸;胸膜肥厚所致肺膨胀不全者;特殊类型气胸,如月经伴随气胸等;支气管胸膜瘘伴胸膜增厚者,均应考虑手术治疗。

（五）原发病及并发症的处理

治疗原发病及诱因，积极预防或处理继发的细菌感染（如脓气胸）；严重血气胸除进行抽气排液和适当输血外，应考虑开胸结扎出血的血管；严重纵隔气肿应做胸骨上窝穿刺或切开排气。

（王宗明）

第七节　胸部损伤

一、胸部损伤概述

胸部的骨性胸廓支撑保护胸内脏器，参与呼吸功能。创伤时骨性胸廓的损伤范围与程度往往表明暴力的大小。钝性暴力作用下，胸骨或肋骨骨折可破坏骨性胸廓的完整性，胸壁挤压或肋骨断端能使胸、腹腔内的脏器发生碰撞、挤压，造成组织广泛挫伤或穿透伤。

正常双侧均衡的胸膜腔负压维持纵隔位置居中。一侧胸腔积气或积液会导致纵隔移位，使健侧肺受压，并影响腔静脉回流。起始于降主动脉的肋间动脉管径较大，走行于背部肋间隙中央，损伤后可发生致命性大出血。

膈肌分隔两个压力不同的体腔，胸腔压力低于腹腔。膈肌破裂时，腹内脏器和腹水会疝入或流入胸腔。

（一）分类

根据损伤暴力性质不同，胸部损伤可分为钝性伤和穿透伤；根据损伤是否造成胸膜腔与外界沟通，可分为开放性胸部损伤和闭合性胸部损伤。

钝性胸部损伤多由减速性、挤压性、撞击性或冲击性暴力所致，损伤机制复杂，多有肋骨或胸骨骨折，常合并其他部位损伤，伤后早期容易误诊或漏诊。

穿透性胸部损伤多由火器或锐器暴力致伤，损伤机制较清楚，损伤范围直接与伤道有关，早期诊断较容易。器官组织裂伤所致的进行性出血是伤情进展快、患者死亡的主要原因，相当部分穿透性胸部损伤患者需要开胸手术治疗。

（二）胸部创伤的症状和体征

症状和体征主要有低血容量性休克或胸膜肺休克、呼吸困难、咳嗽和咯血、气胸、血胸、皮下气肿、反常呼吸运动等。

（三）紧急处理

胸部损伤的紧急处理包括入院前急救处理和入院后的急诊处理两部分。

1.院前急救处理

院前急救包括基本生命支持与严重胸部损伤的紧急处理。其原则为维持呼吸通畅、给氧，控制出血、补充血容量。张力性气胸需放置具有单向活瓣作用的胸腔穿刺针或闭式胸腔引流。开放性气胸需迅速包扎和封闭胸部伤口，安置上述穿刺针或引流管。对大面积胸壁软化的连枷胸有呼吸困难者，予以人工辅助呼吸。

2.院内急诊处理

有下列情况时应行急诊开胸探查手术:①胸膜腔内进行性出血。②心脏大血管损伤。③严重肺裂伤或气管、支气管损伤。④食管破裂。⑤胸腹联合伤。⑥胸壁大块缺损。⑦胸内存留较大异物。

急诊室开胸手术:急救的进步使更多具有严重生理紊乱的创伤患者能送达医院急诊室。濒死与重度休克者需要最紧急的手术处理,方能争取挽救生命的时间,因此提出了急诊室开胸手术的概念。

急诊室开胸探查的手术指征:①穿透性胸部损伤重度休克者。②穿透性胸部损伤濒死者,且高度怀疑存在急性心脏压塞。

手术抢救成功的关键是迅速缓解心脏压塞、控制出血、快速补充血容量。

二、肋骨骨折

在胸外伤中,肋骨骨折最为常见,40%～60%胸外伤伴有肋骨骨折。骨折可发生在单根或多根肋骨,同一肋骨又可在一处或多处折断。肋骨骨折通常是由直接暴力引起,多见于第4～9肋骨。第1、2肋骨受到其他骨性结构的保护,只有在受到明显外力时才会骨折,所以,它们常常是更严重损伤的标志。第9～12肋骨骨折可能伴有腹内脏器如肝、脾、肾的损伤。如肋骨断端刺破胸膜、肺及血管可引起相应的病理生理改变,严重者危及生命。该部位的肋骨骨折常可引起并发症及合并症,患者应住院治疗并观察。

(一)病因

1.直接暴力

暴力直接施压于肋骨,使受压处肋骨向内歪曲而骨折。常见于侧胸壁处受到直接外力后而导致受伤处肋骨骨折。也可发生于其他部位。骨折发生于暴力打击处,称为直接暴力骨折。

2.间接暴力

胸部前后受到挤压后,侧胸壁处肋骨向外过度弯曲而折断。骨折发生于暴力作用以外的部位,称为间接暴力骨折。

儿童的肋骨富有弹性,不易骨折;成年人及老年人因肋骨钙质较多,脆性增加,易发生骨折,老年人甚至在咳嗽或喷嚏时也可发生肋骨骨折。当肋骨本身有病理变化,如骨营养不良、原发或继发性肿瘤时,不注意的轻微损伤即可引起肋骨骨折,称为病理性骨折。

(二)病理生理

(1)骨折断端刺破肋间血管可引起血胸;骨折断端向内移位,可刺破胸膜、肺组织引起气胸、血胸、皮下气肿、咯血等。

(2)多根多处肋骨骨折后,局部胸壁因失去肋骨的支撑而软化,出现反常呼吸运动:即吸气时,软化区的胸壁内陷,而不随同其余胸廓向外扩展;呼气时则相反,软化区向外鼓出。这类胸廓又称连枷胸。如果软化区范围大,呼吸时两侧胸腔压力不平衡,可引起纵隔左右扑动,影响气道换气,引起体内缺氧和二氧化碳潴留;并影响静脉血液回流,严重的可发生呼吸和循环衰竭。

(3)近年来对呼吸病理生理学的深入研究,发现在连枷胸患者中有75%伴有肺挫伤,肺挫伤造成了呼吸窘迫和低氧血症,导致了连枷胸的严重后果。

（三）症状和体征

1.症状

肋骨骨折最显著的症状是局部疼痛,深呼吸、咳嗽、喷嚏和转动体位、活动上肢时疼痛加剧。骨折断端刺破肺组织可引起咯血。多根多处肋骨骨折还有突出的呼吸困难和发绀,其主要原因有3个方面。

（1）胸部创伤后气管、支气管内分泌物增多,骨折引起的疼痛使患者不敢做深呼吸和咳嗽动作,从而使气道内分泌物或血液不易排除,堵塞呼吸道,影响气体交换,导致机体缺氧。

（2）反常呼吸使咳嗽无力,肺活量和功能残气量减少,肺顺应性和潮气量降低,更加重了呼吸困难及低氧血症。

（3）肺挫伤导致肺间质、肺泡-毛细血管膜及肺泡内出血、水肿,降低氧气的弥散,引起通气和弥散功能降低,出现明显的低氧血症。严重的呼吸困难和低氧血症加之呼吸道感染,则易导致成人型呼吸窘迫综合征。

2.体征

肋骨骨折处有压痛,当用双手挤压前后胸廓时,骨折处有疼痛或疼痛加重（胸廓挤压征阳性）。同时骨折处也可有骨擦感和骨擦音。骨折断端刺破胸膜、肺组织,胸膜腔内空气经胸膜裂口进入胸壁和皮下组织,造成皮下气肿,扣诊时有握雪感或捻发感。若有大量的气胸、血胸,则有相应的体征出现。多根多处肋骨骨折或连枷胸时,可见到胸壁的反常呼吸运动,有时也可见到明显的局部畸形。并发肺部感染或肺不张时,呼吸音减弱或消失。

（四）诊断要点

1.病史

明显的外伤史及受伤经过,有助于明确诊断和判断伤情。若为老年人应详细询问有无咳嗽、喷嚏或胸部剧烈活动等;肋骨原发或转移肿瘤时,胸部较轻微损伤或活动即可引起病理性骨折,患者往往不能说出受伤史。

2.典型的症状与体征

（1）局部疼痛尤其在深呼吸时加重。

（2）局部压痛或触痛,有骨摩擦感。

（3）胸廓挤压征阳性。

（4）胸壁的反常呼吸运动。

3.胸部 X 线检查

X 线检查可以了解肋骨骨折的部位和数目,以及有无血胸、气胸等并发症或胸内其他脏器损伤。明显的骨折在胸部 X 线片上表现为单根或多根骨折线和/或断端错位。典型的肋骨骨折多发生于侧面胸壁,在 X 线片上看不大清楚,应仔细观看;前胸壁肋软骨骨折在 X 线片上不能显示;无移位的肋骨骨折特别是肋骨和肋软骨交界处的骨折,在 X 线片上也常不能见到。胸部钝性伤后 X 线表现有血胸、气胸或血气胸,提示有肋骨骨折。有受伤史,临床症状及体征明显,而 X 线检查看不到骨折线,应按肋骨骨折处理。

根据肺挫伤的程度与范围,胸片可表现为间质性改变,肺纹理增多,增粗,迂曲,轮廓模糊,多数伴有斑点状阴影和肺透亮度降低;实质性改变,其中以散在多发点片状浸润灶为多,次为局限性片状,少数则呈弥漫性磨玻璃样改变。前两者分别与小叶性肺炎及段性肺炎相似,后者则为肺胸膜水肿的一种综合表现,两者常同时存在,可出现于一侧肺,也可出现于两肺。

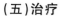

（五）治疗

1.闭合性单处肋骨骨折治疗原则

治疗原则为止痛、胸廓固定、防止并发症。

（1）止痛是关键：在最初 48～72 小时内疼痛最严重，并可能持续 4～6 周。肋骨骨折疼痛可导致胸部运动受限，呼吸减弱，不能咳嗽和深呼吸，导致呼吸系统分泌物蓄积和 CO_2 蓄积，而引起肺不张、肺炎、肺脓肿以及脓胸，同时由于呼吸功能不全，可造成低氧血症；肺功能低下者，这些肺部并发症可危及生命。所以要保证确实有效的止痛效果，以便患者能有效咳嗽和深呼吸，使肺膨胀恢复和维持正常的肺功能。

具体方法有以下几种：①口服镇痛、镇静药物，如吲哚美辛（消炎痛）、布洛芬、布桂嗪（强痛定）、曲马朵、地西泮、可待因、吗啡等，或云南白药、三七片等。②必要时肌内注射喷他佐辛（镇痛新）、布桂嗪、曲马朵、哌替啶等中重度镇痛药物。③也可用普鲁卡因或利多卡因溶液行肋间神经封闭或封闭骨折处。患者仰卧位或侧卧位，或俯卧位，上臂前伸，以使肩胛骨外展，充分暴露封闭部位。封闭针先触到肋骨，然后再将针头下移至肋骨下缘，再进针2～3 mm后注药，避免刺伤肋间神经、血管及肺。封闭部位可选在脊柱旁线、腋中线、腋前线或肋骨旁线等处。紧贴肋骨下缘注射 0.5％～1.0％普鲁卡因或 1％～2％利多卡因溶液 5～10 mL。因肋间神经与其上下肋间神经分支相重叠，故必须同时阻滞上下肋间神经，才能取得良好的止痛效果。注意事项：严格掌握无菌操作技术；仔细检查伤痛处，正确选择封闭点；注药前回抽无气体及血液后再注药。肋间神经封闭操作简单，止痛效果可靠。但必须遵守操作规程。否则，可引起气胸等严重并发症。轻者需胸膜腔穿刺抽气，重者还需闭式引流。初次操作者一定要有上级医师指导，并牢记操作步骤。④对严重病例，硬膜外阻滞止痛效果更优越，可请麻醉师协助完成。

（2）固定胸廓：目的在于限制伤侧胸壁呼吸运动，减少骨折断端活动，达到止痛和避免骨折断端刺破肋间血管、胸膜及肺等出现严重并发症的目的。胸廓固定过松起不到止痛效果，过紧使通气功能降低，容易出现肺部并发症。

固定方法：①胶布固定法。患者取坐位或侧卧位，伤侧胸壁剃毛并擦干净，上肢外展，暴露伤侧胸壁。于患者深呼气末屏气时，将宽 7～8 cm 的胶布条紧贴胸壁，后端起自健侧脊柱旁，前端越过胸骨。由后向前、由下向上，叠瓦状进行，上下胶布条重叠 1/3 宽度，固定范围应包括断肋上、下各两条肋骨，胶布固定时间为 2～3 周。由于胶布固定后局部疼痛、出现张力性水疱等原因，该法已基本摒弃不用。②胸带固定法。患者取坐位或仰卧位，左右侧各站一人，以平卧位为例，两人将胸带平铺于床上，带身及带脚贴床面，包胸布盖在带脚上，患者仰卧床上，医师和助手分别由本侧向对侧，将包胸布紧贴胸壁皮肤包于胸部，再将带脚由下向上逐步与对侧对应的带脚叠瓦状互压，带身上方越过肩部的两根带子绕过胸部带脚后结扎，以防带身向下移位。现在多认为：用胶布或胸带固定胸廓是一种不正确的治疗方法，它限制了呼吸运动，增加分泌物的蓄积和肺不张的发生。最好的方法是保证有效地止痛，主要靠药物止痛，还可使用热敷、热水浴以松弛痉挛的肌肉，缓解疼痛。

（3）其他：除应用止痛药及胸廓固定外，还应鼓励患者忍受疼痛，咳嗽排痰和深呼吸，以减少呼吸系统并发症。为减轻咳嗽时疼痛，适当应用止咳化痰药，以利痰液排除。如无并发症，不必应用抗生素治疗。伴有血胸、气胸或血气胸者，应做闭式胸膜腔引流。

第 9～12 肋骨骨折可能伴有腹内脏器，如肝、肾，尤其是脾的损伤，应住院观察至少 1 周，并监测血细胞比容。

胸外科医师应当能够熟练处理胸壁疼痛,固定胸廓和肋间神经封闭技术是两项基本技能,对胸壁损伤患者,包括剖胸手术后的患者,需要亲自动手为他们止痛,才能真正熟练地掌握它。

2.闭合性多根多处肋骨骨折

闭合性多根多处肋骨骨折(浮动胸壁)是严重胸外伤的标志,多系严重暴力造成,受伤机制复杂,多发伤常见,常伴休克,病死率高。治疗上应抢救生命第一,保留器官第二,术式力求简捷,时间应分秒必争。

(1)处理原则:①首先处理危及生命的并发症,如休克、张力性气胸、严重血胸或腹内实质性脏器出血等。血胸和/或气胸是最常见的胸部合并症之一,其发生率为 $50\%\sim80\%$。伤后摄胸片对胸膜腔内积气、积血及时发现,及时处理。一旦发现,应立即行闭式胸膜腔引流治疗。②矫正胸壁凹陷,制止反常呼吸运动,促进肺复张。③防治并发症,包括有效的咳嗽或其他方法,排除呼吸道分泌物,以防窒息或呼吸道梗阻;应用抗生素防治感染。

(2)胸壁反常呼吸运动的处理方法。①包扎固定法:适用于现场或较小范围的胸壁软化。用厚敷料或沙袋压盖于胸壁软化区,再用宽胶布固定,或用多带条胸带包扎胸廓。②悬吊牵引固定法:适用于大块胸壁软化者。在局部麻醉下,用无菌巾钳或不锈钢丝绕过折断的肋骨,用绳吊起,通过滑轮做重力牵引,重量 $2\sim3$ kg,以使浮动的胸壁复位。固定时间为 $1\sim2$ 周。缺点是患者需卧床 $1\sim2$ 周,不利于活动。③骨折内固定法:适用于错位较大、病情严重的患者。切开胸壁,在肋骨两断端分别钻孔,用不锈钢丝贯穿固定。④局部牵引固定法:即利用外固定牵引架在局部固定胸壁,使胸壁稳定,患者的一般活动不受影响,固定时间为 $3\sim4$ 周。

(3)其他:近年来,由于对呼吸病理生理基础学的深入研究,发现连枷胸的呼吸困难和低氧血症主要不是胸壁软化、反常呼吸运动和"摆动气体"引起的,而是由肺挫伤引起的。传统的过分强调胸壁加压包扎固定办法,不仅无益反而有害。所以,主张重点用处理失血性休克和创伤性湿肺的非固定胸壁法治疗,并取得了良好效果。但大范围的连枷胸必须加牵引固定,才能取得良好效果。

积极抢救休克:休克多为失血性休克,严重失血是造成院前早期死亡的主要原因,因此积极抗休克是抢救生命的关键。可采取的具体措施包括大静脉快速补液,准确掌握指征,及时剖腹或剖胸探查止血。

重点处理创伤性湿肺:研究表明,在连枷胸患者中有 75% 伴有肺挫伤,肺挫伤造成了呼吸窘迫和低氧血症,而并非胸壁软化反常呼吸所致。但两者同时存在,其伤残率和病死率成倍增加。治疗注意事项:控制总液量在 1 500 mL/d 左右,限制钠盐,以胶体为主,鲜血为佳;维持呼吸道通畅,勤排痰,必要时气管切开;止痛药物应用或肋间神经封闭,有助于患者活动和自行排痰;应用青霉素加阿米卡星(丁胺卡那霉素)静脉滴注预防感染效果好;呼吸机使用应严格掌握适应证,争取尽早脱机。

3.开放性肋骨骨折

单根肋骨骨折患者的胸壁伤口需彻底清创,修齐骨折端,分层缝合后固定包扎。如穿破胸膜,尚需做胸膜腔引流术。多根多处肋骨骨折者,清创后用不锈钢丝做内固定术。手术后应用抗生素预防感染。

三、气胸

(一)闭合式气胸

1.病因和发病机制

闭合性气胸又称单纯性气胸,多为肋骨骨折断端刺破肺组织,肺内空气逸入胸膜腔所致。针刺治疗、胸壁的封闭治疗、锁骨下静脉穿刺等医疗操作时,针头误入胸腔刺破肺组织也会造成气胸。气胸形成后空气进入胸膜腔的通道随即封闭,胸膜腔不再与外界或呼吸道相通。闭合性气胸胸膜腔内积聚气体的数量不多,仅使伤侧肺部分萎陷,对胸膜腔内的负压影响不大,不会导致呼吸和循环系统功能的明显障碍。

2.临床表现及诊断

(1)外伤史:闭合性损伤,常为直接暴力所引起的肋骨骨折并有明确错位时,少数情况下青枝骨折,可引起肺裂伤导致气胸。

(2)症状。①胸痛:由于积气对壁层胸膜的直接刺激和肺萎陷造成的脏层胸膜张力的改变,可引起突发的或缓慢发生的胸痛,常常牵涉同侧肩部。②胸闷和气促:小量气胸,肺萎陷在30%以下,对呼吸和循环功能影响不大,可以完全无此症状。中量气胸,肺萎陷30%～50%,尤其是大量气胸,肺萎陷超过50%,患者则出现胸闷、呼吸短促等症状。一些原先有慢性肺部疾病的患者肺功能已处于衰竭边缘,小量气胸也会产生明显的胸闷、憋气,呼吸困难和发绀,甚至发生CO_2蓄积引起的昏迷。

(3)体征:气管可向健侧轻度移位,伤侧胸部叩诊呈鼓音,听诊呼吸音减弱或消失。

(4)辅助诊断方法。①胸部X线片:X线检查是诊断闭合性气胸的重要手段,判断胸膜腔积气量和肺萎陷的程度的方法多种多样,难以记忆,最简单且实用的一种方法是根据立位后前位胸片上气带占患侧胸腔肺门水平横径的多少来估计肺压缩的程度:在肺门水平气带占据横径1/4时,肺压缩35%;气带占据横径的1/3时,肺压缩50%;气带占据横径的1/2时,肺压缩65%。自CT应用于气胸测量后新的概念是:在CT横断层上显示"10%气环"时,"肺容量压缩50%";在U横断层上显示"50%气环,肺容量压缩90%"。伴有血胸或积液时,显示液气平面。一些轻度创伤患者的气胸,由于逸气缓慢,常在24～48小时后,胸片上才能显示气胸的存在。②胸腔穿刺:经锁骨中线第2肋间做胸腔穿刺,抽得气体可以进一步证实气胸的存在,并可测压,了解胸膜腔内积气的压力。

3.鉴别诊断

(1)张力性气胸:张力性气胸症状凶险,患者呼吸极度困难,常伴发绀、皮下气肿、气管纵隔明显移位。胸腔穿刺时胸膜腔内压力高于大气压,注射器活塞被推出即可证实诊断。但需记住任何一例闭合性气胸都有可能因为患者的咳嗽、打喷嚏、大小便用力、肢体的活动等使已封闭的裂口再次漏气,转化为张力性气胸。或者缓慢发生的张力性气胸,其早期阶段的临床表现可以相似于闭合性气胸,临床急诊医师对此应予以重视。

(2)膈疝:胸部钝性伤后,胃疝入胸腔可误诊为创伤性血气胸,一般情况下肠疝之胃多局限在胸腔下部,然而占据整个胸腔者也不罕见。透视下放置胃管并注入造影可协助鉴别。在对创伤性血气胸患者施行胸穿前,应争取先放置胃管减压。

(3)自发性气胸:无明确外伤史,多发于身材瘦高的男青年或老年的慢支和肺气肿患者,前者继发于肺尖部的肺小疱破裂,后者继发于肺气肿和肺大疱的破裂。二者发生气胸后症状与外伤性气胸相似,轻者保守治疗,中度者亦需安置胸腔闭式引流,严重者症状与张力性气胸相仿,需外科手术治疗。

4.治疗

(1)小量气胸不需特殊治疗。卧床休息,定期胸片复查,一般气胸可于2周内自行吸收,萎陷肺随之复张。

(2)肺萎陷30%以上可经锁骨中线第2肋间做胸腔穿刺术,抽除气体。近来,更多临床治疗学家主张早期放置胸腔引流。

(3)肺萎陷超过50%,或双份气胸,或合并血胸,或临床症状显著的小量气胸,需经第2前肋间锁骨中线处放置胸腔闭式引流。凡放置胸管引流者应考虑预防应用抗生素以预防脓胸的发生。

(4)胸穿抽气是治疗闭合性气胸的一种方法。但早期放置胸腔引流比胸穿抽气优越:①胸穿抽气很难将胸腔积气抽尽,而且穿刺针头可能再造成新的损伤。②胸腔闭式引流可以持续排气,还可以安装低压负压吸引[$-980\sim-2~450~Pa(-10\sim-25~cmH_2O)$],有利肺膨胀和胸膜脏层和壁层胃粘连形成而闭合肺裂口,加速肺损伤的愈合。②可以观察漏气情况,避免反复胸穿,无效时可以适当调整胸腔引流管的位置或加大负压吸引。③消除了不能及时发现张力性气胸的隐患,使患者处于安全境地:持续大量漏气时则应考虑肺损伤范围过大,或有支气管、气管、食管破裂之可能。在实践中几乎所有的创伤性气胸,无论是钝性伤或者是开放伤均经第4肋或第5肋间腋中线安置胸管。插管时避免应用Trocars穿刺器,应在切开皮肤后以血管钳分离肌层,以手指钝性捅破胸膜,以预防Trocars引起的手术副损伤,因为创伤患者常常伴有患侧横膈抬高,Trocars容易刺破抬高的横膈及其深面的腹内脏器。

(5)闭合性气胸患者如因其他疾病需行气管内插管做全身麻醉或正压辅助呼吸时,事前必须常规做胸腔闭式引流,以免并发张力性气胸。

(二)开放性气胸

1.病因和发病机制

刀刃锐器或弹片火器造成的胸壁伤口裂开或部分缺损使胸膜腔与外界相通,以致空气可以自由出入胸膜腔,称为开放性气胸。经创口出入空气数量与胸壁创口的截面积成正比,创口面积超过气管口径时可使伤侧肺完全萎陷,丧失换气功能。伤侧胸膜腔压力高于健侧,致使纵隔被推向健侧,健侧肺也部分萎陷。吸气期和呼气期两侧胸膜腔内压力差发生剧烈变化,吸气时纵隔进一步移向健侧,呼气时纵隔向伤侧移位,纵隔在每次呼吸运动中左右摆动称为纵隔扑动。纵隔扑动阻碍静脉血液回流心脏,造成循环功能紊乱。此外,吸气期和呼气期两侧胸膜腔内压力差的剧烈变化,造成两侧肺内残气摆动式对流,加重缺氧和CO_2蓄积。空气对胸膜的直接刺激以及纵隔扑动对内脏神经的刺激等均易引起休克。

2.临床表现及诊断

(1)外伤史:胸部伤口使胸膜腔与大气相通,空气能自由出入胸膜腔,伤口无活瓣样作用。

(2)症状:显著的呼吸急促、呼吸困难、发绀,血压降低以致休克。

(3)体征:体格检查有气胸体征。伤侧叩诊呈鼓音,听诊呼吸音减弱或消失,气管、纵隔常向健侧移位。特征性的体征是胸壁上有开放性创口,呼吸时空气经创口进出胸膜腔,发出特殊的吸吮样响声。伤口小时响声声调高,伤口大时吸吮声则不明显,但出现宛如"浪击岸边岩石"样的啪啪声,是典型的纵隔扑动特征性体征。

（4）辅助诊断方法：在病情允许时可摄 X 线床旁胸片，可显示伤侧肺显著萎陷常伴有胸腔积血的液气平面，气管、纵隔、心影明显向健侧移位。

3.鉴别诊断

（1）胸壁盲管伤：患者无严重呼吸困难、血压下降等症状。以手指或血管钳探查胸壁伤口不与胸膜腔相通，没有空气进出伤口的吸吮样响声。在做盲管伤清创缝合手术中一定要找到创底，清洁创底，再次鉴别是否与胸腹腔相通并排除异物留存。

（2）胸腹腔内脏损伤：妥善处理开放性气胸之后，患者仍有严重生理紊乱，提示可能合并胸腹腔内脏器的损伤。观察胸腔闭式引流情况有利于识别，持续性排气说明气道损伤，持续出血说明有心血管损伤之可能，排出消化液或食物残渣可证明胃肠道损伤之存在。

4.治疗

（1）急救处理：对于极小的开放性气胸，如创口面积小于气管口径，伤口简单地覆盖无菌敷料即可转送医院。对于大的开放性气胸，需用无菌敷料严密封盖伤口，包扎固定，将开放性气胸转变为闭合性气胸，克服纵隔扑动。但若患者同时合并肺组织裂伤持续漏气时，则会发生更加威胁生命的张力性气胸。所以，密封胸部创口后，必须立即在第 2 肋间锁骨中线做带有有孔气囊的粗针穿刺。当然，最好是迅速放置胸腔闭式引流后再转送患者，可提高转运途中的安全度。

（2）到达医院急诊科的初步处理。

了解胸部穿透伤病史，估计锐器或飞行物的创道、位置、方向和深度。首先于局麻下在腋中线第 6 肋间或腋后线第 7 肋间处安置胸腔闭式引流，拔去留置的粗穿刺针。行气管内插管麻醉，有效控制呼吸后再打开包扎气胸创口的敷料，检查缺损情况，否则由于再次出现开放性气胸和纵隔扑动，可导致患者突然死亡。然而与腹部穿透伤不同，80％左右的胸部穿透伤可以保守治疗而不必手术，仅仅做一胸腔闭式引流即可治愈，只有心脏和大血管伤才要紧急手术。如果创口很小时，可做创口清创缝合术，切除失去活力的污染严重的组织及皮缘，清除血凝块和异物，分层缝合创口。术后保持胸腔闭式引流管通畅，给予抗菌药物预防感染。

积极补充血容量，纠正低血压：抗休克处理后，如果患者仍然处于休克状态，颈动脉搏动减弱，则可能是因为胸腔内严重出血或主动脉及其分支损伤或心脏压塞，为此，必须紧急开胸以求确切处理。如果失血不在胸腔内，则需重新全面检查患者并考虑腹内损伤之可能。

如果补充血容量后患者血压恢复正常，也应做床旁 X 摄片；一般状况允许时应做 CT 扫描以进一步追找失血的原因。

寻找隐匿性损伤：如果患者仍有明显呼吸困难，应考虑可能为气管、支气管破裂，应做胸片或胸部 CT 以及纤维支气管镜检查进一步明确诊断；纵隔增宽，脉搏减弱也应想到纵隔内大动脉的损伤，应做胸部 CT 或血管造影进一步明确；纵隔气肿和纵隔内液气平面应考虑食管破裂的可能，可做食管碘水造影或纤维食管镜检查，下 1/3 胸部穿透伤均应怀疑到横膈裂伤和腹内脏器损伤的可能性，应做腹部 B 超、CT 检查，必要时可做腹腔穿刺，进一步明确诊断。

（3）开胸探查：如果患者有胸腔内严重出血、大血管破裂、心脏压塞、气管支气管损伤、食管破裂、胸内异物存留、横膈破裂、肺广泛裂伤、纵隔增宽不除外纵隔内器官损伤时均应紧急做开胸探查术，依据术中发现的情况给予恰当的处理。

原创口位置合并污染不严重，在彻底清创后可包含在探查切口之内，否则，另做探查切口。怀疑腹内脏器损伤可经胸及横膈切口修复，或另作腹部切口探查，在患者一般状况允许的前提下以不漏损伤为原则。

（4）胸壁缺损修补：如果胸壁缺损较广泛可用下列几种方法修补。①带蒂肌瓣填补法：一般以取用骶棘肌最合适，将骶棘肌束钝性游离，略超过缺损之长度，将肌束游离端牵至缺损边缘，用细丝线固定全周。②骨膜片覆盖法：将胸壁缺损上下的肋骨骨膜仔细剥离后，翻转缝在一起即可，适用于修补小缺损。③人工代用品修补法：缺损很大时可采用聚丙烯片或其他人工材料，缝于缺损边缘，并以自体一段肋骨作为支架斜跨在修补物外方，其两端以钢丝固定于缺损区附近的肋骨上。

（三）张力性气胸

1.病因和发病机制

胸膜腔积气压力高于大气压者，称为张力性气胸。张力性气胸常由肺裂伤、气管支气管破裂所引起。肺或支气管的活瓣样伤口造成吸气时空气进入胸膜腔，呼气时活瓣样伤口关闭，气体不能排出，胸膜腔内气体有增无减形成胸膜腔内高压性积气。开放性气胸病例如胸壁创口封闭不严密亦可产生张力性气胸。高压性积气使伤侧肺严重萎陷，丧失通气功能，并将纵隔推向健侧，使健侧肺亦受压，同时使腔静脉扭曲，减少回心血液，引起循环衰竭。气体可以进入纵隔和皮下组织引致纵隔气肿及头面、颈、胸部皮下气肿。

2.临床表现及诊断

（1）外伤史：胸部挤压伤，或穿透伤史，或高处落下史。

（2）临床征象：呼吸极度困难、表情烦躁、惊恐，或神志不清、发绀明显、出汗、脉搏细弱、心率增快、血压下降、气管及心浊音界明显向健侧移位、伤侧胸廓饱满、肋间隙增宽、呼吸运动微弱，叩之鼓音，听诊呼吸音消失，常有头、颈、胸部皮下气肿。但严重肺损伤继发肺水肿或慢性肺纤维化肺无法压缩时，即使出现张力性气胸，仍闻及呼吸音。

（3）辅助诊断方法：胸穿时有高压气体排出，往往将注射器活塞推出。

胸部X线片显示肺高度萎陷、纵隔气肿、气管及心影向健侧明显移位。值得强调的是根据病史和临床征象即可明确诊断。由于病情危重，必须紧急进行急救处理，初步改善呼吸、循环功能之后，方可进行胸部X线等项需要耗时的检查，以免延误抢救。

3.鉴别诊断

（1）气管破裂：颈部或胸部钝性伤后，可以发生颈部或隆突上方气管破裂，患者表现为严重呼吸困难和头、颈、上胸部皮下气肿等酷似张力性气胸。虽然可以合并气胸存在，但胸腔闭式引流解除气胸后仍然不能缓解患者症状。胸部X线片显示气管旁和纵隔气肿严重，患者常伴有咯血、声音嘶哑，如是颈部气管损伤时，在头颈部姿势改变或推移甲状软骨后会加重呼吸困难，这些征象有一定诊断参考价值。恰当应用颈部切开探查和纤维支气管镜检查可以明确诊断并挽救患者生命。

（2）支气管损伤：支气管断裂，尤其是胸膜腔内支气管断裂，表现为典型的张力性气胸，胸腔闭式引流不能使肺复张且持续大量排气，临床症状和体征不能改善。纤维支气管镜检查见到支气管断裂伤口可明确诊断。然而，病情危重者不必强行纤维支气管镜检查，而可直接剖胸探查在术中明确诊断。

（3）食管自发性破裂：患者常出现呼吸困难、发绀、胸痛、皮下气肿、休克等，胸部X线片有液气胸，故而常误诊为张力性气胸。然而食管自发性破裂常穿入左胸，液气胸常较局限，几乎100％患者有发病前呕吐史可提供鉴别诊断线索，碘水或钡餐造影可明确诊断。

（4）巨大膈疝：左胸巨大膈疝，全胃疝入胸腔且有胃出口梗阻时，可致患者严重呼吸困难、发绀、血压下降、胸部 X 线片显示左肺纹理消失而误诊为张力性气胸。胸穿时有高压气体排出但同时有胃液抽出。患者常无皮下气肿,吞碘水或钡餐造影可明确诊断。

(5)胸腔胃出口梗阻综合征:患者出现呼吸困难、气短、血氧饱和度下降,床旁 X 线胸片和右肺完全压缩,而误诊为张力性气胸。但患者无明确外伤史、有近期三切口食管癌手术史,安置鼻胃管可初步明确诊断,碘水上消化道造影可除外胸胃穿孔和张力性气胸。

4.治疗

(1)急救处理:急救现场条件有限时,可于第 2 肋间锁骨中线附近插入一根静脉导管或带有孔气囊的粗针头。将张力性气胸转变为小面积的开放性气胸。既可解除胸膜腔内的高压,又不致产生纵隔扑动,纠正休克,初步改善呼吸、循环功能,争取进一步判明情况和救治的时间。

(2)到达医院急诊科的初步处理:胸外伤患者呼吸极度困难,伤侧胸壁隆起,呼吸活动度减弱、叩诊鼓音、听诊呼吸音减弱或消失,颈部气管向健侧移位,或伴有休克或昏迷,则不应等待任何其他检查,而应立即做诊断性胸腔穿刺和胸腔闭式引流术排气,并同时开放静脉、做心电监测、床旁胸片。

(3)闭式引流后持续有大量气体排出而患者症状不能改善:应尽早在气管内插管麻醉下做剖胸探查术,处理张力性气胸的原始病变。患者带胸腔引流进手术室并必须保持良好引流,直到剖开胸腔后才能拔去胸引管。术后继续胸腔引流和抗生素治疗。

四、损伤性血胸

胸部损伤引起胸膜腔内积血称为血胸。与气胸同时存在称为血气胸。创伤性血胸的发生率在钝性伤中占 25%～75%,在穿透伤中占 60%～80%。大量血胸是胸部外伤后早期死亡的主要原因之一。大多数血胸仅需行胸腔闭式引流术即可。

(一)病因及发病机制

血胸主要是由于子弹、刺刀或肋骨骨折刺伤胸壁、胸内血管和脏器所致。也可为胸部钝性伤撕裂胸内血管和脏器引起。出血来源:①肺实质裂伤出血,由于肺循环压力较低,为体循环的 1/6～1/5,且肺萎陷后循环血量较正常减少,一般出血量少而缓慢,故出血多可自止。如肺组织深部裂伤或伤及支气管动脉则可引起大出血。②胸壁、肋间动静脉或胸廓内动静脉损伤出血是血胸的常见来源,因其来源于体循环,后两者出血不易自止,出血量多,常需手术止血。③心脏或胸腔内大血管,主要包括主动脉及其三大分支、腔静脉、肺动静脉主干及奇静脉损伤,出血量大且迅猛,患者大多来不及送到医院,因失血性休克死亡。

(二)病理生理

胸腔内出血,引起循环血量减少,心排血量降低,大量出血可引起失血性休克。胸内积血压迫肺脏使肺萎陷,随着积血增多,压力增高,把纵隔推向健侧,影响静脉血液回流及气体交换,进而严重影响呼吸和循环功能。由于膈肌、心、肺运动起着去纤维蛋白的作用,胸内积血不易凝固。如果急性大量失血,去纤维蛋白作用不完善,血液发生凝固形成凝固性血胸。血胸机化后,束缚肺和胸廓运动,影响呼吸功能。血液是细菌的良好培养基,如果不能及时排出,从伤口肺破裂处进入的细菌很快繁殖形成脓胸。

(三)临床特点

血胸的临床表现依据出血的速度和量及患者的体质而不同。

1.少量血胸

胸腔内血液不超过 500 mL,患者无明显症状和体征。站位胸部 X 线检查仅示肋膈角变钝或消失,积液不超过膈顶。平卧位片易被遗漏,仅肺野透过度轻度下降。胸部 CT 检查易于发现少量血胸。

2.中量血胸

胸内血液在 500～1 000 mL。患者有失血表现,面色苍白,口渴,脉快而弱,血压下降,呼吸困难。查体时可见气管移位,伤侧呼吸动度减弱,下胸部叩诊呈浊音,听诊呼吸音减弱。站位 X 线检查积血可达肩胛骨下角水平或膈上 5 cm 处。

3.大量血胸

胸内积血在 1 000 mL 以上。患者有失血性休克表现,烦躁不安,面色苍白,口渴,出冷汗,呼吸困难,脉快而细弱,尿少,血压明显下降。查体可见气管明显向健侧移位,伤侧胸廓饱满,肋间隙增宽,呼吸动度明显减弱,听诊呼吸音明显减弱或消失。X 线检查积血超过肺门水平,或充满胸腔。

(四)诊断

一般根据有胸部外伤史,有失血性休克表现,伴呼吸困难,查体可见气管移向健侧,伤侧胸部叩诊呈浊音,听诊呼吸音减弱或消失,站位 X 线检查胸腔下部有积液阴影,卧位时由于胸腔积液均匀地分布于背侧,胸部 X 线片仅显示肺野透过度普遍降低,胸腔穿刺抽出不凝血液即可确立诊断。有时胸外伤患者,早期检查时未发现血胸,而在数天之后发现,曾有 18 天才出现血胸或血气胸的报道,称为迟发性血胸。据报道其发生率可达 11.2%。故对初诊时无血胸患者应警惕,注意复查。其发生原因可能为闭合性肋骨骨折患者不适当的活动或检查处理过程当中引起骨折移位使骨折断端刺破肋间血管和壁层胸膜,出血流入胸膜腔;或最初的血量较小,未被发现,以后出血增多或因刺激胸膜产生浆液性渗出而增大积液量;甚至有心脏大血管损伤的迟发性破裂出血等。确诊后还需判断出血已停止还是在进行。可从以下几个方面考虑:①经输血、补液后,血压不回升或升高后又迅速下降。②血红蛋白、红细胞、红细胞比容重复测定呈进行性下降。③胸膜腔穿刺因血液凝固抽不出血液,但连续 X 线检查胸部阴影逐渐扩大。④肺部呼吸音、血氧饱和度和气管移位情况进行性恶化。⑤立即从胸腔引流管流出 1 000 mL 以上血液,出血速度仍然在 100～200 mL/h 以上;或从引流管流出的血液远不足 1 000 mL,但此后几小时出血速度继续为 100～200 mL/h。患者具备以上几种情况就可以认为是进行性血胸。

血胸并发感染时,患者可出现高热、寒战、乏力、出汗、白细胞计数升高。胸腔穿刺抽出的血液作涂片检查,红细胞与白细胞的比例正常约为 500∶1,如果达到 100∶1 就提示有感染。胸外伤后的脓胸多半由革兰阳性球菌引起,如果有腹部脏器损伤,肠源性革兰阳性杆菌脓胸将明显增多。有的学者认为,如果积液 pH 较低(<7.0),糖较低(<50 mg/dL)以及高 LDH(>1 000 U/L),也可提示将发展成脓胸。当血胸与气胸并存时,发生胸腔感染的可能性要大于单纯的血胸和单纯的气胸。开放性胸外伤所引起的脓胸往往与有机性异物进入胸腔有关,而闭合性胸外伤发生血胸时,积血常被胸腔引流管或邻近的肺组织感染而感染。

(五)治疗

总的治疗原则:①补充血容量和纠正休克。②排净胸内积血。③如果是进行性血胸,需手术止血。④吸氧,纠正低氧血症。⑤预防感染。

1.补充血容量和纠正休克

少量血胸,一般不需输血。可由组织间液进入血管得以补充。中量血胸,可由静脉内滴入等渗晶体溶液,既可扩容又可降低血液黏稠度,根据血红蛋白和红细胞酌情输血。大量血胸,尤其有失血性休克表现,必须及时输血,单纯晶体液不足以补充血容量。扩容宜在监测中心静脉压(CVP)或者在 Swan-Ganz 漂浮导管检测肺楔压(PCWP)下进行。CVP 低、BP 低示血容量不足;CVP 高、BP 正常示血容量过多或右心衰竭;CVP 进行性升高而 BP 降低,可能有心脏压塞或严重心功能不全;CVP 正常、BP 低可能为心功能不全或血容量不足,应做补液试验以明确具体原因。方法如下:取等渗盐水 250 mL,于 5～10 分钟内经静脉注入,如血压升高而中心静脉压不变,提示血容量不足;如血压不变而中心静脉压升高 3～5 cmH_2O,则提示心功能不全。肺楔压测试:楔压低于 1.3 kPa(10 mmHg)示血容量仍不足;楔压达 1.3 kPa(10 mmHg)时表示血容量已恢复不需再扩容;楔压超过 2.7 kPa(20 mmHg)示左心前负荷过度,如 BP 正常可给利尿剂。动脉血气分析对休克的处理有重要的参考价值。

2.排净胸腔内积血

(1)少量血胸:无须特殊处理,可自然吸收。但需注意,如血胸增多则需进行胸腔闭式引流术。

(2)排净胸内积血:一般采用胸膜腔穿刺和胸腔闭式引流。胸膜腔穿刺时,患者取坐位或半卧位,根据术前的 B 超或 CT 定位,选用较低的肋间穿刺,常用第七或第八肋间,于腋后线或腋后线和腋中线之间进针,于肋骨上缘刺入,以免伤及肋间血管和肋间神经。可以一次缓慢地将胸腔积液抽取干净。注意要进行无菌操作,并要防止空气进入胸腔。过去认为一次抽取积液不能超过 1 000 mL,否则易发生复张性肺水肿。现在通过临床观察,认为只要缓慢抽取而不是迅速抽取大量积液,患者无感觉不适,很少有发生复张性肺水肿者。对于中量以上血胸,目前多主张早期放置胸腔闭式引流,既可以尽快、尽量排净胸腔积液,促进肺膨胀,防止并发症,又便于观察胸腔内出血情况。胸腔闭式引流可以通过肋间也可以通过肋骨床进行。通常经过肋间放置引流管几乎就可以解决一切问题,除非积液稠厚或脓胸,可以考虑经肋骨床放置胸管。为了引流血液,胸腔引流管最好是放在低位肋间,引流管径选用较粗者。许多人主张引流管应放在第7、8肋间,但因为术后患者多取平卧位或半卧位,足以排净胸内积液,且胸外伤后不少患者膈肌上升,刺破膈肌和腹内脏器者并不罕见,并且能刺激上升的膈肌,使患者疼痛,影响呼吸和排痰。所以插管位置要根据情况而定。手术一般在病房内进行即可。手术方法:患者取半卧位,根据 B 超或X 线定位,术前再次叩诊确定积液部位,碘酒、乙醇或碘伏消毒术区,铺无菌巾单,用 2%利多卡因浸润麻醉皮肤、肌肉及壁层胸膜,并将针头穿过壁层胸膜试抽,如抽出不凝血,顺肋间方向切一小口,使与所用引流管相适应,切开皮肤,用血管钳穿过肋间肌分开肋间肌肉,用一弯血管钳夹住胸腔管沿肋骨上缘刺入胸腔内,插入深度 4～5 cm,连接无菌水封瓶,可见暗红色血液流出,并见水柱波动。切口处缝线固定引流管。必须排净胸内积血,如果有包裹一根引流管不能完全排净胸腔内的积血,可放置第 2 根,必要时甚至可放置第 3 根引流管,务必排净胸内积血,以免形成凝固性血胸。有资料表明,胸内残存积血是发生脓胸的主要危险因素。有用套管针放置胸腔引流管的,并不比上法方便。注意通常皮肤切口位于置管位置的下一肋间,这样能够形成斜形向上的通道,有利于拔除引流管后能更好地闭合。放置引流管后应立即常规拍胸片以明确肺复张情况和引流管位置。假如引流管放到肺裂里,则会导致引流不畅。下垂的引流管不允许打圈,否则液体和血块积累在管腔中将增加系统的阻力。相对准确的引流管长度、口径和病床的高度也是闭式引流更加有效的保证。

观察水封瓶或引流管中液体的波动情况非常重要,可以确定引流管是否通畅。如果波动和呼吸幅度一致,即说明管腔通畅。如果没有波动,管腔很可能已经堵塞。如果波动增大则说明管腔内负压增大,常与肺不张或肺膨胀不全使胸腔容积相对增大有关。拔管指征一般认为有以下几个:①伤侧呼吸音好。②水柱不再波动或波动弱。③24 小时引流量<100 mL。④胸片示胸内无积液积气,肺膨胀良好。过去有人在拔除引流管以前夹管 24 小时后再拔除的做法没有必要。放置引流管后应鼓励患者深呼吸、咳嗽以利肺复张。

(3)进行性血胸:应在输血、抗休克的同时立即开胸止血。入胸后吸净胸内积血,寻找出血处。如果为肋间血管出血或胸壁出血,应结扎或缝扎血管止血。对肺组织的单纯裂伤出血,用细丝线间断或水平褥式缝合止血即可。肺组织严重撕裂伤,常需施行肺部分切除或肺叶切除术。开胸时如发现有肺血肿或肺挫伤,一定不要轻易切除损伤的肺。无论肉眼表现多么严重,几乎都没有切除损伤肺组织的必要。除非合并有肺血管或支气管损伤,才真正无法保留。心脏、大血管破裂,需要立即缝合修补、补片修补或人造血管移植术。

(4)凝固性血胸:对凝固性血胸的处理存在分歧。有学者主张应在全麻下行胸部小切口开胸,或用电视胸腔镜(VATS)清除血块。尤其对于大量凝固性血胸或怀疑有感染者更有必要。手术创伤小,恢复快,几乎不留后遗症。但应具体问题具体分析。对于严重多发伤或呼吸功能不全的患者,麻醉、手术会对患者造成新的打击,增加患者的危险性,故一般不主张手术。在伤后两周内手术,也有人认为应于伤后 7 天内手术,这样清除血块比较容易。待到晚些时候再手术,血胸就会机化,并与肺和胸壁粘连,给手术增加困难,手术风险性也加大。伤后 4～6 周将形成纤维板,这时就不得不行更加困难的纤维板剥除术了。

(王宗明)

第八节　肺　　癌

肺癌大多数起源于支气管黏膜上皮,因此也称支气管肺癌。肺癌的发病率和死亡率正在迅速上升,而且是世界性的趋势。据统计,在发达国家和我国大城市中,肺癌的发病率已居男性各种肿瘤的首位。肺癌患者,男女之比为(3～5):1,但近年来女性肺癌的发病率也明显增加;发病年龄大多在 40 岁以上。

一、病因

至今不完全明确。大量资料说明,长期大量吸烟是肺癌的一个致病因素。纸烟燃烧时释放致癌物质,多年每天吸烟 40 支以上者,肺鳞癌和小细胞癌的发病率比不吸烟者高 4～10 倍。

某些工业部门和矿区职工,肺癌的发病率较高,可能与长期接触石棉、铬、镍、铜、锡、砷、放射性物质等致癌物质有关。城市居民肺癌的发病率比农村高,可能与大气污染和烟尘中致癌物质较高有关。因此,应该提倡不吸烟,并加强工矿和城市环境保护工作。

人体内在因素如免疫状态、代谢活动、遗传因素、肺部慢性感染等,也可能对肺癌的发病有影响。

近年来,在肺癌分子生物学方面的研究表明,癌基因如 Ras 家族、MYC 家族;抑癌基因如 *P53*;以及其他基因如表皮生长因子及其受体转化生长因子 B1 基因、*nm23-H1* 基因等表达的变化与基因突变同肺癌的发病有密切关系。

二、病理

肺癌起源于支气管黏膜上皮。肿瘤可向支气管腔内和/或邻近的肺组织生长,并可通过淋巴、血行或经支气管转移扩散。肿瘤的生长速度和转移扩散的情况与肿瘤的组织学类型、分化程度等生物学特性有一定关系。

右肺肺癌多于左肺,上叶多于下叶。起源于支气管、肺叶支气管的肺癌,位置靠近肺门者称中心型肺癌;起源于肺段支气管以下的肺癌,位于肺周围部分者称周围型肺癌。

(一)分类

肺癌主要分两大类:非小细胞肺癌(NSCLC)和小细胞肺癌(SCLC)。非小细胞肺癌又分为 3 种主要组织学类型:鳞状细胞癌、腺癌和大细胞癌。这种分类方法十分重要,因为两类肺癌的治疗方法是不同的。

1.非小细胞肺癌

(1)鳞状细胞癌(鳞癌):在肺癌中,约占 50%。患者年龄大多在 50 岁以上,男性占多数。大多起源于较大的支气管,常为中心型肺癌。虽然鳞癌的分化程度不一,但生长速度较缓慢,病程较长,对放射和化学疗法较敏感。通常先经淋巴转移,血行转移发生较晚。

(2)腺癌:发病年龄较小,女性相对多见。多数起源于较小的支气管上皮,多为周围型肺癌;少数则起源于大支气管。早期一般无明显临床症状,往往在胸部 X 线检查时发现,表现为圆形或椭圆形分叶状肿块。一般生长较慢,但有时在早期即发现血行转移,淋巴转移则较晚发生。细支气管肺泡癌是腺癌的一种类型,起源于细支气管黏膜上皮或肺泡上皮。发病率低,女性较多见,常位于肺野周围部分。一般分化程度较高,生长较慢,癌细胞沿细支气管、肺泡管和肺泡壁生长,而不侵犯肺泡间隔。淋巴和血行转移发生较晚,但可侵犯胸膜或经支气管播散到其他肺叶。在 X 线形态上可分为结节型和弥漫型两类。前者可以是单个结节或多个结节,后者形态类似支气管肺炎。

(3)大细胞癌:此型肺癌甚为少见,约半数起源于大支气管。细胞大,胞质丰富,胞核形态多样,排列不规则。大细胞分化程度低,常在发生脑转移后才被发现。预后很差。

2.小细胞肺癌(未分化小细胞癌)

发病率比鳞癌低,发病年龄较轻,多见于男性。一般起源于大支气管,大多为中心型肺癌。细胞形态与小淋巴细胞相似,形如燕麦穗粒,因而又称为燕麦细胞癌。小细胞癌恶性程度高,生长快,较早出现淋巴和血行广泛转移。对放射和化学疗法虽较敏感,但在各型肺癌中预后最差。

此外,少数肺癌病例同时存在不同类型的肿瘤组织,如腺癌内有鳞癌组织,鳞癌内有腺癌组织或鳞癌与小细胞癌并存。这一类肿瘤称为混合型肺癌。

(二)转移

肺癌的扩散和转移,有下列几种主要途径。

1.直接扩散

肺癌形成后,肿瘤沿支气管壁并向支气管腔内生长,可以造成支气管部分或全部阻塞。肿瘤可直接扩散侵入邻近肺组织,病变穿越肺叶间裂侵入相邻的其他肺叶。肿瘤的中心部分可以坏

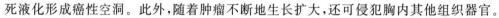

死液化形成癌性空洞。此外，随着肿瘤不断地生长扩大，还可侵犯胸内其他组织器官。

2.淋巴转移

淋巴转移是常见的扩散途径。小细胞癌在较早阶段即可经淋巴转移。鳞癌和腺癌也常经淋巴转移扩散。癌细胞经支气管和肺血管周围的淋巴管道，先侵入邻近的肺段或肺叶支气管周围的淋巴结，然后根据癌所在部位，到达肺门或气管隆嵴下淋巴结，或侵入纵隔和支气管淋巴结，最后累及锁骨上前斜角肌淋巴结和颈部淋巴结。纵隔和支气管以及颈部淋巴结转移一般发生在肺癌同侧，但也可以在对侧，即所谓交叉转移。肺癌侵入胸壁或膈肌后，可向腋下或上腹部主动脉旁淋巴结转移。

3.血行转移

血行转移是肺癌的晚期表现。小细胞肺癌和腺癌的血行转移较鳞癌更为常见。通常癌细胞直接侵入肺静脉，然后经左心随着大循环血流而转移到全身各处器官和组织，常见的有肝、骨骼、脑、肾上腺等。

三、临床表现

肺癌的临床表现与肿瘤的部位、大小、是否压迫或侵犯邻近器官以及有无转移等情况有着密切关系。早期肺癌特别是周围型肺癌往往无任何症状，大多在胸部 X 线检查时发现。肿瘤在较大的支气管内长大后，常出现刺激性咳嗽，极易误认为伤风感冒。当肿瘤继续长大影响引流，继发肺部感染时，可以有脓性痰液，痰量也较前增多。另一个常见症状是血痰，通常为痰中带血点、血丝或断续地少量咯血，大量咯血则少见。有的肺癌患者，由于肿瘤造成较大的支气管不同程度的阻塞，发生阻塞性肺炎和肺不张，临床上出现胸闷、哮喘、气促、发热和胸痛等症状。

晚期肺癌压迫、侵犯邻近器官和组织或发生远处转移时，可以产生下列征象：①压迫或侵犯膈神经，引起同侧膈肌麻痹；②压迫或侵犯喉返神经，引起声带麻痹、声音嘶哑；③压迫上腔静脉，引起面部、颈部、上肢和上胸部静脉怒张，皮下组织水肿，上肢静脉压升高；④侵犯胸膜，可引起胸膜腔积液，往往为血性、大量积液，可以引起气促；有时肿瘤侵犯胸膜及胸壁，可以引起持续性剧烈胸痛；⑤肿瘤侵入纵隔，压迫食管，可以引起吞咽困难；⑥上叶顶肺癌，也称 Pancoast 肿瘤可以侵入纵隔和压迫位于胸廓上口的器官或组织，如第一肋骨、锁骨下动脉和静脉、臂丛神经、颈交感神经等，产生剧烈胸肩痛、上肢静脉怒张、水肿、臂痛和上肢运动障碍，同侧上眼睑下垂、瞳孔缩小、眼球内陷、面部无汗等颈交感神经综合征（Horner 综合征）。肺癌血行转移后，按侵入的器官而产生不同症状。

少数肺癌病例，由于肿瘤产生内分泌物质，临床上呈现非转移性的全身症状：如骨关节病综合征（杵状指、骨关节痛、骨膜增生等）、库欣综合征、重症肌无力、男性乳腺增大、多发性肌肉神经痛等。这些症状在切除肺癌后可能消失。

四、诊断

早期诊断具有重要意义。只有在病变早期得到诊断和治疗，才能获得较好的疗效。为此，应当广泛进行防癌的宣传教育，劝阻吸烟，建立和健全肺癌防治网。对 40 岁以上成人，定期进行胸部 X 线普查。中年以上久咳不愈或出现血痰，应提高警惕，并作检查。如胸部 X 线检查发现肺部有肿块阴影时，应首先考虑到肺癌的诊断，应做进一步检查，不能轻易放弃肺癌的诊断或拖延时间，必要时应剖胸探查。目前，80% 的肺癌病例在明确诊断时已失去外科手术的机会，因此，如

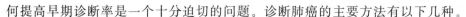

何提高早期诊断率是一个十分迫切的问题。诊断肺癌的主要方法有以下几种。

(一)X线检查和CT检查

大多数肺癌可以经胸部X线摄片和CT检查获得临床诊断。中心型肺癌早期胸部X线片可无异常征象。当肿瘤阻塞支气管,排痰不畅,远端肺组织发生感染时,受累的肺段或肺叶出现肺炎征象。若支气管管腔被肿瘤完全阻塞,可产生相应的肺叶不张或一侧全肺不张。当癌肿发展到一定大小,可出现肺门阴影,由于肿块阴影常被纵隔组织影所遮盖,需作胸部X线断层摄影和CT才能显示清楚。

在断层X线片上可显示突入支气管内肿块阴影,管壁不规则、增厚或管腔狭窄、阻塞。支气管造影可显示管腔边缘残缺或息肉样充盈缺损,管腔中断或不规则狭窄。肿瘤侵犯邻近的肺组织和转移到肺门及纵隔淋巴结时,可见肺门区肿块,或纵隔阴影增宽,轮廓呈波浪形,肿块形态不规则,边缘不整齐,有时呈分叶状。纵隔转移淋巴结,可使气管分叉角度增大,相邻的食管前壁,也可受到压迫。晚期病例还可看到胸膜腔积液或肋骨破坏。

CT可显示薄层横断面结构图像,避免病变与正常组织互相重叠,密度分辨率很高,可发现一般X线检查隐藏区(如肺尖、膈上、脊椎旁、心后、纵隔等处)的早期肺癌病变,对中心型肺癌的诊断有重要价值。CT可显示位于纵隔内的肿瘤阴影、支气管受侵的范围、肿瘤的淋巴结转移以及对肺血管和纵隔内器官组织侵犯的程度,并可作为制定中心型肺癌的手术或非手术治疗方案的重要依据。

X线摄片可发现直径仅1～2 cm的周围型肺癌。X线表现为肺野周围孤立性圆形或椭圆形块影,轮廓不规则,可呈现小的分叶或切迹,边缘模糊毛糙,常显示细短的毛刺影。周围型肺癌长大阻塞支气管管腔后,可出现节段性肺炎或肺不张。肿瘤中心部分坏死液化,可示厚壁偏心性空洞,内壁凹凸不平,很少有明显的液平面。

结节型细支气管肺泡癌的X线表现,为轮廓清楚的孤立球形阴影,与上述的周围型肺癌的表现相似。弥散型细支气管肺泡癌的表现为浸润性病变,轮廓模糊,自小片到一个肺段或整个肺叶,类似肺炎。

CT分辨率高,可清楚显示肺野中直径1 cm以下的肿块阴影,因此可以发现一般胸部X线平片容易遗漏的较早期周围型肺癌。同时,也可帮助了解肺门及纵隔淋巴结转移情况,是否侵犯胸膜、胸壁及其他脏器,以及有无胸膜腔积液和癌肿内部空洞情况等。

(二)痰细胞学检查

肺癌表面脱落的癌细胞可随痰液咳出。痰细胞学检查找到癌细胞,可以明确诊断,多数病例还可判别肺癌的病理类型。痰检查的准确率为80%以上。起源于较大支气管的中心型肺癌,特别是伴有血痰的病例,痰中找到癌细胞的机会更多。临床上对肺癌可能性较大者,应连续数天重复送痰液进行检查。

(三)支气管镜检查

支气管镜检查对中心型肺癌诊断的阳性率较高,可在支气管内直接看到肿瘤,并可采取小块组织(或穿刺病变组织)做病理切片检查,亦可经支气管刷取肿瘤表面组织或吸取支气管内分泌物进行细胞学检查。

(四)纵隔镜检查

纵隔镜检查可直接观察气管前隆凸下及两侧支气管淋巴结情况,并可采取组织作病理切片检查,明确肺癌是否已转移到肺门和纵隔淋巴结。中心型肺癌,纵隔镜检查的阳性率较高。检查阳性者,一般说明病变范围广,不宜手术治疗。

(五)MRI 扫描

MRI 能清楚地显示心脏大血管的解剖影像,能观察中心型肺癌与大血管的关系,是否侵犯或包绕大血管,为决定是否手术或选择手术方式提供重要的信息。

(六)放射性核素肺扫描

肺癌及其转移病灶与枸橼酸^{67}镓、^{197}汞氯化物等放射性核素有亲和力。静脉注射后作肺扫描,在癌变部位显现放射性核素浓积影像,阳性率可达 90% 左右。但肺部炎症和其他一些非癌病变也可呈现阳性现象,因此必须结合临床表现和其他检查资料综合分析。

(七)经胸壁穿刺活组织检查

这个方法对周围型肺癌阳性率较高,但可能产生气胸、胸膜腔出血或感染,以及癌细胞沿气道播散等并发症,故应严格掌握检查适应证。

(八)转移病灶活组织检查

已有锁骨上、颈部、腋下等处淋巴结转移或出现皮下转移结者,可切取转移病灶组织作病理切片检查,或穿刺抽取组织作涂片检查,以明确诊断。

(九)胸腔积液检查

抽取胸腔积液经离心处理后,取其沉淀做涂片检查,寻找癌细胞。

(十)开胸探查

肺部肿块经多种方法检查,仍未能明确病变的性质,而肺癌的可能性又不能排除时,如患者全身情况许可,应作开胸探查术。术时可根据病变情况或活检结果,给予相应治疗,以免延误病情。

五、治疗

目前对肺癌主要采取以外科手术为主的综合治疗。首选疗法是外科手术,它是唯一可能将肺癌治愈的方法。然而,肺癌是一种全身性疾病,单纯手术治疗并不能完全解决问题,必须与化疗、放疗及其他治疗联合应用,进行综合治疗。遗憾的是 80% 的肺癌患者在明确诊断时已失去手术机会,仅约 20% 的病例可手术治疗。目前手术的远期(5 年)生存率最好仅为 30%～40%,效果不能令人满意。因此,必须提高对肺癌的警惕性,早诊早治,进一步探讨新的有效治疗方案和方法;此外,对现行的各种治疗方法必须恰当地联合应用,进行综合治疗,这样才有可能提高肺癌的治疗效果。具体的治疗方案应根据肺癌的 TNM 分期、细胞病理类型、患者的心肺功能和全身情况以及其他有关因素等,进行认真详细的综合分析后,确定个体化的治疗方案。

一般来讲,非小细胞肺癌 T_1 或 $T_2N_0M_0$ 病例以根治性手术治疗为主;而Ⅱ期和Ⅲ期患者则应加作术前后化疗、放疗等综合治疗,以提高疗效。

小细胞肺癌常在较早阶段就已发生远处转移,手术很难治愈。可采用化疗→手术→化疗,化疗→放疗→手术→化疗或化疗→放疗→化疗,以及附加预防性全脑照射等积极的综合治疗,已使疗效比过去有明显提高。

(一)手术治疗

目的是彻底切除肺部原发癌肿病灶和局部及纵隔淋巴结,并尽可能保留健康的肺组织。肺切除术的范围,取决于病变的部位和大小。对周围型肺癌,一般施行肺叶切除术;对中心型肺癌,一般施行肺叶或一侧全肺切除术。有的病例,癌肿位于一个肺叶内,但已侵及局部主支气管或中间支气管,为了保留正常的邻近肺叶,避免作一侧全肺切除术,可以切除病变的肺叶及一段受累的支气管,再吻合支气管上下切端,临床上称为支气管袖状肺叶切除术。如果相伴的肺动脉局部受侵,也可同时做部分切除,端端吻合,称为支气管袖状肺动脉袖状肺叶切除术。肺切除的同时,应进行系统的肺门和纵隔淋巴结清除术。

对于已侵犯胸膜、胸壁、心包、大血管或其他邻近器官组织（T_3、T_4）者,可根据情况（如能切除者）进行扩大的肺切除术,如联合胸壁切除及重建术、心包部分切除术、胸膜剥脱术、左心房部分切除、大血管部分切除重建等手术,扩大肺癌切除手术的范围大、损伤重,故在病例选择方面应特别慎重。

手术治疗结果:非小细胞肺癌,T_1 或 $T_2N_0M_0$ 病例经手术治疗后,约有半数的人能获得长期生存。Ⅱ期及Ⅲ期病例生存率则较低。据统计,我国目前的肺癌手术的切除率为 $85\% \sim 97\%$,术后 30 天死亡率在 2% 以下,总的 5 年生存率为 $30\% \sim 40\%$。影响远期疗效的主要因素:肿瘤的病理类型,肿瘤的大小和侵犯范围,有无淋巴结转移,手术方式,支气管切缘是否有癌残留,年龄及患者的全身情况和免疫状态等。

手术禁忌证:①远处转移,如脑、骨、肝等器官转移（即 M_1 病例）;②心、肺、肝、肾功能不全,全身情况差的患者;③广泛肺门、纵隔淋巴结转移,无法清除者;④严重侵犯周围器官及组织,估计切除困难者;⑤胸外淋巴结转移,如锁骨上淋巴结（N_3）转移等,是否行肺切除,应慎重考虑。

（二）放射治疗

放射治疗是局部消灭肺癌病灶的一种手段。在各种类型的肺癌中,小细胞肺癌对放射疗法敏感性较高,鳞癌次之,腺癌和细支气管肺泡癌最低。据统计,单独应用放射疗法 3 年生存率约为 10%。临床上常采用的是手术后放射疗法。对肿瘤或肺门转移病灶未能彻底切除的病例,于手术中在残留癌灶区放置小的金属环或金属夹做标记,便于术后放射疗法时准确定位。一般在术后 1 个月左右患者健康情况改善后开始放疗,剂量为 $40 \sim 60$ Gy,疗程约 6 周。有的病例应在手术前先作放射治疗,使肿瘤缩小,可提高肺癌病灶的切除率。

晚期肺癌病例,伴有阻塞性肺炎、肺不张、上腔静脉阻塞综合征或骨转移引起剧烈疼痛以及肿瘤复发者,也可进行姑息性放射疗法,以减轻症状。

放射疗法可引起疲乏、胃纳减退、低热、骨髓造血功能抑制、放射性肺炎、肺纤维化和癌肿坏死液化形成空洞等放射反应和并发症,应给予相应处理。

下列情况不宜行放射治疗:①健康情况不佳,呈现恶病质;②高度肺气肿放射治疗后将引起呼吸功能代偿不全;③全身或胸膜、肺广泛转移;④癌变范围广泛,放射治疗后将引起广泛肺纤维化和呼吸功能代偿不全;⑤癌性空洞或巨大肿瘤,后者放射治疗将促进空洞形成。

对于肺癌脑转移病例,若颅内病灶较局限,可采用伽马刀放射治疗,有一定的缓解率。

（三）化学治疗

对有些分化程度低的肺癌,特别是小细胞肺癌,疗效较好。化学疗法作用遍及全身,临床上可以单独应用于晚期肺癌病例,以缓解症状,或与手术、放射等疗法综合应用,以防治肿瘤转移复发,提高治愈率。

常用药物有环磷酰胺、氟尿嘧啶、丝裂霉素、阿霉素、表阿霉素、甲基苄肼、长春碱、甲氨蝶呤、洛莫司汀（环己亚硝脲）、顺铂、卡铂、紫杉醇等。应根据肺癌的类型和患者的全身情况合理选用药物,并根据单纯化疗还是辅助化疗选择给药方法决定疗程的长短及哪几药物联合应用、间歇给药等,以提高化疗的疗效。

需要注意的是,目前化学药物对肺癌疗效仍然较差,症状缓解期较短,不良反应较多。临床应用时,应掌握药物的性能和剂量,并密切观察不良反应。出现骨髓造血功能抑制、严重胃肠道反应等情况时要及时调整药物剂量或暂缓给药。

(四)靶向治疗

1.EGFR 分子靶向治疗

酪氨酸激酶是一组参与正常细胞生长和恶性细胞转化的蛋白,酪氨酸激酶活性升高是细胞癌变的标志,且其活性和肿瘤恶变程度成正比,试验证明酪氨酸激酶对异常信号的传递直接参与多种肿瘤的发生、进展和转移过程。

在受体酪氨酸激酶中,研究最多的是表皮生长因子受体(EGFR),其特殊之处是编码 cerB-1/HER-1/EGFR 和 cerB-2/HER-2/neu(亦称 HER-2)。通过大量的动物和人体肿瘤细胞试验,发现 EGFR 的过量表达及其信号传递调节失常与多种癌症发生和生长有密切关系。EGFR 系统属于机体内各种细胞广泛存在的受体,由于调节失常而导致肿瘤发生有以下机制:①正常 EGFR 超表达,EGFR 的表达率和肿瘤细胞的恶性程度、浸润程度、复发概率和生存期都密切相关;②EGFR 发生突变,在无配体存在时始终处于激活状态,可改变亚细胞功能,进而促进细胞的恶性变化;③配体的自泌性超量生成可引发正常受体的超量激活。

EGFR 由三大部分组成:①细胞外 N 末端;②跨膜疏水区;③细胞外 C 末端。EGFR 是一组跨膜糖蛋白,分子质量 170 kD,分布于除造血细胞外的多种细胞。主要功能是传递多种生物信号,其中包括细胞分裂、细胞凋亡、细胞运动、蛋白分泌、分化和退化等。此外,EGFR 的超调节引起的细胞形态改变和修复过程亦与肿瘤的进展和浸润密切相关。EGFR 最主要的配基是 EGF 和转化生长因子 α(TGFα)。TGFα 可表达于正常细胞和部分恶性细胞,并可通过旁路调节、自身调节来刺激生成。而 EGF 由肾脏合成,通过分泌途径进行调节,生理情况下主要出现于体液中。两者都可激活跨膜受体,发挥促有丝分裂作用。当 EGFR 与其配体结合后,形成二聚体,激活细胞内酪氨酸激酶区,ATP 与之结合使其磷酸化。由于配体和受体结合的方式不同,可使细胞内磷酸化发生部位不同,随之带来特异构想改变,只能与特异的信号效应器结合,从而把多种细胞外信号传递至胞核内。

EGFR 酪氨酸激酶的活化可引发靶细胞一系列生理反应,包括增加有丝分裂、细胞增殖、细胞恶变、细胞分裂、细胞连接、细胞浸润及生存时间改变等。

(1)吉非替尼:一种表皮生长因子受体酪氨酸激酶抑制剂,对酪氨酸激酶的特异竞争力强,抑制作用可逆,细胞库筛选和裸鼠荷瘤试验中的肿瘤识别谱广。能够阻断参与肿瘤生长和转移的信号转导通路,对复发的 NSCLC 进行单药治疗(IDE-AL 试验)的有效率为 $10\%\sim20\%$,中位生存期为 $6\sim8$ 个月。

(2)埃罗替尼:一种有效的、可逆的、选择性 HER-1/EGFR 酪氨酸激酶抑制剂。单药口服治疗 57 例晚期 NSCLC 显示(既往含铂方案化疗失败并且 HER-1/EGFR 表达阴性)肿瘤缓解率为 12.3%,中位生存期为 8.4 个月,1 年生存率为 40%。和吉非替尼一样,目前埃罗替尼联合化疗方案不作为推荐方案用于一线治疗。不吸烟、女性、腺癌(尤其是肺泡细胞癌)患者对埃罗替尼治疗也较敏感。与吉非替尼类似,最常见的不良反应是皮疹和腹泻,最严重的是 ILD,其发生率为 0.8%。如果出现 ILD,应中断治疗并应采取相应治疗措施。

(3)伊马替尼:选择性抑制 bcr-abl(9 号染色体原癌基因 abl 易位到 22 号染色体的一段称为断裂点集簇区 bcr 的癌基因上)阳性克隆的特异性酪氨酸激酶抑制剂,也可抑制血小板衍化生长因子和干细胞因子受体的酪氨酸激酶。TP＋伊立替康＋伊马替尼的试验结果显示缓解率为66％,其中CR 5例(8％),PR 35例(58％),无疾病进展期为5.7个月,中位生存期为6.3个月,Ⅲ度和Ⅳ度粒细胞缺乏症发生率为10％和6％,提示伊马替尼联合化疗用于广泛期SCLC是安全有效的。

(4)西妥昔单抗:一种EGFR的单克隆抗体,能阻断EGF和TGF-α与EGFR结合,阻止同源和异源二聚体的形成。它还能使肿瘤细胞周期停止,凋亡指数增加,降低瘤细胞DNA修复酶水平。对单用长春瑞滨＋顺铂化疗与化疗加用西妥昔单抗治疗初治NSCLC的疗效进行了比较,86例EGFR表达均为阳性,92％为Ⅳ期。加用西妥昔单抗组总缓解率、TTP和中位生存期与对照组比较,差异均无统计学意义。加用西妥昔单抗组虚弱和乏力多见,感染及痤疮样皮疹的发生率更高,而胃肠道毒性或白细胞减少无明显区别。

(5)HER-2抑制剂:接近一半的肺癌患者表达HER-2。抗HER-2单克隆抗体群司珠单抗(商品名为赫赛汀),主要用于有HER-2过度表达的晚期乳腺癌,与一线化疗联合应用于NSCLC未证实有确切疗效,但是这些研究中有许多患者的病灶中HER-2蛋白表达并非阳性,抗HER-2单克隆抗体对于某些特定患者可能会有一定的疗效。另一种抗HER-2单克隆抗体pertuzumab对NSCLC也有一定的疗效。不良反应有变态反应、心脏毒性和血液学毒性。

2.以血管生成为靶点的靶向治疗

血管生成在肿瘤的形成、生长、侵袭和转移中起着十分重要的作用,而VEGF在控制内皮细胞生长、微转移的分子信号调控上起到重要作用,可以促进肿瘤新生血管形成。抗肺癌血管生成靶向治疗的方法较多,但进入Ⅲ期临床试验和受关注最多的是VEGF的人重组单克隆抗体。

(1)贝伐单抗:一种重组人源化抗VEGF单克隆抗体,能与VEGF受体-1(VEGFR-1)和受体-2(VEGFR-2)特异性结合,阻碍VEGF生物活性形式的产生,进而抑制肿瘤血管生成。贝伐单抗是第一个抗血管内皮生长因子的人源化单克隆抗体,能特异性阻断VEGF的生物效应,抑制肿瘤内血管新生,延缓肿瘤生长和转移。

(2)ZD6474:一种口服的VEGFR-2靶向抑制剂,能选择性阻断肿瘤血管中的两条关键性通路,从而抑制VEGFR依赖性肿瘤血管的形成,对EGFR也有一定的抑制作用。

(3)AZD2171:一种高效的VEGFR-2酪氨酸激酶抑制剂,可抑制肿瘤血管生成。

(4)白细胞介素-2:一种天然产生的细胞因子家族,具有免疫调节、抗病毒和抗血管生成作用。效益成本分析也提示低剂量IL-2效益/成本比是目前已上市VEGF抑制剂的6.7倍。其抗血管生成可通过TNP-470联合作用于VEGFR,而VEGFR为血管内皮细胞特异的酪氨酸激酶受体。也可作为信号肽引导血管内皮抑素的mRNA进入内质网被翻译。应用低剂量IL-2联合顺式-维A酸治疗晚期NSCLC患者,患者先接受长春瑞滨＋顺铂方案化疗,而后接受IL-2联合顺式-维A酸口服治疗,结果病灶中VEGF水平较基础值明显下降。

(5)基质金属蛋白酶(MMP)抑制剂:一种以锌为基础的蛋白酶,通过降解细胞外基质成分参与肿瘤新生血管的形成。目前认为MMP是一个新的抗肿瘤药物作用靶点。此类药物有marimastat、tanomastat、neovastat、prinomast等。这些药物联合化疗治疗NSCLC不能延长患者的生存期。

(6)蛋白激酶C(PKC)抑制剂:参与信号转导的重要介导物质。enzastaurin为细菌生物碱的一种提纯物,是很强的PKC抑制剂。

(王宗明)

第六章 泌尿外科常见疾病

第一节 输尿管结石

输尿管结石是泌尿系统结石中的常见疾病,发病年龄多为 20~40 岁,男性略高于女性。其发病率约占上尿路结石的 65%。其中 90% 以上是继发性结石,即结石在肾内形成后降入输尿管。原发于输尿管的结石较少见,通常合并输尿管梗阻、憩室等其他病变。所以输尿管结石的病因与肾结石基本相同。从形态上看,由于输尿管的塑形作用,结石进入输尿管后常形成圆柱形或枣核形,亦可由于较多结石排入,形成结石串俗称"石街"。

解剖学上输尿管的 3 个狭窄部将其分为上、中、下 3 段:①肾盂输尿管连接部。②输尿管与髂血管交叉处。③输尿管的膀胱壁内段,此 3 处狭窄部常为结石停留的部位。除此之外,输尿管与男性输精管或女性子宫阔韧带底部交叉处以及输尿管与膀胱外侧缘交界处管径较狭窄,也容易造成结石停留或嵌顿。过去的观点认为,下段输尿管结石的发病率最高,上段次之,中段最少。但最新的临床研究发现,结石最易停留或嵌顿的部位是输尿管的上段,约占全部输尿管结石的 58%,其中又以第 3 腰椎水平最多见;而下段输尿管结石仅占 33%。在肾盂及肾盂输尿管连接部起搏细胞的影响下,输尿管有节奏的蠕动,推动尿流注入膀胱。因此,在结石下端无梗阻的情况下,直径≤0.4 cm 的结石约有 90% 可自行降至膀胱随尿流排出,其他情况则多需要进行医疗干预。

一、症状

(一)疼痛

1.中、上段输尿管结石

当结石停留在 1 个特定区域而无移动时,常引起输尿管完全或不完全性的梗阻,尿液排出延迟引起肾脏积水,可出现腰部胀痛、压痛及叩痛。随着肾脏"安全阀"开放引起尿液静脉、淋巴管或肾周反流,肾内压力降低,疼痛可减轻,甚至完全消失。而当结石随输尿管蠕动和尿流影响,发生移动时,则表现为典型的输尿管绞痛。上段输尿管结石一般表现为腰区或胁腹部突发锐利的疼痛,并可放射到相应的皮肤区及脊神经支配区,如可向同侧下腹部、阴囊或大阴唇放射。值得注意的是,腰背部皮肤的带状疱疹经常以单侧腰胁部的疼痛出现,在疱疹出现前几乎无法确诊,因此常与肾脏或输尿管上段的结石相混淆,需要仔细询问病史以排除可能性。中段的输尿管结石表现为中、下腹部的剧烈疼痛。这种患者常以急腹症就诊,因此常需与腹部其他急症相鉴别。例如,右侧需考虑急性阑尾炎、胃、十二指肠溃疡穿孔;左侧需考虑急性肠憩室炎、肠梗阻、肠扭转等疾病。在女性还需要注意排除异位妊娠导致输卵管破裂、卵巢扭转、卵巢破裂等疾病,以免造成误诊。

2.下段输尿管结石

下段输尿管结石引起疼痛位于下腹部,并向同侧腹股沟放射。当结石位于输尿管膀胱连接处时,由于膀胱三角区的部分层次由双侧输尿管融合延续而来,因此可表现为耻骨上区的绞痛,伴有尿频、尿急、尿痛等膀胱刺激征,排尿困难。在男性还可放射至阴茎头。牵涉痛产生于髂腹股沟神经和生殖股神经的生殖支神经。因此在排除泌尿系统感染等疾病后,男性患者需要与睾丸扭转或睾丸炎相鉴别。在女性则需要与卵巢疾病相鉴别。

(二)血尿

约90%的患者可出现血尿,而其中10%为肉眼血尿,还有一部分患者由于输尿管完全梗阻而无血尿。输尿管结石产生血尿的原因为:结石进入输尿管引起输尿管黏膜受损出血或引起感染。因此一般认为,先出现输尿管绞痛而后出现血尿的患者应首先考虑输尿管结石;而当先出现大量肉眼血尿,排出条索状或蚯蚓状血块,再表现为输尿管绞痛的患者则可能是由于梗阻上端来源的大量血液排入输尿管后未及时排出,凝固形成血块引起绞痛,因此需要首先排除肾脏出血性疾病,例如肾盂恶性肿瘤或者肾小球肾炎等肾脏内科疾病。

(三)感染与发热

输尿管结石可引起梗阻导致继发感染引起发热,其热型以弛张热、间歇热或不规则发热为主。严重时还可引起中毒性休克症状,出现心动过速、低血压、意识障碍等症状。产脲酶的细菌感染(如变形杆菌、铜绿假单胞菌、枯草杆菌、产气肠杆菌等)还可形成感染性结石进一步加重梗阻。尽管抗生素治疗有时可以控制症状,但许多情况下,在解除梗阻以前,患者的发热不能得到有效的改善。

(四)恶心、呕吐

输尿管与胃肠有共同的神经支配,因此输尿管结石引起的绞痛常引起剧烈的胃肠症状,表现出恶心、呕吐等症状。这一方面为其诊断提供了重要的线索,但更多情况下往往易与胃肠或胆囊疾病相混淆,造成误诊。当与血尿等症状同时出现时,有助于鉴别。

(五)排石

部分患者以排尿过程中发现结石为主诉就诊,其中有部分患者已确诊患有结石,行碎石治疗后,结石排出;还有部分患者既往无结石病史。排石的表现不一,从肉眼可见的结石颗粒到浑浊的尿液,常与治疗方式及结石的成分有关。

(六)其他

肾脏移植术后输尿管结石的患者,由于移植物在手术过程中神经、组织受到损伤,发生结石后一般无明显症状,多在移植术后随访过程中通过超声波探查发现。妊娠后子宫增大,压迫输尿管,导致尿液排出受阻可并发结石,其发病率<0.1%,其中又以妊娠中、晚期合并泌尿系统结石较多见。临床表现主要有腰腹部疼痛、恶心呕吐、膀胱刺激征、肉眼血尿和发热等,与非妊娠期症状相似,且多以急腹症就诊,但需要与妇产科急症相鉴别。尽管输尿管结石的患者多由于上述主

诉而就医,但不可忽视少数患者可无任何临床症状,仅在体检或者治疗结石后随访中发现输尿管结石。

二、体征

输尿管绞痛的患者,表情痛苦,卧位、辗转反复变换体位。输尿管上段结石常可表现为肾区、胁腹部的压痛和叩击痛。输尿管走行区域可有深压痛,但除非伴有尿液外渗,否则无腹膜刺激征,可与腹膜腔内的脏器穿孔、感染相鉴别。有时经直肠指诊可触及输尿管末端的结石,是较方便的鉴别手段。

三、输尿管结石的诊断

与肾结石一样,完整的输尿管结石诊断应包括:①结石自身的诊断,包括结石部位、体积、数目、形状、成分等。②结石并发症的诊断,包括感染、梗阻的程度、肾功能损害等。③结石病因的评价。对通过病史、症状和体检后发现,具有泌尿系统结石或者排石病史,出现肉眼或镜下血尿和/或运动后输尿管绞痛的患者,应进入下述诊断过程。

(一)实验室检查

1.尿液检查

尿液常规检查可见镜下血尿,运动后血尿加重具有一定意义。伴感染时有脓尿。结晶尿多在肾绞痛时出现。尿液 pH 可为分析结石成分提供初步依据。尿液培养可指导尿路感染抗生素的使用。

2.血液常规检查

剧烈的输尿管绞痛可导致交感神经高度兴奋,机体发生应激反应,出现血白细胞升高;当其升到13×10^9/L以上则提示存在尿路感染。血电解质、尿素和肌酐水平是评价总肾功能的重要指标,当由于输尿管梗阻导致肾脏积水、肾功能损害时,常需要结合上述指标指导制订诊疗方案。

(二)影像学检查

影像学检查是确诊结石的主要方法。目的在于明确结石的位置、数目、大小、可能的成分、可能的原因、肾功能、是否合并肾积水、是否合并感染、是否合并尿路畸形、既往治疗情况等。所有具有泌尿系统结石临床症状的患者都应该行影像学检查,其结果对于结石的进一步检查和治疗具有重要的参考价值。

1.B超检查

超声波检查是一种简便、无创伤的检查,是使用最广泛的输尿管结石的筛查手段。它可以发现 2 mm 以上非 X 线透光结石即通常所称"阳性"结石及 X 线透光结石即"阴性"结石。超声波检查还可以了解结石以上尿路的扩张程度,间接了解肾皮质、实质厚度和集合系统的情况。超声检查能同时观察膀胱和前列腺,寻找结石形成的诱因和并发症。但输尿管壁薄,缺乏 1 个良好的"声窗"衬托结石的背景,因此输尿管结石检出率低于肾结石。不过一旦输尿管结石引起上尿路积水,则可沿积水扩张的输尿管下行,扫查到输尿管上段的结石或提示梗阻的部位。由于受肠道及内容物的影响,超声波检查诊断输尿管中段结石较困难。而采用充盈尿液的膀胱作为"声窗",则能发现输尿管末端的结石。此外,经直肠超声波检查(TRUS)也能发现输尿管末端的结石。尽管超声波检查存在一定的缺陷,但其仍是泌尿系统结石的常规检查方法,尤其是在肾绞痛时可作为首选方法。

2.尿路平片(KUB平片)

尿路平片可以发现90%左右非X线透光结石,能够大致地确定结石的位置、形态、大小和数量,并且通过结石影的明暗初步提示结石的化学性质。因此,可以作为结石检查的常规方法。在尿路平片上,不同成分的结石显影程度依次为草酸钙、磷酸钙和磷酸铵镁、胱氨酸、含尿酸盐结石。单纯性尿酸结石和黄嘌呤结石能够透过X线,胱氨酸结石的密度低,后者在尿路平片上的显影比较淡。最近还有研究者采用双重X线吸光度法检测结石矿物质含量(SMC)和密度(SMD)。并在依据两者数值评估结石脆性的基础上,为碎石方法的选择提供重要依据。他们认为当结石SMC>1.27 gm时,应采用PCNL或URSL等方法,而不宜选择ESWL。

与肾或膀胱结石相比,输尿管结石一般体积较小,同时输尿管的走形区域有脊椎横突及骨盆组织重叠,因此即使质量优良的KUB平片,尽管沿输尿管走行区域仔细寻找可能增加结石检出的概率,但仍有约50%急诊拍片的结石患者无法明确诊断。腹部侧位片有助于胆囊结石与输尿管结石的鉴别,前者结石影多位于脊柱的前侧;后者多位于脊柱的前缘之后。钙化的淋巴结、静脉石、骨岛等也可能被误认为结石,需仔细鉴别。可插入输尿管导管拍摄双曝光平片,如钙化影移动的距离和导管完全一致,则表明阴影在导管的同一平面。另外,由于输尿管的走行不完全位于1个冠状平面,因此KUB片上结石影存在不同的放大倍数,输尿管中段放大率最大,下段最小。因此,中段结石下移,结石影会缩小,此时不应认为结石溶解。

3.静脉尿路造影(IVU)

静脉尿路造影应该在尿路平片的基础上进行,其价值在于了解尿路的解剖,发现有无尿路的发育异常,如输尿管狭窄、输尿管瓣膜、输尿管膨出等。确定结石在尿路的位置,发现尿路平片上不能显示的X线透光结石,鉴别KUB平片上可疑的钙化灶。此外,还可以初步了解分侧肾脏的功能,确定肾积水程度。在一侧肾脏功能严重受损或者使用普通剂量造影剂而肾脏不显影的情况下,采用加大造影剂剂量或者延迟拍片的方法往往可以达到肾脏显影的目的。在肾绞痛发作时,由于急性尿路梗阻往往会导致肾脏排泄功能减退,尿路不显影或显影不良,进而轻易诊断为无肾功能。因此建议在肾绞痛发生2周后,梗阻导致的肾功能减退逐渐恢复时,再行IVU检查。

IVU的禁忌证主要包括:①对碘剂过敏、总肾功能严重受损、妊娠早期(3个月内)、全身状况衰竭者为IVU绝对禁忌证。②肝脏功能不全、心脏功能不全,活动性肺结核、甲状腺功能亢进、有哮喘史及其他药物过敏史者慎用。③总肾功能中度受损者、糖尿病、多发性骨髓瘤的患者肾功能不全时避免使用。如必须使用,应充分水化减少肾脏功能损害。

4.CT扫描

随着CT技术的发展,越来越多复杂的泌尿系统结石需要做CT扫描以明确诊断。CT扫描不受结石成分、肾功能和呼吸运动的影响,而且螺旋CT还能够同时对所获取的图像进行二维及三维重建,获得矢状或冠状位成像,因此,能够检出其他常规影像学检查中容易遗漏的微小结石(如0.5 mm的微结石)。关于CT扫描的厚度,有研究者认为,采用3 mm厚度扫描可能更易发现常规5 mm扫描容易遗漏的微小的无伴随症状的结石,因而推荐这一标准。而通过CT扫描后重建得到的冠状位图像能更好地显示结石的大小,为结石的治疗提供更为充分的依据,但这也将增加患者的额外费用。CT诊断结石的敏感性比尿路平片及静脉尿路造影高,尤其适用于急性肾绞痛患者的确诊,可以作为B超、X线检查的重要补充。CT片下,输尿管结石表现为结石高密度影及其周围水肿的输尿管壁形成的"框边"现象。近期研究发现,双侧肾脏CT值相差5.0 Hu以上,CT值较低一侧常伴随输尿管结石导致的梗阻。另外,结石的成分及脆性可以通过不同的 CT 值（Hu 单位）改变进行初步的评估,从而对治疗方法的选择提供参考。对于碘过敏或者存在其他 IVU 禁忌证的患者,增强 CT 能够显示肾脏积水的程度和肾实质的厚度,从而反映肾功能的改变情况。有的研究认为,增强 CT 扫描在评价总肾和分肾功能上,甚至可以替代放射性核素肾脏扫描。

5.逆行（RP）或经皮肾穿刺造影

属于有创性的检查方法,不作为常规检查手段,仅在静脉尿路造影不显影或显影不良以及怀疑是X线透光结石、需要作进一步的鉴别诊断时应用。逆行性尿路造影的适应证包括:①碘过敏无法施行 IVU。②IVU 检查显影效果不佳,影响结石诊断。③怀疑结石远端梗阻。④需经输尿管导管注入空气作为对比剂,通过提高影像反差显示 X 线透光结石。

6.磁共振水成像（MRU）

磁共振对尿路结石的诊断效果极差,因而一般不用于结石的检查。但是,磁共振水成像（MRU）能够了解上尿路梗阻的情况,而且不需要造影剂即可获得与静脉尿路造影同样的效果,不受肾功能改变的影响。因此,对于不适合做静脉尿路造影的患者(例如,碘造影剂过敏、严重肾功能损害、儿童和妊娠妇女等)可考虑采用。

7.放射性核素显像

放射性核素检查不能直接显示泌尿系统结石,但是,它可以显示泌尿系统的形态,提供肾脏血流灌注、肾功能及尿路梗阻情况等信息,因此对手术方案的选择以及手术疗效的评价具有一定价值。此外,肾动态显影还可以用于评估体外冲击波碎石对肾功能的影响情况。

8.膀胱镜、输尿管镜检查

输尿管结石一般不需要进行膀胱镜检查,其适应证主要有:①需要行 IVU 或输尿管插管拍双曝光片。②需要了解碎石后结石是否排入膀胱。

四、治疗方法的选择

目前治疗输尿管结石的主要方法有保守治疗(药物治疗和溶石治疗)、体外冲击波碎石（ESWL）、输尿管镜（URSL）、经皮肾镜碎石术（PCNL）、开放及腹腔镜手术。大部分输尿管结石通过微创治疗如体外冲击波碎石和/或输尿管镜、经皮肾镜碎石术治疗均可取得满意的疗效。输尿管结石位于输尿管憩室内、狭窄段输尿管近端的结石以及需要同时手术处理先天畸形等结石病因导致微创治疗失败的患者往往需要开放或腹腔镜手术取石。

对于结石体积较小(一般认为直径<0.6 cm)可通过水化疗法,口服药物排石。较大的结石,除纯尿酸结石外,其他成分的结石,包括含尿酸铵或尿酸钠的结石,溶石治疗效果不佳,多不主张通过口服溶石药物溶石。对于 X 线下显示低密度影的结石,可以利用输尿管导管或双 J 管协助定位试行 ESWL。尿酸结石在行逆行输尿管插管进行诊断及引流治疗时,如导管成功到达结石上方,可在严密观察下行碱性药物局部灌注溶石,此方法较口服药物溶石速度更快。

关于 ESWL 和输尿管镜碎石两者在治疗输尿管结石上哪种更优的争论一直存在。相对于输尿管镜碎石术而言,ESWL 再次治疗的可能性较大,但其拥有微创、无须麻醉、不需住院、价格低廉等优点,即使加上各种辅助治疗措施,ESWL 仍然属于微创的治疗方法。另一方面,越来越多的文献认为,输尿管镜是一种在麻醉下进行的能够"一步到位"的治疗方法。有多篇文献报道了输尿管镜和 ESWL 之间的对照研究,对于直径≤1 cm 的上段输尿管结石,意见较一致,推荐ESWL 作为一线治疗方案;而争论焦点主要集中在中、下段输尿管结石的治疗上。对于泌尿外科医师而言,一位患者具体选择何种诊疗方法最合适,取决于经验及所拥有的设备等。

五、保守治疗

(一)药物治疗

临床上多数尿路结石需要通过微创的治疗方法将结石粉碎并排出体外,少数比较小的尿路结石可以选择药物排石。排石治疗的适应证包括:①结石直径<0.6 cm。②结石表面光滑。③结石以下无尿路梗阻。④结石未引起尿路完全梗阻,局部停留少于 2 周。⑤特殊成分(尿酸结石和胱氨酸结石)推荐采用排石疗法。⑥经皮肾镜、输尿管镜碎石及 ESWL 术后的辅助治疗。

排石方法主要包括:①每天饮水 2 000～3 000 mL,保持昼夜均匀。②双氯芬酸钠栓剂肛塞:双氯芬酸钠能够减轻输尿管水肿,减少疼痛发作风险,促进结石排出,推荐应用于输尿管结石,但对于有哮喘及肝肾功能严重损害的患者应禁用或慎用。③口服 α 受体阻滞剂(如坦索罗辛)或钙离子通道拮抗剂。坦索罗辛是一种高选择性 α 肾上腺素能受体阻滞剂,使输尿管下段平滑肌松弛,尤其可促进输尿管下段结石的排出。此外,越来越多的研究表明口服 α 受体阻滞剂作为其他碎石术后的辅助治疗,有利于结石碎片,特别是位于输尿管下段的结石排出。④中医中药:治疗以清热利湿,通淋排石为主,佐以理气活血、软坚散结。常用的成药有尿石通等;常用的方剂如八正散、三金排石汤和四逆散等。针灸疗法无循证医学的证据,可以作为辅助疗法。包括体针、电针、穴位注射等。常用穴位有肾俞、中脘、京门、三阴交和足三里等。⑤适度运动:根据结石部位的不同选择体位排石。

(二)溶石治疗

近年来,我国在溶石治疗方面处于领先地位。其主要应用于纯尿酸结石和胱氨酸结石。尿酸结石:口服别嘌醇,根据血、尿的尿酸值调整药量;口服枸橼酸氢钾钠或 $NaHCO_3$ 片,以碱化尿液维持尿液 pH 在 6.5～6.8。胱氨酸结石:口服枸橼酸氢钾钠或 $NaHCO_3$ 片,以碱化尿液,维持尿液 pH 在 7.0 以上。治疗无效者,应用青霉胺,但应注意药物不良反应。

六、体外冲击波碎石术

体外冲击波碎石术(ESWL)可使大多数输尿管结石行原位碎石治疗即可获得满意疗效,并发症发生率较低。但由于输尿管结石在尿路管腔内往往处于相对嵌顿的状态,其周围缺少 1 个有利于结石粉碎的液体环境,与同等大小的肾结石相比,粉碎的难度较大。因此,许多学者对 ESWL 治疗输尿管结石的冲击波能量和次数等治疗参数进行了有益的研究和探讨。以往的观点认为冲击波能量、次数越高治疗效果越好。但最近,有研究表明,当结石大小处于 1～2 cm 时,低频率冲击波(SR 60～80 次/分)较高频率(FR 100～120 次/分)效果更好。这样一来,相同时间下冲击波对输尿管及周围组织的损伤总次数减少,因而出现并发症的概率随之降低。

ESWL 疗效与结石的大小、结石被组织包裹程度及结石成分有关,大而致密的结石再次治疗率比较高。大多数输尿管结石原位碎石治疗即可获得满意的疗效。有些输尿管结石需放置输尿管支架管通过结石或者留于结石的下方进行原位碎石;也可以将输尿管结石逆行推入肾盂后再行 ESWL 治疗。但 ESWL 的总治疗次数应限制在 3 次以内。对直径≤1 cm 的上段输尿管结石首选 ESWL,>1 cm 的结石可选择 ESWL、输尿管镜(URSL)和经皮肾镜碎石术(PCNL);对中、下段输尿管结石可选用 ESWL 和 URSL。当结石嵌顿后刺激输尿管壁,引起炎症反应,导致纤维组织增生,常可引起结石下端输尿管的梗阻,影响 ESWL 术后结石排出。因此对于结石过大或纤维组织包裹严重,需联合应用 ESWL 和其他微创治疗方式(如输尿管支架或输尿管镜、经皮肾镜碎石术)。

随着计算机技术和医学统计学以及循证医学的发展,研究者在计算机软件对输尿管结石 ESWL 术预后的评估方面进行了有益的探索。Gomha 等人将结石部位、结石长度、宽度、术后是否留置双 J 管等数据纳入了人工神经网络(ANN)和 logistic 回归模型(LR)系统,对比两者在输尿管结石 ESWL 术后无结石生存情况方面的预测能力。结果显示,两者在 ESWL 有效患者的评估中均具有较高价值,两者无明显差别。但对于 ESWL 碎石失败的输尿管结石患者 ANN 的评估效果更好。

七、输尿管镜

新型小口径硬性、半硬性和软性输尿管镜的应用,与新型碎石设备如超声碎石、液电碎石、气压弹道碎石和激光碎石的广泛结合,以及输尿管镜直视下套石篮取石等方法的应用,极大地提高了输尿管结石微创治疗的成功率。

(一)适应证及禁忌证

输尿管镜取石术的适应证包括:①输尿管中、下段结石。②ESWL 失败后的输尿管上段结石。③ESWL 术后产生的"石街"。④结石并发可疑的尿路上皮肿瘤。⑤X 线透光的输尿管结石。⑥停留时间超过 2 周的嵌顿性结石。

禁忌证:①不能控制的全身出血性疾病。②严重的心肺功能不全,手术耐受差。③未控制的泌尿道感染。④腔内手术后仍无法解决的严重尿道狭窄。⑤严重髋关节畸形,摆放截石位困难。

(二)操作方法

1.输尿管镜的选择

输尿管镜下取石或碎石方法的选择,应根据结石的部位、大小、成分、合并感染情况、可供使用的仪器设备、泌尿外科医师的技术水平和临床经验以及患者本身的情况和意愿等综合考虑。目前使用的输尿管镜有硬性、半硬性和软性 3 类。硬性和半硬性输尿管镜适用于输尿管中、下段输尿管结石的碎石取石,而软输尿管镜则多适用于肾脏、输尿管中、上段结石特别是上段的碎石及取石。

2.手术步骤

患者取截石位,先用输尿管镜行膀胱检查,然后在安全导丝的引导下,置入输尿管镜。输尿管口是否需要扩张,取决于输尿管镜的粗细和输尿管腔的大小。输尿管硬镜或半硬性输尿管镜均可以在荧光屏监视下逆行插入上尿路。软输尿管镜需要借助 1 个 F10~F13 的输尿管镜镜鞘或通过接头导入一根安全导丝,在其引导下插入输尿管。在入镜过程中,利用注射器或者液体灌注泵调节灌洗液体的压力和流量,保持手术视野清晰。经输尿管镜发现结石后,利用碎石设备(激光、气压弹道、超声、液电等)将结石粉碎成 0.3 cm 以下的碎片。对于小结石以及直径≤0.5 cm 的碎片也可用套石篮或取石钳取出。目前较常用的设备有激光、气压弹道等,超声、液电碎石的使用已逐渐减少。钬激光为高能脉冲式激光,激光器工作介质是包含在钇铝石榴石(YAG)晶体中的钬,其激光波长 2 100 nm,脉冲持续时间为 0.25 毫秒,瞬间功率可达 10 kW,具有以下特点:①功率强大,可粉碎各种成分的结石,包括坚硬的胱氨酸结石。②钬激光的组织穿透深度仅为 0.4 mm,很少发生输尿管穿孔,较其他设备安全。③钬激光经软光纤传输,与输尿管软、硬镜配合可减少输尿管创伤。④具有切割、气化及凝血等功能,对肉芽组织、息肉和输尿管狭窄的处理方便,出血少,笔者推荐使用。但在无该设备的条件下,气压弹道等碎石设备也具有同样的治疗效果。最近还有研究人员在体外低温环境中对移植肾脏进行输尿管镜检及碎石,从很大程度上减低了对移植肾脏的损伤。

3.术后留置双J管

输尿管镜下碎石术后是否放置双J管,目前尚存在争议。有研究者认为,放置双J管会增加术后并发症,而且并不能通过引流而降低泌尿系统感染的发病率。但下列情况下,建议留置双J管:①较大的嵌顿性结石(>1 cm)。②输尿管黏膜明显水肿或有出血。③术中发生输尿管损伤或穿孔。④伴有输尿管息肉形成。⑤术前诊断输尿管狭窄,有(无)同时行输尿管狭窄内切开术。⑥较大结石碎石后碎块负荷明显,需待术后排石。⑦碎石不完全或碎石失败,术后需行ESWL治疗。⑧伴有明显的上尿路感染,一般放置双J管1~2周。如同时行输尿管狭窄内切开术,则需放置4~6周。如果留置时间少于1周,还可放置输尿管导管,一方面降低患者费用,另一方面有利于观察管腔是否通畅。

留置双J管常见的并发症及其防治主要有以下几点。①血尿:留置双J管可因异物刺激,致输尿管、膀胱黏膜充血、水肿,导致血尿。就诊者多数为肉眼血尿。经卧床、增加饮水量、口服抗生素2~3天后,大部分患者血尿可减轻,少数患者可延迟至拔管后,无需特殊处理。②尿道刺激症状:患者常可出现不同程度的尿频、尿急、尿痛等尿路刺激征,还可能同时伴有下尿路感染。这可能与双J管膀胱端激惹膀胱三角区或后尿道有关,口服解痉药物后,少部分患者症状能暂时缓解,但大多患者只能在拔管后完全解除症状。③尿路感染:输尿管腔内碎石术可导致输尿管损伤,留置双J管后肾盂输尿管蠕动减弱,易引起膀胱尿液输尿管反流,引起逆行性上尿路感染。术后可给予抗感染对症处理。感染严重者在明确为置管导致的前提下可提前拔管。④膀胱输尿管反流:留置双J管后,膀胱输尿管抗反流机制消失,膀胱内尿液随着膀胱收缩产生与输尿管的压力差而发生反流,因此,建议置管后应持续导尿约7天,使膀胱处于空虚的低压状态,防止术后因反流导致上尿路感染或尿瘘等并发症。⑤双J管阻塞引流不畅:如术中出血较多,血凝块易阻塞管腔,导致引流不畅,引起尿路感染。患者常表现为发热、腰痛等症状,一旦怀疑双J管阻塞应及时予以更换。⑥双J管移位:双J管放置正确到位,很少发生移动。双J管上移者,多由于管末端圆环未放入膀胱内,可在预定拔管日期经输尿管镜拔管;管下移者,多由于上端圆环未放入肾盂,还可见到由于身材矮小的女性患者双J管长度不匹配而脱出尿道的病例,可拔管后重新置管,并酌情留置导尿管。⑦管周及管腔结石生成:由于双J管制作工艺差别很大,部分产品的质量欠佳,表面光洁度不够,使尿液中的盐溶质易于沉积。此外,随着置管时间的延长,输尿管蠕动功能受到的影响逐渐增大。因此,医师应于出院前反复、详细告知患者拔管时间,有条件的地区可做好随访工作,置普通双J管时间一般不宜超过6周,如需长期留置可在内镜下更换或选用质量高的可长期留置型号的双J管。术后适当给予抗感染、碱化尿液药物,嘱患者多饮水,预防结石生成。一旦结石产生,较轻者应果断拔管给予抗感染治疗;严重者可出现结石大量附着,双J管无法拔除。此时可沿双J管两端来回行ESWL粉碎附着结石后,膀胱镜下将其拔出。对于形成单发的较大结石可采用输尿管镜碎石术后拔管,还可考虑开放手术取管,但绝不可暴力强行拔管,以免造成输尿管黏膜撕脱等更严重的损伤。

4.输尿管镜碎石术失败的原因及对策

与中、下段结石相比,输尿管镜碎石术治疗输尿管上段结石的清除率最低。手术失败的主要原因如下。

(1)输尿管结石或较大碎石块易随水流返回肾盂,落入肾下盏内,输尿管上段结石返回率可高达16.1%。一般认为直径≥0.5 cm的结石碎块为碎石不彻底,术后需进一步治疗。对此应注意:①术前、术中预防为主。术前常规KUB定位片,确定结石位置。手术开始后头高臀低位,在保持视野清楚的前提下尽量减慢冲水速度及压力。对于中下段较大结石(直径≥1 cm)可以采用较大功率和"钻孔法"碎石以提高效率,即从结石中间钻洞,贯穿洞孔,然后向四周蚕食,分次将结石击碎。然而对于上段结石或体积较小(直径<1 cm)、表面光滑、质地硬、活动度大的结石宜采用小功率(<1.0 J/8～10 Hz,功率过大可能产生较大碎石块,不利于结石的粉碎,而且易于结石移位)、细光纤、"虫噬法"碎石,即用光纤抵住结石的侧面,从边缘开始,先产生1个小腔隙,再逐渐扩大碎石范围,使多数结石碎块<0.1 cm。必要时用"三爪钳"或套石篮将结石固定防止结石移位。结石松动后较大碎块易冲回肾内,此时用光纤压在结石表面,从结石近端向远端逐渐击碎。②如果手术时看不到结石或发现结石已被冲回肾内,这时输尿管硬镜应置入肾盂内或换用软输尿管镜以寻找结石,找到后再采用"虫噬法"碎石,如肾积水严重或结石进入肾盏,可用注射器抽水,抬高肾脏,部分结石可能重新回到视野。

(2)肾脏和上段输尿管具有一定的活动性,受积水肾脏和扩张输尿管的影响,结石上、下段输尿管容易扭曲、成角,肾积水越重,角度越大,输尿管镜进镜受阻。具体情况有:①输尿管开口角度过大,若导管能进入输尿管口,这时导管尖一般顶在壁内段的内侧壁,不要贸然入镜,可借助灌注泵的压力冲开输尿管口,缓慢将镜体转为中立位,常可在视野外侧方找到管腔,将导管后撤重新置入,再沿导管进镜;无法将导管插入输尿管口时,可用电钩切开输尿管口游离缘,再试行入镜。②输尿管开口、壁内段狭窄且导丝能通过的病例,先用镜体扩张,不成功再用金属橄榄头扩张器进行扩张,扩张后入镜若感觉镜体较紧,管壁随用力方向同向运动,不要强行进镜,可在膀胱镜下电切输尿管开口前壁0.5～1.0 cm扩大开口,或者先留置输尿管导管1周后再行处理。③结石远端输尿管狭窄,在导丝引导下保持视野在输尿管腔内,适当增加注水压力,用输尿管硬镜扩张狭窄处,切忌暴力以防损伤输尿管壁。如狭窄较重,可用钬激光纵向切开输尿管壁至通过输尿管镜。④结石远端息肉或被息肉包裹,导致肾脏积水、肾功能较差,术后结石排净率相对较低。可绕过较小息肉碎石,如息肉阻挡影响碎石,需用钬激光先对息肉进行气化凝固。⑤输尿管扭曲,选用7F细输尿管和"泥鳅"导丝,试插导丝通过后扭曲可被纠正;如导丝不能通过,换用软输尿管镜,调整好角度再试插导丝,一旦导丝通过,注意不可轻易拔除导丝,若无法碎石可单纯留置双J管,这样既可改善肾积水,又能扩张狭窄和纠正扭曲,术后带双J管ESWL或1个月后再行输尿管镜检。中、上段迂曲成角的病例,可等待该处输尿管节段蠕动时或呼气末寻找管腔,并将体位转为头低位,使输尿管拉直便于镜体进入,必要时由助手用手托起肾区;若重度肾积水造成输尿管迂曲角度过大,导管与导丝均不能置入,可行肾穿刺造瘘或转为开放手术。

(三)并发症及其处理

并发症的发生率与所用的设备、术者的技术水平和患者本身的条件等因素有关。目前文献报道并发症的发生率为5%～9%,较为严重的并发症发生率为0.6%～1.0%。

1.近期并发症及其处理

(1)血尿:一般不严重,为输尿管黏膜挫伤造成,可自愈。

(2)胁腹疼痛:多由术中灌注压力过高造成,仅需对症处理或不需处理。

(3)发热:术后发热≥38 ℃者,原因有:①术前尿路感染或脓肾。②结石体积大、结石返回肾盂内等因素增加了手术时间,视野不清加大了冲水压力。体外研究表明压力>4.7 kPa(35 mmHg)

会引起持续的肾盂-静脉、淋巴管反流,当存在感染或冲洗温度较高时,更低的压力即可造成反流。

处理方法:①针对术前尿培养、药敏结果应用抗生素,控制尿路感染。如术前怀疑脓肾,可先行肾造瘘术,二期处理输尿管结石以避免发生脓毒症。②术中如发现梗阻近端尿液呈浑浊,应回抽尿液,查看有无脓尿并送细菌培养和抗酸染色检查,呋喃西林或生理盐水冲洗,必要时加用抗生素。尽量缩短手术时间,减小冲水压力。

(4)黏膜下损伤:放置双J支架管引流1~2周。

(5)假道:放置双J支架管引流4~6周。

(6)穿孔:为主要的急性并发症之一,小的穿孔可放置双J管引流2~4周,如穿孔严重,应进行输尿管端-端吻合术等进行输尿管修复。

(7)输尿管黏膜撕脱:为最严重的急性并发症之一,应积极手术重建(如自体肾移植、输尿管膀胱吻合术或回肠代输尿管术等)。

2.远期并发症及其处理

输尿管狭窄为主要的远期并发症之一,其发生率为0.6%~1.0%,输尿管黏膜损伤、假道形成或者穿孔、输尿管结石嵌顿伴息肉形成、多次ESWL致输尿管黏膜破坏等是输尿管狭窄的主要危险因素。远期并发症及其处理如下。

(1)输尿管狭窄:输尿管狭窄内(激光)切开或狭窄段切除端-端吻合术。

(2)输尿管闭塞:狭窄段切除端-端吻合术,下段闭塞,应行输尿管膀胱再植术。

(3)输尿管反流:轻度者随访每3~6个月行B超检查,了解是否存在肾脏积水和/或输尿管扩张;重度者宜行输尿管膀胱再植术。

八、经皮肾镜取石术

经皮肾镜取石术(PCNL)能快速去除结石,但术后康复时间较长以及手术并发症相对较高。其主要适应证有:①上段输尿管体积巨大的结石(第3腰椎水平以上)。②远段输尿管狭窄。③行各种尿流改道手术的输尿管上段结石患者。

对于伴有肾积水的嵌顿性输尿管上段结石,PCNL具有明显的优势,理由如下:①对于伴有肾脏积水的输尿管上段结石,积水的肾脏行穿刺、扩张简单,不容易造成肾脏损伤,只要从肾脏中、上盏进针,即能进入输尿管上段进行碎石,部分肾重度积水患者,无需超声或X线引导,盲穿即可进行。术中处理完肾脏结石后将扩张鞘推入输尿管,使其紧靠结石,可避免碎石块随水流冲击返回肾盂,引起结石残留。②结石被息肉包裹的患者,逆行输尿管硬镜碎石须先处理息肉后才能发现结石,可能造成输尿管穿孔,导致碎石不完全或者需转为其他手术方式;PCNL在内镜进入输尿管后可直接窥见结石,碎石过程直接、安全。③结石取净率高,无需考虑肾功能以及输尿管息肉对术后排石的影响,短期内就可以达到较好的疗效。④对结石体积大的患者,与URSL相比PCNL手术时间较短。⑤可同时处理同侧肾结石。

九、开放手术、腹腔镜手术

输尿管结石的开放手术仅用在需要同时进行输尿管自身疾病的手术治疗,如输尿管成形术或者ESWL和输尿管镜碎石、取石治疗失败的情况下。此外,开放手术还可应用于输尿管镜取石或ESWL存在着禁忌证的情况下。后腹腔镜下的输尿管切开取石可以作为开放手术的另一种选择。

十、双侧上尿路结石的处理原则

双侧上尿路同时存在结石约占泌尿系统结石患者的15%，传统的治疗方法一般是对两侧结石进行分期手术治疗，随着体外碎石、腔内碎石设备的更新与泌尿外科微创技术的进步，对于部分一般状况较好、结石清除相对容易的上尿路结石患者，可以同期微创手术治疗双侧上尿路结石。

双侧上尿路结石的治疗原则为：①双侧输尿管结石，如果总肾功能正常或处于肾功能不全代偿期，血肌酐值<178.0 μmol/L，先处理梗阻严重一侧的结石；如果总肾功能较差，处于氮质血症或尿毒症期，先治疗肾功能较好一侧的结石，条件允许，可同时行对侧经皮肾穿刺造瘘，或同时处理双侧结石。②双侧输尿管结石的客观情况相似，先处理主观症状较重或技术上容易处理的一侧结石。③一侧输尿管结石，另一侧肾结石，先处理输尿管结石，处理过程中建议参考总肾功能、分肾功能与患者一般情况。④双侧肾结石，一般先治疗容易处理且安全的一侧，如果肾功能处于氮质血症或尿毒症期，梗阻严重，建议先行经皮肾穿刺造瘘，待肾功能与患者一般情况改善后再处理结石。⑤孤立肾上尿路结石或双侧上尿路结石致急性梗阻性无尿，只要患者情况许可，应及时外科处理，如不能耐受手术，应积极试行输尿管逆行插管或经皮肾穿刺造瘘术，待患者一般情况好转后再选择适当治疗方法。⑥对于肾功能处于尿毒症期，并有水电解质和酸碱平衡紊乱的患者，建议先行血液透析，尽快纠正其内环境的紊乱，并同时行输尿管逆行插管或经皮肾穿刺造瘘术，引流肾脏，待病情稳定后再处理结石。

十一、"石街"的治疗

"石街"为大量碎石在输尿管与男性尿道内堆积没有及时排出，堆积形成"石街"，阻碍尿液排出，以输尿管"石街"为多见。输尿管"石街"形成的原因有：①一次粉碎结石过多。②结石未能粉碎为很小的碎片。③两次碎石间隔时间太短。④输尿管有炎症、息肉、狭窄和结石等梗阻。⑤碎石后患者过早大量活动。⑥ESWL引起肾功能损害，排出碎石块的动力减弱。⑦ESWL术后综合治疗关注不够。如果"石街"形成3周后不及时处理，肾功能恢复将会受到影响；如果"石街"完全堵塞输尿管，6周后肾功能将会完全丧失。

在对较大的肾结石进行ESWL之前常规放置双J管，"石街"的发生率明显降低。对于有感染迹象的患者，给予抗生素治疗，并尽早予以充分引流。通过经皮肾穿刺造瘘术放置造瘘管通常能使结石碎片排出。对于输尿管远端的"石街"，可以用输尿管镜碎石以便将其最前端的结石击碎。总之，URSL治疗为主，联合ESWL、PCNL是治疗复杂性输尿管"石街"的好方法。

十二、妊娠合并输尿管结石的治疗

妊娠合并输尿管结石临床发病率不高，但由于妊娠期的病理、生理改变，增加了治疗难度。妊娠期间体内雌、孕激素的分泌大量增加，雌激素使输尿管等肌层肥厚，孕激素则使输尿管扩张及平滑肌张力降低导致蠕动减弱，尿流减慢。孕期膨大的子宫压迫盆腔内输尿管而形成机械性梗阻，影响尿流，并易发生尿路感染。

妊娠合并结石首选保守治疗，应根据结石的大小、梗阻的部位、是否存在着感染、有无肾实质损害以及临床症状来确定治疗方法。原则上对于结石较小、没有引起严重肾功能损害者，采用综合排石治疗，包括多饮水、补液、解痉、止痛和抗感染等措施促进排石。

对于妊娠的结石患者,保持尿流通畅是治疗的主要目的。通过局麻下经皮肾穿刺造瘘术、置入双 J 管或输尿管支架等方法引流尿液,可协助结石排出或为以后治疗结石争取时间。妊娠期间麻醉和手术的危险很难评估,妊娠前 3 个月(早期)全麻会导致畸胎的风险增加。提倡局麻下留置双 J 管,并且建议每 4 周更换 1 次,防止结石形成被覆于双 J 管。肾积水并感染积液者,妊娠 22 周前在局麻及 B 超引导下进行经皮肾造瘘术为最佳选择,引流的同时尚可进行细菌培养以指导治疗。与留置双 J 管一样,经皮肾穿刺造瘘也可避免在妊娠期进行对妊娠影响较大的碎石和取石治疗。还要强调的是,抗生素的使用应谨慎,即使有细菌培养、药敏作为证据,也必须注意各种药物对胎儿的致畸作用。

约 30% 的患者因保守治疗失败或结石梗阻而并发严重感染、急性肾衰竭而最终需要手术治疗。妊娠合并结石不推荐进行 ESWL、PCNL 与 URSL 治疗。但也有报道对妊娠合并结石患者进行手术,包括经皮肾穿刺造瘘术、置入双 J 管或输尿管支架管、脓肾切除术、肾盂输尿管切开取石术、输尿管镜取石或碎石甚至经皮肾镜取石术。但是,如果术中一旦出现并发症则较难处理。

(崔玉良)

第二节 输 尿 管 癌

近 20 年,输尿管移行细胞癌的发病率有升高的趋势。50%～73% 发生在输尿管下 1/3。与膀胱移行细胞癌和肾盂移行细胞癌的生物学特性相似。

输尿管鳞状细胞癌少见,占输尿管原发癌的 4.8%～7.8%,多为男性,60～70 岁多见。25% 的患者有输尿管或肾盂结石。左右侧输尿管受累概率相同。65% 发生在输尿管下 1/3。一般认为与尿路上皮鳞状化生有关。发现的病例大多已经是临床 Ⅲ～Ⅳ 期。有报道最长存活期为 3 年,大多数患者 1 年内死亡。

输尿管腺癌更少见,多见于 60～70 岁。72% 是男性,常合并肾盂或输尿管的其他恶性上皮成分,40% 合并结石。

一、临床表现

输尿管癌最常见的症状是肉眼或镜下血尿,占 56%～98%。其次是腰部疼痛,占 30%,典型为钝痛,如果有血凝块等造成急性梗阻,可出现绞痛。另有约 15% 没有症状,在体检时发现。晚期还会出现消瘦、骨痛和厌食等症状。

二、诊断

输尿管癌患者早期无症状,后期主要表现为无痛性肉眼或镜下血尿。诊断主要依靠辅助检查。

(一)影像学表现

传统的方法是静脉肾盂造影,现在 CT 尿路造影的应用越来越广泛。CT 尿路造影现在还能进行三维成像,在泌尿系统成像的效果与静脉造影相同。

输尿管移行细胞癌静脉造影主要表现为充盈缺损和梗阻。这要与血凝块、结石、肠气、压迫,脱落的肾乳头鉴别。结石可以通过超声或 CT 鉴别。其他的充盈缺损需要进一步行逆行尿路造影或输尿管镜来鉴别。评估对侧肾功能是重要的,因为存在双侧受累的可能,而且可以判断对侧肾功能,以选择治疗方法。

CT 和 MRI 可以帮助确定侵犯程度,是否存在淋巴结和远处转移,以判断临床分期。有研究显示,CT 判断 TNM 分期的准确度是 60%。

(二)输尿管镜检

通过静脉尿路造影或逆行尿路造影诊断的准确率是 75% 左右,联合输尿管镜检准确率能达到 85%~90%。55%~75% 的输尿管肿瘤与膀胱肿瘤是低级别和低分期,输尿管浸润性肿瘤较膀胱更常见。由于输尿管镜活检标本较小,所以在确定肿瘤的分期时,应该结合影像学确定肿瘤的形态和分级。

三、治疗

(一)内镜治疗

内镜治疗输尿管肿瘤的基本原则与膀胱肿瘤相同。单肾、双侧受累、肾功能不全或并发其他严重的疾病是内镜治疗的指征。对侧肾功能正常的患者,如果肿瘤体积小、级别低,也可以考虑内镜治疗。

1.输尿管镜

输尿管下段肿瘤可以通过硬镜逆行治疗,而上段肿瘤可以选择逆行或顺行,软镜更适合逆行治疗。

2.经皮肾镜

主要治疗输尿管上段肿瘤,可以切除较大的肿瘤,能够获得更多的标本以使分期更准确,经皮肾通道还可以用于辅助治疗。准确的穿刺是关键,穿刺中盏或上盏能顺利到达肿瘤位置。术后 4~14 天,再次通过造瘘口观察是否有残余肿瘤,如果没有,则在基底部再次取材,并用激光烧灼。没有肿瘤,则拔除肾造瘘管。如果需要进一步的辅助治疗,则更换 8F 的造瘘管。经皮通道破坏了泌尿系统的闭合性,有肿瘤种植的风险,并发症也比输尿管镜多,主要有出血、穿孔、继发性肾盂、输尿管交界处梗阻等。

(二)开放手术

1.输尿管部分切除术

适应证:①输尿管中上段非浸润性 1 级/2 级肿瘤。②通过内镜不能完全切除的肿瘤。③需要保留肾单位的 3 级肿瘤。

通过影像学和输尿管镜确定肿瘤的大体位置,距离肿瘤 1~2 cm 切除病变输尿管,然后端-端吻合。

2.末端输尿管切除

适应证:不能通过内镜完全切除的输尿管下段肿瘤。

方法:接近膀胱的下段和壁内段的输尿管可以通过膀胱外、膀胱内或内外联合的方式切除。整个下段切除,如果不能直接吻合膀胱,首先选择膀胱腰肌悬吊。如果缺损过长,可行膀胱翻瓣。

3.开放式根治性肾输尿管切除术

适应证:体积大、级别高的浸润性输尿管上段肿瘤。多发、体积较大、快速复发中等级别,非浸润性输尿管上段肿瘤的肿瘤也可以行根治性全切。范围包括肾脏,输尿管全长和输尿管口周围膀胱黏膜。

传统末端切除术：可以经膀胱、膀胱外或膀胱内外相结合。经膀胱对于完整的输尿管切除是最可靠的，包括输尿管口周围 1 cm 的膀胱黏膜。

经尿道切除输尿管口：用于低级别的上段肿瘤中。患者截石位，经尿道切除输尿管口和壁内段输尿管，直到膀胱外间隙，这样避免再做 1 个切口。如果是腹腔镜手术就不用这种方法，因为需要另做一切口取出标本。这种方法破坏了尿路的完整性，有局部复发的可能。

脱套法：术前输尿管插管，输尿管尽量向远侧游离后切断，远端输尿管与导管固定，患者改为截石位，输尿管被牵拉脱套到膀胱，然后切除，但输尿管有被拉断的可能。

淋巴结切除术：根治性肾输尿管切除术应该包括局部淋巴结切除。对于中上段输尿管肿瘤，同侧的肾门淋巴结和主动脉旁和腔静脉旁淋巴结需要清除。是否进行局部淋巴结清除仍有争议，但这样做并不增加手术时间，也不会带来更多的并发症，还可能对患者的预后有利。

（三）腹腔镜根治性肾输尿管切除术

开放式根治性肾输尿管切除术是上尿路上皮癌的"金标准"，但现在腹腔镜根治术被认为更适合。指征与开放手术相同，可以经腹腔、经腹膜后或手助式。与开放手术相比，术后恢复快、疼痛轻、住院时间短并且美观。所有的腹腔镜手术包括肾切除和输尿管切除两部分。始终需要注意肿瘤种植的风险。切口的选择也很重要，不仅只是取出标本还要满足末端输尿管的切除。

（崔玉良）

第三节　膀　胱　结　石

膀胱结石是较常见的泌尿系统结石，好发于男性，男女比例约为 10∶1。膀胱结石的发病率有明显的地区和年龄差异。总的来说，在经济落后地区，膀胱结石以婴幼儿为常见，主要由营养不良所致。随着我国经济的发展，膀胱结石的总发病率已显著下降，多见于 50 岁以上的老年人。

一、病因

膀胱结石分为原发性和继发性两种。原发性膀胱结石多由营养不良所致，现在除了少数发展中国家及我国一些边远地区外，其他地区该病已少见。继发性膀胱结石主要继发于下尿路梗阻、膀胱异物等。

（一）营养不良

婴幼儿原发性膀胱结石主要发生于贫困饥荒年代，营养缺乏尤其是动物蛋白摄入不足是其主要原因。只要改善婴幼儿的营养，使新生儿有足够的母乳或牛乳喂养，婴幼儿膀胱结石是可以预防的。

（二）下尿路梗阻

一般情况下，膀胱内的小结石以及在过饱和状态下形成的尿盐沉淀常可随尿流排出。但当有下尿路梗阻时，如良性前列腺增生、膀胱颈部梗阻、尿道狭窄、先天畸形、膀胱膨出、憩室、肿瘤等，均可使小结石和尿盐结晶沉积于膀胱而形成结石。

此外，造成尿流不畅的神经性膀胱功能障碍、长期卧床等，都可能诱发膀胱结石的出现。尿液潴留容易并发感染,以细菌团、炎症坏死组织及脓块为核心,可诱发晶体物质在其表面沉积而形成结石。

(三)膀胱异物

医源性的膀胱异物主要有长期留置的导尿管、被遗忘取出的输尿管支架管、不被机体吸收的残留缝线、膀胱悬吊物、由子宫内穿至膀胱的 Lippes 环等,非医源性异物如发夹、蜡块等。膀胱异物可作为结石的核心而使尿盐晶体物质沉积于其周围而形成结石。此外,膀胱异物也容易诱发感染,继而发生结石。

当发生血吸虫病时,其虫卵亦可成为结石的核心而诱发膀胱结石。

(四)尿路感染

继发于尿液潴留及膀胱异物的感染,尤其是分泌尿素酶的细菌感染,由于能分解尿素产生氨,使尿 pH 升高,使尿磷酸钙、铵和镁盐的沉淀而形成膀胱结石。这种由产生尿素酶的微生物感染所引起、由磷酸镁铵和碳磷灰石组成的结石,又称为感染性结石。

含尿素酶的细菌大多数属于肠杆菌属,其中最常见的是奇异变形杆菌,其次是克雷伯杆菌、假单胞菌属及某些葡萄球菌。少数大肠埃希菌、某些厌氧细菌及支原体也可以产生尿素酶。

(五)代谢性疾病

膀胱结石由人体代谢产物组成,与代谢性疾病有着极其密切的关系,包括胱氨酸尿症、原发性高草酸尿症、特发性高尿钙、原发性甲状旁腺功能亢进症、黄嘌呤尿症、特发性低柠檬酸尿症等。

(六)肠道膀胱扩大术

肠道膀胱扩大术后膀胱结石的发生率高达 36%～50%,主要原因是肠道分泌黏液所致。

(七)膀胱外翻-尿道上裂

膀胱外翻-尿道上裂患者在膀胱尿道重建术前因存在解剖及功能方面的异常,易发生膀胱结石。在重建术后,手术引流管、尿路感染、尿液潴留等又增加了结石形成的危险因素。

二、病理

膀胱结石的继发性病理改变主要表现为局部损害、梗阻和感染。由于结石的机械性刺激,膀胱黏膜往往呈慢性炎症改变。继发感染时,可出现滤泡样炎性病变、出血和溃疡,膀胱底部和结石表面均可见脓苔。偶可发生严重的膀胱溃疡,甚至穿破到阴道、直肠,形成尿瘘。晚期可发生膀胱周围炎,使膀胱和周围组织粘连,甚至发生穿孔。

膀胱结石易堵塞于膀胱出口、膀胱颈及后尿道,导致排尿困难。长期持续的下尿路梗阻可使膀胱逼尿肌出现代偿性肥厚,并逐渐形成小梁、小房和憩室,使膀胱壁增厚和肌层纤维组织增生。长期下尿路梗阻还可损害膀胱输尿管的抗反流机制,导致双侧输尿管扩张和肾积水,使肾功能受损,甚至发展为尿毒症。肾盂输尿管扩张积水可继发感染而发生肾盂肾炎及输尿管炎。

当尿路移行上皮长期受到结石、炎症和尿源性致癌物质刺激时,局部上皮组织可发生增生性改变,甚至出现乳头样增生或者鳞状上皮化生,最后发展为鳞状上皮癌。

三、临床表现

膀胱结石的主要症状是排尿疼痛、排尿困难和血尿。疼痛可为耻骨上或会阴部疼痛,由结石刺激膀胱底部黏膜而引起,常伴有尿频和尿急,排尿终末时疼痛加剧。如并发感染,则尿频、尿急更加明显,并可发生血尿和脓尿。排尿过程中结石常堵塞膀胱出口,使排尿突然中断并突发剧痛,疼痛可向阴茎、阴茎头和会阴部放射。排尿中断后,患者须晃动身体或采取蹲位或卧位,移开堵塞的结石,才能继续排尿,并可缓解疼痛。

小儿发生结石堵塞,往往疼痛难忍,大声哭喊,大汗淋漓,常用手牵扯阴茎或手抓会阴部,并变换各种体位以减轻痛苦。结石嵌顿于膀胱颈口或后尿道,则出现明显排尿困难,尿流呈滴沥状,严重时发生急性尿潴留。

膀胱壁由于结石的机械性刺激,可出现血尿,并往往表现为终末血尿。尿流中断后再继续排尿亦常伴有血尿。

老年男性膀胱结石多继发于前列腺增生症,可同时伴有前列腺增生症的症状;神经性膀胱功能障碍、尿道狭窄等引起的膀胱结石亦伴有相应的症状。

少数患者,尤其是结石较大且有下尿路梗阻及残余尿者,可无明显的症状,仅在做 B 超或 X 线检查时发现结石。

四、诊断

根据膀胱结石的典型症状,如排尿终末疼痛、排尿突然中断,或小儿排尿时啼哭牵拉阴茎等,可做出膀胱结石的初步诊断。但这些症状绝非膀胱结石所独有,常需辅以 B 超或 X 线检查才能确诊,必要时做膀胱镜检查。

体检对膀胱结石的诊断帮助不大,多数病例无明显的阳性体征。结石较大者,经双合诊可扪及结石。婴幼儿直肠指检有时亦可摸到结石。经尿道将金属探条插入膀胱,可探出金属碰击结石的感觉和声音。目前此法已被 B 超及 X 线检查取代而很少采用。

实验室检查可发现尿中有红细胞或脓细胞,伴有肾功能损害时可见血肌酐、尿素氮升高。

超声检查简单实用,结石呈强光团并有明显的声影。当患者转动身体时,可见到结石在膀胱内移动。膀胱憩室结石则变动不大。

腹部平片亦是诊断膀胱结石的重要手段,结合 B 超检查可了解结石大小、位置、形态和数目,还可了解双肾、输尿管有无结石。应注意区分平片上的盆部静脉石、输尿管下段结石、淋巴结钙化影、肿瘤钙化影及粪石。必要时行静脉肾盂造影检查以了解上尿路情况,作膀胱尿道造影以了解膀胱及尿道情况。纯尿酸和胱氨酸结石为透 X 线的阴性结石,用淡的造影剂进行膀胱造影有助于诊断。

尿道膀胱镜检查是诊断膀胱结石最可靠的方法,尤其对于透 X 线的结石。结石在膀胱镜可一目了然,不仅可查清结石的大小、数目及其具体特征,还可明确有无其他病变,如前列腺增生、尿道狭窄、膀胱憩室、炎症改变、异物、癌变、先天性后尿道瓣膜及神经性膀胱功能障碍等。膀胱镜检查后,还可同时进行膀胱结石的碎石治疗。

五、治疗

膀胱结石的治疗应遵循两个原则,一是取出结石,二是去除结石形成的病因。膀胱结石如果来源于肾、输尿管结石,则同时处理;来源于下尿路梗阻或异物等病因时,在清除结石的同时必须去除这些病因。有的病因则需另行处理或取石后继续处理,如感染、代谢紊乱和营养失调等。

一般来说,直径<0.6 cm,表面光滑,无下尿路梗阻的膀胱结石可自行排出体外。绝大多数的膀胱结石均需行外科治疗,方法包括体外冲击波碎石术、内腔镜手术和开放性手术。

(一)体外冲击波碎石术

小儿膀胱结石多为原发性结石,可首选体外冲击波碎石术;成人原发性膀胱结石≤3 cm 者亦可以采用体外冲击波碎石术。膀胱结石进行体外冲击波碎石时多采用俯卧位或蛙式坐位,对阴囊部位应做好防护措施。由于膀胱空间大,结石易移动,碎石时应注意定位。较大的结石碎石前膀胱需放置 Foley 尿管,如需作第 2 次碎石,两次治疗间断时间应>1 周。

(二)腔内治疗

几乎所有类型的膀胱结石都可以采用经尿道手术治疗。在内镜直视下经尿道碎石是目前治疗膀胱结石的主要方法,可以同时处理下尿路梗阻病变,如前列腺增生、尿道狭窄、先天性后尿道瓣膜等,亦可以同时取出膀胱异物。

相对禁忌证:①严重尿道狭窄经扩张仍不能置镜者。②合并膀胱挛缩者,容易造成膀胱损伤和破裂。③伴严重出血倾向者。④泌尿系统急性感染期。⑤严重全身性感染。⑥全身情况差不能耐受手术者。⑦膀胱结石合并多发性憩室应视为机械碎石的禁忌证。

一般采用蛛网膜下腔麻醉、骶管阻滞麻醉或硬膜外麻醉均可,对于较小、单发的结石亦可选择尿道黏膜表面麻醉。小儿患者可采用全身静脉麻醉。手术体位取截石位。

目前常用的经尿道碎石方式包括机械碎石、液电碎石、气压弹道碎石、超声碎石、激光碎石等。

1.经尿道机械碎石术

经尿道机械碎石是用器械经尿道用机械力将结石击碎。常用器械有大力碎石钳(图 6-1)及冲压式碎石钳(图 6-2),适用于 2 cm 左右的膀胱结石。如同时伴有前列腺增生,尤其是中叶增生者,最好先行前列腺切除,再行膀胱碎石,两种手术可同时或分期进行。

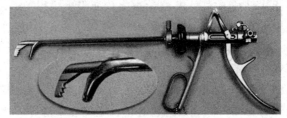

图 6-1 大力碎石钳

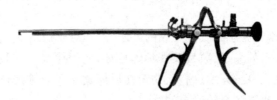

图 6-2 冲压式碎石钳

机械碎石有盲目碎石和直视碎石两种,盲目碎石现已很少使用,基本上被直视碎石所取代。直视碎石是先插入带内镜的碎石钳,充盈膀胱后,在镜下观察结石的情况并在直视下将碎石钳碎。操作简便,效果满意且安全。

由于膀胱结石常伴有膀胱黏膜的充血水肿,若碎石过程中不慎夹伤黏膜或结石刺破黏膜血管,有可能导致膀胱出血。因此,碎石前必须充盈膀胱,使黏膜皱褶消失,尽量避免夹到黏膜;碎石钳夹住结石后,应稍上抬离开膀胱壁,再用力钳碎结石。术后如无出血,一般无须留置导尿管。

如伴有出血或同时做经尿道前列腺切除手术,则需留置导尿管引流,必要时冲洗膀胱。

膀胱穿通伤是较严重的并发症,由碎石钳直接戳穿或钳破膀胱壁所致。此时灌注液外渗,患者下腹部出现包块,有压痛,伴有血尿。如穿通至腹膜外,只需停留导尿管引流膀胱进行保守治疗和观察即可;如出现明显腹胀及大量腹水,说明穿通至腹腔内,需行开放手术修补膀胱。

2.经尿道液电碎石术

液电碎石的原理是通过置入水中的电极瞬间放电,产生电火花,生成热能制造出空化气泡,并进一步诱发形成球形的冲击波来碎石。

液电的碎石效果不如激光和气压弹道,而且其热量的非定向传播往往容易导致周围组织损伤,轰击结石时如果探头与膀胱直接接触可造成膀胱的严重损伤甚至穿孔,目前已很少使用。

3.经尿道超声碎石术

超声碎石是利用超声转换器,将电能转变为声波,声波沿着金属探条传至碎石探头,碎石探头产生高频震动使与其接触的结石碎裂。超声碎石常用内含管腔的碎石探头,其末端接负压泵,能反复抽吸进入膀胱的灌注液,一方面吸出碎石,另一方面使视野清晰并可使超声转换器降温,碎石、抽吸和冷却同时进行。

在膀胱镜直视下,将碎石探头紧触结石,并将结石压向膀胱壁而可进行碎石。注意碎石探头与结石间不能有间隙。探头不可直接接触膀胱壁,以减少其淤血和水肿。负压管道进出端不能接错,否则会使膀胱变成正压,导致膀胱破裂。

超声碎石的特点是简单、安全性高,碎石时术者能利用碎石探头将结石稳住,同时可以边碎边吸出碎石块。但由于超声波碎石的能量小,碎石效率低,操作时间较长。

4.经尿道气压弹道碎石术

气压弹道碎石的原理是通过压缩的空气驱动金属碎石杆,以一定的频率不断撞击结石而使之破碎。气压弹道能有效击碎各种结石,整个过程不产生热能及有害波,是一种安全、高效的碎石方法。其缺点是碎石杆容易推动结石,结石碎片较大,常需取石钳配合使用。膀胱结石用气压弹道碎石时结石在膀胱内易移动,较大的结石需要时间相对比较长,碎石后需要用冲洗器冲洗或用取石钳将结石碎片取出膀胱。

使用超声气压弹道碎石清石一体机可同时进行超声碎石和气压弹道碎石,大大加快碎石和清石的速度,有效缩短手术时间。

5.经尿道激光碎石术

激光碎石是目前治疗膀胱结石的首选方法,目前常用的激光有钕-钇铝石榴石(Nd:YAG)激光、Nd:YAG双频激光(FREDDY波长532 nm和1 064 nm)和钬-钇铝石榴石(Ho:YAG)激光,使用最多的是钬激光。

钬激光是一种脉冲式近红外线激光,波长为2 140 nm,组织穿透深度不超过0.5 mm,对周围组织热损伤极小。有直射及侧射光纤,365 μm的光纤主要用于半硬式内镜,220 μm的光纤用于软镜。钬激光能够粉碎各种成分的结石,碎石速度较快,碎石充分,出血极少,其治疗膀胱结石的安全性、有效性和易用性已得到确认,成功率可达100%。同时,钬激光还能治疗引起结石的其他疾病,如前列腺增生、尿道狭窄等。

膀胱镜下激光碎石术只要视野清晰,常不易伤及膀胱黏膜组织,术后无须作任何特殊治疗,嘱患者多饮水冲洗膀胱即可。

(三)开放手术治疗

耻骨上膀胱切开取石术不需特殊设备,简单易行,安全可靠,但随着腔内技术的发展,目前采用开放手术取石已逐渐减少,开放手术取石不应作为膀胱结石的常规治疗方法,仅适用于需要同时处理膀胱内其他病变时使用。

开放手术治疗的相对适应证:①较复杂的儿童膀胱结石。②>4 cm 的大结石。③严重的前列腺增生、尿道狭窄或膀胱颈挛缩者。④膀胱憩室内结石。⑤膀胱内围绕异物形成的大结石。⑥同时合并需开放手术的膀胱肿瘤。⑦经腔内碎石不能击碎的膀胱结石。⑧肾功能严重受损伴输尿管反流者。⑨全身情况差不能耐受长时间手术操作者。

开放手术治疗的相对禁忌证:①合并严重内科疾病者,先行导尿或耻骨上膀胱穿刺造瘘,待内科疾病好转后再行腔内或开放取石手术。②膀胱内感染严重者,先行控制感染,再行手术取石。③全身情况极差,体内重要器官有严重病变,不能耐受手术者。

(崔玉良)

第四节　良性前列腺增生

良性前列腺增生(BPH)是引起中老年男性排尿障碍原因中最常见的一种良性疾病,主要临床表现为下尿路症状(LUTS)。BPH 的发病率随着老年男性年龄的增长而增加。组织学前列腺增生通常发生在 40 岁以后,以后发病率逐渐增高,80 岁以上接近 90%。临床前列腺增生,40～49 岁发病率为 14%,50～59 岁发病率为 24%,60～69 岁发病率为 43%,70～79 岁发病率为 40%。

一、病因与发病机制

国内外学者对 BPH 病因的研究已有 50 多年历史,各种学说层出不穷,但迄今确切病因仍未阐明。多年来研究成果集中在如下四个方面。

(一)性激素与睾丸内非雄性激素物质的作用

前列腺是雄性生殖器官之一,其结构和功能是受下丘脑-垂体-睾丸轴和肾上腺的调节。

1.雄激素

前列腺内雄激素 90%～95% 来源于睾丸,5%～10% 来源于肾上腺。雄激素中起主要作用的是占睾酮 2% 的游离睾酮。游离睾酮与前列腺间质细胞核膜上的 5α-还原酶Ⅱ作用转化为双氢睾酮(DHT)后才能发挥生物效应。

2.雌激素

当男性进入 50 岁后,体内雌激素明显增高,游离雌二醇与游离睾酮比值上升。中青年人血浆雌/雄激素浓度比值为 1:150,老年人为 1:(80～120),老年人前列腺内雌/雄激素浓度比值为 1:8。尽管雌激素在 BPH 发生的作用机制的研究还不如雄激素那样清楚,但老年期雌/雄激素比例失调可能是 BPH 的病因之一。有学者提出了"雌/雄激素协同效应"学说。

3.睾丸内非雄激素类物质

从人精液囊肿中提取的液体可以促使体外培养的前列腺上皮细胞及间质细胞增殖。这种非

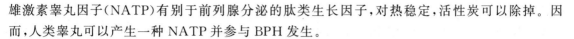

雄激素睾丸因子(NATP)有别于前列腺分泌的肽类生长因子,对热稳定,活性炭可以除掉。因而,人类睾丸可以产生一种NATP并参与BPH发生。

(二)生长因子的作用

BPH组织中肽类生长因子有两类:①刺激前列腺细胞增殖的生长因子,如碱性成纤维细胞生长因子(bFGF)、表皮生长因子(EGF)、α转化生长因子(TGF-α)、胰岛素样生长因子(IGF)、血小板源生长因子(PDGF)、神经生长因子(NGF)等。②抑制前列腺细胞生长的生长因子β-转化生长因子(TGF-β)。bFGF、KGF、TGF-β等生长因子过表达时,通过自分泌、细胞内分泌、旁分泌三种形式,引起BPH。因此,阐明各种生长因子的作用以及各种生长因子相互关系,将对BPH病因的揭示具有重要意义。

(三)间质-上皮相互作用

前列腺间质和上皮细胞之间是相互影响的,其相互作用是通过生长因子、细胞外基质(ECM)进行调节。前列腺内生长因子、ECM、细胞相互作用构成统一的整体,正常情况下保持一定的动态平衡。BPH的发生是基质-上皮相互作用紊乱的结果。BPH时前列腺内基质/上皮的比例由正常的2:1增加到5:1。

(四)细胞增殖与凋亡

正常前列腺的大小保持恒定有赖于腺体内的细胞增殖与死亡的动态平衡。BPH并非细胞增殖的结果,而是与细胞凋亡减少有关。前列腺细胞增殖与凋亡,在正常情况是处于动态平衡,这种动态平衡是前列腺刺激生长因子和抑制生长因子相互作用保持平衡的结果。TGF-β是被确认引起细胞凋亡主要的生长因子。目前还发现与前列腺细胞凋亡有关的基因有p53、c-myc、bcl-2、睾酮抑制前列腺信号-2(Trpm-2)、热休克蛋白(hsp27,70),组织蛋白酶D.B、c-fos等。

综上所述,BPH是一组多病因的疾病,老龄及有功能的睾丸存在是BPH发生必备条件,老龄及睾丸产生的性激素以及其他从饮食、环境中摄入并经体内转化的相关物质统称为导致BPH的外在因素。而前列腺本身产生的各种肽类生长因子、间质-上皮细胞相互作用、细胞增殖与凋亡属于BPH发病的内在因素,外在因素通过内在因素才导致BPH的发生。

二、良性前列腺增生病理

BPH病理学改变应包括两个方面的内容,一方面是BPH的病理改变,另一方面是前列腺增生引起膀胱出口梗阻(BOO)的病理改变。

(一)病理

前列腺近端尿道黏膜下腺体区域及移行区是BPH的起源地,形成多中心性的基质结节,基质结节由增生的纤维和平滑肌组成。尿道周围腺体增生进展很慢,且只能向膀胱方向发展,成为形成所谓的中叶增生。移行区的基质结节可以分泌各种生长因子,通过基质-上皮细胞相互作用机制,使移行区弥漫性增大。增生组织将真正的前列腺组织向外压迫,被挤压的组织发生退行性改变,逐渐转变为纤维组织,形成灰白色坚硬的假包膜,即外科包膜。

前列腺增生组织由间质和腺上皮以不同的比例构成,可以分为5个病理类型:①基质型。②纤维肌肉型。③肌型。④纤维腺瘤型。⑤纤维肌肉腺瘤型,其中以纤维肌肉腺瘤型最为常见。

(二)膀胱出口梗阻的病理生理改变

前列腺增生造成膀胱出口梗阻(BOO)有两种因素,即机械因素(静力因素)和动力因素。①机械因素:BPH时,精阜随增大的腺体向下移至接近尿道外括约肌处,前列腺段尿道随之延长,管腔变窄,增生腺体扩张增加尿道阻力;若增生腺体伸向膀胱,造成膀胱颈口狭窄,这些都是造成 BOO 的机械因素。②动力因素:在机械、炎症或其他因素刺激下,肾上腺素能受体(α_1-AR)兴奋,使 BPH 组织中平滑肌收缩,引起 BOO。BPH 合并的 BOO 往往是机械因素和动力因素同时存在。

BOO 患者在排尿时,为克服膀胱流出道梗阻,逼尿肌开始代偿性肥厚,收缩力增强;如梗阻继续存在或加重,逼尿肌收缩力减弱,逼尿肌功能处于失代偿状态。这将引起膀胱逼尿肌一系列细胞内外结构、功能的病理改变。

1.逼尿肌不稳定(DI)

DI 又称不稳定膀胱(USB),是指在膀胱充盈过程中自发或诱发的、不能被主动抑制的逼尿肌不自主地收缩。DI 发生的机制较复杂,目前认为逼尿肌超微结构的变化、膀胱肾上腺能受体功能异常、传入神经功能紊乱与抑制性机制失衡和逼尿肌超敏反应是 DI 的发病机制。

2.逼尿肌收缩功能受损

逼尿肌收缩取决于逼尿肌细胞、间质和神经结构的完整性,神经冲动传递至胆碱能轴末梢,释放乙酰胆碱触发肌细胞收缩。BPH 时,电镜观察发现肌细胞传入神经的超微结构有广泛的退行性改变,肌细胞结构破坏,最终使神经与肌肉连接的效应器丧失,导致逼尿肌收缩无力。平滑肌细胞间充满增殖的大量胶原纤维和许多弹力纤维,严重影响肌细胞收缩力的传递,整个逼尿肌难以产生有力协同一致的快速而持续的收缩,还导致膀胱尿液残留。

3.膀胱顺应性改变

膀胱对容积增加的耐受力称为顺应性。BPH 时,逼尿肌细胞间充满交织的胶原纤维,使膀胱壁僵硬,缺乏弹性,舒张能力下降。不稳定膀胱常伴有膀胱感觉过敏。当膀胱充盈时,即使少量尿液增加,也可引起膀胱内压升高,称为低顺应性膀胱。低顺应性膀胱并未能因膀胱内压升高而排尿得到改善。膀胱残余尿仍在不断增加,导致慢性尿潴留,而膀胱内压持续处于高水平,称为高压性慢性尿潴留。高压性慢性尿潴留将阻碍上尿路尿液输送,易于发生上尿路扩张,肾功能受损。高压性慢性尿潴留即使手术解除梗阻,术后上尿路功能恢复也较差。

BPH 引起逼尿肌不稳定和膀胱低顺应性改变,可能是 BOO 引起逼尿肌的早期代偿表现,而逼尿肌收缩功能损害和高顺应性膀胱可能是膀胱逼尿肌受损晚期失代偿的标志。

三、良性前列腺增生临床表现

BPH 的临床表现是随着下尿路梗阻引起的病理生理改变的进展而逐渐出现的。BPH 临床上主要有三组症状,即膀胱刺激症状、梗阻症状及梗阻并发症。

(一)膀胱刺激症状

尿频是 BPH 最常见的症状,开始多为夜尿次数增多,随后白天也出现尿频。当夜尿次数3 次以上时,表示膀胱出口梗阻已达到一定程度。BPH 出现逼尿肌不稳定,低顺应性膀胱时,患者除尿频外,还伴有尿急、尿痛,甚至出现急迫性尿失禁。BPH 患者有 $50\%\sim80\%$ 出现不稳定膀胱。当膀胱逼尿肌代偿功能失调,出现高顺应性膀胱时,每次排尿都不能将膀胱内尿液排空,膀胱内残余尿日益增多,膀胱有效容量不断减少,尿频症状更加频繁。膀胱过度充盈时,膀胱内压超过尿道阻力,尿液将不自主地从尿道口溢出,犹如尿失禁,称为充盈性尿失禁。夜间熟睡时,盆底肌松弛,以及夜间迷走神经兴奋,更易使尿液自行溢出,类似"遗尿症"的临床表现。

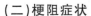

(二)梗阻症状

1.排尿困难

排尿困难的程度是由 BOO 梗阻程度和膀胱功能状况共同决定的。初期表现为有尿意时需要等候片刻后才能排出尿液,称为排尿踌躇,排尿费力。随着病程的进展,继而出现尿线变细、无力,射程短,甚至尿不成线,尿液呈滴沥状排出。BOO 梗阻的程度,并不完全取决于增生腺体的大小,而决定于增生的部位以及前列腺包膜、平滑肌的张力。前列腺的体积即使不大,但中叶增生或纤维增生型 BPH 也可以出现明显的排尿困难症状。当膀胱功能受损,逼尿肌收缩无力时排尿困难更为严重。

2.残余尿、尿潴留

BPH 患者排尿时不能将膀胱内尿液排空,膀胱内出现残余尿。残余尿量逐渐增加,导致高压性慢性尿潴留。膀胱内压持续处于高水平。膀胱逼尿肌进一步损害,功能失代偿,出现高顺应性膀胱,膀胱感觉迟钝,最后导致低压性慢性尿潴留,膀胱内压处于低水平状态。

BPH 患者如遇气候突变、过度疲劳、饮酒、房事或上呼吸道感染时,可能诱发导致急性尿潴留。目前认为,急性尿潴留是膀胱功能失代偿的主要表现,为 BPH 进展的一个重要事件。

残余尿量的多少对预测上尿路功能和 BPH 的临床进展有着重要意义。残余尿量小于 55 mL 时无肾积水发生,当残余尿量在 55～100 mL 时,患者肾积水发生率明显增加,而残余尿量在 150 mL 以上时,患者肾积水发生率为 55%。

(三)梗阻并发症

1.血尿

前列腺腺体表面黏膜上的毛细血管、小血管,由于受到增生腺体的牵拉,尤其在膀胱强力收缩排尿时,可出现血管破裂,或增生腺体压迫前列腺静脉丛,小静脉淤血,均可出现镜下血尿或肉眼血尿,严重者可出现血块,引起急性尿潴留。BPH 并发血尿者约为 20% 左右。

2.尿路、生殖道感染

BPH 引起下尿路梗阻时,可导致尿路感染,尤其在有残余尿时,诱发感染的机会更多。膀胱炎症时,尿频、尿急、尿痛等症状将加重。如继发上行性尿路感染,往往出现腰痛和畏寒、发热等全身症状。伴发急性附睾炎时,患侧附睾肿大、疼痛,严重者伴发热。

3.上尿路扩张、肾功能损害

膀胱大量残余尿和膀胱内压≥40 cmH$_2$O 是导致上尿路扩张的主要原因。低顺应性膀胱,高压性慢性尿潴留患者易发生上尿路扩张,严重者可出现肾衰竭和尿毒症。

4.膀胱结石

下尿路梗阻导致膀胱残余尿的长期存在,尿液中的晶体将沉淀形成结石。若合并膀胱内感染,则促进结石形成。BPH 伴膀胱结石的发生率约为 10%。

5.腹压增高所引起的症状

BPH 引起 BOO 情况下,出现排尿困难,长期增加腹压排尿,将促使腹股沟疝、脱肛、内痔等的发生。

四、良性前列腺增生诊断

以 LUTS 为主诉的 50 岁以上男性患者,首先应该考虑 BPH 的可能,为明确诊断,需做以下评估。

（一）初始评估

1.病史询问

（1）下尿路症状的特点、持续时间及其伴随症状：BPH 的临床表现以 LUTS 为主。在询问病史的过程中，需要强调的是 LUTS 并非 BPH 特有的症状。例如，膀胱刺激症状也常见于前列腺炎、膀胱炎、膀胱结石、泌尿系统结核等其他疾病，以及非 BPH 所致（如神经系统疾病）的逼尿肌功能障碍等。同样，梗阻症状也见于如尿道狭窄、膀胱颈挛缩、前列腺癌等。

BPH 除 LUTS 的临床表现外，部分患者还伴有相关的并发症状，如反复血尿，尿路感染或附睾炎，膀胱结石伴排尿中断或尿痛，长期腹压增高所伴随的症状，如脱肛、内痔、腹股沟疝等。少数患者以食欲缺乏、贫血、嗜睡等肾功能不全的症状为主就诊。

（2）与 BPH 相关的病史询问：回顾既往有无骨盆骨折、尿道狭窄、尿道炎症、脊柱外伤、糖尿病，以及神经系统疾病，如帕金森病、脑出血、脑梗死后遗症等病史。注意近期是否服用了影响膀胱出口功能的药物，如抗胆碱能药物阿托品，增加膀胱出口阻力的肾上腺素受体激动剂，如舒喘平、异丙肾上腺素类药物。近期有无劳累、饮酒、上呼吸道感染等，这些可以加重 LUTS。

（3）国际前列腺症状评分（IPSS）和生活质量评估（QoL）：1994 年第 2 届国际 BPH 咨询委员会建议将 IPSS 和 QoL 问卷表列为正式的全世界应用于 BPH 症状量化评分表，用以对 BPH 病情的评估和治疗前后疗效的对比。

IPSS 评分有 7 个问题，总的评分范围从无症状至严重症状 0～35 分。症状严重程度分轻、中、重三个级别。1～7 分为轻度，8～19 分为中度，20～35 分为重度。IPSS 评分是 BPH 患者下尿路症状严重程度的主观反映，它与最大尿流率、残余尿量以及前列腺体积无明显相关性。

QoL 评分答案从非常好到很痛苦分为 0～6 分，是了解患者对其目前下尿路症状水平伴随其一生的主观感受，主要关心的是 BPH 患者受下尿路症状困扰的程度及是否能够耐受，因此又称为困扰评分。

症状评分对预测：BPH 临床进展也有一定价值，IPSS 评分>7 分的患者发生急性尿潴留的风险是 IPSS 评分<7 分者的 4 倍。对于无急性尿潴留病史的 BPH 患者，储尿期症状评分及总的症状评分有助于预测 BPH 患者接受手术风险治疗。

2.体格检查

（1）泌尿系统及外生殖器检查：首先要排除是否为充盈的膀胱，耻骨上叩诊呈固定浊音，常表示尿潴留。必要时导尿后，直肠腹部双合诊再次检查并与腹腔、盆腔内其他包块相鉴别。注意触摸腹股沟包块能否回纳，阴囊内睾丸、附睾大小及质地，阴茎有无硬结。

（2）直肠指检（DRE）：DRE 是 BPH 诊断必须检查的项目，肛检前应先做血清前列腺特异性抗原（PSA）测定，在膀胱排空后进行。典型 BPH，腺体增大，边缘清楚，表面光滑，中央沟变浅或消失，质地柔韧而有弹性。

估计前列腺的大小多是凭检查者的个人经验，曾以禽蛋、果实描述前列腺大小。1980 年有人提出前列腺大小分 4 度，Ⅰ度增生腺体大小达正常腺体的 2 倍，估重为 20～25 g；Ⅱ度为 2～3 倍，中央沟消失不明显，估重为 25～50 g；Ⅲ度为 3～4 倍，中央沟消失，指诊可勉强触及前列腺底部，估重为 50～75 g；Ⅳ度腺体增大超过 4 倍，指诊已不能触及腺体上缘，估重在 75 g 以上。

DRE 的缺点是不能精确量化前列腺大小，不能判断前列腺突向膀胱的部分，即使 DRE 前列腺不大也不能排除前列腺增生。但 DRE 的优点在于能快速简单地向医师提供前列腺大小的大致概念，怀疑异常的患者最后确诊为前列腺癌的有 26%～34%。

(3)局部神经系统检查(包括运动和感觉):该检查目的是排除神经源性膀胱功能障碍。如体检中发现膝反射、踝反射、跖伸反应病理性亢进者,提示脊髓损害(肿瘤、创伤、多发性硬化等);如膝反射、踝反射消失,腓肠肌、足内附肌无力,会阴感觉丧失及肛门括约肌松弛者,则为马尾节段损害;有膝反射、踝反射消失伴足感觉障碍者,可能为全身性外周神经病;而行动迟缓、帕金森貌、直立性低血压、喉喘鸣及小脑共济失调者,应考虑有神经变性的疾病如多系统硬化症。

3.实验室检查

(1)尿常规:可以确定下尿路症状患者是否有血尿、蛋白尿、脓尿等。

(2)血肌酐:BPH 伴血清肌酐升高是上尿路影像学检查的适应证,评估有无肾积水、输尿管扩张反流等情况。

(3)血清 PSA:血清 PSA 作为一项危险因素可以预测 BPH 的临床进展,从而指导治疗方法的选择。血清 PSA≥1.6 ng/mL 的 BPH 患者发生临床进展的可能性更大。

4.超声检查

超声检查可以经腹壁、经直肠探测途径,经腹壁最为常用。前列腺体积计算公式为:前列腺体积=0.52×(前列腺三个径的乘积);前列腺重量计算公式为:前列腺重量=0.546×(前列腺三个径的乘积)。一般认为,直肠超声估计前列腺体积大于 20 mL,才能诊断前列腺增大。

经腹壁探测可同时显示膀胱、前列腺、精囊,还能得到 BPH 的间接诊断依据,如膀胱壁小梁小室形成、膀胱憩室、膀胱结石、残余尿量等资料,也可以观察有无上尿路扩张、积水。虽然经腹壁 B 超应用最为普及,但显示前列腺内部结构和测量前列腺大小不如经直肠途径精确。经直肠 B 超用彩色多普勒血流显像(CDFI)能看到前列腺内部血流分布、走向和血流的频谱分析,可以测定整个前列腺和移行区的体积。测定移行区体积有更为实际意义。

现在认为,前列腺体积是 BPH 临床进展的另一风险预测因素。前列腺体积≥31 mL 的BPH 患者发生临床进展的可能性更大。

5.尿流率检查

尿流率指单位时间内排出的尿量,通常用 mL/s 作计量单位。50 岁以上男性,Q_{max}≥15 mL/s 属正常,15~10 mL/s 者可能有梗阻,<10 mL/s 者则肯定有梗阻。但是最大尿流率减低不能区分梗阻和逼尿肌收缩力减低,也不能说明是 BPH 梗阻或非 BPH 梗阻,还必须进一步做其他有关尿流动力学检查才能明确。Q_{max}<10.6 mL/s 的 BPH 患者发生临床进展的可能更大。

(二)根据初始评估结果,部分患者需要进一步检查

1.排尿日记

让患者自己记录排尿次数、排尿时间、每次尿量、伴随排尿症状、饮水量等。一般连续记录5~7 天。对以夜尿为主的下尿路症状患者,排尿日记很有价值,有助于鉴别夜间多尿和饮水过量,排尿次数是白天多还是晚上多。

2.尿流动力学检查

尿流动力学检查是对下尿路功能评估的一种有价值的检测方法。BPH 诊断时常用的尿流动力学检查包括尿流率测定、压力-流率同步检查、充盈性膀胱测压等,其中尿流率测定如前所述。

(1)充盈性膀胱测压:患者取截石位,经尿道将 8F 导尿管置入膀胱,记录残余尿量后与尿动力学仪相应通道连接,经肛门将一气囊导管置于直肠下端,气囊适量充气后与尿动力学仪相应通道连接。采用液体介质进行中速膀胱灌注,连续记录储尿期和排尿期膀胱压力和容量的相互关系及膀胱感觉功能,将其描绘成膀胱压力容积曲线图,可以反映储尿期膀胱感觉功能、逼尿肌顺应性和稳定性以及排尿期逼尿肌的收缩能力。

储尿期正常膀胱压<1.47 kPa(15 cmH$_2$O),无自发或诱发的逼尿肌收缩,膀胱容量和感觉功能正常。若出现自发或诱发的逼尿肌无抑制收缩,膀胱内压>1.47 kPa(15 cmH$_2$O),则为不稳定膀胱。若膀胱空虚静止状态膀胱内压>1.47 kPa(15 cmH$_2$O),或较小的膀胱容量增加即迅速地压力升高,则为低顺应性膀胱。若膀胱容量>750 mL,且膀胱内压始终处于低水平则为高顺应性膀胱。

排尿期正常膀胱呈持续有力的收缩,最大逼尿肌收缩压力 2.94～5.88 kPa(30～60 cmH$_2$O)。若逼尿肌收缩压始终<1.96 kPa(20 cmH$_2$O),应考虑为逼尿肌收缩功能受损,若逼尿肌收缩压始终>9.8 kPa(100 cmH$_2$O),提示逼尿肌收缩亢进。

(2)压力-流率同步检查:常用检查方法蹲位、立位或坐位,操作同充盈性膀胱测压。记录排尿全过程,分别以逼尿肌收缩压和尿流率为坐标,即可获得压力流率函数曲线图。检测结果如为高压低流曲线,表示逼尿肌收缩压高,尿流率低,这是典型的尿道梗阻曲线,也是尿道梗阻诊断的金标准;若低压低流曲线,逼尿肌收缩压和尿流率均低,这是典型的逼尿肌无力曲线。

(3)影像学检查。①静脉尿路造影:如果有下尿路症状患者同时伴有反复泌尿系感染、镜下或肉眼血尿,怀疑肾积水或者输尿管扩张反流、泌尿系统结石,应行静脉尿路造影检查。但是,血清肌酐值升高超过正常1倍者不宜进行此项检查。②尿道造影检查:不能排除尿道狭窄的患者建议选用此项检查。③CT和MRI:CT可测量前列腺体积,显示前列腺大小、形状以及凸入膀胱情况。正常前列腺的CT值约40 Hu,BPH时CT值略低。MRI三维成像可清楚显示前列腺形态以及凸入膀胱程度,MRI可以区分前列腺各区域的结构,但在前列腺内结节良恶性的价值不大。

(4)尿道膀胱镜检查:怀疑BPH合并尿道狭窄、膀胱内占位性病变时建议此项检查。通过尿道膀胱镜检查可以了解以下情况如有无尿道狭窄,观察前列腺增大或凸入膀胱的情况,有无合并膀胱结石、膀胱憩室、膀胱肿瘤,如膀胱内小梁小房形成,常是膀胱出口梗阻的依据。但尿道膀胱镜是有创检查,一般不常规做此检查。

(三)鉴别诊断

1.膀胱颈挛缩

一般发病年龄较轻,40～50岁常见,排尿梗阻症状明显,DRE和B超前列腺不大,确诊依赖尿道膀胱镜检查,可见膀胱颈后唇抬高、颈口环状隆起缩窄变小、输尿管间嵴明显肥厚为特征。

2.前列腺癌

发病年龄偏大,前列腺癌常发生于前列腺外周带,DRE可扪及结节,前列腺不规则质地硬,血清PSA明显升高,前列腺癌以LUTS就诊时,多数是晚期(常见肺、骨转移),必要时可行前列腺穿刺活检确诊。

3.尿道狭窄

仔细询问病史,有无骨盆骨折、尿道骑跨伤、尿道炎症、尿道内灌注、尿道内器械操作治疗等病史,必要时尿道造影、尿道膀胱镜检查确诊。

4.膀胱癌

最常见的临床表现是间歇性无痛性肉眼血尿,肿瘤较大且位于膀胱颈口时可引起排尿困难等症状。肿瘤位于膀胱三角区且有浸润时,可以表现明显的 LUTS 症状。主要依靠尿道膀胱镜检查确诊。

5.神经源性膀胱

单从临床症状上和 BPH 很难鉴别。有的膀胱刺激症状明显,表现尿频、尿急、夜尿次数增多,甚至急迫性尿失禁;有的排尿梗阻症状明显,表现尿潴留、上尿路积水。不过,神经源性膀胱患者多有明显的神经损害病史、体征,往往伴有下肢感觉和/或运动障碍、肛门括约肌松弛和反射消失。确诊依赖于神经系统检查和尿流动力学评估。

6.膀胱结石

多数患者有典型的排尿中断现象,常并存尿痛、血尿等,可以通过 X 线、B 超、膀胱镜等检查明确诊断。

五、良性前列腺增生内科治疗

(一)观察等待

1.内容

观察等待包括对患者的健康教育、生活方式指导、随访措施等几个方面。

2.适应证

适应证包括:①接受观察等待的患者,应进行 BPH 诊断的初始评估,以除外各种 BPH 相关并发症和鉴别诊断。②轻度下尿路症状(IPSS 评分＜7 分)的患者。③中度以上评分(IPSS 评分≥8 分),但生活质量评分未受到明显影响的患者。

3.方法

(1)患者教育:向接受观察等待的患者提供与 BPH 疾病相关的知识,包括下尿路症状和 BPH 的临床进展,让患者了解观察等待的效果和预后。同时有必要提供前列腺癌的相关知识,告知目前还没有证据显示有下尿路症状人群中前列腺癌的检出率高于无症状的同龄人群。

(2)生活方式指导:告知患者观察等待不是不需要任何处理。适当限制饮水可以缓解尿频症状,例如夜间和出席公共社交场合时限水。但要保证每天饮水量不要少于 1 500 mL,乙醇和咖啡有利尿和刺激前列腺充血作用,可以使尿量增多,加重尿频、尿急等排尿刺激症状,因此应限制乙醇类和含咖啡因类饮料的摄入。精神放松训练,把注意力从排尿的欲望中解脱出来。指导排空膀胱的技巧,如重复排尿。膀胱训练,鼓励患者适当憋尿,以增加膀胱的容量和延长排尿的间歇时间。

(3)BPH 患者多为老年人,常因合并其他内科疾病同时服用多种药物,医师应了解和评价这些合并用药的情况,如阿托品,654-2 等会抑制膀胱逼尿肌收缩,增加排尿困难。某些降压药含利尿成分,会加重尿频症状。必要时和相关的内科医师讨论调整用药,以减少合并用药对泌尿系统的影响。保持大便通畅,防止便秘加重患者的排尿困难症状。

(二)药物治疗

BPH 药物治疗的短期目的是缓解患者的下尿路症状,长期的目标是延缓疾病的临床进展,预防并发症的发生,在减少药物治疗不良反应的同时保持患者较高的生活质量是 BPH 药物治疗的总体目标。

BPH 药物治疗包括:①接受药物治疗的患者,应进行 BPH 诊断的初始评估,以除外各种与 BPH 相关并发症和鉴别诊断。②中度以上评分(IPSS 评分≥8 分),有膀胱出口梗阻(BOO),但

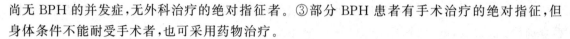

尚无 BPH 的并发症,无外科治疗的绝对指征者。③部分 BPH 患者有手术治疗的绝对指征,但身体条件不能耐受手术者,也可采用药物治疗。

BPH 的药物治疗目前有三大类药物:①α_1-肾上腺素能受体(α_1-AR)阻滞剂。②$5\alpha$-还原酶抑制剂。③植物药。

1.α_1-AR 阻滞剂

α_1-AR 阻滞剂是通过阻滞分布在前列腺和膀胱颈部平滑肌表面的肾上腺素能受体,松弛平滑肌,达到缓解膀胱出口动力性梗阻的作用。治疗 BPH 的 α-AR 阻滞剂是根据其选择性的不同及其在体内半衰期的长短而分类。

(1)非选择性 α-AR 受体阻滞剂:酚苄明可阻滞 α_1 及 α_2-AR,对心血管和中枢神经系统有明显的不良反应,表现头晕、乏力、心动过速、心律不齐、直立性低血压。短效,剂量 $5\sim10$ mg,每天需口服 3 次,目前临床已基本不用。

(2)短效选择性 α_1-AR 阻滞剂:主要有哌唑嗪和阿夫唑嗪,商品名称为桑塔。哌唑嗪是最早用于治疗 BPH 的选择性 α_1-AR 阻滞剂,推荐剂量为 2 mg,每天 $2\sim3$ 次,阿夫唑嗪对 α_{1A}、α_{1B}、α_{1D} 受体的亲和力分别为 $0.3:1.0:0.6$,半衰期为 5 小时,推荐剂量为 $7.5\sim10.0$ mg,每天需口服 3 次。

(3)长效选择性 α_1-AR 阻滞剂:有特拉唑嗪及多沙唑嗪,又称可多华。特拉唑嗪是应用最多的 α_1-AR 阻滞剂。特拉唑嗪对 α_{1A}、α_{1B}、α_{1D} 受体的亲和力分别为 $0.4:1.0:1.1$。其半衰期为 12 小时,用药要从小剂量开始,先用 1 mg,根据疗效及耐受性,逐渐调整剂量至 5 mg 或 10 mg,每天一次。其疗效作用有剂量依赖性,剂量越大减轻症状就越明显。剂量在 2 mg 以上者,有的会发生直立性低血压。特拉唑嗪对 BPH 伴高血压患者有一定的降压作用,对血清三酰甘油有明显的下降作用,尤其适用于 BPH 伴高血压、高血脂患者。

(4)长效选择性 α_1-AR 亚型阻滞剂:有坦索罗辛,坦索罗辛对 α_{1A}、α_{1B}、α_{1D} 受体的亲和力分别为 $38:1:7$。其半衰期为 10 小时,其优点是剂量小而减轻症状效果好,对血压影响小,一般不会产生首剂效应,不必逐渐调整剂量,坦索罗辛每天服用 $0.2\sim0.4$ mg,其疗效与特拉唑嗪每天 $5\sim10$ mg 及多沙唑嗪每天 $4\sim8$ mg 相同,且药物耐受性比特拉唑嗪、多沙唑嗪好。坦索罗辛的不良反应有眩晕、头痛和逆行射精。

(5)α_{1A} 和 α_{1D} 受体双重阻滞剂:萘哌地尔,商品名称为那妥,对 α_{1A}、α_{1B}、α_{1D} 受体的亲和力分别为 $6:1:17$,萘哌地尔的体内半衰期为 $10.3\sim20.1$ 小时,具有对 α_{1A} 和 α_{1D} 受体阻滞作用。萘哌地尔不仅能阻滞前列腺内的 α_{1A} 受体,缓解 BOO 的动力学因素,还能阻滞膀胱逼尿肌的 α_{1D} 受体,减轻膀胱逼尿肌不稳定,改善膀胱功能,缓解尿频、尿急及急迫性尿失禁等储尿期症状。推荐剂量 25 mg,每天睡前口服 1 次。不良反应偶见头晕、头痛,直立性低血压少见。

各种选择性 α_1-AR 阻滞剂对减轻 BPH 症状的效果基本相同,但对心血管系统的反应不同,如多沙唑嗪、特拉唑嗪和坦索罗辛对减轻 LUTS 的疗效是相似的,但坦索罗辛对 α_{1A}-AR 的亲和力比对 α_{1B}-AR 的亲和力大 $7\sim38$ 倍,所以坦索罗辛对血压的影响更小,一般不会产生首剂效应。如果患者对某一种 α_1-AR 阻滞剂的不良反应不能耐受,可考虑更换另一种 α_1-AR 阻滞剂。但如果 BPH 患者对减轻症状的效果不明显,更换另一种 α_1-AR 阻滞剂可能也不会取得更好的疗效。

α_1-AR 阻滞剂治疗 BPH 的优点是:①α_1-AR 阻滞剂治疗后 48 小时即可使症状改善,对于需要迅速改善 LUTS 症状的 BPH 患者,是首选药物。②α_1-AR 阻滞剂长期应用可以维持稳定的疗效。③无论有无 BOO 和无论前列腺体积大小的 BPH 患者都可以使用 α_1-AR 阻滞剂,以减轻症状。④应用 α_1-AR 阻滞剂治疗不会对血清 PSA 值有影响,不会影响前列腺癌的筛查。

应用 α_1-AR 阻滞剂治疗虽然能迅速改善下尿路症状,但评估其疗效应在用药 4～6 周后进行,连续使用 α_1-AR 阻滞剂 1 个月无明显症状改善则不应继续使用。虽然新型的高选择性 α_1-AR阻滞剂不断问世,但 BPH 发生于老年患者,多伴有高血压等心血管疾病,仍要注意直立性低血压、心血管系统不良反应的发生。

2.5α-还原酶抑制剂

5α-还原酶抑制剂通过抑制体内睾酮向双氢睾酮的转变,进而降低前列腺内双氢睾酮的含量,达到缩小前列腺体积、改善排尿困难的治疗目的。目前国内应用的 5α-还原酶抑制剂包括非那雄胺和爱普列特,度他雄胺 3 种。

(1)非那雄胺:非那雄胺是 Ⅱ 型 5α-还原酶竞争性抑制剂,可抑制睾酮向双氢睾酮转化,其半衰期为 17.2 小时。非那雄胺常用剂量为 5 mg,每天口服 1 次。服用非那雄胺 12 个月,前列腺内 DHT 下降 80%～90%,但不影响体内睾酮水平,所以一般不会降低性欲和影响性功能,非那雄胺是可耐受且有效的雄激素抑制治疗的药物。

非那雄胺最适用于前列腺体积较大,而症状不严重,不一定在短期内就需要使症状有明显减轻的患者。前列腺体积>40 mL、血清 PSA>1.4 ng/mL 而又排除前列腺癌的 BPH 患者,非那雄胺治疗效果好。

非那雄胺的长时间应用后,会出现如下一些不足之处:①非那雄胺起效慢,属于长程疗效,减轻 LUTS 是患者寻求治疗的主要因素对需要短期内缓解症状的患者,单一应用非那雄胺,疗效差,需要加用 α_1-AR 阻滞剂。②BPH 所引起的 LUTS 是多因素决定的,单一运用非那雄胺通过缩小前列腺体积,可能并不能有效缓解 LUTS。③应用非那雄胺能降低血清 PSA 水平,服用非那雄胺每天 5 mg,持续 1 年可使 PSA 水平减低 50%。对于长期应用非那雄胺的患者,只有将血清 PSA 水平加倍后,才不影响其对前列腺癌的检测效能。④非那雄胺有轻微的性功能障碍的不良反应。根据 Pless 资料,非那雄胺组与安慰剂组中性欲减退的发生率分别为 6.4% 和 3.4%。射精量减少分别为 3.7% 和 0.8%,勃起功能障碍分别为 8.1% 和3.7%,乳房肿大分别为 0.5% 和 0.1%。

(2)爱普列特:商品名川流,是全球唯一非竞争性 5α-还原酶抑制剂,可与 5α-还原酶 NADP+形成稳定的三元复合物,迅速地排出体外,从而非竞争性抑制 5α-还原酶活性,阻断睾酮向双向睾酮转化,使前列腺及血清中 DHT 水平降低,而不影响血清中睾酮水平,并使前列腺缩小。非竞争性抑制 5α-还原酶活性不受体内睾酮浓度的影响,起效迅速。目前临床试验表明其他 5α-还原酶抑制剂减小前列腺的时间在 4～6 个月,但是爱普列特一般在 2～3 个的时间即可使增大的前列腺减小。有部分的临床试验表明部分患者在 1 个月的时候就有前列腺体积的减小。其非竞争性有效地改善了其他 5α-还原酶抑制剂起效慢的缺点。其半衰期为 7.5 小时。用法:5 mg,每天 2 次口服。口服吸收迅速,剂量5～20 mg。

不同的 5α-还原酶抑制剂对还原酶的作用强度不同。已知人体内的 5α-还原酶可分 Ⅰ 型和 Ⅱ 型。Ⅰ 型酶分布于皮肤、肝脏及肌肉组织中,Ⅱ 型酶主要分布于前列腺内。在前列腺组织中,Ⅱ 型酶活性要远高于 Ⅰ 型酶。爱普列特对 Ⅱ 型酶的亲和力远远高于 Ⅰ 型酶,因此爱普列特选择抑制活性更强的 Ⅱ 型酶,并且较其他 5α-还原酶抑制剂对 Ⅱ 型酶的抑制作用更强。爱普列特高选择性带来的优势为选择性抑制前列腺中的 DHT,对血清中 DHT 影响则较其他 5α-还原酶抑制剂更小。血清 DHT 更有效增加 NOS 活性,而其他 5α-还原酶抑制剂血清中 DHT 浓度降低较多,会导致NOS活性下降较多,进而使L-精氨酸生成NO减少,使得勃起障碍加重。爱普列特由于是高选择性药物对血清中DHT影响则较其他5α-还原酶抑制剂更小,所以改善了5α-还原酶抑制剂对于性功能的影响。

采用多中心开放临床试验观察爱普列特治疗BPH的疗效,疗程4个月。结果显示,IPSS评分较治疗前平均降低6.12分(28.8%),$P<0.0001$;最大尿流率较治疗前平均增加3.48 mL/s(33.4%),$P<0.0001$;前列腺体积平均缩小4.91 mL(11.6%),$P<0.0001$;剩余尿量平均减少19.1 mL(38.4%),$P<0.0001$,差别均有极显著性意义。治疗总有效率83.4%。临床不良反应发生率6.63%,多为轻中度。

因此,爱普列特用于临床治疗BPH十余年,无重大不良反应,是一种安全有效的治疗BPH的新药。

(3)度他雄胺(安福达)为1型和2型5α-还原酶双重抑制制剂。能显著降低前列腺癌的发生率。

3.α₁-AR阻滞剂和5α-还原酶抑制剂联合治疗

5α-还原酶抑制剂是针对BOO的机械因素的治疗药物,能缩小前列腺体积,减少尿潴留的发生率和需要手术率,但它是长程治疗才发挥治疗作用的。而α₁-AR阻滞剂是针对BOO的动力因素,改善BPH症状作用比较明显,起效快,在很短的时间内可减轻症状,对需要迅速减轻症状的患者,α₁-AR阻滞剂是首选的药物。联合应用非那雄胺与α₁-AR阻滞剂,可在短期内改善症状,又可抑制BPH的进程,同时解除BOO机械因素和动力因素。联合用药比单一用药疗效较好,尤其适合前列腺体积>40 mL,LUTS症状严重,BPH临床危险较大的患者。

多沙唑嗪和非那雄胺均显著降低BPH临床进展的危险,而多沙唑嗪和非那雄胺的联合治疗进一步降低了BPH临床进展的危险。进一步发现当前列腺体积≥25 mL时,联合治疗降低BPH临床进展危险性的效果显著优于多沙唑嗪或非那雄胺单药治疗。

4.植物制剂

虽然目前植物药剂的作用机制还未得到充分科学证实,但治疗效果确切,且安全、无毒、无害及无不良反应,可长期服用,容易被患者接受。目前临床普遍应用的植物药有伯泌松、通尿灵、舍尼通等。

(1)伯泌松:伯泌松是从美洲棕榈的果中提取的n-乙烷类固醇,由多种化合物组成,伯泌松的口服剂量是160 mg,每天2次,一个疗程为3个月。伯泌松治疗BPH 3个月后,膀胱残余尿减少43.5%,前列腺体积缩小9.1%。伯泌松的耐受性好,无明显不良反应。

(2)太得恩:又称通尿灵,是非洲臀果木的提取物,对前列腺细胞产生的碱性成纤维细胞生成因子(bFGF)有抑制作用。通尿灵具有同时作用于前列腺及膀胱逼尿肌的双重功效。剂量为100 mg,每天1次。

(3)舍尼通:舍尼通是由几种花粉提炼出的一种植物药,由瑞典Pharmacia Allergon AB公司开发研制的。舍尼通有两种活性成分:水溶性T60(P5)和脂溶性GBX(EA10),实验研究能松弛大鼠和猪尿道平滑肌,并能增强膀胱肌肉的收缩,可能与抑制由去甲肾上腺素产生的肌肉收缩有关。这两种活性成分对去甲肾上腺素有竞争拮抗作用,从而能缓解BOO动力因素产生的症状。用法:每次1片,每天2次,疗程不低于3个月。

六、良性前列腺增生外科治疗

BPH外科治疗的适应证包括:①LUTS症状严重,已明显影响生活质量,经正规药物治疗无效或拒绝药物治疗的患者可考虑外科治疗。②反复尿潴留(至少在一次拔导尿管后不能排尿或两次尿潴留)。③反复血尿,5α-还原酶抑制剂治疗无效。④反复泌尿系统感染。⑤膀胱结石。⑥继发性上尿路积水(伴或不伴肾功能损害)。⑦BPH 患者合并膀胱大憩室、腹股沟疝、严重的痔疮或脱肛,临床判断不解除下尿路梗阻难以达到治疗效果者,应当考虑外科治疗。

以前认为残余尿>60 mL,是外科手术治疗的手术指征,现在认为,虽然残余尿的测定对 BPH 所致的下尿路梗阻具有一定的参考价值,但因其重复测量的不稳定性、个体间的差异以及不能鉴别下尿路梗阻和膀胱收缩无力等因素,目前,认为不能确定可以作为手术指征的残余尿量上限。但残余尿明显增多以致充盈性尿失禁的 BPH 患者应当考虑外科治疗。术前应注意对长期慢性尿潴留、肾功能不全的患者,应先持续导尿引流尿液,待肾功能改善后才能进行外科手术。

外科治疗前,应重视尿流动力学检查。通过尿流动力学检查鉴别 BPH 性梗阻与非 BPH 性梗阻,了解膀胱功能的情况。BPH 性梗阻严重,膀胱功能良好者,治疗效果最佳。膀胱功能受损代偿期应积极治疗,可望膀胱功能恢复。膀胱功能失代偿者,则术后疗效差。膀胱功能严重受损、逼尿肌无力、术后难以恢复,不宜前列腺切除,施行永久性膀胱造瘘术为宜。

BPH 系老年性疾病,因而需要进行全身状况的评估。根据患者的年龄、心、肺、肝肾、脑等重要生命器官的功能状况及其代偿的程度,以评估病情和承受手术危险程度。

手术危险程度分五级:0 级:年龄<70 岁,生命器官功能正常,无高血压、糖尿病史,手术安全性高;Ⅰ级:年龄>70 岁,生命器官有轻度病变,代偿功能健全,手术轻度危险;Ⅱ级:年龄>80 岁,生命器官病变较重,功能减退,但在手术时功能尚在代偿范围内,手术有中度危险;Ⅲ级:预计存活时间<5 年,生命器官病变较重,功能严重减退,手术时功能代偿不全,手术有高度危险性;Ⅳ级:预计存活时间<1 年,病情危重,生命器官功能代偿不全期,手术有高度危险性。BPH 患者年龄>80 岁,至少并发一种以上重要器官、系统严重病变或功能损害者,或年龄>80 岁,手术危险分级为Ⅱ或Ⅲ级者称为高危 BPH。高危 BPH 不宜施行开放手术摘除前列腺。高危 BPH 不是腔内手术绝对禁忌证,但应慎重,做好围术期充分准备,手术时不应强求彻底切除腺体,在保证安全前提下切除前列腺梗阻部分,以求术后排尿畅通,改善症状。手术危险分级属Ⅳ级者施行膀胱造瘘是可取的治疗方法。

BPH 的外科治疗依据采取手术径路和创伤大小分为微创治疗和开放手术治疗两大类。微创治疗大体分为破坏前列腺组织而扩大后尿道通道和保留前列腺组织的情况下扩大后尿道两种方式。前者包括经典的经尿道前列腺电切术(TURP)、经尿道前列腺切开术(TUIP)、经尿道前列腺电气化术(TUVP)、经尿道前列腺等离子双极电切术(TUPKP)、经尿道激光治疗前列腺增生症、经尿道电化学以及利用热效应(包括微波、射频、高能聚焦超声等)等治疗方法。后者包括使用支架(记忆合金、可溶支架等)或气囊扩张后尿道,这些方法不破坏前列腺组织,是利用机械力扩大后尿道,有一定的近期疗效。开放前列腺摘除术的方式多样,包括耻骨上、耻骨后、经耻骨、耻骨下、经会阴、经骶骨等,但目前常用的有三条途径,即耻骨上(经膀胱)、耻骨后、保留尿道的耻骨后前列腺摘除术。

(一)腔内和微创治疗

1.经尿道前列腺电切术

(1)适应证及禁忌证。TURP 适应证和开放手术基本相同,包括:①有明显的前列腺综合征引起膀胱刺激症状及 BOO 症状,如尿频、排尿困难、尿潴留等,已明显影响生活质量,经正规药物治疗无效或拒绝药物治疗的患者。②尿流率检查异常,尿量在 150 mL 以上,最大尿流率

＜10 mL,尿流动力学排除逼尿肌无力。③梗阻引起上尿路积水和肾功能损害。如慢性尿潴留,先保留导尿,等待肾功能好转后手术。④BOO引起反复尿路感染、血尿、继发膀胱结石、腹股沟疝等。⑤高压冲洗下电切术,宜在60～90分钟完成切除的中等度(＜60 g)腺瘤。

TURP属择期手术,禁忌证多是相对的,经过充分术前准备,在合适的条件下可以再做TURP术,但一般有下列全身性、局部性病变时不宜行TURP术。全身性疾病包括:①心脑血管疾病。严重的高血压、急性心肌梗死、未能控制的心力衰竭、严重的不能纠正的心律失常、近期脑血管意外偏瘫者。②呼吸系统疾病。严重的支气管哮喘、严重的慢性阻塞性肺病合并肺部感染、肺功能显著减退者。③严重的肝肾功能异常。④全身出血性疾病。⑤严重的糖尿病。⑥精神障碍如老年痴呆不能配合治疗者。⑦装有心脏起搏器的患者,如果要做TURP,术前请心脏科医师会诊,术中心电监护,并做体外起搏器准备,以防止意外。

局部性疾病包括:①尿道狭窄,经尿道扩张后电切镜仍不能通过狭窄段尿道。②急性泌尿生殖系感染期。③腺瘤较大,估计切除组织体积超过60 g,或手术时间可能超过90分钟者,对初学者尤为不适宜。④合并巨大膀胱憩室或多发较大膀胱结石需要开放手术一并处理者。⑤合并体积较大,多发或呈浸润性生长的膀胱肿瘤,不宜与TURP同时进行处理,应先治疗膀胱肿瘤。⑥髋关节强直,不能采取截石位或巨大不可复性疝,影响手术操作者。

(2)手术要点,具体介绍如下。

置入电切镜,将带有闭孔器的切除镜鞘涂抹上润滑剂,插入尿道后缓慢推进。如尿道外口狭窄,可用剪刀将腹侧尿道外口剪开少许。放置至膜部尿道如果受阻,可先用F20～F26尿道探条扩张后再进镜。原则是勿使用暴力,以免造成尿道假道、穿孔,甚至损伤直肠。目前,多在电视摄像系统直视下置入电切镜,一方面可以观察尿道、前列腺、精阜、膀胱颈情况,另一方面也避免了盲插损伤尿道的可能。

观察膀胱和后尿道,术者通过电视屏幕有序地观察、检查膀胱和后尿道。注意膀胱有无小梁、憩室,有无膀胱肿瘤,膀胱颈后唇有无抬高。前列腺中叶有无突入膀胱,如有中叶明显增生,特别注意三角区、双侧输尿管口与增生腺体的关系,防止电切时损伤上述部位。将电切镜后撤,观察前列腺增生的大小、中叶及两侧叶形态及增生程度。继续后撤电切镜,注意精阜与膀胱颈的距离,仔细辨别外括约肌(将电切镜退至球部尿道处,将切除镜鞘向前轻推一下,可见外括约肌收缩)。若从精阜能看到完整的膀胱出口,或电切环完全伸出(长度为2 cm)可达膀胱颈,常为纤维化的小前列腺,切除组织多不超过10 g。通过直肠指诊、B超检查、电切镜观察三者结合,对切除组织的重量做出初步估计,前列腺左右径与上下值在4.5 cm左右,相当于前列腺Ⅰ度,切除组织一般在10 g左右。若前列腺左右径与上下值在5.0～5.5 cm,相当于前列腺Ⅱ度,切除组织一般在20～40 g。若前列腺左右径与上下值超过6.0 cm左右,相当于前列腺Ⅲ度,切除组织一般可达50 g以上。

切割前列腺组织手术一般分三个步骤进行(图6-3,图6-4)。①切除中叶及两侧叶:原则是前列腺三叶增生,中叶增生明显时,先切除增生的中叶,以使冲洗液的出入通道畅通和电切镜前后活动便利。如果是两侧叶增生明显,一般在膀胱颈5点、7点位置切割,切至精阜近侧缘,并向左、右切出标志沟(冲水道)。对能从精阜看到完整的膀胱颈的前列腺,可采取先定终点切割法,用电切镜鞘的绝缘端压住精阜,再切割,切割终点正好达精阜近侧缘,不易损伤精阜。对大前列腺,一般采取先定起点切割法,切割至前列腺尖部接近精阜时,则再采用先定终点切割法及浅切法,避免损伤外括约肌和精阜。②切除两侧叶及腹侧组织:小前列腺可沿标志沟两侧缘开始切割,顺时针或逆时针方向向侧上方,即8~11或4~1点方向切除右侧叶或左侧叶腺体。大前列腺,注意当标志沟切除后,两侧叶腺体失去支撑,向中间靠拢并下坠,术者一定要明确标志沟和两侧叶腺体的关系,在标志沟的上方,沿着坠下的腺体的切缘,做顺时针或逆时针弧形切割,直达被膜。一般先将突入视野较大的腺体切除,以免影响观察与操作,但避免在一处切割过深,这样容易发生被膜穿孔。当两侧叶腺体组织切除完全后,将电切镜旋转180°,切除腹侧组织,腹侧一般不厚,电切时避免过深切破静脉窦,一旦切破静脉窦难以电凝止血。③切除前列腺尖部:尖部残留腺体的切除是TURP手术效果好坏的关键,切割过度,易损伤尿道外括约肌造成尿失禁,切割过少,残留腺体多,术后排尿不畅,影响手术效果。为避免损伤尿道外括约肌,术中要保持精阜的完整,对两侧叶尖部组织的切割,始终采取先定终点的方法。为避免尖部腺体残留,经常将电切镜前后移动,撤到精阜远侧球部尿道处,观察尖部有无突出的腺体以及辨认尿道外括约肌的收缩,当尖部腺体切除干净,可见到膜部尿道呈圆形张开。

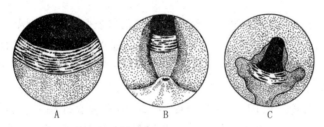

图6-3 经尿道前列腺切除步骤示意

A.近侧显露膀胱颈环状纤维;B.自膀胱颈6点切出标志沟;C.从标志沟向两侧切割

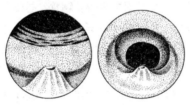

图6-4 经尿道前列腺切除术后观察无残留腺体突入尿道腔

(3)术后并发症,分别作如下介绍。

尿道损伤:多因操作不熟练,在放置电切镜过程中损伤尿道形成假道,外括约肌远端损伤穿破尿道球部,外括约肌近侧尿道损伤穿入前列腺组织内、膀胱三角区下方损伤等,建议最好电视摄像系统直视下进境,可最大限度避免尿道损伤的可能。

大出血:可分为手术当日出血和继发出血两种:①手术当日出血,一般是术中止血不完善或静脉窦开放两种原因。静脉窦出血电凝止血多无效,治疗以制动、持续牵拉导尿管、保持冲洗液通畅、防止膀胱痉挛、补液输血等治疗多可缓解。如果术中止血不完善,遗漏个别重新开放的小动脉出血,经积极治疗出血不减轻,或有休克征象,需立即去手术室,再次手术止血。②继发出血,多在术后1~4周,多因创面焦痂脱落、饮酒、骑车、便秘用力排便造成,如出血伴尿潴留,予保留导尿,必要时膀胱冲洗、抗炎止血治疗多能缓解。但患者术后反复尿血,可能是残留腺体较多,继发感染所致,必要时再次电切治疗。

穿孔与外渗:由于对前列腺被膜形态辨认不清,切割过深,在高压冲洗下,膀胱过度充盈,大量液体经穿孔外渗(图6-5)。患者下腹胀满,为防止液体吸收过多,引起TUR综合征,应尽快结束手术。必要时在穿孔处腹壁切开行膀胱腹膜间隙引流。

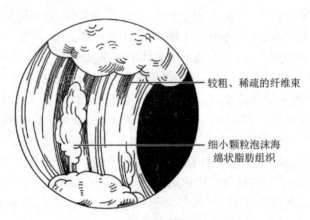

较粗、稀疏的纤维束

细小颗粒泡沫海绵状脂肪组织

图 6-5　前列腺被膜穿孔示意

经尿道电切综合征：是 TURP 手术病情最为凶险的并发症，对其认识不足，可能贻误诊治导致患者死亡。TUR 综合征多因术中冲洗液大量吸收引起血容量过多和稀释性低血钠为主要特征的综合征。前列腺静脉窦开放、前列腺被膜穿孔、冲洗液压力高、手术时间长（＞90 分钟）、使用低渗冲洗液（如蒸馏水）将促使 TURS 的发生。临床表现为血压先升高心率快而后变为血压下降心动过缓，肺水肿表现呼吸困难、呼吸急促、喘息，脑水肿表现头痛、烦躁不安、意识障碍，肾水肿表现无尿或少尿等。如果发现患者有上述临床征象，急查电解质，及时采取措施，包括利尿、纠正低血钠和低渗透压、吸氧、有脑水肿征象脱水降颅压治疗。

附睾炎：多在术后 1～4 周发生，出现附睾肿大、触痛，主要是尿道细菌逆行经输精管感染所致，一般以卧床休息，抬高阴囊，应用敏感抗生素治疗多能缓解。

尿失禁：暂时性尿失禁主要原因包括前列腺窝局部炎性水肿，刺激外括约肌关闭失灵，术前就存在的不稳定膀胱，术中外括约肌轻度损伤、气囊导尿管误放置在前列腺窝内，压迫外括约肌等原因，一般可逐渐恢复，膀胱刺激症状明显的患者，口服托特罗定治疗。加强盆底肌锻炼，以利恢复正常排尿。永久性尿失禁：是由于切割过深损伤了尿道外括约肌引起，表现术后不能控制排尿，尤其站立位时，尿液不自主流出，经过 1 年治疗，盆底肌锻炼，仍不能恢复，可基本确诊。永久性尿失禁的处理很棘手，姑息治疗一般以用集尿袋或阴茎夹为主。尿道黏膜下注射硬化剂、人工尿道括约肌等方法尚不十分完善和有效。

深静脉血栓形成和肺栓塞：TURP 手术取截石位，小腿后部长期受压，老年人下肢和盆腔静脉易形成深静脉血栓，术后长时间卧床都是促发因素。深静脉血栓形成表现患肢肿胀、疼痛，血栓脱落引起肺栓塞又是 TURP 患者术后死亡原因之一。主要是预防深静脉血栓的形成，包括术后多活动按摩腿部，尽量早日下床活动。对于出现胸痛、呼吸困难等疑似肺栓塞的临床表现时，应立即拍胸片等，并请相关科室抢救治疗。

尿道狭窄：①尿道外口狭窄：多因尿道口偏小，电切镜鞘长期压迫，牵拉导尿管的纱布压迫外口局部坏死、感染形成狭窄，治疗以外口扩张或切开腹侧尿道外口少许。②膀胱颈挛缩：多由于电切过深，术后膀胱颈瘢痕挛缩狭窄，表现排尿困难，膀胱镜检查可以确诊。治疗以冷刀切开或再次电切瘢痕组织。③尿道其他部位狭窄：主要是插入电切镜时损伤尿道所致，直视下放入电切镜可减少尿道损伤的情况。

性功能障碍：表现为逆向射精、不射精或性欲低下等改变。

2.经尿道前列腺切开术

TUIP治疗的适应证与TURP相似,但更适宜前列腺体积小于30 mL且无中叶增生的患者,以及一部分不适宜开放手术和TURP的患者如冠心病、肺功能不良的患者。

治疗分为两种方式。①6点钟切开法:电切环置于膀胱颈后方,从6点切一沟延伸到精阜附近,近端显露内括约肌纤维,余处达包膜。②4点和8点切开法:分别从膀胱颈4点和8点钟切开达前列腺尖部,深度达包膜。其余手术禁忌、手术注意事项、术后处理、并发症等与TURP基本相同。

3.经尿道前列腺电气化术

它的工作原理是通过高功率的电流产生的热能使前列腺气化而达到切割目的。因其气化的同时凝固血管,故手术中出血较少,但气化切割的速度较慢,故一般适宜较小的前列腺。近年来随着技术进步,一种铲状气化电极的出现使得切除腺体的速度加快,可切除较大腺体,同时具备气化封闭血管,出血少的优点。TUVP的适应证、禁忌证、术前准备、手术方式、术后处理、并发症与TURP基本相同。TUVP尤适宜凝血功能较差和前列腺体积较小的患者。

4.经尿道前列腺等离子双极电切术

经尿道前列腺等离子双极电切术(TUPKP)的特点是用生理盐水做冲洗液,靶组织表面的温度仅40～70 ℃,切割精确,止血效果好,热穿透浅。国内王行环(2003)报道用TUPKP治疗600余例BPH患者,无1例发生TURS。TUPKP的手术适应证、禁忌证、手术操作、术后处理、并发症与传统的TURP基本相同。

5.激光治疗

前列腺激光治疗是通过组织气化或组织凝固性坏死后的迟发性组织脱落达到解除梗阻的目的。疗效肯定的方式有经尿道钬激光剜除术(HoLEP)、经尿道激光气化术、经尿道激光凝固术三种。

(1)经尿道钬激光剜除术:Ho:YAG产生的峰值能量可导致组织的气化和前列腺组织的精确和有效的切除,随着大功率钬激光的开发及组织粉碎器的临床应用,HoLEP得以实施。钬激光的优点是组织作用深度仅0.5 mm,有较好的安全性,同时对气化层面以下3～4 mm组织产生良好的凝固作用,因此出血极少,手术视野清晰。用生理盐水进行灌洗,避免了组织吸收过多的液体而产生TURS。HoLEP切除下来的组织需要组织粉碎器粉碎,增加了损伤膀胱的危险和手术操作难度是其主要缺点。

(2)经尿道激光气化术:TUVP与经尿道前列腺电气化术相似,用激光能量气化前列腺组织,以达到外科治疗目的。近年来新兴的激光气化术的代表为磷酸钛氧钾晶体(KTP)激光前列腺气化术,这种激光波长532 nm,位于光谱中可见光的绿色区故又称绿激光。早期的绿激光功率都在40 W以下,单独使用不足以使前列腺组织快速气化,故与钬激光联合使用。随着技术的进步,大功率(60～80 W)绿激光设备研制出来,使其快速气化组织的能力明显加强,并单独使用。Alexis E(2004)报道了光选择性前列腺气化术后1年的随访结果,术后短期IPSS评分、尿流率、QoL指数的改善与TURP相当。术后尿潴留而需要导尿的发生率高于TURP。由于此项技术应用时间较短,长期疗效尚待进一步研究。由于绿激光对前列腺组织气化,术后无病理组织,因此术前必须排除前列腺癌可能。

(3)经尿道激光凝固术:经尿道激光凝固术时光纤尖端与前列腺组织保持约2 mm的距离,

能量密度足够凝固组织,但不会气化组织。被凝固的组织最终会坏死、脱落,从而减轻梗阻。手术时,根据 B 超所示前列腺的大小,在横断面 12、3、6、9 点处激光照射,一般功率为 60 W,每点照射 60～90 秒,两侧叶可照射时间较长一点,尖部照射时,避免损伤尿道外括约肌。此项手术的优点是操作简单,出血风险以及水吸收率低。采用 Meta 分析发现经尿道前列腺激光凝固术后需要导尿的尿潴留发生率和尿路刺激症状发生率分别为 21% 和 66%,明显高于 TURP 的 5% 和 15%。

6.其他微创治疗

(1)经尿道微波治疗:TUMT 是将微波发射探头插入尿道,使微波辐射置于前列腺中央位置,在治疗前列腺增生时多采用这种途径。一般治疗选用超过 45 ℃的高温疗法。低温治疗属于理疗范畴,效果差,不推荐使用。微波治疗可部分缓解 BPH 患者的尿流率和 LUTS 症状。适用于药物治疗无效(或不愿意长期服药)而又不愿意接受手术的患者,以及伴反复尿潴留而又不能接受外科手术的高危患者。微波治疗 BPH 后,5 年的再治疗率高达 84.4%,其中药物再治疗率达 46.7%,手术再治疗率为 37.7%。

(2)经尿道前列腺针刺消融术(TUNA):是通过穿刺针将前列腺组织加热至 100 ℃,而在针的周围形成凝固坏死,产生 1 cm 以上的空腔,是一种操作简单安全的治疗方法。适用于不能接受外科手术的高危患者,对一般患者不推荐作为一线治疗方法。Meta 分析术后患者下尿路症状改善 50%～60%,最大尿流率平均增加 40%～70%,3 年需要接受 TURP 约 20%。远期疗效还有待进一步观察。

(3)前列腺增生的电化学治疗:是我国自行开发的一种腔内介入方法,通过特制三腔气囊导尿管的阴阳极定位于前列腺,形成阴极、前列腺、膀胱内液、阳极之间的闭合电路,使前列腺局部变性、坏死、创面纤维化修复,造成前列腺尿道内腔扩大,达到解除或缓解机械性梗阻目的。电化学治疗具有操作简便、安全、微创、不需麻醉、并发症少、患者痛苦小、恢复快、费用低等优点,特别适用于年老体弱和高危不能外科手术 BPH 患者,总有效率为 74%。

(4)前列腺支架治疗:是通过内镜放置在前列腺部尿道的记忆合金金属(或聚亚胺酯)装置,扩大后尿道的方法。适用于高危、不能耐受其他手术治疗、非中叶增生的 BPH 患者。前列腺支架可以缓解 BPH 所致的下尿路症状,作为反复尿潴留替代导尿的一种方法。常见的并发症有支架移位、钙化、支架闭塞、感染、慢性疼痛等。

(二)开放手术治疗

目前常用的开放手术方法有耻骨上前列腺摘除术、耻骨后前列腺摘除术、保留尿道的耻骨后前列腺摘除术。

1.耻骨上前列腺摘除术

采用的是我国首次研制成的国产三腔气囊导管(图 6-6)。

操作方法为腺体摘除后,导管尖端送入后尿道,气囊置于前列腺窝,一般注水 10～20 mL,目的是固定作用,使导管不致滑脱进入膀胱。气囊后方的导管两侧增加引流尿液和膀胱冲洗。沿导管缝合前列腺窝的创缘,使腺窝与膀胱隔离。导管经膀胱固定于腹壁,术后持续点滴灌洗膀胱。耻骨上前列腺三腔气囊导管使吴氏导管更加完善,被称为吴-郭导管。吴-郭导管经临床应用,止血效果好,术后患者免除了尿道留置导尿管的痛苦,并发症明显减少。

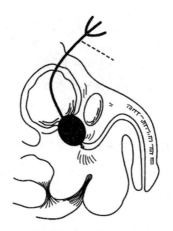

图 6-6　耻骨上前列腺三腔气囊导管

（1）手术要点：耻骨上前列腺摘除术可经下腹正中切口或弧形切口。腹膜外显露膀胱，于膀胱前壁切开膀胱，探查膀胱内有无结石、憩室、肿瘤，并作相应处理一并解决。注意两侧输尿管开口与膀胱颈部的距离，以防术中误伤输尿管开口。耻骨上前列腺摘除术的操作要点是增生腺体剜除和腺窝止血、膀胱灌注引流的技术方法。①增生腺体剜除方法（图 6-7，图 6-8）：最常用的方法是在膀胱颈部切开突入膀胱的腺体表面黏膜，以此切口用血管钳分离出增生腺体与外科包膜之间的平面，示指伸入此分离平面内，并紧贴腺体进行剥离，使腺体和包膜分离。剥离至尖部后，用拇指、示指紧贴腺体捏断尿道黏膜，或紧贴腺体剪断前列腺尖部尿道黏膜。操作时忌用暴力牵拉，防止尿道外括约肌损伤。②另一种方法可直接用手指伸入后尿道内，示指腹侧面挤压腺体前联合处尿道，撕裂联合处尿道黏膜，露出两侧增生腺体的间隙。由此间隙进入外科包膜内，使腺体与包膜分离，将腺体剜除。此法不易损伤尿道外括约肌。前列腺剜除后检查标本是否完整，腺窝内有无残留。如膀胱颈部厚唇抬高，应将后唇黏膜与肌层潜行分离后，楔形切除过多、过高的肌层，然后用 3-0 可吸收线将后唇黏膜缝合固定于前列腺后壁，形成一漏斗状膀胱颈部，上述腺体剜除操作都是在盲视下进行，如遇腺体黏膜分离困难时，Guiteras 提出用另一手指在直肠内抬高前列腺，以便于术中前列腺摘除，也可防止损伤直肠。

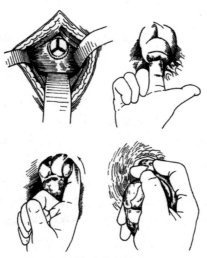

图 6-7　增生腺体剜除方法之一

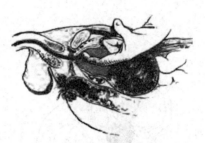

图 6-8　增生腺体剜除方法之二

腺窝止血和膀胱灌注引流：腺窝止血和膀胱灌注引流是近百年来研究改进手术操作的主要内容，也是前列腺摘除手术的关键问题。

目前腺窝止血方法取得很大进展，使这项手术的死亡率大为降低。目前较为成熟的操作规范是在腺体剜除后应迅速用热盐水纱布加压填塞于前列腺窝内，持续压迫 5～10 分钟。在此同时显露膀胱颈后唇创缘 5、7 点处，用 3-0 可吸收线做贯穿肌层和外科包膜 8 字缝合，以结扎前列腺动脉。前列腺动脉是前列腺的主要供血血管，在膀胱前列腺连接部（相当于膀胱颈后唇 5、7 点位置）进入腺体。

另一种也可用 3-0 可吸收线作膀胱颈后唇缘 3～9 点连续交错缝合，缝线穿过少部分的膀胱黏膜肌层和贯穿前列腺包膜全层。如腺窝较大而出血明显者，可用 3-0 可吸收线，将窝内后面包膜横行折叠缝合 2～3 针。若膀胱颈太宽，用 3-0 可吸收线将窝口前缘做 1～2 针 8 字缝合，以缩小口径，可疏松通过一中指为宜。自尿道插入 F20 或 F22 三腔气囊导尿管，气囊注水 20～30 mL，充盈后牵拉尿管，使气囊紧贴于膀胱颈部，将膀胱与前列腺窝隔离，同时压迫前列腺窝达到止血目的。腺窝内血液不致流入膀胱，将导尿管拉紧于尿道外口处用纱布扎紧固定。一般不需膀胱造瘘，如患者术前有不稳定性膀胱症状，估计术后可能发生膀胱痉挛者，则于导尿管末端缝一根 7 号丝线，牵引丝线固定于腹壁，以减少对膀胱三角区的刺激。

（2）术后处理：①术后用纱布结扎导尿管于尿道外口，保持一定张力牵引气囊，持续压迫膀胱颈部。用生理盐水点滴冲洗膀胱，直至尿液转清。出血停止后，才可去除结扎在导尿管上的纱布。若仍有出血，应继续牵引球囊，压迫膀胱颈部。一般在术后 5～7 天拔除导尿管。②术后留置硬膜外麻醉导管，并连接镇痛泵 2～3 天，可达到良好止痛作用，防止膀胱痉挛。

（3）并发症及其防治，介绍如下。

术中及术后出血：①术中剜除腺体困难或剜除平面不当。②膀胱颈创缘出血点未能有效缝扎。③膀胱与前列腺窝没有隔离。④术后膀胱痉挛引起膀胱出血，而血块又未及时冲洗，血块阻塞导尿管造成引流不畅，又进一步加重膀胱出血。⑤术后便秘、灌肠、用力咳嗽等腹压增高，引起膀胱出血，或术中缝扎血管的可吸收线溶解或感染等因素可引起术后迟发性出血。防治出血的措施包括术前检查患者的凝血功能，有异常及时纠正。如术后出血，需及时清除血块，保持引流通畅。同时使用解痉剂或术后镇痛防止膀胱痉挛。大量血块堵塞导尿管或大出血保守治疗无效，需麻醉下清除血块，必要时再次手术止血。

术后排尿困难：常见原因包括：术前患者膀胱逼尿肌失代偿，或神经源性膀胱，术后虽解除梗阻，但疗效不满意，仍无法排尿；术中腺体组织残留，术后可形成活瓣样阻塞，或多年后继续增生，再次引起排尿困难；术时前列腺窝口处理不当，如对抬高的膀胱颈部后唇未做楔形切除，或因止血而将膀胱颈口过分缝缩，引起膀胱颈狭窄；由于导尿管太粗或质量问题留置时间过长，均可引起尿道炎症感染，导致尿道狭窄，狭窄部位常见于尿道球膜部交界处和尿道外口。术后排尿困难可试行尿道扩张术。进一步可做尿道膀胱镜检查,膀胱颈部存在梗阻时,可行尿道内切开或膀胱颈部电切治疗。如证实有腺体残留,可行 TURP 手术切除残留腺体。

尿失禁:尿失禁是前列腺切除术后严重并发症。男性后尿道可分为两个排尿控制带:①近端尿道括约肌,包绕着膀胱颈以及前列腺至精阜的尿道前列腺部。②远端尿道括约肌,由三部分组成:内部固有的横纹肌、尿道周围骨骼肌、内部的平滑肌层。

前列腺摘除时近端尿道括约肌遭到不同程度的破坏,术后排尿控制主要靠远端尿道括约肌张力与膀胱内压间的平衡。若术时损伤远端尿道括约肌,术后可发生尿失禁。术后部分患者可能出现暂时性尿失禁,大多数可在短期内逐步恢复。如果远端尿道括约肌部分受损可通过加强盆底肌肉收缩的提肛训练,可望逐步得到恢复或改善。如远端尿道外括约肌严重损伤,可引起完全性尿失禁。处理较为棘手,姑息治疗一般以用集尿袋或阴茎夹为主。尿道黏膜下注射硬化剂、人工尿道括约肌等方法尚不十分完善和有效。

术中损伤包膜或直肠:当腺体与包膜粘连严重时,剜出腺体时用力不当或方向不对而撕裂包膜甚至直肠。因此当术中发现腺体剜除十分困难时,应另一手指伸入直肠,使前列腺向前顶起,直肠内示指可指示操作防止损伤直肠,千万不可强行操作。如损伤前列腺包膜时,可于耻骨后间隙进行修补。损伤包膜时,特别是大块缺损,往往不可能进行修补。为此可于膀胱颈后唇缝 2 针 7 号丝线,用直针将丝线通过前列腺窝穿出会阴,由助手拉紧丝线,使膀胱三角区拉入前列腺窝,用以覆盖包膜损伤处,丝线以小纱布固定于会阴部。术中损伤直肠,无法直接缝合直肠时,此时将气囊注水压迫膀胱颈部,并牵拉以隔离膀胱与腺窝,术毕留置肛管。必要时可行暂时性乙状结肠造瘘,如术后形成前列腺窝尿道直肠瘘再择期行尿道直肠瘘修补术。

2.耻骨后前列腺摘除术

(1)手术要点:Millin 手术采用下腹正中切口或下腹低位弧形切口,进入耻骨后间隙,稍分离前列腺包膜。包膜上做两排缝线结扎血管。采用横行或纵行切开包膜,用手指或血管钳钝或锐性分离,贴近腺体尖部用手指捏断或剪断尿道,将腺体向上翻转,于膀胱颈部紧贴腺体分离,剜除腺体。直视下腺窝内缝扎包膜出血点。如膀胱颈后唇抬高,行膀胱颈后唇楔形切除,颈部 5、7 点缝扎止血。采用前列腺包膜纵切口可延伸到膀胱颈部,可同时处理膀胱内病变。腺窝止血完善后,从尿道外口插入三腔气囊导尿管。经腺窝进入膀胱,气囊注水后,牵拉导尿管,使气囊压迫膀胱颈部,隔离膀胱与前列腺窝。可吸收线缝合前列腺包膜,导尿管向外牵拉固定(图 6-9,图 6-10)。

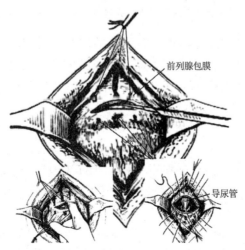

图 6-9　耻骨后前列腺切除术(正面观)

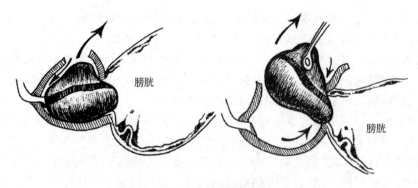

图 6-10　耻骨后前列腺切除术(侧面观)

(2)并发症及其防治。①术中损伤输尿管开口:当增生腺体突入膀胱腔,于膀胱颈部分离腺体时,操作不当,损伤过多颈部黏膜,可能损伤输尿管口,术时应检查输尿管开口是否完整,如有损伤,应行输尿管与膀胱抗逆流吻合。②耻骨后间隙感染:耻骨后引流不畅,有积血或外渗尿液积聚,易感染形成脓肿及耻骨炎症。术后局部疼痛明显,窗口脓性分泌物。

X 线片显示骨质破坏,常迁延难愈。此时应加强引流和抗感染治疗。其他并发症与耻骨上前列腺摘除术基本相同。

3.保留尿道的耻骨后前列腺摘除术

保留尿道的耻骨后前列腺摘除术(Madigan 手术)是经耻骨后尿道外将增生的前列腺摘除(图 6-11),又称为 Madigan 前列腺切除术。它将前列腺增生组织从耻骨后前列腺包膜下尿道外面摘除而保留了尿道的完整性,保存了局部解剖生理的完整性。

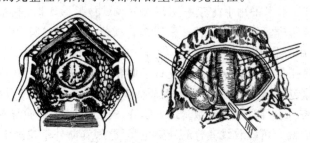

图 6-11　耻骨后保留尿道前列腺摘除术(Madigan 手术)

耻骨上、耻骨后开放性前列腺摘除术,摘除腺体的同时前列腺段尿道也一并切除,前列腺窝创面与膀胱、尿道均相通,腺窝需经肉芽组织及上皮修复,在修复过程中早期出血、血块滞留、感染及纤维组织增生,后期瘢痕挛缩,都是引起术后并发症的根本原因。

Madigan 手术从解剖及组织学基础上免除了造成上述诸多缺点及并发症,保留完整的尿道,有效地防止损伤尿道内外括约肌。术后感染、出血、尿失禁、尿道狭窄等并发症明显降低。术后处理简单,恢复快。

Madigan 手术适应证同耻骨后前列腺摘除术,但对于 BPH 伴膀胱内病变、中叶增生明显、可疑前列腺癌以及前列腺摘除或 TURP 术后患者不适宜。曾经做过微波、射频等热疗的患者,往往粘连明显,为相对禁忌。

(1)手术要点:手术方法与 Millin 手术相似,术时需插入导尿管作为标记,经腹膜外耻骨后显露膀胱及前列腺,达耻骨前列腺韧带,分离膀胱颈部前列腺两侧表面脂肪层。扪及前列腺动脉,一般从膀胱颈前列腺交界处外侧进入前列腺,用 4 号丝线缝扎。勿缝扎过深,以防损伤神经,影响阴茎勃起。再分离前列腺前方脂肪层,显露前列腺前方及两侧形成的三个静脉丛,横行缝扎两排。两排缝线间切开前列腺包膜,用血管钳或手指在腺体与包膜间分离两侧及后面。

于腺体中线处各缝扎两条牵引线后,在两侧牵引线之间切开腺体组织达尿道黏膜下,黏膜下可见微蓝色尿道,触摸尿道内已保留的导尿管,作为标记。边切边于切面深处缝牵引线,提起深层牵引线,用组织剪或手术刀在腺体与尿道黏膜下结缔组织之间锐性解剖,分别将两侧增生腺体从尿道外剥离,于后方会合。同时解剖到前列腺尖部及膀胱颈部,于尿道后正中切断前列腺左、右叶。使腺体完全与尿道分离。腺窝止血后,前列腺包膜不必缝合或仅部分缝合,以利引流防止腺窝内血肿压迫尿道。术后保留导尿,无需膀胱冲洗。

(2)并发症及其防治:术中腺窝出血系因前列腺动脉缝扎不彻底,可再于膀胱前列腺交界处外侧缝扎,多能奏效。前列腺包膜切缘出血,多为静脉出血,可于其远侧缝扎即可。术中损伤尿道时,首先应防止裂口继续扩大,可用 5-0 可吸收线缝合修复。

(三)随访

在接受各类外科治疗后,应该安排患者在手术后 1 个月时进行第一次随访。第一次随访的内容主要是了解患者术后总体恢复情况和有无出现术后早期并发症(如血尿、附睾炎等)。一般在术后 3 个月评价手术疗效,建议采用 IPSS 评分、尿流率和残余尿检查,必要时查尿常规和尿细菌培养。术后随访期限建议为 1 年。

包括尿道微波热疗在内的其他微创治疗由于治疗方式不同,其疗效与并发症不同,而且再次需要治疗率高,建议长期随访。随访计划为接受治疗的第 6 周和第 3 个月,之后每半年一次。

(崔玉良)

第五节　前尿道损伤

一、病因

(一)尿道外暴力闭合性损伤

此类损伤最多见,主要原因是会阴部骑跨伤,损伤前尿道的尿道球部。典型的会阴部骑跨伤多发生于高处跌落或摔倒时,会阴部骑跨于硬物上,或会阴部踢伤、会阴部直接钝性打击伤,球部尿道被挤压在硬物与耻骨下缘之间,造成球部尿道损伤,少数伤及球膜部尿道。阴茎折断伤者有10%～20%合并有尿道损伤,阴茎折断伤发生在勃起状态时,在性生活时突发阴茎海绵体破裂,可能同时有前尿道损伤。

(二)尿道内暴力损伤

多为医源性损伤,由于经尿道手术或操作的增多,近年此类损伤有增加趋势。前后尿道均有可能被损伤,大部分是尿道内的器械操作损伤,保留导尿时导尿管的压迫、感染和化学刺激,导尿管气囊段未插到膀胱而充盈气囊或气囊未抽尽强行拔出气囊导尿管、经尿道前列腺或膀胱肿瘤切除等操作和输尿管镜检查通过尿道时和尿道内尖锐湿疣电灼有时会发生前尿道损伤,有的前尿道损伤当时未发现,过一段时间后直接表现为前尿道狭窄,尿道外口附近的尖锐湿疣电灼易引起尿道外口狭窄。尿道内异物摩擦也会引起尿道黏膜损伤。

(三)尿道外暴力开放性损伤

枪伤和刺伤等穿透性损伤引起，但少见，偶可见于牲畜咬伤、牛角刺伤，往往伤情重，合并伤多，治疗较为困难。儿童包皮环切术后有少数出现尿瘘和尿道外口损伤。阴茎部没有感觉的截瘫患者使用阴茎夹时间过长可能引起阴茎和尿道的缺血坏死性损伤。

(四)非暴力性尿道损伤

较为少见，常见原因有化学药物烧伤、热灼伤等。体外循环的心脏手术患者有出现尿道缺血，此后可能出现长段尿道狭窄。胰腺或胰肾联合移植胰液从尿液引流者由于胰酶的作用有出现尿道黏膜损伤甚至前尿道断裂的报道。

二、病理

(一)按损伤部位

包括球部尿道损伤、阴茎部尿道损伤和尿道外口损伤。球部尿道起于尿生殖膈，止于阴茎悬韧带，位于会阴部比较固定，是前尿道易损伤的部位，常由骑跨伤引起损伤。阴茎部尿道是全尿道最为活动的部分，较不易发生损伤，尿道外口损伤常由于尿道外口附近的手术引起。

(二)按损伤程度

1.尿道挫伤

仅为尿道黏膜或尿道深入海绵体部分损伤，局部肿胀和淤血。

2.尿道破裂

尿道部分全层裂伤，尚有部分尿道连续性未完全破坏。

3.尿道断裂

尿道伤处完全断离，连续性丧失，其发病率为全部尿道损伤的40%~70%。

(三)病理分期

分为损伤期、炎症期和狭窄期。

三、临床表现

阴茎或会阴部的损伤都要怀疑有前尿道损伤的可能，如果阴茎或会阴部没有瘀斑或青肿，尿道外口也无滴血，插入导尿管保留导尿作为进一步排除前尿道损伤的方法，常是诊治急症患者的重要措施。

(一)尿道滴血及血尿

尿道滴血及血尿为前尿道损伤最常见症状，75%以上的前尿道损伤有尿道外口滴血。前尿道损伤患者在不排尿时即有血液从尿道口滴出或溢出，或出现尿初血尿，特别是伤后第一次排尿见初血尿强烈提示有前尿道损伤的可能。尿道黏膜的挫裂伤可出现较大量的血尿，尿道完全断裂有时反而可仅见到少量血尿。

(二)疼痛

前尿道损伤者，局部有疼痛及压痛，排尿时疼痛加重向阴茎头及会阴部放射。

(三)排尿困难及尿潴留

轻度挫伤可无排尿困难，严重挫伤或尿道破裂者，因局部水肿或外括约肌痉挛而发生排尿困难和尿痛，有时在数次排尿后出现完全尿潴留，尿道断裂伤因尿道已完全失去连续性而完全不能排尿,膀胱充盈,有强烈尿意,下腹部膨隆。

(四)血肿及瘀斑

伤处皮下见瘀斑。会阴部骑跨伤患者血肿可积聚于会阴及阴囊部,会阴阴囊肿胀及青紫。阴茎折断伤引起的前尿道损伤患者出现袖套状阴茎肿胀说明 Buck 筋膜完整,若出现会阴部蝶形肿胀说明 Buck 筋膜已破裂,血肿被 Coles 筋膜所局限。

(五)尿外渗

尿外渗的程度取决于尿道损伤的程度及伤后是否频繁排尿。伤前膀胱充盈者尿道破裂或断裂且伤后频繁排尿者尿外渗出现较早且较广泛。一般伤后尿道外括约肌痉挛,数小时内不发生尿外渗,多在 12 小时后仍未解除尿潴留者才出现尿外渗。尿外渗未及时处理或继发感染,导致局部组织坏死、化脓,出现全身中毒症状甚至全身感染,局部坏死后可能出现尿瘘。

(六)休克

前尿道损伤一般不出现休克,合并有其他内脏损伤或尿道口滴血和血尿重而时间长者也应观察患者血压、脉搏、呼吸和尿量等,密切注意有无休克发生。

四、诊断

前尿道损伤的诊断应根据外伤史、受伤时的体位、暴力性质等病史;尿道外口滴血、血尿、局部疼痛和排尿困难等临床症状;阴茎和会阴尿外渗及血肿等体征,结合尿道造影或其他 X 线检查等明确诊断。

(一)外伤史和临床表现

会阴部骑跨伤、尿道内操作或检查后出现尿道出血、排尿困难者首先要想到尿道损伤。伤后时间较长者耻骨上能触到膨胀的膀胱。会阴部骑跨伤者绝大部分为尿道球部,一般临床症状较轻,伤者都可持重及步行,很少发生休克,可表现为尿道外口滴血,不能排尿,尿外渗和血肿引起的阴茎或会阴肿胀,Buck 筋膜完整时仅表现为阴茎肿胀,Buck 筋膜破裂后 Colles 筋膜作为尿外渗或血肿的限制组织,形成会阴阴囊血肿,有时见会阴部典型的蝶形肿胀。女性尿道损伤罕见,但骨盆骨折患者出现小阴唇青肿者应注意有尿道损伤的可能。

(二)尿道造影

怀疑前尿道损伤时逆行尿道造影是首选的诊断方法。逆行尿道造影可以清晰和确切地显示尿道损伤部位、程度、长度和各种可能的并发症,是一种最为可靠的诊断方法。摄片时首先摄取骨盆平片后,45°斜位,应用水溶性造影剂,在尿道充盈状态下行连续动态摄片,无法进行实时动态摄片时应进行分次摄片,每次注入 60% 碘剂 10~20 mL,在急症抢救室也能进行。临床上诊断有前尿道损伤的患者若逆行尿道造影正常可诊断为前尿道挫伤,有尿外渗同时有造影剂进入膀胱者为前尿道部分裂伤,有尿外渗但造影剂不能进入膀胱者可诊断为前尿道完全断裂。

(三)导尿检查

尿道挫伤或较小的破裂患者有可能置入导尿管,但要有经验的泌尿外科专科医师进行,仔细轻柔地试放导尿管,如果置入尿管较为困难,应该马上终止,在确定已放入膀胱前不能充盈气囊,一旦置入不可轻易拔出,导尿管留置 7~14 天,拔除导尿管后常规做一次膀胱尿道造影。拔管后仍有出现尿道狭窄的可能,要密切随访,轻度的狭窄可以通过定期尿道扩张达到治疗目的。另有许多学者认为诊断性导尿有可能使部分尿道裂伤成为完全裂伤,加重出血并诱发感染,还有可能使导尿管从断裂处穿出，而误认为放入膀胱并充盈气囊导致进一步加重损伤，因此在诊断不明时不要进行导尿检查，若有尿潴留应采用耻骨上膀胱穿刺造瘘。

(四)超声检查

超声可评价会阴及阴囊血肿范围、是否伴有阴囊内容物的损伤、膀胱的位置高低和膀胱是否充盈等情况。特别在进行耻骨上膀胱穿刺造瘘前，了解膀胱充盈度和位置有较大价值。近年报道超声在了解尿道周围和尿道海绵体纤维化方面有潜在优势。

(五)膀胱尿道镜检查

膀胱尿道镜检查是诊断尿道损伤最为直观的方法，单纯的急症诊断性膀胱尿道镜检查尽量不做，应由经验丰富的泌尿外科医师进行，同时做好内镜下尿道会师术的准备，用比膀胱镜细的输尿管镜检查尿道更有优势。女性尿道短不适合尿道造影检查，尿道镜检查是诊断女性尿道损伤的有效方法。

五、治疗

前尿道损伤的治疗目标是提供恰当的尿液引流，恢复尿道的连续性，有可能时争取解剖复位，把形成尿道狭窄、感染和尿瘘的可能性降低到最小。

(一)前尿道灼伤

当腐蚀性或强烈刺激性化学物质进入尿道时，有剧烈疼痛应立即停止注入，嘱患者排尿以排出残留在尿道内的化学物质，并用等渗盐水低压灌注尿道进行冲洗。给予强效止痛剂，避免留置导尿管，排尿困难者行耻骨上膀胱造瘘引流尿液。无继发感染者 2 周后开始定期尿道扩张，防治尿道狭窄，狭窄严重尿道扩张治疗失败者行手术治疗。

(二)前尿道挫伤

轻微挫伤，出血不多排尿通畅者密切观察。出血较多者，局部加压与冷敷，排尿困难或尿潴留者保留导尿 7～14 天。

(三)前尿道破裂与断裂

轻度破裂无明显尿外渗和血肿且能插入导尿管者，保留导尿管 1～2 周后拔除，以后间断尿道扩张。若导尿失败、有明显血肿或尿外渗者均应行急症尿道修补或端-端吻合术。尿道修补或端-端吻合术是治疗前尿道破裂或断裂的最好方法，愈合后很少需要进行尿道扩张治疗。血流动力学稳定的无泌尿生殖器官以外脏器损伤的开放性前尿道损伤也必须行前尿道修补或吻合术，缝合时要用细的缝合材料，缝合足够的尿道海绵体，利用周围血供丰富的组织覆盖避免尿瘘形成，较重的部分裂伤和完全断裂可作修剪再吻合术，需要做移植或皮瓣的长段尿道缺损不宜在急症手术进行，因为污染和不良血供将影响此类手术的效果，若术中探查发现尿道缺损范围大不能作一期吻合或损伤已过 72 小时者仅行耻骨上膀胱造瘘术及尿外渗引流术，2～3 个月后再视情况决定行择期性尿道修复手术。

(崔玉良)

第六节　后尿道损伤

一、病因

(一)尿道外暴力闭合性损伤

此类损伤最多见,主要是骨盆骨折。4%～14%骨盆骨折伴有后尿道损伤,80%～90%后尿道损伤伴有骨盆骨折。后尿道损伤中65%是完全断裂,另外10%～17%后尿道损伤患者同时有膀胱损伤。

骨盆骨折的常见原因是交通事故、高处坠落和挤压伤,损伤部位在后尿道,常伴其他脏器的严重创伤。不稳定骨盆骨折比稳定骨盆骨折损伤后尿道多,坐骨耻骨支的蝶形骨折伴骶髂关节骨折或分离时后尿道损伤的机会最大,其次为坐骨耻骨支的蝶形骨折、Malgaigne's骨折、同侧坐骨耻骨支骨折和单支坐骨或耻骨支骨折。后尿道有两处较为固定,一是膜部尿道通过尿生殖膈固定于坐骨耻骨支,另一是前列腺部尿道通过耻骨前列腺韧带固定于耻骨联合。骨盆骨折时,骨盆变形,前列腺移位,前列腺从尿生殖膈处被撕离时,膜部尿道被牵拉伸长,耻骨前列腺韧带撕裂时更甚,最终使尿道前列腺部和膜部交界处部分或全部撕断,全部撕断后前列腺向上方移位,尿道外括约肌机制可尿生殖膈也撕裂时可伤及球部尿道,前列腺背侧静脉丛撕裂时引起严重的盆腔内血肿使前列腺向上和背侧推移,活动度较大的膀胱和前列腺之间的牵拉可引起膀胱颈损伤,骨盆骨折碎片刺破尿道很少见。另一种观点认为尿道球部和膜部交界处较为薄弱,损伤往往发生于此处,尿道的前列腺部、膜部和外括约肌为一个解剖单位,骨盆骨折时此解剖单位移位,牵拉膜部尿道,而球部尿道相对固定于会阴筋膜上,使尿道的膜部和球部交界处撕裂,严重时损伤延伸到球部尿道。另外高达85%的尿道损伤患者行尿道成形手术后尿道外括约肌保存完好也支持后一种观点。

膀胱颈部、前列腺部尿道损伤通常仅发生于儿童,而且儿童发生坐骨耻骨支蝶形骨折、Mal-gaigne骨折和坐骨耻骨支的蝶形骨折伴骶髂关节骨折比成人多见。骨折儿童骨盆骨折时损伤尿道机制有两种可能:一种是活动的膀胱和相对固定的前列腺之间的牵拉而损伤膀胱颈部和尿道;另一种是儿童前列腺未发育,前列腺部尿道短,与成人一样的机制撕裂损伤膜部尿道时蔓延到前列腺部尿道和膀胱颈部。尿道损伤离膀胱颈部越近,发生创伤性尿道狭窄、勃起功能障碍和尿失禁的机会越大。

骨盆骨折损伤女性尿道极少见,约占骨盆骨折的1%。女性尿道短,活动度大,无耻骨韧带的固定,不易受伤。女性尿道损伤大部分是尿道前壁的部分纵行裂伤,完全裂伤常位于近膀胱颈部的近端尿道,常伴阴道和/或直肠撕裂伤,所以女性尿道损伤患者应常规作阴道与直肠检查。女性尿道损伤机制通常由骨盆骨折碎片刺伤引起,而非男性那样的牵拉撕裂伤。

(二)尿道内暴力损伤

多为医源性损伤,由于经尿道手术或操作的增多,近年此类损伤有增加趋势。大部分是尿道内的器械操作损伤,保留导尿时导尿管气囊段未插到膀胱就充盈气囊或气囊未抽尽就强行拔出气囊导尿管,或经尿道前列腺或膀胱肿瘤切除等操作和输尿管镜检查通过尿道时和尿道内时,或尖锐湿疣电灼时,均有可能发生尿道损伤,有的尿道损伤当时未发现,过一段时间后直接表现为尿道狭窄,尿道内异物也会引起尿道黏膜损伤。

(三)尿道外暴力开放性损伤

枪伤和刺伤等穿透性损伤引起,但少见,偶可见于牲畜咬伤、牛角刺伤,往往伤情重,合并伤多,治疗较为困难。妇科或会阴手术有损伤尿道的可能,近年有报道经阴道无张力尿道中段悬吊术患者在术中或术后损伤尿道。长时难产尿道和膀胱颈部也有可能受压引起缺血性尿道和膀胱颈部损伤。

(四)非暴力性尿道损伤

较为少见,常见原因有化学药物烧伤、热灼伤、放射线损伤等。体外循环的心脏手术患者有出现尿道缺血和发生尿道狭窄的可能,胰腺或胰肾联合移植胰液从尿液引流者由于胰酶的作用有出现尿道黏膜损伤甚至尿道断裂的报道。

二、病理分类

(一)按损伤部位

包括膜部尿道损伤和前列腺部尿道损伤。可分为四型:Ⅰ型是后尿道受盆腔内血肿压迫与牵拉伸长,但黏膜完整。Ⅱ型是后尿道损伤指泌尿生殖膈上方前列腺和/或膜部尿道撕裂伤。Ⅲ型是后尿道完全裂伤伴有尿生殖膈的损伤。Ⅳ型是膀胱颈损伤累及后尿道(图 6-12)。

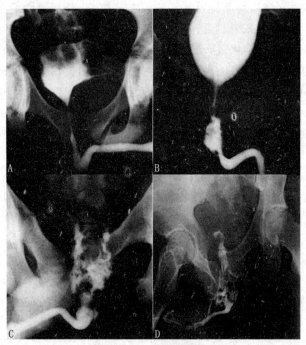

图 6-12　后尿道损伤
A.Ⅰ型;B.Ⅱ型;C、D.Ⅲ型

(二)按损伤程度

1.尿道挫伤

仅为尿道黏膜损伤,局部肿胀和淤血。

2.尿道破裂

尿道部分全层裂伤,尚有部分尿道连续性未完全破坏。

3.尿道断裂

尿道伤处完全断离,连续性丧失,其发病率为全部尿道损伤的40%～70%。

(三)病理分期

1.损伤期

伤后72小时之内的闭合性尿道损伤为损伤期。此期的病理生理改变是出血和创伤性休克,尿道组织破坏和缺损,尿道失去完整性和连续性,引起排尿困难和尿潴留,血液和尿液经损伤处外渗到尿道周围组织,此期行尿道修补术或恢复尿道连续性的手术效果较为满意。限制血尿外渗部位和蔓延的筋膜有:①阴茎筋膜(Buck筋膜)。②会阴浅筋膜(Colles筋膜)。③腹壁浅筋膜深层(Scarpa筋膜)。④尿生殖膈(三角韧带)。⑤膀胱直肠筋膜(Denonvilliers筋膜)。会阴浅筋膜和向前与腹壁浅筋膜的深层会合。会阴浅筋膜与尿生殖膈之间的间隙称会阴浅袋。阴茎部尿道破裂或断裂若阴茎筋膜完整,血尿外渗仅局限在阴茎部,出现阴茎肿胀及紫褐色,若阴茎筋膜破裂则血尿外渗范围与球部尿道破裂时相同。球部尿道损伤伴阴茎筋膜破裂后血尿外渗先到会阴浅袋内并可向腹壁浅筋膜的深层之下发展,形成下腹部肿胀。后尿道损伤若位于前列腺尖部或前列腺部尿道而尿生殖膈完整时,血尿外渗于前列腺和膀胱周围疏松结缔组织内,向前上可发展到下腹部腹膜外组织,向后上可达腹膜后组织,膜部尿道损伤时若尿生殖膈上下筋膜完整,血尿外渗位于尿道膜部及周围,若尿生殖膈完整仅有尿生殖膈上筋膜破裂,血尿外渗至前列腺膀胱周围,若尿生殖膈及其上下筋膜都破裂,血尿外渗还可渗到会阴浅袋。

2.炎症期

闭合性尿道损伤后72小时到3周,开放性尿道损伤有时虽未达72小时,有明显感染迹象者也称炎症期。创伤性炎症反应达到高峰,可伴细菌感染,全身病理生理变化以中毒和感染为主,可出现高热和血白细胞升高。损伤局部血管扩张,渗透性增加,组织水肿,白细胞浸润,尿外渗未引流可能出现化学性蜂窝织炎,创伤性组织液化坏死等。临床上以控制感染为主,尿外渗引流和膀胱造瘘使尿液改道,不宜进行尿道有关的手术或尿道内操作。

3.狭窄期

尿道损伤3周后损伤部位炎症逐渐消退,纤维组织增生,瘢痕形成,导致尿道狭窄,称创伤性尿道狭窄。尿道破裂或断裂未经适当早期处理,均出现不同程度的尿道狭窄,引起尿道梗阻,时间久者出现上尿路积水、尿路感染和结石形成,一般在3个月后局部炎症反应基本消退,可进行恢复尿道连续性的尿道修复成形手术。

三、临床表现

(一)休克

骨盆骨折后尿道损伤常合并其他内脏损伤发生休克。休克主要原因为严重出血及广泛损伤。骨盆骨折、后尿道损伤、前列腺静脉丛撕裂及盆腔内血管损伤等,均可导致大量出血。内出血可在膀胱周围及后腹膜形成巨大血肿。凡外伤患者都应密切注意生命体征,包括神志、皮肤黏膜、指甲色泽等外周血管充盈情况,观察患者血压、脉搏、呼吸和尿量等,密切注意有无休克发生。

(二)尿道滴血及血尿

尿道滴血及血尿为后尿道损伤最常见症状。尿道滴血及血尿程度与后尿道损伤严重程度不相一致,有时尿道部分断裂时血尿比完全断裂还要严重。后尿道损伤多表现为尿初及终末血尿,或尿终末滴血,尿道滴血或血尿常在导尿失败或因排尿困难而用力排尿而加重,后尿道断裂伤可因排尿困难和外括约肌痉挛而不表现为尿道滴血或血尿。

(三)疼痛

后尿道损伤疼痛可放射至肛门周围、耻骨区及下腹部,直肠指检有明显压痛,骨盆骨折者有骨盆叩压痛及牵引痛,站立或抬举下肢时疼痛加重,耻骨联合骨折者耻骨联合处变软,有明显压痛、肿胀。

(四)排尿困难及尿潴留

轻度挫伤可无排尿困难,严重挫伤或尿道破裂者,因局部水肿或外括约肌痉挛而发生排尿困难,有时在数次排尿后出现完全尿潴留,尿道断裂伤因尿道已完全失去连续性而完全不能排尿,膀胱充盈,有强烈尿意,下腹部膨隆。

(五)血肿及瘀斑

伤处皮下见瘀斑。后尿道损伤血肿一般位于耻骨后膀胱及前列腺周围,严重者引起下腹部腹膜外血肿而隆起,有尿生殖膈破裂者血肿可蔓延至坐骨直肠窝甚至会阴部。

(六)尿外渗

尿外渗的程度取决于尿道损伤的程度及伤后是否频繁排尿。伤前膀胱充盈者尿道破裂或断裂且伤后频繁排尿者尿外渗出现较早且较广泛。一般伤后尿道外括约肌痉挛,数小时内不发生尿外渗,多在12小时后仍未解除尿潴留者才出现尿外渗。盆腔内尿外渗可出现直肠刺激症状和下腹部腹膜刺激症状。尿外渗未及时处理或继发感染,导致局部组织坏死、化脓,出现全身中毒症状甚至全身感染,局部坏死后可能出现尿瘘。

四、诊断

后尿道损伤的诊断应根据外伤史、受伤时的体位、暴力性质、临床表现、尿外渗及血肿部位、直肠指检、导尿检查、尿道造影或其他 X 线检查等明确诊断,确定尿道损伤的部位、程度和其他合并伤等。

(一)外伤史和临床表现

尿道内操作或检查后出现尿道出血、排尿困难,骨盆骨折后有排尿困难、尿潴留、尿道外口滴血者首先要想到尿道损伤。伤后时间较长者耻骨上能触到膨胀的膀胱。骨盆骨折患者都应怀疑有后尿道损伤,有下列情况者要高度怀疑有后尿道损伤:尿道外口滴血,排尿困难或不能排尿,膀胱区充盈,血尿外渗常在耻骨膀胱周围,体表青紫肿胀可不明显,有时见会阴部典型的蝶形肿胀。

(二)直肠指诊

直肠指诊在尿道损伤的诊断中具有重要意义,可以判断前列腺的移位、盆腔血肿等。后尿道损伤时前列腺位置升高,但在盆腔血肿时可难以判定,骨折导致耻骨或坐骨支移位,有时在直肠指诊时可触及,尿外渗和血肿引起的肿胀可能掩盖前列腺的正常位置,因此直肠指诊的更主要意义是作为一种筛查有无直肠损伤的手段,指套有血迹提示有直肠损伤。

(三)尿道造影

怀疑后尿道损伤时逆行尿道造影是首选的诊断方法。逆行尿道造影可以清晰和确切地显示后尿道损伤部位、程度和各种可能的并发症,是一种最为可靠的诊断方法。摄片时应首先摄取骨盆平片,了解是否有骨盆骨折及是否为稳定骨折,有无骨折碎片和异物残留,12～14 号 Foley 尿

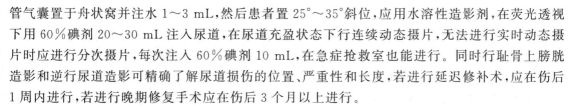

管气囊置于舟状窝并注水 1～3 mL,然后患者置 25°～35°斜位,应用水溶性造影剂,在荧光透视下用 60% 碘剂 20～30 mL 注入尿道,在尿道充盈状态下行连续动态摄片,无法进行实时动态摄片时应进行分次摄片,每次注入 60% 碘剂 10 mL,在急症抢救室也能进行。同时行耻骨上膀胱造影和逆行尿道造影可精确了解尿道损伤的位置、严重性和长度,若进行延迟修补术,应在伤后 1 周内进行,若进行晚期修复手术应在伤后 3 个月以上进行。

(四)导尿检查

后尿道挫伤或较小的破裂患者有可能置入导尿管,但要有经验的泌尿外科专科医师进行,仔细轻柔地试放导尿管,如果置入尿管较为困难,应该马上终止,在确定已放入膀胱前不能充盈气囊,一旦置入不可轻易拔出,导尿管留置 7～14 天,拔除导尿管后常规做一次膀胱尿道造影。能顺利置入导尿管者,拔管后仍有出现尿道狭窄的可能,要密切随访,轻度的狭窄可以通过定期尿道扩张达到治疗目的。另有许多学者认为诊断性导尿有可能使部分尿道裂伤成为完全裂伤,加重出血并诱发感染,还有可能使导尿管从断裂处穿出,而误认为放入膀胱并充盈气囊导致进一步加重损伤,因此在诊断不明时不宜采用。

(五)超声检查

超声在尿道损伤的急症诊治工作中不是常规检查方法,仅用于评价盆腔内血肿范围、膀胱的位置高低和膀胱是否充盈等情况。特别在进行耻骨上膀胱穿刺造瘘前,了解膀胱充盈度和位置有较大价值。近年报道超声在了解尿道周围和尿道海绵体纤维化方面有潜在优势。

(六)膀胱尿道镜检查

膀胱尿道镜检查是诊断后尿道损伤最为直观的方法,单纯的急症诊断性膀胱尿道镜检查尽量不做,应由经验丰富的泌尿外科医师进行,同时做好内镜下尿道会师术的准备,用比膀胱镜细的输尿管镜检查尿道更有优势。女性尿道短不适合尿道造影检查,尿道镜检查是诊断女性尿道损伤的有效方法。后期进行后尿道修复性成形手术前,怀疑有膀胱颈部功能异常时,可通过膀胱造瘘口检查膀胱颈部和后尿道,有很大价值,通过膀胱造瘘口仔细观察膀胱颈部的完整性和功能,但有时膀胱颈部的外形完整性与功能不一定完全一致。

(七)CT 和 MRI 检查

在诊断尿道损伤本身的意义不大,但可详细了解骨盆骨折、阴茎海绵体、膀胱、肾脏及其他腹内脏器的损伤。

五、治疗

后尿道损伤的治疗应根据患者的全身情况,受伤时间,尿道损伤的部位、严重程度以及合并伤的情况等,综合考虑制订治疗方案,对威胁生命的严重出血和脏器损伤应先于尿道损伤予以处理。

(一)全身治疗

1.防治休克

及时建立输液通道、纠正低血容量,补充全血和其他血液代用品,受伤早期休克主要是严重创伤出血或其他内脏损伤。

2.防治感染

全身应用抗菌药物,时间长者根据尿及分泌物培养结果选用最有效的抗菌药物。

3.预防创伤后并发症

预防肺部感染、肺不张,保持大便通畅,避免腹压升高引起继发性出血,对于骨盆骨折或其他肢体骨折卧床较久的患者,注意改变体位,避免发生压疮和泌尿系统结石。

(二)损伤尿道的局部治疗

原则是恢复尿道的连续性,引流膀胱尿液,引流尿外渗。在损伤期内的患者应设法积极恢复尿道连续性。后尿道破裂或断裂应根据伤情及医疗条件,有可能时争取解剖复位。炎症期(闭合性尿道损伤 72 小时后和开放性尿道损伤 48 小时后)的患者仅行耻骨上膀胱造瘘和尿外渗切开引流,待炎症消退后再行尿道手术。

1.尿道灼伤的治疗

当腐蚀性或强烈刺激性化学物质进入尿道时,有剧烈疼痛应立即停止注入,嘱患者排尿以排出残留在尿道内的化学物质,并用等渗盐水低压灌注尿道进行冲洗。给予强效止痛剂,避免留置导尿,排尿困难者行耻骨上膀胱造瘘引流尿液。如无继发感染,2 周后开始定期尿道扩张,防治尿道狭窄,狭窄严重尿道扩张治疗失败者行手术治疗。

2.尿道挫伤的治疗

轻微挫伤,出血不多排尿通畅者密切观察。出血较多者,局部加压与冷敷,排尿困难或尿潴留者保留导尿 3～7 天。

3.后尿道破裂的治疗

试插导尿管成功者留置 2～4 周,不能插入导尿管者行耻骨上膀胱造瘘,2～3 周后试排尿和行排泄性膀胱尿道造影,若排尿通畅无尿外渗可拔除膀胱造瘘管,尿道会师术也可以用于治疗后尿道破裂,尿道会师法置一 18～20 号气囊导尿管,气囊充水 25～30 mL,稍加牵引,使前列腺向尿生殖膈靠拢,一般牵引 5～7 天。导尿管留置 3～4 周。以后根据排尿情况进行尿道扩张。

4.后尿道断裂的治疗

这类患者多系骨盆骨折引起,一般伤情重,休克发病率高,且尿道完全断离,有分离和移位,使其处理比其他尿道损伤复杂得多。目前对后尿道断裂伤的局部治疗有三种观点:①耻骨上膀胱穿刺或开放造瘘术,3～6 个月后行后尿道修复成形术。②尿道会师术。③急症后尿道吻合术。

所有尿道外伤的最初处理是患者的复苏,先处理可能危及患者生命的其他损伤,后尿道损伤更是如此,因为后尿道损伤往往伴有骨盆骨折、腹内脏器损伤和肢体骨折等。尿道损伤急症处理的第二步是分流膀胱内尿液。从尿道破裂口外渗的血液和尿液可能引起炎症反应,有发展成脓肿的可能,外伤受损的筋膜层次决定了可能发生感染的范围,感染可能发生于腹腔、胸部、会阴部和股内侧等,这些感染可能导致尿瘘、尿道周围憩室,甚至少见的坏死性筋膜炎,早期诊断尿道损伤、及时的尿液改道引流和适当应用抗生素降低了这些并发症发生的可能性。及时的分流膀胱内尿液可防止更多的尿液外渗到尿道周围组织中,并可准确记录尿液排出量。耻骨上膀胱穿刺造瘘是尿液改道引流的简单方法,大部分泌尿外科医师和专业外科医师都熟悉其操作技术,若耻骨上膀胱是否充盈不能扪清,膀胱穿刺造瘘术可在 B 超引导下进行,开放性耻骨上膀胱造瘘术只在膀胱空虚、合并有膀胱破裂或膀胱颈部损伤时进行,开放手术时应避免进入耻骨后膀胱前间隙,从膀胱顶部切开膀胱,在膀胱腔内探查有无膀胱或膀胱颈部裂伤,若有也应从膀胱内部用可吸收线加以修补,4 周后先行排尿性膀胱尿道顺行造影,若尿道通畅可试夹管,排尿正常可安全拔除造瘘管。否则 3 个月后行后尿道瘢痕切除成形术。

　　伤后 3～6 个月的后尿道瘢痕切除再吻合手术采用经会阴的倒"人"字形切口,损伤部位确定后切除瘢痕和血供不良组织,游离远近端尿道,在骨盆骨折后尿道断裂断端完全分离情况下,前列腺远侧血肿肌化瘢痕远端的球部尿道游离到阴茎根部可获得 4～5 cm 的尿道长度,足够有 2.0～2.5 cm 长瘢痕的尿道行瘢痕切除,两断端劈开或作斜面的无张力吻合。后尿道断裂前列腺移位位置高造成前列腺远端断端与球部尿道断端距离＞3 cm 者,或由于外伤或以前手术造成粘连球部尿道不能游离延长进行无张力断端吻合时,可考虑球部尿道改道,从一侧阴茎脚上方或切除耻骨支,通常耻骨联合下方耻骨部分切除足以使后尿道两断端无张力吻合,极少数情况下可用耻骨联合全切除,极少见的耻骨骨髓炎是耻骨部分切除的反指征。90％以上的后尿道断裂,特别是膀胱颈部功能正常者经会阴径路足以完成手术,不必联合经腹径路。经会阴后尿道瘢痕切除两断端再吻合的后尿道成形修复手术效果良好,术后 10 年发生再狭窄的概率约 12％。

　　后尿道修复成形手术的原则是:①瘢痕切除彻底。②黏膜对黏膜缝合。③吻合口血供良好。④缝合处组织健康不被缝线切割。⑤熟练的手术技巧。

　　处理可能伴有外括约肌机制受损的后尿道断裂缺损要保护膀胱颈部功能,对伤后 3 个月以上后尿道损伤经会阴一期后尿道成形修复术是推荐的首选方法,此时尿道损伤外其他器官的合并损伤,包括皮肤、软组织损伤和血肿已愈合和吸收,至于受伤到后尿道决定性成形修复手术要间隔多长时间目前还有争议。绝大多数前列腺远端后尿道断裂导致的尿道断离瘢痕较短,可以通过经会阴切口一期瘢痕切除再吻合术,若有广泛的血肿纤维化和膀胱颈部的结构和功能受损就不适合行经会阴瘢痕切除再吻合术。

　　尿道会师术可以早期恢复尿道连续性,可通过牵引固定前列腺位置缩短尿道分离长度。主要有两种牵引方法,一是气囊尿管与躯体纵轴 45°,300～750 g 重量牵引 5～7 天;另一是前列腺被膜或前列腺尖部缝线牵引固定于会阴部。但该手术术后尿道狭窄和阳痿发生率高,国外较少采用。

　　内镜窥视下尿道内会师术运用导丝引导置入导尿管治疗后尿道断裂成为一种新的手术方式,后尿道断裂甚至前尿道断裂都可试用,内镜下会师可能减少缺损的距离,一般用输尿管镜可以直接在断裂处找到近端,先放入导丝或输尿管导管,然后沿导丝或输尿管导管置入 F18～F20 号三腔导尿管,如在断裂处找不到尿道近端,行耻骨上膀胱穿刺造瘘置入软性膀胱镜或输尿管镜,从后尿道插入导丝或输尿管导管引导尿道内置入的膀胱镜或输尿管镜进入膀胱,或直接拉出导丝或输尿管导管引导置入导尿管。内镜窥视下尿道内会师术须经验丰富的泌尿外科专科医师进行,否则有潜在的并发症,远期通畅率比急症膀胱造瘘 3 个月以后再行后尿道成形修复手术低,尿道会师术后总的术后勃起功能障碍、再狭窄和尿失禁发病率分别约 35％、60％和 5％。耻骨上膀胱造瘘待 3 个月后再行后尿道修复成形术仍是大部分泌尿外科医师治疗后尿道断裂的首选方法。

　　后尿道损伤的急症开放性吻合手术,术后狭窄、再缩窄、尿失禁和勃起功能障碍发病率高,损伤时尿道周围组织血肿和水肿,组织结构层次不清,判别困难,尿道断端游离困难影响两断端的正确对位。Webster 总结 15 组病例共 301 例行急症手术,术后尿道狭窄发病率 69％,勃起功能障碍 44％,尿失禁 20％。

　　目前认为,急症后尿道吻合术仅在下列情况下进行:①有开放性伤口。②合并有骨盆内血管损伤需开放手术。③合并的骨折或骨折引起的出血等情况需手术处理者。④合并有膀胱破裂。⑤合并直肠损伤。

(崔玉良)

第七节 阴 茎 损 伤

一、病因

(一)直接暴力

阴茎勃起时,受到直接暴力(如打击、骑跨、被踢、挤压等)时,阴茎被挤于体外硬物或耻骨弓之间,易损伤,严重者可发生阴茎折断。

(二)锐器切割

阴茎被各种锐器切割而致。

二、分类

按有无皮肤损伤,可分为闭合性损伤和开放性损伤两种类型。

(一)闭合性损伤

1.阴茎挫伤

各种暴力均可造成阴茎挫伤,引起皮下组织或海绵体损伤,皮下组织淤血,皮肤水肿,严重时出现纺锤形血肿,多不伴有尿道损伤。

2.阴茎折断

阴茎折断又称阴茎海绵体破裂,是严重的阴茎闭合性损伤。阴茎勃起时,受到直接外力作用,造成阴茎海绵体周围白膜及阴茎海绵体破裂,可伴发尿道损伤。多见于20~40岁的青壮年,在手淫、粗暴性交(以女性上位性交时多见)等情况易发生。

阴茎折断一般为单侧阴茎海绵体白膜横行破裂,左右侧发生率相近,一般不超过海绵体周径的1/2,最常见的损伤部位是阴茎远端1/3。10%~20%同时伴有尿道破裂,20%~30%可波及两侧甚至尿道海绵体。尿道海绵体破裂往往与阴茎海绵体损伤部位在同一水平。

3.阴茎绞窄伤

常因好奇、性欲异常、精神失常或恶作剧等,将金属环、大号螺丝帽、线圈、橡皮筋等环状物套扎在阴茎上没有及时取下,或阴茎包皮上翻后没有及时复位,引起阴茎缩窄部末梢血液循环障碍,致组织水肿、缺血,严重时发生阴茎远端组织坏死。

4.阴茎脱位伤

阴茎脱位伤是指男性会阴部遭到挤压、阴茎在勃起时扭曲或在疲软时遭钝性暴力打击、过度牵拉或骑跨伤等时,或外力继续不停,可造成阴茎、尿道海绵体在冠状沟外与包皮发生环形撕裂,引起阴茎、耻骨韧带以及周围组织撕裂,阴茎脱离其皮肤,脱位到腹股沟、耻骨下部、大腿根部或阴囊会阴部的皮下,与存留原位的包皮分离,空虚无物。

(二)开放性损伤

开放性阴茎损伤多数发生于刀割伤、刺伤、枪弹伤、卷入机器、牲畜咬伤及其他意外损伤;精神病患者的自伤或他伤亦偶有发生。有时因粗暴的性行为发生包皮及其系带撕裂伤,造成包皮裂口和出血。

1.阴茎离断伤

较常见的原因是受到性伴侣的报复,或牲畜咬伤,致使阴茎远端往往缺损。按其损伤程度,阴茎离断伤可分成阴茎部分离断伤或阴茎完全离断伤。

2.阴茎皮肤损伤

阴茎皮肤损伤类型有阴茎干全部皮肤撕脱伤、阴茎部分皮肤撕脱伤、阴茎皮肤刺伤、切割裂伤、烧灼伤等。

阴茎头表面皮肤菲薄,无移动性,很少发生撕脱伤。而阴茎体皮肤薄而松弛,有疏松的皮下组织,其移动性很大,较易发生撕脱伤。阴茎皮肤撕脱伤发生于机器损伤时,阴茎皮肤可同衣裤一起被转动的机器拉扯,从 Buck 筋膜外分离撕裂甚至撕脱,常发生于阴茎根部,止于冠状沟,又称之筒状撕脱伤。常伴有阴囊皮肤撕脱,由于阴茎深筋膜的保护,阴茎海绵体及尿道多不易受伤。

利器切割或弹片可造成阴茎皮肤切割伤或阴茎贯穿伤。

包皮系带撕裂的主要原因是阴茎皮肤受力超负荷,如手淫时动作过于剧烈;其次在新婚之夜,在性交时过于急躁而又凶猛,或因处女膜坚韧,或因阴道痉挛,在阴茎强行插入时,由于阻力的关系造成包皮牵拉包皮系带而引起包皮系带撕裂、包皮裂口和出血。包皮系带断裂多见于包皮系带过短或包皮过长者。

三、阴茎损伤的临床表现

阴茎损伤随外力作用方向、作用力大小和损伤类型而各有特点,主要的临床表现包括疼痛、肿胀、局部出血、尿血、排尿障碍等,甚至有休克表现。

(一)阴茎挫伤

患者感觉阴茎疼痛且触痛明显,能自行排尿。轻者皮下组织淤血形成青紫色瘀斑、阴茎肿胀,重者海绵体白膜破裂,形成皮下、海绵体或龟头肿胀,皮下出血及大小不等的血肿,使阴茎肿大呈纺锤形,疼痛难忍。若合并尿道损伤,则可见尿道流血或排尿障碍。

(二)阴茎折断

多发生于阴茎根部,可为一侧或双侧海绵体破裂。患者自己可感到局部组织破裂,在受伤的瞬间可听到阴茎部发出的响声,勃起的阴茎随即松软,血液由海绵体喷出至阴茎皮下,形成局部血肿,剧痛于活动时加重。局部肿胀,阴茎血肿,皮肤呈青紫色,若为一侧海绵体破裂,阴茎弯曲变形偏向健侧或扭曲,状如紫茄子。若出血形成较大的血肿压迫尿道时,可发生排尿困难。由于受阴茎筋膜限制,肿胀只限于阴茎部,若阴茎筋膜破裂,则血肿可扩至阴囊、会阴及下腹部。若并发尿道损伤,可有排尿困难,排尿疼痛,尿道口可见有血液流出,或发生肉眼性血尿。

(三)阴茎绞窄伤

可见阴茎上有套扎物,轻症者仅出现套扎物远端阴茎水肿、胀痛;如不解除病因,远端阴茎肿胀加重,继而发生缺血、坏死改变,如远端阴茎表面皮肤色泽变化、厥冷,疼痛加剧,感觉迟钝。当感觉神经坏死后,痛觉减弱。嵌顿处皮肤糜烂,同时伴有排尿障碍。

(四)阴茎脱位伤

一般表现为阴茎疼痛,周围软组织肿胀。局部特异体征有阴茎、尿道海绵体在冠状沟外与包皮发生环形撕裂,阴茎、耻骨韧带以及周围组织撕裂,阴茎脱离其皮肤,于腹股沟、耻骨下部、大腿根部或阴囊会阴部的皮下可发现或触及脱位的阴茎,存留原位的包皮分离,空虚无物,伤后可出现尿失禁。阴茎脱位伤多伴有尿道外伤及尿外渗，有时即使无尿道撕裂或断裂，因尿道挫伤较重，亦可有尿外渗及会阴部血肿。

(五)阴茎离断伤

阴茎离断后，因失血较多，患者面色苍白、四肢冰凉、血压下降，出现休克现象。离断阴茎残端出血明显，且不易止血。离断远端如为外伤或动物咬伤则创面不整齐，挫伤明显。如为刀剪切割伤，则创面整齐，切割伤患者皮肤及皮下组织受伤不会出现大出血，仅局限血肿；若深达海绵体组织可导致严重出血甚至休克。

(六)阴茎皮肤损伤

阴茎皮肤损伤若发生于衣裤连同阴茎皮肤一起被卷入各种类型机器，由转动的机器绞缠而撕脱皮肤时，则表现为撕脱伤呈脱手套式，常同时累及会阴部皮肤。受累皮肤表现有部分撕脱或阴茎干全周皮肤撕脱。部分撕脱的皮片特点多以会阴部皮肤为顶点，阴茎根部或耻骨联合为基边的三角形，深达会阴浅筋膜与白膜之间，一般不累及较深的阴茎海绵体等；完全撕脱则导致阴茎体裸露。

阴茎皮肤切割伤患者表现为局部皮肤、皮下组织或海绵体裂开或断裂，切口呈多种形态，伤口整齐，如仅累及阴茎皮肤及皮下组织时一般不会发生大出血，仅有局限血肿。

包皮系带撕裂伤最常见的部位在靠近龟头前端处，这是由于系带前端固定在龟头，后端连于阴茎皮肤，可移动。包皮系带撕裂伤可导致痛性勃起、性快感下降等严重后果，同时出现包皮裂口。

四、阴茎损伤的诊断

对阴茎损伤的诊断，一般根据外伤史及阴茎局部损伤情况，如皮肤瘀斑、裂口、出血、皮肤撕脱、阴茎肿胀、弯曲变形等表现，做出诊断一般不难。

(一)病史

有明确直接暴力史或锐器切割伤史，可出现阴茎局部疼痛、出血、肿胀畸形、缺损，严重者可出现休克。阴茎受到暴力打击以及骑跨伤时，阴茎被挤压于硬物和耻骨之间，常引起不同程度的阴茎损伤，特别是在阴茎勃起时受暴力打击或粗暴性交，闻及明显响声，为白膜破裂所致，且有剧痛感，阴茎随之软缩，继而出现肿胀，此即发生阴茎折断。阴茎折断常合并排尿困难，尿道海绵体损伤时可于排尿时发现尿瘘。阴茎脱位伤时根据受伤情况及阴茎形状，即可判断。阴茎绞窄伤应根据阴茎上的环状物及皮肤缺血、肿胀、坏死，即可判断。开放性阴茎损伤时，阴茎可见创面。

(二)辅助检查

B超可确定阴茎白膜缺损处及阴茎折断者的破裂位置。阴茎海绵体造影可见海绵体白膜破损处有造影剂外溢。但是，该检查属有创性，且由于造影剂外渗，可引起严重的海绵体纤维化，及一定假阴性率和假阳性率，目前已较少应用。

对于有明确病史和体征，即使B超不能明确诊断，也不可轻易行海绵体造影，而应手术探查。

当患者出现尿道滴血或排尿困难时，应想到尿道损伤的可能，应行逆行尿道造影检查，造影剂外溢可明确诊断。

五、阴茎损伤的治疗

阴茎损伤的治疗，应尽量保存有活力的组织，特别是海绵体，以利再植或再造，考虑性功能的恢复和排尿功能。术后应加强抗感染治疗,给予适量的雌激素,防止术后阴茎勃起。

(一)阴茎挫伤

无尿道损伤的轻度阴茎挫伤仅需适当休息、止痛、阴茎局部抬高如用丁字带兜起阴囊和阴茎、预防感染、辅以理疗。

急性期仍有渗血时,可冷敷,出血停止后,用热敷促进血肿吸收。给予抗生素,以防止感染。

较严重的挫伤,如皮下继续出血,血肿增大,应穿刺或切开引流,放出积血,必要时结扎出血点,并轻轻挤压阴茎海绵体,以防止血肿机化。如就诊较晚,血肿液化或合并感染形成脓肿或气肿时,可切开引流或穿刺放脓。

(二)阴茎折断

阴茎折断治疗原则是恢复阴茎海绵体的连续性,彻底清创,控制出血,防止海绵体内小梁间血栓形成。治疗上目前主张早期手术,以免血肿扩大,继发感染,形成纤维瘢痕,导致疼痛和阴茎成角畸形而影响性生活。治疗方法包括手术和保守治疗。

1.保守治疗

包括镇静止痛、留置导尿管、阴茎加压包扎。局部先冷敷,24 小时后改热敷,并给予口服雌激素,静脉输注或口服抗感染药治疗;为防止纤维化,有些医师还给予患者链激酶或胰蛋白酶、口服羟基保泰松等。然而,这些治疗方法的效果却难以评价,而且阴茎肿胀消退缓慢,患者住院时间长,并发症高达 29%～53%,主要包括血肿扩大、继发感染形成脓肿、阴茎成角畸形、阴茎纤维化、局部遗留有瘢痕硬结及阴茎勃起不坚、阴茎勃起疼痛、性交困难、ED 等。因非手术治疗所导致勃起功能障碍等并发症发生率较高,目前多主张手术治疗。对于阴茎弯曲不明显、血肿轻微的患者或只有尿道海绵体损伤的患者,可以采取保守治疗。

2.手术治疗

不仅可以降低损伤后并发症的发生率,而且可以使患者阴茎功能早日恢复,一般术后 10 天内阴茎肿胀消退,术后性功能恢复良好。手术有传统的修复术式和改良的修复术式。

传统的修复术式采用距冠状沟 1 cm 处阴茎皮肤环形一周切口,并使其翻转至阴茎根部,清除血肿,术中可充分探查 3 条海绵体情况,显露损伤部位,有效清除血肿,结扎出血点,以免血肿机化形成纤维瘢痕导致阴茎勃起功能障碍、阴茎成角畸形而影响性生活。白膜破裂处用丝线或可吸收线间断缝合修补。该手术方法具有暴露充分、利于寻找白膜破口、同时修补双侧阴茎海绵体及尿道等优点,故对不能确诊的、合并尿道损伤的患者采用此种方法较好。

改良的阴茎折断修复术式即在阴茎根部结扎橡皮筋阻断血流后,在折断部位行半环形切开阴茎皮肤,挤出积血,清除血肿,找到白膜及海绵体破裂处,应用 3-0 可吸收线间断缝合修补。手术的关键是确定海绵体破裂的具体部位,方法包括:阴茎血肿最明显处;阴茎弯曲变形的凸出处;触诊阴茎有明确、孤立包块或硬结处;术前彩超检查结果。术后往往会形成阴茎向折断缝合处背侧的弯曲。手术处理时间越晚,越难恢复阴茎原状,甚至导致阴茎勃起功能障碍。本术式克服了传统的环形冠状沟切口术式手术创伤大、时间长的缺点,值得推广应用。

(三)阴茎绞窄伤

阴茎绞窄伤治疗原则是尽快去除绞窄物而不附加损伤,改善局部循环。处理的关键是尽快去除绞窄物。

对软性绞窄物如丝线、橡皮筋、塑料环等可剪断去除,如被皮肤包埋,可在局麻下从正常皮肤开始到水肿区作一纵向切口,即可切断之。对绞窄物为钢圈、螺丝帽等硬性环圈可采取台钳夹碎或钢丝剪锯裂等措施,对于阴茎包皮嵌顿环可采用手术松解。绞窄时间长,皮肤极度水肿出血坏死者,可将坏死皮肤切除,创面用带蒂阴囊皮瓣移植或游离中厚皮片移植。对已造成阴茎坏疽者,则考虑择期行阴茎再造术。

金属环阴茎绞窄伤是常见的一种,根据金属材料和形状特征以及嵌顿的严重程度,所选方法有所不同。

1.断环取出法

对薄而较软的金属环,可以采用专门剪刀将环切断两处。但是,金属越硬越不易切断。常有的工具有线锯、牙科砂轮等。操作时,由于金属切割金属要产生高温,故必须同时给予生理盐水降温,避免局部烧伤。

2.减压取环法

消毒阴茎包皮,用一次性针头多处刺入包皮,再用纱布包好阴茎握在手中轻轻按摩,使包皮内积液经小孔渗出,包皮萎缩。然后,用粗针头直刺阴茎海绵体内,抽吸出阴茎海绵体内的积血50～80 mL,阴茎体积明显缩小。最后,涂上液状石蜡,一手固定金属环,一手在环上方,牵拉阴茎包皮向上移,即可取下完整的金属环。

3.带子缠绷取环法

适用于阴茎水肿不严重者。首先在水肿处切许多小切口,使组织中液体排出;然后取长而窄的布条,紧贴环之远端向龟头方向缠绕2～3 cm,将布条近端从环和阴茎皮肤间送至环的近侧。此时,在缠好的布带表面涂润滑剂,术者边向远端缠绕,边向远端滑动金属环,并边松开近端之布条,直至环由远端脱下为止。

4.手术法

如已有嵌顿远端阴茎皮肤坏死者,或金属环既不能摘除也不能切断,则应将金属环至冠状沟之间 Buck 筋膜表面的阴茎皮肤和皮下组织切除,这样金属环即可滑出。去除环状物后,必须估计阴茎体的坏死程度。行耻骨上造瘘引流尿液,局部彻底清洁,再涂抹磺胺米隆醋酸酯和磺胺嘧啶,每天 2 次。这种处理持续到坏死区分界线清楚为止。必要时,可行阴茎部分切除术。

全身使用抗生素抗感染。局部可注射透明质酸酶、肝素等,以防血栓形成。

(四)阴茎脱位伤

阴茎脱位伤应及早清创、止血,去除血肿,将阴茎复位,并固定于正常位置。有尿道损伤者按尿道损伤处理,必要时行耻骨上造瘘。如阴茎复位困难或支持组织撕裂严重时,可进行手术复位,缝合支持韧带。

预后取决于早期发现和及时处理。因为这类患者常在严重挤压伤后发生,由于体检的疏忽,常未能及时发现,得不到及时处理。如能及时发现并明确诊断,将阴茎、尿道海绵体复位到袖筒式的包皮内,并行修复包皮,则预后良好。

(五)阴茎皮肤损伤

治疗方法根据阴茎皮肤损伤的范围、损伤程度和邻近皮肤状况而定。原则上伤后应立即修补,因延期修补会导致瘢痕形成、挛缩和生殖器畸形。处理前需仔细检查损伤范围、深度、阴茎海绵体、尿道海绵体是否完整,阴囊及阴囊内容物是否受累等。

首先应彻底清创,剪除无活力的组织。对阴茎皮肤缺损近侧有活力的组织要尽量保留,但远侧皮肤及包皮则须切除,即使有活力也要剪除至距阴茎头 2～3 cm 处,以防术后淋巴水肿。

1.刺伤及切割伤

因其伤口不大,彻底清创后一期缝合,多可愈合。对于较少阴茎皮肤缺损者,清创后创缘皮肤稍做游离行无张力缝合。因阴茎皮肤血循环丰富,有利于伤口的愈合,故凡有活力的组织应尽可能保留。

2.阴茎皮肤撕脱伤

对于阴茎皮肤部分撕脱伤者,先彻底清洗创面,尽可能清除污染坏死组织,保留有生机的皮肤及组织。若撕脱皮肤与正常组织相连,且色泽无明显变化者,可在清创时尽量保留,并将皮肤与皮下组织缝合。术后包扎要求恰到好处,不宜过紧,数天后撕脱皮肤便可以复活。因此对于阴茎皮肤缺损<2/3、撕脱皮肤血液循环良好者,特别是年轻人,最好采用直接缝合。

如果创面已经发生感染,应将丧失生机的感染组织清除,每天更换2次湿敷料。待感染被控制,创面长出健康肉芽组织之后,于5～7天行成形手术。

阴茎皮肤缺损时,无论皮片移植还是将近侧皮肤延长覆盖创面,阴茎远端残留之皮肤必须切除直达冠状沟3～5 mm处,否则将来会形成象皮肿,影响外形及功能。

皮肤缝于阴茎背侧还是腹侧,尚无统一意见。缝于腹侧者外形近似于正常,唯恐日后瘢痕收缩产生腹曲;缝于背侧时,虽然外观差些,但却无上述之虑。术后阴茎保持背侧位,第5天换敷料,检查伤口。若阴囊完好,也可用阴囊皮肤做隧道状阴茎包埋,露出龟头,过3～4周后再与阴囊分离成形。也可采取带血管蒂阴囊皮瓣修复阴茎皮肤缺损,使其一期愈合。尿道内需留置导尿管引流尿液,防止尿液浸湿敷料而发生感染。

阴茎皮肤完全撕脱者,多伴有阴囊皮肤损伤或撕脱,则应切除后采用其他部位皮肤植皮。可采取大腿内侧、腹股沟区或下腹部带蒂皮瓣植皮,亦可采取中厚皮片游离植皮。其中,以下腹部皮瓣较好。该处皮瓣具有移动性好、抗感染力强、成活率高,且术后半年即可恢复感觉。皮肤移植者皮肤对接处不宜对合成直角,以利于愈后的性生活,如皮片移植处位于海绵体缝合处,则应放置引流物,同时合理的使用抗生素控制感染,提高移植皮肤的存活率。

皮肤撕脱伤的患者如伴有尿道损伤,应尽可能吻合尿道并保持阴茎形态,必要时施行耻骨上膀胱穿刺造瘘。

如同时伴有阴囊皮肤缺损者,因组织顺应性强,弹性大,即使缝合时有张力,也应将所剩皮肤缝于一起,包裹其内容。数月之后,阴囊即可恢复正常大小。阴囊皮肤全部丧失时,可暂时把两侧睾丸置于股内侧皮下浅袋内。据观察该处温度低于腹腔和腹股沟部位的温度,不会影响精子生成。尽管如此,对年轻患者仍应尽量行阴囊成形术为宜。

3.阴茎皮肤烧灼伤

原则上先采取保守治疗,在组织活力未能明确判断之前,积极预防或控制感染,待丧失生机组织分界明显后,可切除坏死组织,并立即植皮,必要时可行带蒂皮瓣植皮。

4.阴茎切割伤

切伤浅且未伤及海绵体白膜者按一般软组织切割伤处理;切割深累及海绵体时,对因严重出血而致休克者,应及时采取防治措施,动脉出血者应立即缝合止血,海绵体渗血者,可连同白膜一起缝合压迫止血,并积极纠正休克。

5.包皮系带撕裂伤

如包皮裂口不大、系带撕裂不严重、出血不多者,经局部清洗,包扎即可愈合。如裂口较大、系带撕裂严重、出血不止者应急诊手术缝合止血,术后一部分人伤口愈合良好;一部分人可能愈合不佳,使系带处形成瘢痕或系带过短,可能造成以后阴茎勃起时弯曲或疼痛。

(六)阴茎离断伤

阴茎离断伤的治疗包括阴茎的修复、恢复排尿功能及性功能等。其治疗效果因受伤部位、程度、缺血时间和治疗方法而异,迄今尚无统一的治疗方案,但均强调吻合血管的再植术。

对于出血性休克者,需立即给予输血补足血容量,纠正休克后再行手术处理。

牲畜咬伤所致阴茎损伤,远端往往缺失,而不能行再植术,对于此类患者由于阴茎血运丰富,愈合能力较强,应尽量保留残端尚有生机的组织,尤其是保存海绵体,以备做阴茎再造术。妥善处理尿道,可行耻骨上膀胱穿刺造瘘。对牲畜咬伤者还应注意对破伤风及狂犬病的防治。

1.阴茎再植术

对所有阴茎离断伤,都应考虑行阴茎再植术。进行清创处理后,若阴茎离断时间短,边缘整齐,切下的阴茎未遭到进一步的破坏时,可及时施行阴茎再植手术。

应用显微外科技术吻合阴茎动脉及阴茎浅、深静脉、白膜和尿道,效果确切。阴茎离断后距再植的时间以 6 小时为"临界点",但国内已有许多超过 6 小时再植成功的报道,故目前认为对阴茎离断伤,只要不是外伤严重或远端丢失,都应争取再植,不应随意放弃。如有尿道海绵体、部分皮肤或阴茎海绵体相连,则再植的成功机会明显增加。

手术时对离体部分阴茎应妥善处理,最好能在入院途中将离体部分保存于抗生素冰盐水中。患者入院后,应争取尽早手术,远端用盐水或林格液加抗生素肝素冲洗液灌洗,不健康皮肤尽量清除,尽量用近侧皮肤或皮瓣行皮肤修复。仔细清创,尽量避免盲目结扎血管,行耻骨上造瘘,通过离断远端尿道插入一根 Foley 导尿管,再通过断离近端进入膀胱,使阴茎结构形成一直线。以尿管为支架,首先用 3-0 肠线间断吻合尿道海绵体 4~6 针,勿穿透尿道黏膜,以促进肠线吸收,防止感染及尿漏,吻合后拔除尿管。其次缝合阴茎海绵体,为下一步吻合血管提供必要的稳定性。再应用显微外科技术用 10-0 尼龙线显微吻合海绵体动脉,再吻合白膜,继而吻合阴茎背动脉、静脉及神经、浅筋膜、皮肤。可不必结扎或吻合阴茎深动脉,手术成功的关键是要保证一支海绵体动脉及阴茎背静脉吻合成功。常规行耻骨上膀胱造瘘,术后阴茎背伸位宽松包扎,有利于静脉和淋巴回流,必须把吻合好的阴茎固定在身体的适当位置,避免受压和痛性勃起,术中及术后需广谱抗生素和抗凝血治疗。口服雌激素防止阴茎勃起。

如伤口血管遭到进一步的破坏,无法进行动静脉吻合,单纯行清创缝合阴茎海绵体和尿道海绵体、Buck 筋膜和皮肤。虽然可以借助于远近两端海绵体来沟通血运使 3 个海绵体可能存活,但龟头和阴茎远端皮肤可能坏死。如阴茎远端皮肤缺损较多,而海绵体能得到再植,可于吻合后将阴茎包埋在阴囊皮下或行中厚皮片植皮。如阴茎缺失,创口应清创,一期缝合创面或用断层皮肤封闭创面。在伤后 1~3 个月再行带蒂管形皮瓣阴茎再建手术。可使患者站立排尿,如安装软骨或假体,还可性交。行阴茎再植术后可能发生一些并发症,其发生率由高到低依次为皮肤坏死、尿道狭窄、阴茎远端感觉不良、尿瘘、尿道坏死、阳痿。对于手术失败者,只能进行阴茎再造术。

由于阴茎的血液供应特点,未经吻合血管的再植阴茎是可以成活的。不完全离断的病例,即使仅有少数皮肤相连,其术后皮肤坏死发生率偏低;而完全离断的病例,较易发生皮肤坏死。手术吻合血管可以使皮下血液循环很快恢复,因此可以减少皮肤坏死;而不吻合血管者,其远端阴茎皮肤血供主要靠血流透过海绵体及皮下组织来提供,增加了皮肤缺血时间,导致皮肤坏死。另外,行血管吻合的病例其并发症发生率明显低于吻合海绵体和尿道的病例。所以,在阴茎再植术中应采用显微外科技术行血管吻合,减少皮肤坏死等情况。

对于婴幼儿阴茎离断伤,是否行血管神经吻合,尚无一致意见。由于婴幼儿血管神经纤细,吻合特别困难,一定程度增加了显微技术的难度。有报道未行血管神经吻合的婴幼儿阴茎再植术,术后阴茎勃起,皮肤感觉无异常,无排尿困难,效果较好,但缺乏远期随访报道。

2.清创缝合术

于阴茎损伤严重,损伤时间太长,就诊医院的医疗技术力量确实不能实施阴茎再植术,则应先行清创缝合术,待以后择期行阴茎再造术。

3.阴茎再造术

阴茎再造术可分为传统阴茎再造术和现代阴茎再造术两类。

传统阴茎再造术包括利用腹部皮管阴茎再造、腹中部皮瓣阴茎再造、大腿内侧皮管阴茎再造等。传统阴茎再造术是一种技术复杂,需要分期完成的手术,其中某一次手术的失败都可能前功尽弃,因此这类手术需要由有经验的整形外科医师来完成。目前可应用显微外科进行的阴茎再造,体表许多游离皮瓣的供区都可游离移植进行阴茎再造。可以进行游离移植或岛状移植阴茎再造的皮瓣很多,如前臂游离移植阴茎再造、下腹部岛状皮瓣移植阴茎再造、脐旁岛状皮瓣移植阴茎再造及髂腹股沟皮瓣移植阴茎再造等。

腹部双皮管阴茎再造术属于传统阴茎再造术,一般需历经皮管成形、皮管转移、尿道及阴茎体成形、支撑物植入等几个阶段,历时较长。但对于不适合用皮瓣法移植的病例,仍不失为是一种可供选择的方法。该术式分四期完成。

(1)第一期皮管成形术:第一期皮管成形术于两侧腹壁各设计一皮管。左侧腹壁制备一条较大的斜行皮管,切口长 17～20 cm,宽约 8.5 cm;右侧腹壁制备一条较小的皮管,长 12～15 cm,宽约 4.5 cm。两条皮管的下端靠近耻骨联合部位,以便后期转移。

(2)第二期皮管转移术:第二期皮管转移术在第一期手术后 3～4 周,切断大皮管上端,缝合腹壁创面。在距尿道外口 0.5 cm 处做一与皮管横断面相应大小的创面,将大皮管扭转一定角度并与尿道外口上方所做创面缝合。注意缝合后应使皮管缝合处位于侧方。

(3)第三期阴茎体和尿道成形术:第三期阴茎体和尿道成形术于第二期手术后 5～8 周,经皮管夹压训练,确定有充分的血供建立后进行。切断大小皮管的下端,将两皮管靠拢,在两皮管的对合面上,从尿道口开始各做两条平行切口,直达皮管的游离端,大皮管平行切口宽约 1.5 cm,小皮条宽约 1.1 cm,做成尿道,使缝合后能包绕 16～18 号导尿管。将切口边缘两侧皮下略做分离并剪除多余的皮下组织,将相对的切口内侧缘以 3-0 线做真皮层的缝合,形成新尿道。再将大小皮管的外侧缘各做相对缝合,形成阴茎。

(4)第四期阴茎头成形及支撑物植入术:第四期阴茎头成形及支撑物植入术于第三期手术后3 个月进行。在修复再造阴茎末端做阴茎头时,可在阴茎背部及两侧,距末端约 4 cm 处做3/4 环状切口,并削除宽约 0.5 cm 的表层皮肤,游离远端创缘,重叠于切除表皮部的创面上进行缝合。也可在阴茎体远端两侧各切除 1.0～1.5 cm V 形皮肤,缝合后呈圆锥形酷似龟头。于再造阴茎根部一侧做一切口,在再造阴茎和尿道皮管之间分离一隧道,将阴茎海绵体残端劈开,以自体肋骨和硅胶作为支撑物,插入劈开的海绵体残端纵隔内并缝合固定。

对于阴茎损伤的预防,应尽可能避免暴力和锐器损伤阴茎。若系精神患者应积极治疗好精神病,这是唯一的预防措施。

(崔玉良)

第八节 射精障碍

一、不射精

不射精症是指阴茎勃起坚硬,性交持续时间很长,但达不到情欲高潮和性快感,不能随意射精。不射精症与逆行射精有区别,后者虽也无精液和精子从尿道外口射出,但却有情欲高潮和射精感觉。这是一种比较少见的性功能障碍。由于性交时不能射精,所以没有性交快感,且妨碍配偶孕育,是男子不育的重要原因之一。

射精是一种十分复杂的反射过程,是中枢神经、外周神经、交感和副交感神经、性腺内分泌和生殖器官等多系统的协调性行动。在这一复杂的生理过程中,末梢兴奋与中枢兴奋是两个重要环节,如果某一环节兴奋不够,就不足以引起射精。

(一)病因

不射精的病因有器质性疾病引起和功能性不射精两大类。

1.不射精症的器质性病因

有先天性性腺发育异常或生殖器解剖异常,有手术或损伤引起的神经传导障碍,还有药物因素等。

(1)先天性发育异常:如先天性睾丸发育不全引起雄激素缺乏,不足以发动性兴奋。又如先天性精囊、前列腺缺如,则没有精囊和前列腺的分泌物,可造成不射精。先天性射精管异常亦会造成不射精。

(2)神经系统病变:如糖尿病性周围神经病变,多发性硬化症等神经病变,均可阻断射精反射。

(3)手术和外伤引起神经损伤:如腰交感神经节切除术、主髂动脉手术、前列腺切除术或直肠癌根治术、腹膜后淋巴结清扫术等引起神经损伤,阻断了射精反射而不射精,脊髓损伤、骨盆骨折及尿道损伤均会引起不射精。

(4)药物影响:许多药物如抗精神病药(氯丙嗪)、抗抑郁药(阿米替林)、抗高血压(胍乙啶)、镇静药(巴比妥类)、抗雄激素等均可引起射精抑制。另外,慢性乙醇中毒、尼古丁中毒和吸毒等也可引起射精抑制而不射精。

2.功能性不射精

这类是临床上常见的,大多为精神因素引起的功能性不射精症。功能性不射精症又分为原发性不射精和继发性不射精两种。

(1)原发性不射精是指在清醒状态下从未有过射精,其病因有以下几种。①性知识缺乏:性交的方式、姿势和动作,并不是无师自通人人皆知的,需要学习,并通过实践,才能获得足够的性经验,达到一定的性高潮和性满足。不少患者是由于缺乏性知识,当阴茎插入阴道后未能进行较大幅度的提插,阴茎头接受刺激不够而达不到射精反射所需的性兴奋阈值,才引起不射精;②性畏惧:性交时紧张,如第一次婚前性生活害怕妊娠,害怕被人发觉,或性交时突然被惊吓,而使阴茎瞬间萎软不能射精,引起精神抑郁,而不能射精。有的因害怕生育长期克制自己不射精,久而久之而产生不射精症;③性生活不协调:夫妻关系紧张,对配偶有猜疑或不信任,或有特殊的社会心理创伤(如妻子在婚前遭强奸等)挫伤了男子的性冲动,高级射精中枢受抑制而不射精;④性刺激不足:有的患者手淫能排精,而性交不能射精,这是由于性交的刺激强度不如手淫时刺激强度大。不少患者从小养成一种强刺激排精的习惯,如用大腿用力夹住勃起的阴茎方能射精,还有的患者以俯卧位,用阴茎与床板摩擦才能射精。久而久之形成了条件反射。

(2)继发性不射精是指原先有过射精史,后因某种原因发生了不射精。例如,婚前同居怀孕受到指责,而婚后不射精;有的表现为选择性不射精,如与妻子性交不射精,而婚外性生活时却能射精,这些均因性兴奋达不到射精阈值之故。

(二)诊断

不射精症的诊断,主要依靠病史特点,即可确定诊断。患者勃起功能正常,但性交时不能在阴道内射精,性交进行一段时间后以萎软而告终,有的则持续勃起至体力耗竭仍未能射精。这些患者往往在睡眠中可发生遗精,由于患者性交时不能射精,因此,性交时缺乏性欲高潮和性快感。

器质性不射精,在任何情况下都不能射精;功能性不射精往往在性交时不能在阴道内射精,而在睡眠状态下有遗精现象,也有的患者性交时不射精,手淫时能射精,少数患者有选择性不射精。当怀疑有器质性疾病存在时,必须进一步追查病因。如采用 B 超检查前列腺、精囊、射精管有无病变,必要时做输精管造影。

另外,部分器质性不射精患者,可能存在神经系统的病变,因此,对这部分患者应进行神经电生理检查。如阴茎震动的感觉阈值测定,或是阴茎背神经体感诱发电位测定,了解有无神经系统的功能变化。

不射精与逆行射精患者在性生活过程中,同样没有精液从尿道外口射出。但逆行射精患者自身往往可以感觉到会阴部肌肉节律性收缩,可有性高潮的体验。性生活后尿液离心后可见大量精子。

(三)治疗

器质性疾病引起的不射精,应明确病因,对症治疗。如高位射精中枢异常可应用左旋多巴,激活脑内多巴系统,抑制脑内 5-羟色胺系统来提高高级射精中枢的兴奋性。还可应用三羟苯丙酮激活交感系统,促进射精活动。

功能性不射精症应采用综合性治疗措施。

1.性知识教育

不少功能性不射精患者,是由于缺乏性知识而引起。因此,在诊治过程中应向患者的夫妇双方同时传授性器官的解剖、生理知识和性反应知识。告诉患者功能性不射精是由于性兴奋达不到射精反射的阈值所致,性交时必须注意思想集中,感情融洽,配合得当,并注意性交的姿势、方法,加强性刺激,加强阴茎与阴道的摩擦。

2.心理治疗

患者由于婚后从未射精,也未生育,因此精神压力大,缺乏性交的兴趣,性交时思想压力也大,妻子应改变那种敌视和不信任的表情,女方不要提出射精的要求,使男方消除焦虑,全身心地互相配合提高性兴奋,使男方建立正常的性反应。

3.性治疗

性感集中训练也适用于不射精的治疗,目的是解除患者的性交压力和提高其对性反应的自身感觉。当性感集中训练进行到接触性器官时,鼓励有意地用手刺激阴茎,一旦引起射精,这是成功的第一步。然后推荐女上位姿势进行性活动,并且女方主动加强上下活动,增强对阴茎的刺激。若男方在一个短时间内,经用力摩擦仍不能射精,女方仍可用手刺激阴茎,当有射精紧迫感时,再把阴茎插入阴道。往往在阴道内有过一次射精后可永久改变此功能障碍。几次成功后,双方都牢固地树立了信心。对性治疗没有反应的病例要做深入地个别治疗。通过性治疗,不射精症的治愈率为 82.4%。

4.药物治疗

麻黄碱对射精有促进作用。麻黄碱是肾上腺素能受体的兴奋剂,可使交感神经节后纤维释放儿茶酚胺,能增强输精管平滑肌的收缩。但对高血压、冠心病及甲状腺功能亢进者忌用。

用药方法,于睡前口服麻黄碱 50 mg,对部分患者有一定效果。

5.电按摩

电按摩器是由电流引起仪器的振动,当按摩器接触阴茎龟头及冠状沟区后,可在 3～6 分钟内发生射精及情欲高潮。这种人工诱发的射精可使患者意识到射精是怎样的感觉,从而建立起正常的射精反射。当电按摩治疗能引起非性交时射精后,可指导患者进行性活动,往往能获得阴道内射精。若性交时仍未能获得成功,可继续使用电按摩治疗,当男方有射精紧迫感时,将阴茎立即插入阴道,可获得阴道内射精的效果。

6.直肠探头电刺激诱发射精

对于顽固性不射精患者,为了生育,可使用一种手携式直肠探头电射精仪,经由直肠刺激前列腺部位引起射精而取得精液。

治疗前先导尿,用生理盐水冲洗膀胱,再注入 20 mL 碳酸氢钠(加 5% 葡萄糖溶液至 pH 为7.6)。患者取侧卧姿势,双膝蜷起,臀部置床边;插入之前,先使用直肠镜观察直肠有无残留粪便(如有,应清除)和黏膜情况(确定有无直肠损伤)。在探头上涂抹传导性的水质润滑油后轻置入直肠内,使探头棒可以正好通过肛门括约肌并沿着直肠壁前伸;调整把手方向,使电极 10～12 点钟处正好抵在靠近前列腺和精囊的直肠黏膜上。此时术者操作电子射精仪,接通电极后,缓慢增加电压,一般主张电刺激强度为 0～30 V。助手则以挤牛奶样的动作采取精液。直肠内温度以不超过 39 ℃为宜。无精液流出时,可一边注意血压的上升和疼痛情况,一边增加电压继续刺激;发现血压异常立即终止刺激,血压升高可降压治疗。有人主张,在术前舌下含服硝苯地平 10～40 mg,以防血压突然升高。

采精过程预计 4～5 分钟。每次结束后都应再次放入直肠镜以观察直肠内部情况,确认黏膜有无损伤。治疗结束后,应再行导尿,检查尿沉渣有无精子,以排除逆行射精。取出的精液可以冷冻保存。

7.不射精症引起不育的治疗

心理性不射精症一般通过心理行为治疗、中西医结合药物治疗或电动按摩治疗获得治愈,能自然地通过性交,在阴道内射精,从而不影响生育。对器质性不射精患者或经上述治疗无效的患者可采用辅助生殖技术获得生育的机会。

(1)夫精人工授精(AIH):如果性交不射精,手淫能排精的患者,在妻子排卵期,采用手淫方式取精,经实验室优化处理后行宫腔内人工授精(IUI)。如果性交不射精,也无手淫排精,可采用直肠探头电刺激诱发射精,收集到的精液,如果精子密度和精子质量容许做 AIH,可采用 AIH术。如果精子的密度和质量较低可选择体外受精-胚胎移植(IVF-ET)。

(2)附睾或睾丸穿刺取精做卵胞浆内单精子注射(ICSI):当上述方法均不奏效,可采用附睾或睾丸穿刺取精的方法,收集精子供 ICSI。

二、逆行射精

逆行射精是指男性欲正常、阴茎勃起正常,能进行性交,有射精动作和高潮感受,却无精液从尿道口排出。性交后尿液沉渣化验,可见大量精子。它的发病率低于不射精症,约为性功能障碍的 1%。

(一)病因

正常的射精生理过程分为精液泄入后尿道,尿道内口(即膀胱颈)关闭及后尿道的精液向前射出体外 3 个过程。当尿道球部被进入的精液刺激后,膀胱颈即反射性关闭。同时内括约肌收缩,从而起到防止精液逆向进入膀胱,同时在射精时防止尿液进入尿道。膀胱颈的关闭受交感神经控制。因此,任何干扰膀胱颈的解剖功能或阻断后尿道的交感神经,均可造成膀胱颈部和尿道内括约肌的功能失调,使精液逆流到膀胱。

1.先天性疾病

先天性疾病包括先天性宽膀胱颈、尿道瓣膜症、膀胱憩室等引起的尿道内口括约肌功能失调而致逆行射精。先天性脊柱裂影响了后尿道交感神经功能而致逆行射精。

2.尿道病变

严重的外伤性尿道狭窄或炎症性尿道狭窄,也可因长期排尿梗阻引起尿道内口括约肌无张力或扩张,导致精液逆流。

3.其他疾病的影响

如巨大膀胱结石患者长期持续用力排尿,可引起内括约肌功能过度代偿,最后丧失收缩能力。脊髓损伤造成内括约肌交感神经供应中断。糖尿病引起交感神经病变而影响膀胱颈的关闭,亦可造成逆行射精。

4.手术损伤

在做尿道、前列腺、膀胱手术时损伤了膀胱颈及神经末梢。若手术时能保留膀胱颈的后部或尽量少损伤膀胱颈,则这种并发症并非不可避免。另外,双侧腰交感神经节切除后、直肠癌切除术、盆腔淋巴结清扫术、腹主动脉瘤切除术后均可造成逆行射精。

5.药物因素

肾上腺素能阻滞剂可阻断交感神经的功能,可引起逆行射精,如胍乙啶、利血平、盐酸甲硫哒嗪、溴苄胺及苯甲胍等。

因此,逆行射精的病因大部分是器质性,很少为特发性的原因不明的逆行射精。

(二)诊断

若在性交时有性高潮,有射精感觉但无精液从尿道外口射出或排出精液极少者,应怀疑存在逆行射精的可能。此时,应进一步检查。首先在性交或手淫后立即作尿液检查,若尿液中发现有大量精子,即可诊断为逆行射精。也可做 X 线膀胱造影检查,可显示尿道内口扩大。还可做膀胱镜检查,可发现膀胱颈口松弛、扩大,精阜与膀胱颈的距离缩短。

(三)治疗

治疗逆行射精的目的是为了恢复男子生育力。因此,在男方治疗的同时应检查女方的生育力,若女方生育功能健全,男方才有治疗意义。治疗方法有手术治疗、药物治疗和收集尿液中精子做人工授精 3 种方法。

1.手术疗法

手术的目的是使松弛而扩大了的膀胱颈口紧缩,重建内括约肌,恢复顺行射精。手术方法,一般采用膀胱颈缝缩术。这种手术方法适用于过去做过膀胱颈手术者(如膀胱颈 Y-V 成形术),不适用于糖尿病性神经病变和尿道狭窄而引起的逆行射精患者。

手术前先置于 F16 号导尿管,在直视下做前长膀胱切开,充分暴露膀胱颈,从时钟 8 点位到 4 点位,围绕膀胱颈做倒 U 形切口,黏膜抬高约 1 cm,进入尿道前列腺部,切除黏膜及其下方的疤痕组织直至肌层,使膀胱颈肌肉充分暴露。用 0 号肠线做 H 形缝合,使倒 U 形的两臂接合,使膀胱颈缝缩,恰好可容 F16 号导尿管大小的口径。关闭切口,留置导尿管,3 周后拔除。

2.药物治疗

有肾上腺素能兴奋药和抗胆碱能药两种类型可供选择。

(1)肾上腺素能兴奋剂:因膀胱颈部肌肉受交感神经控制,有 α-受体,因而用 α-肾上腺素能兴奋剂,兴奋其受体,可增强内括约肌的收缩力而成功地纠正逆行射精。常用药物有盐酸麻黄碱、昔奈福林、丙咪嗪、去氧肾上腺素、米多君、左旋多巴等。有人报告,在性交前 24～48 小时服麻黄碱 60 mg,每 6 小时 1 次,有 40% 的患者可获得顺行射精。

(2)抗胆碱能药:溴苯吡胺和非尼拉敏是抗组胺及抗胆碱能药物,对降低副交感神经活性及相对增加膀胱颈张力有一定的作用,因而也能治疗逆行射精。但这方面的报道和研究不多。

3.收集精子做人工授精

这是治疗因逆行射精而引起的男子不育,应用最广泛,受孕成功率最高的方法。但是,由于尿液的低渗性和低 pH 对精子的活率和活动力有明显的损害作用。据报道,精液与尿液混合 5 分钟后,精子的活动力可降低 50% 左右,若时间延长可使精子致死。这对人工授精的成功率带来了障碍,因此,必须尽可能地减少精液与尿液的接触时间,并且提高尿液的 pH 值和渗透压。常用的方法有下列几种。

(1)等张碱性溶液冲洗膀胱:其目的是碱化尿液,同时提高膀胱内尿液的渗透压,防止逆流入膀胱内的精子受损,以提高人工授精的成功率。具体方法是在手淫或性交前先用 Ringer's 葡萄糖溶液冲洗膀胱,并留少量(2～5 mL)于膀胱内。手淫或性交后立即用导尿法或排尿法收集精液,将标本以每分钟 1 500 转离心 10 分钟,或以每分钟 3 400 转离心 3～5 分钟。取沉淀液于女方排卵期做人工授精。

(2)口服碳酸氢钠:口服碳酸氢钠,每次 0.5～1.0 g,每天 3～4 次,可使尿液碱化,当尿 pH 达 7.5 以上时,先排尿,然后利用手淫或性交后排尿取得尿液,以上法离心取得精液做人工授精,此方法简单,容易被患者接受。

(3)用营养性碱性溶液洗涤精液:碱性营养液一般按下列容量比例配制:甘油 14%,蛋黄 20%,5% 的葡萄糖 26%,2.9% 的枸橼酸钠 40%。然后用 1.3% 碳酸氢钠将 pH 调整到 7.3。据报道认为,溶液中的蛋黄可防止细胞损害,并可诱发获能。这种溶液也是精液冷冻的保护剂。于手淫或性交后立即将精液排入盛有 50 mL 碱性营养液的容器中,再以上法离心,取得精子做人工授精。据认为这种方法所得的精子活力较佳,使成功机会增多。

另外,据报道,在口服碳酸氢钠使尿液碱化的情况下,于射精后,立即将尿液排入阴道,有时也可成功。

4.收集精子做 IVF-ET 或 ICSI

如果收集精子不够做人工授精,或多次人工授精失败的患者,可采用 IVF-ET 或 ICSI 辅助生殖技术,使其获得生育的机会。精子收集的方法同人工授精。

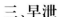

三、早泄

(一)定义及分类

早泄是40岁以下男性最常见的性功能障碍,关于早泄的定义在不断发生变化。1994年世界卫生组织(WHO)及美国精神病协会(APA)分别就早泄给出了定义。WHO的定义为"不能控制射精以获得满意性交,表现为阴道插入前或插入后不久(插入后15秒内)即射精",或阴茎尚未达到充分勃起进行性交前即射精,且需排除长时间禁欲所造成的此类情况。APA的定义为"持续性或间歇性地在最小的刺激下于阴道插入前或插入后不久在意愿射精之前发生射精,且此类情况导致患者抑郁及与伴侣关系紧张。"无论是WHO还是APA关于早泄的定义均包含3方面的含义:射精潜伏期短、缺乏控制射精的能力、性生活不满意。射精潜伏期短可以通过测定阴道插入后射精潜伏时间(IELT)来测定,即阴道插入后至射精之间的时间。APA界定的IVELT为不足15秒,也有人提出早泄的IELT为1~2分钟。正常的IELT一般为2~10分钟,因此,IELT设定为不足2分钟可最大限度地把非早泄患者排除在外。也有人把阴茎在阴道内抽动的次数作为早泄的诊断指标,但IVELT与阴茎在阴道内的抽动次数往往成正比。缺乏控制射精的能力需把那些能控制射精但有意识快速射精的人区分开来。最近有学者把控制射精的能力分为1~7级(1级完全缺乏控制射精的能力,7级完全具备控制射精的能力)以对早泄患者的控制射精的自我效能进行评价,早泄患者一般为2~4级,而性功能正常的男性一般为4级以上。由早泄带来的焦虑或抑郁可以通过抑郁筛查量表进行评价。

2007年,国际性学会(ISSM)在循证医学的基础上对早泄重新进行了定义,指出:早泄是指总是或几乎总是在阴茎插入阴道前或插入后不足1分钟即射精;阴道插入时患者总是或几乎总是缺乏延迟射精的能力,以及由此带来的个人或性伴侣的负面精神心理影响如沮丧、抑郁、失落和/或逃避性接触。IELT是诊断早泄的核心主要客观终点,次要主观终点已经集中在患者/伴侣对性交满意的程度上、患者对主动控制射精的评价以及其对性自信心变化的总的影响,IELT需通过秒表客观记录。

早泄的诊断需排除由于乙醇、药物或其他医疗措施所致的射精过快,也需要排除由于新性伙伴带来的新鲜感或性交频率过低等情况造成的射精过快。

早泄按发病时间分为终生性早泄及获得性早泄两种,前者指自有性生活开始即早泄,后者指早泄中途发生;按发病情况分为普发性早泄及特定性早泄,前者指在任何情况下或与任何性伴侣均早泄,而后者指与特定的性伴侣或在特定的情况下发生早泄。

(二)病因

早泄的病因有多种,包括心理因素如焦虑、过早的性经历、性生活频率低、控制射精的技巧缺乏等;生物因素如阴茎敏感性增高、射精反射过于敏感、性唤起过强、5-羟色胺受体功能障碍等。然而这些病因很少是建立在循证医学基础之上的,下面就其中两个最可能的病因加以介绍。

1.阴茎敏感性增高

研究发现早泄患者存在射精阈值过快或过低现象。皮质中枢阴茎感觉神经投射范围大或阴茎本身感觉神经过于丰富可能是早泄的器质性原因。

2.5-羟色胺受体敏感性的变化

研究发现,脑内存在3个射精中枢。其中有两个位于下丘脑的内侧视前区(MPOA)及室旁核,1个位于中脑导水管周围灰质。这些中枢负责整合外周的泌精、射精及高潮等反射。射精中枢通过多巴胺能神经传出神经冲动,且受旁巨细胞外侧核的调控。旁巨细胞外侧核的5-羟色胺(5-HT)能神经元发放抑制性冲动抑制腰骶髓的运动神经元,最终抑制射精反射。5-HT通过与其受体结合发挥作用,中枢存在多种5-HT受体,其中5-HT2C与5-HT1A受体作用最为关键。5-HT2C可抑制射精反射,而5-HT1A可易化射精反射。终生性早泄患者可能是由于5-HT2C敏感性降低或5-HT1A敏感性过高所致。选择性的5-HT再摄取抑制剂(SSRI)即通过增强5-HT2C受体的发挥作用,重新对射精中枢的调定点进行了重调,使射精延迟。

(三)治疗

1.心理/行为疗法

包括性技巧的训练如动-停法、停止-挤捏法等,虽然心理/行为疗法属于无不良反应的绿色疗法,但见效慢、费时且需要伴侣的配合,这在一定程度上限制了其应用。

2.药物治疗

(1)5-HT再摄取抑制剂:包括非选择性的5-HT再摄取抑制剂和SSRIs。在所有的治疗药物类别中,已经确定SSRIs治疗早泄的疗效最佳。用于治疗早泄的非选择性的5-HT再摄取抑制剂为氯米帕明,用法:25 mg/d或50 mg/d,或于性交前4～24小时按需服用25 mg,可显著延长IELT,不良反应包括口干、睡眠障碍、恶心、疲乏、困倦等。用于治疗早泄的SSRIs包括氟西汀、帕罗西汀及舍曲林,其中以帕罗西汀效果最为显著。用法:氟西汀5～20 mg/d;帕罗西汀10～40 mg/d或20 mg性交前3～4小时服用;舍曲林25～200 mg/d或50 mg于性交前4～8小时服用。每天服用SSRIs延长IELT通常在服药的1～2周后显效,帕罗西汀及舍曲林需在3～4周内逐渐停药,不可骤然停药。主要不良反应包括乏力、恶心、稀便、出汗等。不良反应主要于用药第一周内出现并于2～3周逐渐消失。帕罗西汀及舍曲林起效缓慢(约5小时),且半衰期较长(1～3天),在一定程度上限制了其按需服用。

最近,一种专门用于治疗早泄的SSRI达泊西汀正在进行Ⅲ期临床试验。达泊西汀作为一种新型快速的SSRI,半衰期短,按需服用60 mg可使IELT延长50%,不良反应发生率更低。但目前尚未被FDA批准在美国上市。

(2)局部麻醉药:性交前20分钟局部应用利多卡因或丙胺卡因胶,可通过降低阴茎头的敏感性而延长IELT,但可导致阴道吸收而产生阴道麻木。

(3)PDE5抑制剂:西地那非可通过增加中枢NO的水平、降低交感活性及引起输精管、精囊等平滑肌舒张,而延长射精潜伏期,并可增强控制射精的能力。

(4)联合用药:低剂量的SSRIs与氯米帕明合用可降低不良反应,增强疗效。西地那非与SSRIs合用较单独使用SSRIs效果更好。

对于继发性的早泄,主要治疗原发病。最常见的原发疾病为ED。勃起功能下降后,早泄可能是机体的一种代偿反应,随年龄的增加,由于释放NO的能力下降,交感紧张性增强,机体倾向于勃起能力下降而射精加快。此时,PDE5抑制剂可以用于治疗ED,但不能防止射精后的阴茎疲软。

3.手术治疗

对于严重的原发性早泄患者,行选择性地阴茎背神经切断术可以作为一种治疗方法。但目前该疗法尚缺乏长期的临床对照研究,选择手术适应证时需慎重。

(崔玉良)

第九节　阴茎异常勃起

阴茎异常勃起是指在无性欲或性刺激下,阴茎持续勃起超过 4 小时。勃起时间长短不一,可为数小时、数天或数周;有时可射精,但射精后仍勃起。多因勃起疼痛而急诊入院。阴茎异常勃起可发生于包括新生儿在内的各个年龄组的男性,但有两个发病高峰:5～10 岁和 20～50 岁。阴茎异常勃起是一种少见疾病,其发病率为(0.5～1.0)/10 万。儿童或年轻患者多由肿瘤转移或血液系统疾病引起,成年人因为勃起功能障碍而进行药物或局部治疗导致阴茎勃起时间延长是阴茎异常勃起的重要危险因素。根据病因不同可分为两类:缺血性和非缺血性。前者占绝大多数,为泌尿男科急症,伴有勃起疼痛,若不及时治疗,可以造成海绵体纤维化,引起永久性勃起功能障碍,亦可造成阴茎组织部分坏死。后者少见,多见于会阴部创伤,一般不引起勃起功能障碍(ED)等后遗症。阴茎异常勃起可表现为急性、间歇性(复发性)或慢性病程,其中慢性发病多为非缺血性。

一、分类

传统上,将阴茎异常勃起根据病因分为两类:缺血性阴茎异常勃起,也称为低流量性或静脉性阴茎异常勃起;非缺血性阴茎异常勃起,也称高流量性或动脉性阴茎异常勃起。彩色 Doppler检查及海绵体内血气分析可对两者做出鉴别。近年来,美国泌尿外科协会(AUA)在阴茎异常勃起诊治指南中将阴茎异常勃起分为 3 类,除上述两类外,第 3 类为间歇性或称为复发性阴茎异常勃起,为缺血性阴茎异常勃起的一种特殊类型,但由于有其特殊的病理生理机制,故作为一类单独介绍。

(一)缺血性阴茎异常勃起

主要由持续血管外或血管内白膜下小静脉(导静脉)阻塞,海绵窦内血液不能正常回流到体循环而动脉继续灌注所致。较常见,后果也较严重。海绵体内血液呈现酸中毒及低氧血症,海绵体组织处于缺血缺氧状态,导致持续勃起疼痛;此种状态下,阴茎疲软机制障碍有多种原因,包括海绵体平滑肌持续松弛、内在的松弛机制失调及阴茎引流静脉阻塞。如处理不及时,阴茎缺血及酸中毒的持续存在最终会导致海绵体坏死、纤维化,引起永久性 ED。对不同时期阴茎异常勃起的病理研究发现,发病早期(12 小时以内),海绵体主要以间质水肿和增厚为主;12～24 小时血小板开始在内皮聚集,而到 48 小时则出现平滑肌细胞坏死及纤维细胞增生,最终勃起组织内平滑肌成分减少、海绵窦塌陷、海绵体纤维化。

(二)非缺血性阴茎异常勃起

与缺血性阴茎异常勃起不同,非缺血性阴茎异常勃起为阴茎内动脉血灌注异常增多所致,多为海绵体动脉破裂,动脉血入海绵窦内所致。阴茎勃起的程度不一,多为半勃起状态。多为会阴部或阴茎外伤引起,不引起酸中毒和阴茎勃起组织缺血,不伴或伴有轻微的勃起疼痛,常不为患者重视。

二、病因

缺血性和非缺血性阴茎异常勃起的发病原因不同。

(一)缺血性阴茎异常勃起常见原因

1.血管外白膜下小静脉阻塞

一些因素可引起海绵体平滑肌持续性舒张,致使小静脉持续阻塞。包括:①药物如抗精神病药、镇静药、抗高血压药及海绵体内注射治疗勃起功能障碍的血管活性药物;其中,海绵体内血管活性药物注射(ICI)是成人阴茎异常勃起的最常见原因。最常用的用于海绵体内注射的药物包括罂粟碱、酚妥拉明及前列地尔。有报道表明,前列地尔 20 μg 发生阴茎异常勃起者为 1.3%,而罂粟碱(30 mg)与酚妥拉明(0.5 mg)合用发生阴茎异常勃起者为 7%。前列地尔尿道内给药可使阴茎异常勃起的发生率降到 0.1%以下;②神经性如脊神经或生殖器周围神经病变所引起,如脊髓外伤等。其他神经系统疾病如脑出血、脑干病变、脊髓病变、癫痫病等均可能对脑、脊髓的勃起中枢长期病理性刺激而引起阴茎异常勃起;③机械性如盆腔晚期肿瘤,浸润压迫,外力(如金属环)持续压迫阴茎根部、阴茎局部外伤等导致组织水肿可压迫白膜下小静脉。

2.血管内白膜下小静脉阻滞

主要为引起血液黏稠度增高的因素引起。包括:①血液病在阴茎异常勃起发病中占有重要地位,其中镰刀状细胞贫血是最常见的原因,据统计,29%～42%的镰刀状细胞贫血患者会发生阴茎异常勃起。其发生可能是当红细胞变成镰刀状后容易在海绵体的血管窦状隙内聚集淤滞所致。这种病在我国很少见。白血病患者可以通过直接浸润到阴茎海绵体内而引起阴茎异常勃起,约占 5%。其他能引起此病的血液病包括地中海贫血,红细胞增多症、原发性血小板增多、多发性骨髓瘤等;②肿瘤如当浸润范围广的局部肿瘤浸润海绵体或引起静脉回流受阻时,则阴茎可出现持续性勃起;③炎症和变态反应如流行性腮腺炎、睾丸炎、破伤风抗毒素等可引起血管周围淋巴细胞反应阻碍静脉回流;④肠外高营养如长期静脉输入浓度超过 10%的脂肪乳剂可能产生阴茎异常勃起;⑤动脉性是由各种因素引起的海绵体动脉持续出血或海绵体动脉血液经异常通道直接注入海绵体,海绵体动脉海绵体间压力极度下降或消失,海绵体过度充盈所致。

(二)非缺血性阴茎异常勃起的常见原因

1.海绵体动脉撕裂,血液直接汇入海绵窦

阴茎血管造影、海绵体造影及选择性动脉栓塞等证实,海绵体动脉破裂,形成海绵体动脉-海绵窦漏,使血液绕过正常情况下高压力的螺旋动脉床直接进入海绵窦是非缺血性阴茎异常勃起的关键原因。

2.阴茎海绵体内血管活性药物注射

引起长时间的动脉平滑肌舒张,海绵窦内的血流量持续增加。超过一定时间可转化成静脉阻滞性异常勃起。

3.手术

治疗动脉性勃起功能障碍的一些术式如动脉-海绵体直接吻合,动脉血可经异常通道直接进入海绵窦。非缺血性阴茎异常勃起的发病机制有以下因素:①阴茎海绵体动脉分支破裂后,动脉血从裂口不经螺旋动脉直接流入海绵体窦状隙,造成海绵体充血扩张;②窦状隙内皮细胞受到充盈压力及高氧分压的刺激,释放 NO,使平滑肌松弛、动脉扩张,并抑制血小板凝聚,致使阴茎长期处于勃起状态;③因无诱发勃起的神经刺激,平滑肌松弛不完全,故勃起硬度不够;④延迟发病可能为海绵体动脉破裂后,初期血管痉挛或凝血块阻止了血流短路,凝血块脱落或性交、夜间勃起可促使动脉瘘口形成;也可能因初期血管损伤导致迟发性血管壁缺血坏死,从而形成动脉瘘。

三、病理生理机制

早期的研究认为,阴茎血管内血液瘀积、静脉回流减少或闭塞是缺血性阴茎异常勃起的主要病理生理特征。临床上发现海绵体内血液呈暗黑色的去氧合状态,也提示缺血的存在。然而,这种认识仅停留在血流动力学异常的层面。近期研究发现,阴茎异常勃起涉及与阴茎勃起调控有关的分子调控异常。阴茎海绵体及血管平滑肌是分子调控的主要靶点。正常情况下,导致平滑肌收缩的成分如内皮素、RhoA、去甲肾上腺素、血管紧张素Ⅱ等与平滑肌舒张成分如 NO、血管活性肠肽、前列腺素类等处于动态平衡,阴茎勃起时以 NO 为主的平滑肌舒张因子占优势,但当平滑肌舒张因子调控异常,持续维持高水平,则导致阴茎异常勃起。近来研究发现,腺苷增多可能是阴茎异常勃起的分子机制之一。阴茎海绵体内含有腺苷及其受体,腺苷在腺苷脱氨酶(ADA)的作用下降解。动物试验表明,阴茎内腺苷异常增多可致阴茎异常勃起。

间歇性阴茎异常勃起患者阴茎异常勃起可反复发作,目前研究认为,此类患者存在阴茎海绵体平滑肌张力调控失常,由于阴茎海绵体内调控平滑肌收缩的成分如 Rho/Rho 激酶、PED5 等表达下调,使平滑肌收缩-舒张的调控平衡点下移,易于对性刺激做出过度反应,导致阴茎勃起时间延长而发生异常勃起。虽然经治疗异常勃起可消退,但平滑肌的调控平衡点下移仍存在,因此会反复发作。

四、诊断及病情评估

详细询问有关病史是重要的。除询问与常见有关的病史外,还应重点了解既往有无反复发作及发作、消退的环境和勃起持续的时间。阴茎异常勃起可发生于任何年龄,也可见于 ED 患者。患者阴茎头、尿道海绵体一般柔软。动脉性阴茎异常勃起多数无疼痛,阴茎海绵体坚硬无弹性,可触及动脉搏动;静脉阻滞性阴茎异常勃起常伴有疼痛,阴茎海绵体高度膨胀有弹性,压疼明显,难以触及动脉搏动。阴茎异常勃起的患者常有排尿困难,甚至尿潴留,但导尿常不能缓解异常勃起。海绵体动脉血流超声多普勒检查和海绵体内血气分析有助于判断异常勃起的类型及预后。

阴茎异常勃起的评估首先是尽早明确缺血性和非缺血性的鉴别,评估的方法包括病史、查体和实验室检查。

(一)病史

病史应包括勃起持续的时间;疼痛的程度(缺血性通常疼痛而非缺血性不疼痛);以前异常勃起的病史和治疗;是否服用可能诱发勃起的药物如抗高血压药、抗凝药、抗抑郁药,海绵体注射血管活性药物如前列地尔、罂粟碱、前列腺素 E_1、酚妥拉明;骨盆、生殖器或会阴创伤,尤其是会阴骑跨伤;镰状细胞病或其他血液疾病。

(二)查体

应对生殖器、会阴和腹部进行详细体检。异常勃起患者阴茎海绵体通常受影响,而尿道海绵体和阴茎头不受影响。在非缺血性患者,海绵体通常胀大但不完全坚硬,上述体检还可能揭示外伤和恶性疾病的证据(表 6-1)。

表 6-1　阴茎异常勃起评价的要点

临床表现	缺血性	非缺血性
勃起硬度	坚硬	半勃起状态
阴茎疼痛	有	无
异常血气分析	有	无
海绵体内血液颜色	暗黑	红色
血压异常或血液系统恶性疾病	可有	无
会阴部或阴茎创伤	无	无
对勃起的忍受程度	难于忍受	能忍受
是否需紧急处理	是	否

(三)实验室检查

实验室评估应包括全血细胞检查(尤其应注意白细胞计数,分类和血小板计数),网织红细胞计数,血红蛋白电泳,尿液毒物检查,血气分析,彩色多普勒,阴茎动脉造影。

1.血气分析

非缺血性阴茎异常勃起血气与动脉血相近,正常疲软阴茎海绵体血气与正常混合静脉血相近,而缺血性阴茎异常勃起则呈现典型的低氧血症及酸中毒表现(表 6-2)。

表 6-2 典型血气分析结果

类型	PO_2(mmHg)	PCO_2(mmHg)	pH
缺血性	<30	>60	<7.25
非缺血性	>90	<40	7.4
正常混合静脉血	40	50	7.35

2.彩色多普勒超声

彩色多普勒超声可作为鉴别缺血性与非缺血性的另一种方法。缺血性患者海绵体动脉血流很少或无血流,而非缺血性动脉血流正常或高血流。同时还可以筛选解剖异常,如海绵体动脉瘘或假性动脉瘤。检查时应采用截石位或蛙腿位,探头应首先扫描会阴,然后是整个阴茎体。

3.阴茎动脉造影

可用来确定海绵体动脉瘘(破裂的螺旋动脉)的存在和位置,造影通常作为栓塞治疗的一部分。

五、治疗

(一)低血流量性阴茎异常勃起的治疗

如果病因明确,应积极治疗原发病。治疗的目的是缓解疼痛、消除勃起、防止并发症。首先行保守治疗,保守治疗无效,则积极行分流手术治疗。

1.保守治疗

现场急救时可用冰袋冷敷阴茎,一般根据异常勃起时间,先进行 12 小时非手术保守治疗,若不消肿,即应做分流手术。

非手术治疗的方法较多,包括止痛、镇静、冷敷、大量输液。因海绵体注射罂粟碱而诱发的阴茎异常勃起,可用快速蹬骑自行车运动疗法,即让患者进行快速强有力的踏车运动,充血的阴茎在数分钟内消失,它实际上是一种简便、无创伤的下肢"分流术"。对缺血性阴茎异常勃起,常采用逐步递进的方法以便尽快地达到治疗效果,最初的干预措施应包括海绵体抽吸和/或灌注或海绵体注射拟交感类药物。

(1)阴茎海绵体穿刺抽吸冲洗术:将19～21号粗针或穿刺针穿刺阴茎海绵体,抽吸出黏稠血液,既有治疗作用,又有助于诊断。也可用肝素生理盐水(肝素12 500U＋生理盐水500 mL)反复冲洗,必要时间隔8～12小时重复,可重复3次,但肝素本身亦可导致异常勃起,有人主张仅用生理盐水冲洗,不用肝素。单用该法效果不佳,多在抽吸后即注入α肾上腺素能受体激动剂。该法可发生出血、血肿、感染、尿道损伤等。也可在硬膜外麻醉下行海绵体冲洗,方法是:将两个12号针头分别于阴茎冠状沟部和根部插入一侧海绵体,先用肝素盐水冲洗出紫色的瘀血,继之用去甲肾上腺素盐水(去甲肾上腺素1 mg＋生理盐水1 000 mL)冲洗,至冲洗液为鲜红色。两侧阴茎海绵体分别冲洗后,阴茎逐渐软缩并再次注入间羟胺2.5 mg,然后拔针加压包扎并冷敷阴茎,留置硬膜外麻醉导管并用微量泵持续给予麻醉药物。阴茎海绵体穿刺抽吸冲洗术对阴茎异常勃起的缓解率约30%。

(2)海绵体内药物注射,分别介绍下。

α受体激动剂:包括去氧肾上腺素(新福林)、肾上腺素、麻黄碱、间羟胺、依替福林等,均采用海绵体内注射给药。推荐使用去氧肾上腺素,与其他同类药物相比,该药发生心血管不良反应的风险最低。拟交感类药物通过α受体调节的海绵体血管收缩而发挥作用,该类药物心血管的不良反应包括药物对外周血管床的作用(α受体调节的高血压作用)和对心脏的作用(β受体调节的正性变力和变时作用)。去氧肾上腺素是选择性α_1受体激动剂,没有间接的神经递质释放作用,其有效率为65%,而治疗后ED的发生率尚无报道。对于成年人海绵体内注射,去氧肾上腺素用生理盐水稀释到100～500 μg/mL,每次注射1 mL,5～10分钟1次,重复注射,直至消退,总量不超过1 000 μg。对于儿童和严重的心血管疾病患者应采用低浓度、小剂量治疗。肾上腺素和麻黄碱每次用量分别为10～20 μg和50～100 mg,每5分钟1次;间羟胺每次用量为2 mg,每小时1次,直至消退。依替福林每次用量为1～10 mg,可重复使用至消退。目前多主张在海绵体抽吸后,向海绵体内注射去氧肾上腺素。如在发病12小时内用药,其疗效可达100%;超过36小时,则基本无效,主要因在持续缺氧情况下,海绵体窦平滑肌细胞对α受体激动剂反应微弱,甚至无反应。治疗时应注意患者是否有心脑血管疾病,并严密监测血压、心电图等变化;有报道因向海绵体注射未稀释的间羟胺导致死亡和阴茎坏死。

抗雄激素药物:抗雄激素药物常用于预防复发,可肌内注射亮丙瑞林7.5 mg,每月1次,或口服氟他胺250 mg,每天3次口服。

亚甲蓝:亚甲蓝是腺苷酸环化酶的抑制剂,能抑制环磷鸟苷,从而抑制内皮源性海绵窦平滑肌松弛。方法:海绵体抽吸后,注入50 mg亚甲蓝,5分钟后抽吸出亚甲蓝,阴茎加压5分钟。不良反应为短期阴茎烧灼感和染色。

组织纤维蛋白溶酶原激活物:可溶解血栓,主要用于血栓形成的顽固性阴茎异常勃起,海绵体内注射,疗效有待于进一步观察。

2.外科分流手术治疗

外科分流不应作为一线治疗手段。当非手术治疗失败后应在发病36小时内及早开始手术治疗。然而，何时开始手术治疗取决于异常勃起持续的时间。对于缺血性患者，异常勃起持续的时间越长，去氧肾上腺素的效果越差，当勃起持续 48 小时以上时，由于缺血和酸中毒损伤了海绵体平滑肌对拟交感类药物的反应，去氧肾上腺素的效果减弱或无效。尤其是勃起持续 72 小时后，拟交感类药物治疗成功的概率会更低，通常需要外科手术来重新建立海绵体的循环。外科分流术按部位不同，分为远端分流和近端分流。

（1）远端分流术：阴茎头-阴茎海绵体分流术。这种分流术可以采用大的活检针（Winter 术式）或刀片（Ebbehoj 术式，见图 6-13）经皮插入阴茎头，也可以采用切除阴茎海绵体顶端。

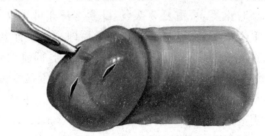

图 6-13　阴茎头-阴茎海绵体分流术-Ebbehoj 法示意

白膜的方法（A1.Ghorab 术式）。在 3 种远端分流术中，阴茎海绵体白膜尖端切开（A1.Ghorab 术式）最有效，而且在其他两种方法无效时也可以使用。对于大多数患者，分流通路会随着时间推移而关闭，但是长期分流会导致 ED，由于资料有限且患者接受多种治疗方法，很难说明一种分流术的效果优于另一种术式，目前资料表明：各种术式的成功率为 A1.Ghorab：74％，Ebbehoj：73％，Winter：66％。而近端分流 ED 的发生率为 50％，远端分流为 25％或更低。A1.Ghorab手术方法为在直视下切开背侧阴茎头直达阴茎海绵体末端，剃去左右海绵体末端白膜各约 0.5 cm 直径，挤出积血，生理盐水反复冲洗，缝合阴茎头切口，其疗效更为可靠，目前此法作为治疗本病的首选术式。当远端分流无效时，可采用近端分流术。

（2）近端分流术：①阴茎海绵体-尿道海绵体分流术，即 Quackel 术式，该法在"阴茎头-阴茎海绵体分流术"无效时使用。采用经会阴切口，在中线阴茎海绵体和尿道海绵体汇合处，切除阴茎海绵体白膜直径 0.5～1.0 cm，在相应尿道海绵体上作类似切口，对缝白膜创缘形成内瘘（图 6-14）；做多个内瘘时注意吻合口应在不同平面，以免压迫尿道；②大隐静脉-阴茎海绵体分流术：即 Grayhack 术。该法先结扎大隐静脉属支，游离大隐静脉长约 10 cm，经皮下引至阴茎根疗，切除疗分阴茎海绵体白膜，与大隐静脉吻合（图 6-15）。如吻合口过大，易发生 ED，一旦发生，结扎吻合的大隐静脉，可望恢复阴茎勃起功能。

（二）高流量性阴茎异常勃起的治疗
1.保守治疗
冰袋压迫会阴或阴茎部，使损伤的动脉血栓形成，阻止异常动脉血流灌注，少数病例有效。
2.药物治疗
向阴茎海绵体注入 α 受体激动剂，使阴茎血管平滑肌收缩、血管腔变小、血流量减少，但因海绵体内血流较快，药物不易停留，疗效有限。亦有向海绵体内注射亚甲蓝的报道，但效果短暂，数小时后又重新勃起。

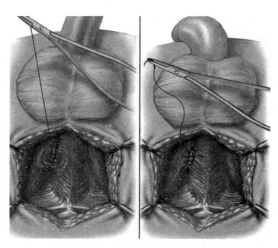

图 6-14　阴茎海绵体-尿道海绵体分流术（Quackel 术）示意

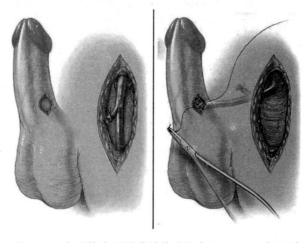

图 6-15　大隐静脉-阴茎海绵体分流术（Grayhack 术）示意

3.介入治疗

行阴部动脉或海绵体动脉造影诊断,做选择或超选择性海绵体动脉栓塞术。常用栓塞物有自体血凝块、吸收性明胶治疗;近年来,金属微线圈作为栓塞物,有助于进行精确的超选择性栓塞。栓塞成功后,阴茎肿胀多迅速消退;有的需要重复栓塞 2～3 次才能治愈;单侧栓塞不成功的,可以栓塞两侧。栓塞可能引起阴茎勃起功能障碍,多数经数月后侧支循环建立而恢复性功能;对阴茎勃起功能障碍者,可采用栓塞血管再通术,重新获得性功能。超选择性动脉栓塞术安全、有效,目前作为治疗该类型阴茎异常勃起的首选方法。

此外还可采用彩色多普勒血管成像引导下进行栓塞治疗。该法可单独使用,或与阴部内动脉或海绵体动脉造影合用,以减少造影时 X 线摄入量。在检查时向阴部内动脉或海绵体动脉内注入盐水和超声介质,栓塞物同上。

4.手术治疗

一般栓塞无效或无法定位时使用,包括海绵体动脉-窦状隙瘘切除术、海绵体动脉结扎术、阴部内动脉结扎术,效果可靠。但损伤较大,可使血管完全闭塞,如侧支循环不能建立,海绵体组织将发生一系列病理改变,最终导致阴茎勃起功能障碍。

(三)镰状细胞病性阴茎异常勃起的治疗

镰状细胞病性阴茎异常勃起绝大多数为低流量性,极少数为高流量性。亦有混合性的报道。此类型阴茎异常勃起常反复复发或间歇发作,治疗有其疾病特异性。首先应针对原发病进行治疗,防止红细胞进一步镰变,包括给氧,以提高血氧饱和度;静脉快速输注低渗盐液以达到有效的水化作用,输注碱性液体改善酸性环境。海绵体穿刺抽吸冲洗和海绵体注射 α 受体激动剂亦是重要的治疗手段,必要时采取手术分流。羟基脲、肼屈嗪、依替福林等药物可作为预防复发的选择,对反复阴茎异常勃起、经药物治疗和分流术无效者,应尽早采取可膨胀性阴茎假体植入术,以免日后海绵体纤维化后导致假体植入困难。

(四)间歇性阴茎异常勃起的治疗及预防

对间歇性阴茎异常勃起而言,可按缺血性阴茎异常勃起急症处理。由于此类患者病情容易反复发作,需给予针对性治疗以预防复发。目前常用的措施如下。

1.激素治疗

激素治疗的目的在于通过抑制下丘脑的功能、拮抗雄激素受体等降低睾丸及肾上腺来源的雄激素的水平。对于预防间歇性阴茎异常勃起的复发有确切的效果。常用药物有以下 3 种。

(1)GnRH 类似物:如亮丙瑞林,7.5 mg,肌内注射,每月 1 次,疗程 2 个月至 1 年。

(2)雌激素类:如己烯雌酚,每天 5 mg 口服,治疗 2 周。

(3)抗雄激素治疗:如氟他胺 125～250 mg,2 次/天;或比卡鲁胺(康士得),50 mg,隔天 1 次口服,疗程 1～2.5 年。

2.其他口服药物

(1)巴氯芬:为 γ 氨基丁酸受体拮抗剂,可在脊髓水平抑制突触及非突触反射,治疗阴茎异常勃起的机制不清。用法:10 mg,3 次/天,治疗 5～12 个月。

(2)加巴喷丁:一种抗癫痫药,作用机制不明。400 mg,4 次/天,24～48 小时后改为 300 mg,3 次/天维持 1～2 年。

(3)羟基脲:为一种小分子物质,可干扰 DNA 的合成,主要用于镰状红细胞性贫血反复发作异常勃起的预防。

(4)PED5 抑制剂:研究表明,小剂量长期应用 PED5 抑制剂如西地那非可诱导阴茎内 PED5 的合成,从而有助于阴茎异常勃起的发作。常用西地那非 25 mg,1 次/天,以后可改为他达拉非 5 mg,每周 3 次,连用 5～14 个月;主要用于镰状红细胞性贫血所致异常勃起。

(张洪涛)

第十节　精索静脉曲张

精索静脉曲张是指精索静脉回流受阻或静脉瓣膜失效血液反流导致精索蔓状静脉丛的伸长、扩张及迂曲。多见于青壮年男性,发病率占男性人群的 5%～20%,占男子不育人群的 35%,尤其见于站立工作时间久者,是男子不育的重要原因。通常以左侧发病为多。

一、解剖

睾丸与附睾的蔓状静脉丛向上经 3 条路径回流:①在腹股沟管内汇成精索内静脉,经腹膜后向上,左侧直接回流至左肾静脉,右侧在肾静脉水平下进入下腔静脉;②回流至提睾肌静脉,经腹壁下静脉回流至髂外静脉;③经输精管静脉回流至髂内静脉。在腹股沟管外环处,精索蔓状静脉丛还和阴囊及腹壁浅静脉汇合,其睾丸附睾回流的一部分血液亦可通过这些交通支汇合股静脉。故严重的精索静脉曲张时,可以见到阴囊外侧与大腿内侧浅静脉曲张。

二、病因

精索静脉先天性无瓣膜或静脉瓣关闭不全引起静脉血反流是造成精索静脉曲张的主要原因。左侧精索静脉比右侧精索静脉长,呈直角汇流至左肾静脉,造成血液回流阻力增大,静水压高;左侧精索内静脉下段位于乙状结肠后面,容易受到压迫;左精索内静脉进入左肾静脉的入口处有瓣膜防止反流,若静脉瓣发育不良,静脉壁或周围结缔组织薄弱,都可能导致静脉曲张的发生。以上原因造成了左侧发病率明显高于右侧,临床上左侧占 81%,双侧仅占 19%。

肾肿瘤时在肾静脉、下腔静脉内形成癌栓或腹膜后肿瘤压迫,以及肾积水、异位血管等都可以导致精索静脉曲张,这些原因引起的精索静脉曲张称继发性精索静脉曲张。

三、病理生理

由于患侧睾丸血流不畅,静脉血液滞留,阴囊温度比正常侧高 0.6~0.8 ℃,睾丸发生缺氧,CO_2 蓄积,造成局部血液中睾丸代谢产物如儿茶酚胺、五羟色胺、前列腺素 PGE 和 PGF 含量增加,使曲细精管生精上皮出现脱层,精母细胞和精子细胞排列紊乱,精子数量进行性减少甚至丧失,形态异常,活力低下,不成熟精子过早脱落,附睾内精子成熟受阻,精液的质量下降,进而导致男性不育。因双侧睾丸的静脉系统间有丰富的吻合支,故健侧的睾丸生精功能往往也受影响。

四、临床表现

主要症状是阴囊部坠胀感和隐痛,可放射至下腹部和腰部,站立过久或劳累后症状加重,平卧和休息后症状减轻或消失,有些患者合并神经衰弱及性功能减退等症状。如病变轻,可无症状,仅在体检时发现。若卧位静脉曲张不减轻,应警惕继发性精索静脉曲张的可能,需进一步查明原因。体格检查可见患侧阴囊较健侧阴囊明显松弛下坠,严重者视诊和触诊可见精索内静脉似蚯蚓团块,平卧位时,曲张静脉随即缩小或消失。轻者局部体征不明显,可做 Valsalva 试验,即嘱患者站立,用力屏气增加腹压,由于血液回流受阻,曲张静脉显现。精索静脉曲张者此试验阳性。

五、诊断

明显的精索静脉曲张容易做出诊断。临床上可将精索静脉曲张分为三级:轻度外观正常,触诊不明显,患者屏气增加腹压(Valsalva 法)后方可触到曲张静脉;中度触诊可触到曲张静脉但外观正常;重度曲张静脉如成团蚯蚓,触诊及视诊均较明显。如有不育者,应做精液分析检查,严重的精索静脉曲张可伴睾丸萎缩和精子生成障碍,表现为精子数目减少,活动度下降,异型精子数目增多。

一部分患者虽然没有精索静脉曲张的体征,但是通过一些检查方法却可以发现静脉曲张的病变,主要的检查方法有多普勒超声检查、红外线或接触式阴囊测温、放射性核素^{99m}Tc阴囊显像。另外,对于平卧位静脉曲张不消失者,应警惕继发性病变,须仔细检查同侧腰腹部,并做B超、排泄性尿路造影或CT、MRI检查,以明确病因。

六、治疗

对于精索静脉曲张轻微,临床症状较少,尤其是未婚年轻人或已婚生育正常者可不予处理。若有轻微症状,可用阴囊托带或穿护身裤,促进血液回流,减轻临床症状。应避免性生活过度,减少盆腔及会阴部静脉充血。可采取手术治疗的方式。

(一)手术指征

对症状较重,精索静脉曲张明显或经非手术治疗疼痛不缓解者,以及精索静脉曲张较轻但精液检测异常,包括精子数目减少、活力降低和形态异常,或为防止睾丸萎缩与生精障碍者,均有手术治疗指征。

(二)手术方式

1.开放手术

可分经阴囊、腹股沟及腹膜后手术入路。经阴囊切口可以直接剥除曲张的精索静脉,手术较彻底,但术中容易损伤睾丸动脉,造成睾丸萎缩,因此不常使用。经腹股沟切口可以在腹股沟管内分离结扎曲张的精索静脉,也可做下腹部斜切口,在腹膜后高位结扎切断精索内静脉,在该处静脉内静脉通常为一枝,手术简单,损伤小。开放手术目前仍是国内精索静脉曲张的主要治疗手段。

2.经皮栓塞治疗

在局麻下经股静脉插管至左肾静脉,进入精索内静脉进行栓塞。常用的栓塞材料包括弹簧圈、气囊、硬化剂。硬化剂常用5%的鱼肝油酸钠,3 mL,注入时让患者憋气以防硬化剂反流到肾静脉,并直立15分钟,若造影证实仍有反流,可重复注射,造影剂总量可达9 mL。

3.腹腔镜

腹腔镜是近几年发展起来的新技术,经腹腔镜精索静脉结扎是在泌尿外科应用最多也是最为成熟的手术,手术创伤小,患者恢复快,并且可同时处理双侧的精索静脉曲张,但所需费用较高,如果不借助显微外科技术,术中难于保留精索动脉。

4.显微外科曲张精索静脉切除术

显微外科曲张精索静脉切除术是近年国际上治疗精索静脉曲张的标准术式。精索静脉曲张手术修复的目的是结扎精索内除输精管静脉外的所有引流静脉,保留动脉、神经、淋巴管。显微外科技术的应用使这一目的容易达到。术中借助显微镜或放大镜操作,可有效保护睾丸动脉、精索淋巴管、降低术后复发。非显微外科手术效果相似,复发率主要与精索静脉曲张的程度呈正比例关系,Ⅰ度、Ⅱ度、Ⅲ度精索静脉曲张的复发率分别为1%、8%和19%,总的复发率约为10%;开放手术睾丸鞘膜积液的发生率为6%～39%;显微外科曲张精索静脉切除术由于有效保护了淋巴管,睾丸鞘膜积液发生率几乎为零,复发率为0～2%。精索静脉曲张术后对解除患者阴囊胀痛效果较明显。

（刘刚成）

第七章 足外科常见疾病

第一节 踝关节骨折

一、概述

踝部骨折是最常见的关节内骨折,它包括单踝骨折、双踝骨折、三踝骨折等。多为闭合性骨折,开放骨折亦不少见。

踝关节由胫骨和腓骨的下端与距骨构成。胫骨下端略呈四方形,其端面有向上凸的关节面,与距骨体的上关节面相接触。其内侧有向下呈锥体状的内踝,与距骨体内侧关节面相接触。内踝后面有一浅沟,胫骨后肌和趾长屈肌的肌腱由此通过。内踝远端有两个骨性突起,即前丘和后丘。胫骨下端的前后缘呈唇状突出,分别称为前踝和后踝。胫骨远端外侧有一凹陷,称为腓骨切迹,与腓骨远端相接触。在胫骨的腓骨切迹下缘处有一小关节面,与腓骨外踝形成关节,其关节腔是踝关节腔向上延伸的一部分。腓骨下端的突出部分称为外踝。外踝与腓骨干有 $10°\sim15°$ 的外翻角。外踝后有腓骨长短肌肌腱通过。外踝比内踝窄但较长,其尖端比内踝尖端低,且位于内踝后方。胫腓两骨干间由骨间膜连接为一体,下端的骨间膜特别增厚形成胫腓骨间韧带。在外踝与胫骨之间,前方有外踝前韧带,后方有外踝后韧带和胫腓横韧带。这些韧带使胫腓骨远端牢固地连接在一起,并将胫骨下端的关节面与内、外、前、后踝的关节面构成踝穴。踝穴的前部稍宽于后部,下部稍宽于上部。踝穴与距骨体上面的关节面构成关节。距骨体前端较后端稍宽,下部较顶部宽,与踝穴形态一致,故距骨在踝穴内较稳定。由于结构上的这些特点,踝关节在跖屈时,距骨较窄的后部进入踝穴,距骨在踝穴内可有轻微运动;踝关节背伸时,距骨较宽的前部进入踝穴,使踝关节无侧向运动,较为稳定。踝关节背伸,距骨较宽的前部进入踝穴时,外踝又稍向外分开,踝穴较跖屈时约增宽,这种伸缩主要依靠胫腓骨下端的韧带的紧张与松弛。这种弹性同时又使距骨两侧关节面与内外踝的关节面紧密相贴,因此,踝背伸位受伤时,多造成骨折。正是这些特点,当下坡或下阶梯时,踝关节在跖屈位中,故易发生踝部韧带损伤。胫距关节承受身体重量,其中腓骨承受较少,但若腓骨变短或旋转移位,使腓骨对距骨的支撑力减弱,可导致关节退行性变。

踝关节的关节囊的前后较松弛,韧带较薄弱,便于踝关节的背伸和跖屈活动。关节囊的内外两侧紧张,且有韧带和肌肉加强。踝关节在正常活动时,踝关节两侧的关节囊和韧带能有力地控制踝关节的稳定。

踝关节周围缺乏肌肉和其他软组织遮盖,仅有若干肌腱包围。这些肌腱和跗骨间关节的活动,可以缓冲暴力对踝关节的冲击,从而减少踝关节损伤的机会。

二、分型

踝关节骨折的分型主要有:①Ashhurst 分型,按照外力的性质分型,分内收、外展、外旋、垂直压缩 4 型;②AO 分型,也称为 Danis-Weber 分型,根据腓骨骨折高度、下胫腓联合及胫距关系分型;③Lauge-Hansen 分型,根据损伤机制分型。下面主要介绍 Lauge-Hansen 分型。

(一)解剖

旋后:足跖屈内翻位,内侧缘抬高外侧缘降低。

旋前:足背伸外翻位,外侧缘抬高内侧缘降低。

内收时距骨上关节面转向外,下关节面转向内。

外展是距骨上关节面转向内,下关节面转向外。

内收和外展运动是距骨在踝关节内沿其自身纵轴上的旋转。

内、外旋转指距骨相对于胫骨的活动,是距骨发生在水平面方向的活动。距骨头向内称内旋,距骨头向外称外旋。

(二)Lauge-Hansen 分型

每类分型的前半部指受伤时足的位置,后半部则指外力的方向。阐明了踝部骨折脱位的整个过程及损伤程度,表达了韧带损伤与骨折的关系。95%以上的 X 线片都能按此分型。分型内容主要包括旋后-内收型、旋后-外旋型、旋前-外展型、旋前-外旋型、垂直压缩型。旋后型先损伤外侧结构最后内侧,旋前型则先损伤内侧结构最后外侧。

1.旋后-内收型

足在损伤时呈内翻位,距骨内翻,外踝先受到牵拉,造成外踝或外侧韧带损伤,外力继续作用则内踝受到挤压,造成近似垂直的内踝骨折。

Ⅰ度:外踝撕脱性骨折,或踝关节外侧韧带断裂。外踝骨折线多低于胫距关节平面,多为横断骨折或外踝顶端的撕脱骨折。当韧带损伤时,内翻应力位片可出现距骨倾斜,前抽屉试验阳性。

Ⅱ度:Ⅰ度加内踝骨折。骨折线位于踝关节内侧间隙和水平间隙交界处,即踝穴的内上角。骨折线呈斜形斜向内上方,或垂直向上,常合并踝穴内上角关节下方骨质压缩,或软骨面损伤(图 7-1)。

2.旋后-外旋型

足受伤时处于内翻位(旋后位),距骨受到外旋外力,或小腿内侧距骨受到相对外旋外力。距骨在踝穴内以内侧为轴,向外后方旋转,冲击外踝向后移位。造成距腓前韧带损伤、腓骨骨折、距腓后韧带或后踝损伤、内踝骨折。旋后-外旋型是最常见的类型,约占关节骨折脱位半数以上。

Ⅰ度:下胫腓前韧带断裂或胫骨前结节撕脱性骨折(Tillaux 骨折或 Chaput 骨折)。

Ⅱ度:Ⅰ度加外踝在下胫腓联合水平的冠状面斜形骨折,骨折线自前下方斜向后上方,侧方更明显,有的位置稍高。骨折远端借助外侧韧带仍与距骨相连。

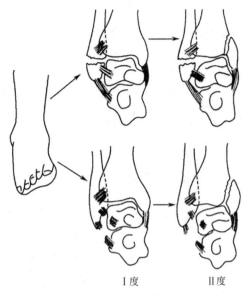

Ⅰ度 Ⅱ度

图 7-1 旋后-内收型骨折Ⅰ～Ⅱ度

Ⅲ度:Ⅱ度加后踝骨折。若下胫腓仍保持完整,后踝多为撕脱骨折,骨折块较小。但如合并距骨向后上方的外力时,则后踝骨块较大,外踝骨折线较高。可发生下胫腓分离。

Ⅳ度:Ⅲ度加内踝骨折或三角韧带断裂(图 7-2)。由于三角韧带牵拉和旋转的距骨后内部分撞击,造成了内侧结构损伤,下胫腓分离。当内踝骨块较小而距骨外移明显时要想到三角韧带深层断裂。

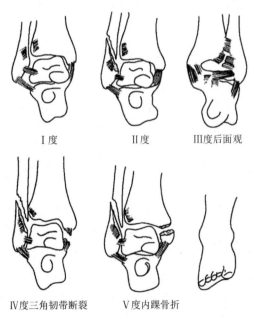

Ⅰ度 Ⅱ度 Ⅲ度后面观

Ⅳ度三角韧带断裂 Ⅴ度内踝骨折

图 7-2 旋后-外旋型骨折Ⅰ～Ⅴ度

3.旋前-外展型

足在受伤时处于旋前位,距骨在踝穴内受到强力外展的外力,造成内踝撕脱骨折或韧带断裂、下胫腓韧带不全或全部损伤、腓骨骨折。

Ⅰ度：内踝骨折或三角韧带断裂。骨折块多为踝关节间隙以下横行撕脱骨折。

Ⅱ度：Ⅰ度伴下胫腓韧带损伤。可单纯损伤下胫腓前或后韧带，造成下胫腓联合不全损伤；或下胫腓全部韧带断裂而出现下胫腓分离。

Ⅲ度：Ⅱ度伴腓骨骨折(图7-3)。腓骨骨折呈短斜形或蝶形，蝶形骨片常位于腓骨外侧。侧位表现为横形骨折。下胫腓有无分离根据下胫腓韧带损伤和腓骨骨折高度而定。

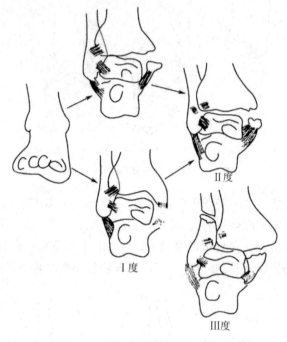

图7-3　旋前-外展型骨折Ⅰ～Ⅲ度

4.旋前-外旋型

受伤时足处于旋前位，当距骨受到外旋外力时，距骨以外侧为轴向前外侧旋转移位。造成内踝撕脱骨折或三角韧带断裂、下胫腓前韧带损伤、腓骨骨折、下胫腓后韧带损伤或后踝骨折。

Ⅰ度：内踝骨折或三角韧带断裂。内踝骨折线呈斜形，在矢状面自前上斜至后下，踝关节侧位片尤为清晰。

Ⅱ度：Ⅰ度伴下胫腓前韧带损伤。若下胫腓前韧带完整，也可造成下胫腓前韧带在胫骨结节附着处的骨折。

Ⅲ度：Ⅱ度伴外踝骨折。外踝骨折位于下胫腓联合近侧，螺旋形，骨折线由前上至后下，并向前成角，骨折位置较高。下胫腓分离。

Ⅳ度：Ⅲ度伴下胫腓后韧带损伤或后踝撕脱骨折(图7-4)。后踝骨块多超过胫骨下端负重关节面的1/4。下胫腓分离。

5.垂直压缩型

单纯垂直压缩外力引起的骨折，依受伤时踝及足所处位置不同分为背伸型、跖屈型、垂直型(Pilon骨折)

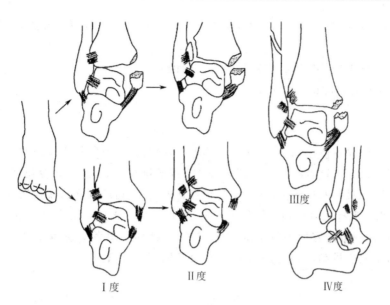

Ⅲ度

Ⅱ度

Ⅰ度

Ⅳ度

图 7-4　旋前-外旋型骨折Ⅰ～Ⅳ度

复合外力引起的垂直压缩骨折,分为垂直-外旋型、垂直-内收型、垂直-外展型。

垂直-外旋型多见于旋后-外旋型骨折,后踝骨块较大,腓骨冠状面斜形骨折较长且骨折位置较高。

(三)Lauge-Hansen 分型的优点

(1)按损伤机制分类,对手法复位及固定具有指导意义。

(2)按损伤机制推理,可以发现隐形的损伤-韧带损伤。

(3)对于术后复位不良查找原因有一定的指导意义。

(四)由 X 线片判断骨折类型

1.外踝

外踝是判断分型的要点,根据骨折的走形和骨折位置的高低进行判断和分型。

(1)旋后-内收型:下胫腓以下的撕脱骨折或横断骨折。

(2)旋后-外旋型:下胫腓平面的冠状面骨折,骨折线由前下到后上,一部分可高于下胫腓。

(3)旋前-外展型:下胫腓平面上 1 cm 左右短斜形或蝶形骨块,蝶形骨片常位于腓骨外侧,侧位片骨折为横行。

(4)旋前-外旋型:下胫腓上 6～10 cm 螺旋形骨折,骨折线由前上至后下,并轻度向前成角。

2.后踝

除了旋后-内收型以外都可存在后踝撕脱骨折,骨折块因为撕脱造成,一般均较小。当后踝骨折块较大时,一般考虑合并踝关节的垂直外力造成。

(五)特殊命名的踝关节骨折

(1)Maisonneuve 骨折:旋前外旋Ⅲ度,腓骨近端骨折。

(2)Cotton 骨折:三踝骨折。

(3)Bosworth 骨折:踝关节骨折脱位。

(4)Volkmann 骨块:后踝骨折。

(5)Dupuytren 骨折:踝关节骨折合并下胫腓分离。

（6）Le Fort-Wagstaffe 骨折：下胫腓前韧带或距腓前韧带在腓骨附着点的撕脱骨折，是外踝前缘的纵行骨折。

（7）Pott 骨折：踝部骨折同时伴有踝部内翻畸形的骨折。

（8）Chaput 骨折（或 Tillaux 骨折）。

三、诊断

患者多有在走路时不慎扭伤踝部，自高处落下跌伤踝部，或重物打击踝部的病史。伤后觉踝部剧烈疼痛，不能行走，严重者有患部的翻转畸形。踝部迅速肿胀，踝部正侧位 X 线片常能显示骨折的有无。在踝部骨折的诊断中，在确定骨折存在的同时，还应判断造成损伤的原因。因为不同的损伤，在 X 线片上有时可有相同的骨折征象，但其复位和固定方法则完全不同。因此，在诊断踝部骨折时，必须仔细研究踝关节正侧位 X 线片，详细询问患者受伤历史，仔细检查，以确定损伤的原因和骨折发生机制，从而正确地拟定整复和固定的方法。

四、治疗

在决定踝关节损伤的治疗前，需要做仔细地临床检查，详尽诊察整个下肢。注意畸形、肿胀异常区域及其程度；压痛部位及 X 线所显示的区域是否吻合。如果在明显肿胀及压痛部位处 X 线未显示骨折，应疑及该处肿胀有韧带损伤存在。进一步的应力位摄片，有助于解决疑团。在胫骨或腓骨单独骨折的病例，尤其是螺旋型骨折，若仔细检查，可在 $17\%\sim33\%$ 的病例中检出踝关节损伤。例如单独腓骨干螺旋型骨折，一定伴有胫腓下联合的韧带损伤，至少有胫腓下联合前韧带损伤。

（一）踝关节骨折脱位的初步处理

踝关节骨折脱位后，如果全身情况允许，应尽早治疗，以便及时复位。但因故暂不能立即手术者，要做初步闭合复位，不然严重移位的骨片压迫皮肤，产生水疱，甚至皮肤坏死，继发感染而影响手术。

（二）踝关节骨折脱位的治疗目的

在于恢复踝关节的功能，避免后期发生创伤性骨关节炎。这就要求良好的骨折复位，促进韧带愈合。

Riedo 等证明，外踝向外移位 2 mm，距骨亦随之向外移位 $1\sim2$ mm，且伴距骨外旋 $1°\sim2°$，胫距关节接触面减少 51%。Ramsey 指出距骨向外移位 1 mm，胫距关节接触面减少 42%。这是因为在胫骨远侧关节面的中央有嵴状隆起，而距骨滑车中央有相应之凹槽，如骨折后得到解剖复位，则嵴与槽会相吻合。而当距骨向外移位时，两者关节面不平行，导致接触面减少，关节面的负荷不均匀，造成踝关节后期损伤性关节炎。

（三）治疗方法的选择

治疗措施应是最简单、损伤最小，且能维持复位的方法。大部分踝关节骨折脱位是轻度的，闭合复位石膏固定即可达到满意的治疗结果。当然严重的骨折移位，需要手术切开复位治疗，一般Ⅰ度、Ⅱ度损伤，保守治疗和手术内固定的治疗结果是相同的。而Ⅲ度和Ⅳ度骨折脱位，切开复位治疗的结果优于闭合复位。

（四）治疗方法

具体治疗方法应根据其损伤类型及损伤程度而定。

(1)闭合复位：Ⅰ度、Ⅱ度骨折,应首先采用闭合复位石膏固定,多数病例结果相当满意。闭合复位有肯定的优点,即简单方便。但在严重的踝关节损伤时,闭合复位常失败。

在做闭合复位时应注意以下几点：①损伤后应尽早复位,争取在损伤后几小时内实施。②骨折的内外踝借助韧带与距骨相连,故距骨移位的纠正,即可间接纠正内外踝移位。如果需采用较大外力才能保持复位者,应考虑关节内或骨折面之间有软组织嵌入。③固定后石膏要很好的塑形。④伴关节面损伤的踝关节骨折,如胫骨关节面骨折,应避免早期负重。胫腓下联合固定者,也应避免负重。⑤复位固定后要定期随访。伤后 2 周左右,肢体肿胀消退,要及时更换石膏,防止骨折再移位。

(2)手术复位：Ⅲ度、Ⅳ度骨折,经闭合复位后距骨仍移位者,应手术切开复位内固定。

手术治疗踝关节骨折的优点如下：①一般均可以达到解剖复位,有利于踝关节的功能恢复。②减少石膏固定的范围和时间,如果内固定非常坚强,可省去外固定,以利早期功能操练,缩短康复时间,防止关节僵硬,防止骨质疏松,防止肌肉萎缩。③能有效地维持复位后的位置,免除不稳定骨折的反复闭合复位及更换石膏。反复的复位可能加重关节软骨的损伤,加重关节周围的软组织损伤。④避免非生理位置固定患足,有内固定的踝关节,可用石膏固定关节于功能位。而闭合复位的踝关节往往要根据骨折移位的情况固定在非功能位,如过度的内翻或外翻,这样可能会加重关节软骨的损伤,同时牵拉关节周围的软组织。⑤可以在手术时去除关节内或骨片间的软组织。要求在内固定前后探查关节面,清除关节内碎片或软骨片。内踝骨折移位常常有骨膜嵌顿,内踝三角韧带断裂后有断端卷入距骨和内踝之间,妨碍距骨的复位。

手术治疗的缺点：手术治疗踝关节骨折脱位虽有不少优点,但不可避免的存在着缺点,常见的手术并发症有感染、皮肤坏死、内固定松动等,而且金属内固定常常需要再次手术取出,也存在着内固定断裂的可能性,因此要严格掌握手术指征,一般踝关节骨折脱位时,出现如下情况需手术治疗：①闭合复位后距骨及外踝向外移位超过 2 mm。②闭合复位后距骨与内踝的间隙超过 3～4 mm。③胫骨后唇骨折片超过关节面 1/4～1/3,闭合复位后关节面不平整,距骨向后脱位。

(3)对于开放性踝关节骨折,要严格遵照清创的原则,对皮肤的裂口如污染不严重,尽可能保留踝关节周围软组织,在可能的情况下,不要任意扩大其皮肤的裂口。伤口彻底清创后按照踝关节骨折的类型决定其复位固定方法,尽可能选用简单有效地内固定,应行经皮克氏针内固定或解剖钢板螺丝钉固定。如关闭伤口有困难时,应行推移皮瓣覆盖之。

(五)陈旧性踝关节骨折与脱位

踝关节骨折脱位,超过 3 周,属于陈旧性损伤。因此时已失去了闭合复位的最佳时间,手术切开复位是唯一可行的途径。

1.手术复位固定术

(1)手术指征：踝关节骨折或骨折脱位超过 3 周,关节软骨无明显破坏者。均可行切开复位固定术。

(2)手术方法：根据骨折、脱位的不同情况,可选择以下术式。

双踝骨折：可采用内侧和外侧切口,分离骨折线及切除骨断端间的瘢痕组织,同时需清除踝关节内的瘢痕组织。此时即能直视下复位。首先固定外踝,距骨及内踝移位也往往随之纠正。外踝及内踝分别用螺丝钉固定,当然也可用张力带钢丝固定。

陈旧性三踝骨折：关键在于恢复胫腓联合的解剖关系,外踝亦必须尽力解剖复位。对伴有胫骨后唇骨折者,宜采取后外侧手术入路。此切口特别适宜用于胫骨后唇的后外部分骨折。如伴内踝骨折,另做不同的切口。术中暴露内踝、胫骨后唇骨片及外踝骨片后,切除各骨折断间及胫腓下联合间瘢痕组织,清楚地显示胫骨之腓骨切迹。切除距骨体与胫骨下关节面间的瘢痕,以便恢复容纳距骨体的踝穴。在新鲜三踝骨折中,首先固定胫骨后唇骨折。在陈旧性损伤,胫骨后唇骨片,借胫腓后韧带与外踝相连,外踝未复位前,胫骨后唇无从复位。先将外踝置于胫骨之腓骨切迹内,用钢板螺丝钉先固定腓骨,由于腓骨受周围挛缩软组织的牵拉,此时胫腓下联合必须仍分离。因此用螺丝钉固定胫腓下联合成为陈旧性踝关节脱位手术中的重要步骤。用两枚螺丝钉固定胫腓下联合,再复位固定胫骨后唇就比较容易。胫骨后唇骨片与距骨间存在瘢痕,妨碍骨片复位,常需将瘢痕切除。

外翻外旋型陈旧性损伤:内侧为内踝骨折或三角韧带断裂,外侧为腓骨中下 1/3 骨折,胫腓下联合分离,腓骨骨折线以下骨间膜破裂,经内侧和外侧入路,在内侧暴露内踝骨折,外侧暴露腓骨干及胫腓联合。切除骨端和瘢痕,显露胫骨远端的腓骨切迹,然后将腓骨用钢板螺钉固定,胫腓下联合亦用螺丝钉固定,即将外踝及腓骨远端固定于胫骨之腓骨切迹内。此时距骨及内踝已复位,内踝可用螺丝钉固定。固定内踝时,踝关节置于 90°位,固定胫腓下联合时,踝背屈20°位,防止下联合狭窄及踝穴缩小。若内踝无骨折,而踝关节内侧间隙增宽＞3 mm,则在做钢板螺丝钉固定腓骨及胫腓下联合前,要先切除内踝与距骨关节面间的瘢痕,不然距骨难以复位。同时探查三角韧带深层。如发现三角韧带断裂,应先缝合三角韧带,但陈旧性损伤病例,其三角韧带的断端常挛缩,通常不能直接修补,需要用胫后肌腱替代。

内踝及外踝骨折畸形愈合:视畸形不同,可行外踝楔形截骨,纠正外踝与距骨向外脱位,用两枚克氏针暂行固定胫骨和腓骨。切除距骨与内踝间瘢痕、酌情内踝截骨,同时修补三角韧带。然后固定内踝及外踝。如果胫腓下联合不稳定,则螺丝钉经外踝穿过胫腓下联合至胫骨,以固定胫腓联合。

内踝骨折不连接:如果内踝假关节伴有疼痛和压痛,则需手术治疗。在伴有外踝骨折时,则应先固定外踝。如果内踝骨折骨片较大,可以修整两骨面,去除硬化骨,螺丝钉固定即可。植骨有利于内踝的愈合。考虑到内踝部位皮肤及软组织紧张,植骨片绝对不应置于骨折之表面,而用骨栓植入骨皮质深面。

2.踝关节融合术

陈旧性踝关节骨折或骨折脱位,胫骨关节面破坏严重,或骨折脱位久远已有创伤性关节炎,行走疼痛,甚至不能负重而严重影响患者的工作、生活时,应考虑行踝关节融合术。较常应用的融合方法有以下几种。

(1)腓骨截骨融合术:采用经腓骨切口,切除胫骨及距骨软骨,切除胫骨外侧皮质骨及距骨外侧面,切除腓骨远端之内侧面,然后切取腓骨置于踝关节外侧,胫腓骨间两枚螺丝钉固定,外踝与距骨用一枚螺丝钉固定。

(2)腓骨截骨加压融合术:位于胫腓下联合前纵向切口,切开皮下组织及深筋膜,游离腓浅神经的外侧支。切断并结扎腓动脉穿支。距外踝尖端6 cm处切断腓骨。游离腓骨软组织附着,自近侧向远侧,腓骨远端内侧皮质及外踝关节面切除,切除胫骨远端关节面,切除距骨之关节面,用粗纹螺丝钉固定胫距关节。然后切除距骨外侧关节面及胫骨的腓骨切迹,远端腓骨复位后用螺丝钉固定胫腓骨,另一枚螺丝钉固定外踝及距骨,此融合术方法简便,融合接触面广,骨片间有一定压力,有利于骨愈合。

(3)前滑槽植骨踝关节融合术:采用踝关节前路,暴露关节囊,进入踝关节。自胫骨远端前面,截取 2 cm×6 cm 长方形骨片,切除胫距骨间软骨,同时纠正踝关节畸形,用粗克氏钢针或斯氏钉暂时固定踝关节,然后于距骨颈及体部位开槽,以接纳胫骨骨片。将胫骨骨片下端插入距骨槽内,近端骨片嵌于胫骨槽内。骨片于胫骨和距骨分别用螺丝钉固定。自胫骨槽内取松质骨,填塞在踝关节前间隙,缝合伤口,石膏固定。

3.踝关节成形术

(1)手术指征:在适用于行踝关节融合的病例中,若踝关节周围韧带完整,距骨无缺血性坏死,也无明显的内翻或外翻畸形者,可考虑行人工踝关节置换术。

(2)禁忌证:近年来,人工踝关节置换逐步被人们接受。但应严格掌握其适应证,以下情况应视为禁忌:①踝关节损伤性关节炎伴韧带损伤,距骨有 20°以上内外翻畸形,解剖结构破坏,近期感染等;②类风湿踝关节炎,经长期激素治疗,明显骨破坏;③踝关节融合失败者;④距骨无菌性坏死。

五、踝关节不同类型骨折的治疗

(一)旋后-内收型

旋后-内收型踝关节损伤占踝关节损伤中的 10%～20%,其中 80%是 Ⅰ 度损伤,20%是 Ⅱ 度损伤。

1.非手术疗法

(1)闭合整复:对于 Ⅰ 度损伤,基本上都可采用手法闭合整复,石膏或小夹板外固定的方法来治疗。对于 Ⅱ 度损伤,除踝穴内上角压缩比较明显的患者外,大部分患者也可通过闭合复位外固定,达到较理想的治疗效果,一般很少需要手术治疗。

闭合整复方法:在坐骨神经阻滞麻醉下进行。患者平卧位,膝关节屈曲 90°,使腓肠肌松弛,一助手握住患足小腿近端,另一助手站于患足远端,一手握足跟,一手握前足,在踝关节内翻轻度跖屈位缓缓用力进行对抗牵引,以纠正重叠移位,若牵引力量过猛,能加重外侧韧带损伤,术者用拇指分别自骨折端向上、下轻轻推挤内、外两踝,以解脱嵌入骨折端的韧带或骨膜,尤其是内踝在中部发生撕脱性骨折后,内侧韧带往往嵌入骨折线之间,阻碍骨折复位,影响骨折愈合。因内翻骨折多有内旋畸形,牵引患足的助手将足外旋,并同时改变牵引方向,将患足由内翻位牵引改为外翻位牵引。术者一手置踝关节外侧稍上方,一手置内踝及下方用力外翻以推内踝向外。将踝关节同时背伸至 90°外翻位进行外固定。

固定方法:①若整复前踝关节肿胀不明显,整复后可用短腿管形石膏将足踝固定于 90°外翻外旋位,2 周后肿胀消退,石膏空隙较大时,可以拆除石膏,减轻外翻程度,将踝关节再次石膏外固定。至 6 周后去石膏摄片复查,若踝关节内上角无明显压缩性骨折,即可部分负重进行功能锻炼。若外踝为撕脱性骨折或单纯外侧韧带损伤,也可用外翻位 U 形石膏进行固定 4～6 周。如果整复前局部肿胀严重,出现张力性水疱或踝关节周围有外伤,整复后也可暂时用前后石膏托固定踝关节于 90°外翻位,待肿胀消退或伤口愈合后更换管形石膏。②踝关节夹板外固定:常用的踝关节夹板主要是内、外翻夹板。内、外翻夹板由柳木制成,1 套共 4 块,分前、后、内、外侧板。前侧板上至小腿中上段,下至距骨头部位,前侧板的下端塑成 45°向前弯曲,避免压迫踝关节前方。后侧板上至小腿中上段,下至跟骨结节水平,后侧板的下端塑成符合小腿后侧下段至跟骨结节部肢体的弧度,应用时可托起足跟。内、外侧板稍宽,固定以后可以控制足的内、外旋转活动,上至小腿中上段,下超足 3 cm,其下 1/3 塑成向内或向外的弧度,以适应内外翻固定时的需要,下端两角上方 1 cm 处,距边 1.5 cm 处,钻成直径 0.5 cm 的小孔,备穿小带子用。夹板的厚度均为 0.5 cm,单面内衬 0.5 cm 厚的海绵,外面布裹,4 块板皆上宽下窄,临床应用时,因肢体长度不一,共设计有 5 种型号的夹板。具体应用方法:整复以后,为避免压迫骨突部位,固定前于内外踝的上下置纸压垫,将踝关节置于 90°外翻位,先放内侧板,再放外侧板及后侧板,最后置放前侧板,先绑扎踝关节以上的 3 根布带,最后经足底将内外侧夹板下端的小带子交叉打结。

夹板外固定的优点:可以随时调节松紧度,以免局部压迫或固定过松;可以随时透视摄片,透视时若骨折部位有偏差还可及时纠正;重量轻,整复固定后患者可持拐不负重活动。

(2)经皮穿针外固定:对于旋后-内收型Ⅱ度骨折,内外踝骨折后均有移位,手法闭合整复后骨折块不稳定者,也可采用经皮穿针交叉的固定方法。其操作过程应借助 X 光机在透视下进行。麻醉、体位同上,先进行踝关节周围消毒、铺巾,然后闭合手法整复,骨折复位后,助手固定踝关节并维持骨折复位,术者持电钻,从外踝尖前侧进针向后上方穿入,跨越骨折线至后上方皮质为佳,再从外踝尖后侧向前上穿针,以防折块旋转。术毕将针尾折弯,包扎针眼。一般情况下外踝固定后内踝无需再固定。有时内踝折块不稳定而外侧仅为外侧韧带损伤,也可用同样方法固定内踝,固定内踝时穿针方向应朝向外上方。术毕前后石膏托固定于 90°外翻位,6 周后摄片骨折达临床愈合即可拔除钢针去掉外固定,进行功能锻炼。本法临床应用比较简单,但不适合于折端粉碎者。外踝穿针时应注意,正常外踝轴线与腓骨干的纵轴相交成向内 10°~15°。钢针顺髓腔内固定时,容易使外踝内翻,而影响踝穴的宽度。

2.手术疗法

对于部分旋后-内收型Ⅱ度骨折,闭合复位不满意,应采用手术切开复位内固定。另外典型的旋后-内收型内踝骨折,由于距骨撞击所导致,踝穴内侧角常发生粉碎性骨折,手术时需摘除关节内碎骨块,以免将来形成关节内游离体而影响踝关节的活动。显露外踝的手术切口:起于外踝尖,沿其外侧骨嵴向上,至其所需要的长度,依次切开皮肤、皮下组织及筋膜层,即可显露出骨折端。显露内踝的切口:以内踝折端为中心做纵切口,切开皮肤、皮下,注意保护大隐静脉及其前属支,切开骨膜,即可显露出内踝骨折端,将内踝骨折块向远端翻转,即可显露出内侧关节腔,将足踝外翻,扩大关节间隙,进入关节内侧的碎骨块被取出后,然后进行复位内固定,具体方法如下。

(1)外踝骨折内固定方法,分述如下。

克氏针交叉固定:对于外踝横断型骨折,复位后用巾钳维持折端稳定后,先从皮外穿入直径为 0.2 cm 克氏针 2 枚,分别从前下和后下斜向后上和前上,跨越骨折线进行交叉内固定,针尖以恰好穿过对侧骨皮质为宜,关闭切口后将针尾折弯,以防滑入。

"8"字张力带钢丝固定:旋后-内收型骨折,外踝通常为横形骨折,最适宜于用钢丝张力带固定。具体方法:显露骨折端后,先在骨折线近侧 1 cm 处,由前向后钻孔,然后将外踝复位,平行穿入两枚克氏针,克氏针自外踝尖端经骨折线进入腓骨髓腔内。用钢丝穿过骨折线近端钻孔,钢丝两端在外踝外侧,跨越骨折线并交叉,再绕过外踝尖端两枚克氏针针尾,然后在外踝后面,两钢丝端扭紧固定,克氏针针尾折弯,缝合切口。

髓内穿针固定:髓内穿针是固定腓骨骨折的常用方法,适合于多种骨折类型。主要是维持骨折对线,但不能克服旋转及短缩。常用三角针、骨圆针或螺丝钉做髓内固定,除螺丝钉外均可采用逆行穿针或顺行穿针两种方法。髓内穿针固定过程中应注意保持外踝向外有 10°~15°的倾斜,以免固定后踝穴变窄,影响踝关节的背伸功能。

螺丝钉固定:螺丝钉固定是治疗腓骨长斜形或螺旋形骨折的常用方法,对于外踝横断形骨折可采用纵向螺丝钉贯穿固定。具体方法：骨折复位后从外踝尖端的前外侧向后内方向钻孔，跨越骨折线后由腓骨近端后内侧穿出，采用长 5～6 cm 的螺丝钉自外踝尖拧入，螺丝钉末端固定于腓骨的皮质骨上，使骨折端产生一定的压力，但是这样固定以后骨折端的抗旋转作用较小，术后还需依靠外固定维持一段时间。

钢板螺丝钉固定：钢板螺丝钉内固定多用于腓骨干骨折，现在解剖型钢板（腓骨 1/3 管状钢板、外踝钢板）的发明使钢板可以运用于各种类型的腓骨骨折，包括粉碎性骨折、外踝骨折。对于下胫腓联合及外踝部位固定的螺丝钉，选择时一定要长短合适，螺丝钉过长可使下胫腓联合之间持续存在一种分离的外力，固定外踝的螺丝钉过长，可以穿透内侧关节面，影响踝关节的活动，同时外踝部位宜用松质骨螺丝钉进行固定。具体固定方法，同长管状骨的钢板螺丝钉固定术。

（2）内踝骨折固定方法，介绍如下。

克氏针交叉内固定：克氏针交叉内固定是治疗内踝骨折的常用方法，将内踝复位后用巾钳夹持远折端，维持骨折对位，然后用直径为 0.2 cm 的克氏针，针尖经皮穿入，若内踝为横断型骨折，用克氏钻从内踝尖上 0.3 cm 处，于内踝后内侧进针，针尖朝向前外上，经骨折线穿入胫骨内，再于内踝的前内侧进针，针尖朝向后外上，跨越骨折线以后穿入骨折端近侧内，两克氏针在折端附近形成交叉，折端稳定后于皮外将针尾折弯。对于旋后-内收型内踝垂直骨折，克氏针固定时无需从内踝尖进针，可以从胫距关节平面以上，内踝的内侧进针，进针方向较平，两克氏针平行固定也可。本方法的优点是方法简单，骨折愈合后可直接拔出克氏针，不需要再次手术切开取内固定。但内固定的钢针直径不宜太粗，否则容易导致远端骨折块的碎裂。

螺丝钉内固定：螺丝钉内固定治疗内踝骨折，适于内踝的横断、垂直及斜形骨折，但各种骨折的螺丝钉固定方向并不完全一致。若内踝骨折块较大，且骨折线垂直向上，可用 2 枚松质骨螺丝钉，平行贯穿固定，也可以交叉固定，有人建议将螺丝钉穿透对侧骨皮质，使折端产生较大的加压力量，螺丝钉的进入点可在胫距关节平面以上内踝的内侧。若内踝为斜行骨折，两枚螺丝钉可以经内踝尖向外上，跨越骨折线进行固定，螺丝钉可以平行，也可以交叉，但应注意防止骨折块向近侧移位，也有人采用一枚螺丝钉垂直于骨折面，固定到对侧皮质，另一枚螺丝钉在内踝尖端斜行向上进行固定。如果内踝折块较小且为横断时，常采用经内踝尖端朝外上用一枚螺丝钉进行贯穿固定，但其固定后防止旋转的作用较小，同时用螺丝钉固定时要注意，用力过猛过快时，容易使远折端碎裂，给固定造成困难。

"8"字张力带钢丝固定：主要适用于内踝横断型撕脱骨折，不适宜用于旋后-内收型内踝的斜形或垂直形骨折。具体方法同外踝张力带钢丝的固定方法。

钢板螺丝钉固定：比较适于内踝的长斜或垂直形骨折，对内踝的横断骨折较少采用。应用时多采用胫骨内侧有限接触钢板，应注意不要让远侧螺丝钉进入关节内，影响关节的活动。手术治疗的关键是复位内固定，但也不能忽视必要的外固定，内固定手术完毕后可用短腿前后石膏托固定踝关节于中立位 2 周，拆线后改为短腿管形石膏外固定，6 周后拆除石膏，摄 X 线片检查骨折愈合情况。对于旋后-内收型骨折，内、外踝均需手术内固定时，一般采用显露内侧关节后，先检查穴的内上角及关节内有无碎骨块，若有碎骨块应将其清除，然后复位并内固定内踝，最后再复位固定外踝，因旋后-内收型骨折，距骨向内移位，内踝复位并固定以后，可以防止距骨内移，胫距关节才能达到解剖复位。这与常规内外踝骨折时先复位固定外踝，然后复位固定内踝是有区别的。

3.功能锻炼

踝关节骨折复位固定后,即应加强未固定关节膝和足趾的伸屈活动,以利肢体血循环和消肿,复位固定2～3周后即应扶拐下床活动,虽不能负重,但有利于患者全身情况恢复和减轻精神负担。去固定后应加强踝关节各项自主活动功能锻炼和按摩活筋疗法。

(二)旋后-外旋型

旋后-外旋型骨折在踝关节损伤中最为常见,占40%～70%。

1.治疗原则

(1)Ⅰ度损伤的治疗:对于单纯下胫腓联合前韧带损伤,一般采用中立位石膏外固定4周即可,如果断裂韧带不完全愈合,也不会影响踝关节功能,但如有滑膜挤入韧带的破损处,形成滑膜疝,则会产生疼痛,需将滑膜疝切除才能缓解。若有撕裂韧带断端嵌入下胫腓联合,则产生持续性疼痛和肿胀,也需手术修补或切除。如果发现韧带附着点撕脱骨折,为避免产生具有疼痛的骨不连接,主张手术固定。多数人主张下胫腓前韧带的断裂,只需保守治疗。

(2)Ⅱ度损伤的治疗:Ⅱ度损伤占踝关节旋后-外旋型损伤的1/3。外踝的骨折线一般起于胫距关节间隙水平,向后上方延伸。骨折通常无移位,有时仅在侧位X线片中才能显示出来,X线片及临床常易漏诊。Ⅱ度损伤比较稳定,仅需简单地固定即可,常采用行走石膏或夹板中立位固定4～6周。

(3)Ⅲ度损伤的治疗:Ⅲ度损伤占踝关节旋后-外旋型损伤的1/4,与Ⅱ度损伤明显不同。伤后症状比较明显,周围组织有压痛,特别是伴有下胫腓联合后面的压痛。骨折后外踝向后向外向近侧移位。应积极予以治疗,可采用闭合手法整复透视下经皮穿针固定,也可手术切开复位。

(4)Ⅳ度损伤的治疗:Ⅳ度损伤占踝关节旋后-外旋型损伤的40%,其主要特征是伴有踝关节内侧结构的损伤,其中内踝骨折占4/5,而三角韧带断裂占1/5。其治疗方法有手法闭合整复及手术切开复位两种。三角韧带损伤的诊断:在踝关节旋后-外旋型Ⅳ度骨折中,可伴有三角韧带的断裂,但因伤后踝关节往往会自动复位,X线往往显示类似Ⅲ度或Ⅱ度旋后-外旋型损伤的类型。临床检查时若发现踝关节内侧肿胀,应想到三角韧带断裂的可能。踝关节内侧结构损伤后的肿胀,具有非常特殊的特征,可见到内踝部位明显肿胀,而其下方跟骨部位呈凹陷状。因而显得内踝处更肿胀,这是因为跟骨部位内侧皮质有纤维将皮肤连于跟骨内面,阻碍该处肿胀。临床怀疑有三角韧带断裂时,可在应力下摄片以帮助诊断,若在应力下摄片,显示距骨与内踝之间隙超过3～4 mm,提示有三角韧带浅层及深层断裂。内踝骨折伴三角韧带断裂是旋后-外旋型Ⅳ度损伤中的特殊类型,一般内踝骨折,很少有三角韧带断裂,但个别患者既有内踝骨折,又有三角韧带断裂。临床中个别旋后-外旋型Ⅳ度骨折的患者,内外踝骨折虽经切开复位内固定以后,术中摄片检查仍显示距骨与内踝间的间隙明显增宽,距骨仍有向外移位,探查内侧间隙发现有三角韧带深层断裂。仔细分析术前X线片可以发现,内踝骨折块较小,骨折线低于胫距关节水平间隙,骨折块主要是内踝的前丘部。所以附着于前丘部的三角韧带浅层是完整的。若内踝前丘部骨折后,距骨明显向外移位,就说明附着于内踝后丘部的三角韧带深层断裂。手术过程中仅固定内踝前丘部骨折块而不修补断裂的三角韧带深层,距骨必然仍有向外移位。有人曾采用新鲜的截肢标本做如下实验,先切断下胫腓所有韧带及内踝前丘部,然后应力摄片,仅见距骨倾斜而无距骨外移,当进一步切断三角韧带深层时,应力摄片除距骨倾斜外,伴有距骨向外移位。因此临床中遇到内踝前丘部骨折伴距骨向外移位的病例,手术固定内踝前丘部时,应注意检查三角韧带深层是否断裂。三角韧带深层解剖部位较深而偏后,且有胫后肌腱覆盖。手术时需切开胫后

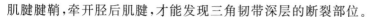

肌腱腱鞘,牵开胫后肌腱,才能发现三角韧带深层的断裂部位。

2.非手术疗法

(1)闭合手法整复:对于旋后-外旋型Ⅰ度、Ⅱ度损伤,一般无需手法整复,仅行短腿管形石膏外固定踝关节于中立位4～6周即可,手法整复主要是对Ⅲ度、Ⅳ度骨折,整复的时间应于伤后越早越好。

整复方法:在坐骨神经阻滞麻醉下进行。患者平卧位,屈膝90°,两助手分别牵拉小腿及患足,在足内翻外旋位轻度跖屈缓缓用力进行牵引,以解脱骨折端的嵌插,恢复腓骨的长度,然后将踝关节改为中立位牵引,术者将胫骨下端向后压,同时提足跟部向前,纠正因后踝骨折造成的距骨向后脱位;助手内旋患足纠正外旋畸形,同时牵引患足用力外翻,并维持外翻位牵引,术者用拇指推腓骨远折端向下向前使其复位,推挤后踝折块向下;再于内侧内踝的折端向上、下推挤,防止折端软组织嵌入,然后推内踝折块向内后复位。有时内踝折块较小复位较困难。若内侧三角韧带断裂后嵌入内侧间隙,也会影响距骨及外踝复位。当后踝骨折块较大时,不能以推前足背伸使向后脱位的距骨复位,由于后踝折块较大,又由于跟腱牵拉,后踝部位失去支点,单纯背伸前足时不能达到后踝骨折的复位,反可能使距骨向后上方脱位,而应自跟骨后侧向前推拉足部,并同时将胫骨下端向后方推移,始可达到后踝骨折的复位。手法使骨折复位后,于踝关节背伸90°足部内旋位进行固定。

固定方法:①小夹板外固定,闭合手法整复完毕后,可采用超踝夹板于踝关节中立位进行固定。超踝夹板的内外侧板于内、外踝处有一向侧方凸出的弧度,以适应踝关节生理弧度的需要,其长度超出足底4 cm。固定时后侧板一定要托起足跟,防止距骨向后再移位。②石膏外固定,骨折复位后,将前足内旋,踝关节于背伸90°位进行石膏外固定;若后踝折块较小,可用U形石膏外固定,若后踝折块较大,可行短腿前后石膏托或短腿管形石膏外固定,以控制足部跖屈,防止后踝折块重新移位。

(2)经皮穿针固定:仅适合于内踝骨折块较大者。因为旋后-外旋型损伤外踝骨折为长斜形或螺旋形,闭合穿针比较困难;后踝骨折若折块较小不需要穿针固定,折块较大时也可采用经皮穿针固定,其穿针方向可以平行也可以交叉,但因后踝折块部位较深,穿针过程中又需要持续维持骨折对位,相对比较麻烦。内踝骨折的具体穿针方法,同旋后-内收型内踝经皮穿针法。穿针后仍需要外固定来维持骨折对位。

3.手术疗法

手术切开复位内固定是治疗旋后-外旋型损伤的常用方法,但手术过程中是先固定外踝还是先固定内踝,各家意见不一。

当然在外踝固定前,内踝骨折端应同时暴露,清除嵌入的软组织及关节内碎骨块。将外踝解剖复位牢固地固定以后,内踝也往往随之复位,然后固定内踝。对于三角韧带断裂的治疗,有些人认为闭合复位后三角韧带不必修补。若闭合复位后内踝与距骨间隙增宽,常表示有断裂韧带的断端嵌入关节间隙内,需要手术切开修复。如果外踝骨折需要切开复位内固定,术中应同时探查和修补内侧的三角韧带。

双踝骨折在做内固定或修复前,应先暴露内外侧损伤组织,不能一侧手术完成后再暴露另一侧。如内踝为近基底部骨折,术中注意探查关节内有无碎骨块,清除折端嵌夹的软组织。如果合并有三角韧带深层断裂,需要手术修补,为了手术方便及显露清楚,应先将缝线穿过三角韧带深层的两断端,暂不打结,等外踝骨折复位固定以后,距骨也已复位,再将三角韧带深层的缝线进行打结。在旋后-外旋型损伤中,如下胫腓联合韧带未完全断裂,腓骨近端与胫骨之间有骨间韧带及骨间膜相连,固定重建腓骨的连续性以后,胫腓即恢复正常的解剖关系,不必要常规固定下胫腓联合。若因术中广泛剥离腓骨的近端导致下胫腓联合明显不稳定,或有些患者系腓骨高位骨折,伴有下胫腓联合损伤;在腓骨骨折固定以后,用巾钳夹住外踝向外牵拉,外踝若有过度移动,表示下胫腓联合仍有分离,且不稳定,需要贯穿下胫腓联合进行固定。

在旋后-外旋型Ⅲ度损伤中,后踝骨折多数表现为胫骨后唇撕脱骨折。后踝骨折块与距骨仅有关节囊相连,而腓骨与后踝骨折块有下胫腓后韧带牢固的联结,外踝骨折良好的复位,后踝折块也随之自动复位。如果后踝折块大于胫骨下端负重关节面的1/4～1/3时,闭合手法整复不成功者,则必须切开复位内固定,手术时应先固定后踝骨折,再复位固定外踝。

(1)腓骨骨折固定方法,分别介绍如下。

螺丝钉内固定:单纯用螺丝钉固定长管状骨的适应证是,骨折线的长度应是骨直径的2倍。旋后-外旋型损伤外踝骨折系冠状面斜行骨折,可用松质骨螺丝钉在前后方向上加压固定。具体方法是:按手术常规显露外踝骨折部位,骨折解剖复位以后,用巾钳维持折端稳定,然后用螺丝钉固定折端,使骨折断端之间产生压力,一般用两枚松质骨螺丝钉加压固定。固定时螺丝钉与骨折面垂直,可以产生最大的骨折内压力。如果要用一枚螺丝钉固定,螺丝钉的方向应在垂直骨折面与垂直长轴的两个方向之间。

钢板螺丝钉内固定:是目前最常用的内固定方法。手术常规显露腓骨下端骨折部位以后,将骨折解剖复位,用外踝解剖钢板螺丝钉固定,下端螺丝钉应注意,不可过长,以免穿入下胫腓联合关节内及距骨与外踝的关节内,术后影响踝关节的伸屈活动。

钢丝环扎固定:手术显露骨折断端并复位以后,钢丝在骨膜外穿过,于骨折线的范围将腓骨扎紧,可用2～3根钢丝进行环扎固定。这种固定方法的固定强度大于螺丝钉固定,且手术时少剥离骨膜及周围软组织,钢丝环扎和髓内针固定还可同时联合应用。钢丝环扎的适应证是骨折线的长度是骨横径的2倍时才能应用。

以上固定方法,主要适用于腓骨远端的长斜形或螺旋形骨折,另外还有髓内穿针等方法,此处不再具体叙述。

(2)内踝骨折固定方法,分别介绍如下。

松质骨螺丝钉固定:按手术常规显露骨折端及内踝尖部,在三角韧带浅层垂直切开一小块骨膜,清除骨折断端间软组织及关节内小碎骨块,直视下将骨折复位,用巾钳暂时固定,然后自内踝尖向骨折端钻孔,近端骨质较松,钻孔不必太深,螺丝钉也不必穿过胫骨对侧皮质。但若是胫骨骨质疏松时,应固定到对侧皮质。为了使断端间产生压力,可选用松质骨螺丝钉进行加压固定。为了防止固定后内踝旋转,也可用两枚螺丝钉平行固定,若是骨折块较小,不能容纳2枚螺丝钉,则可用一枚松质骨螺丝钉,另一枚用较细的螺丝钉或克氏针进行固定,但螺丝钉不可加压过大,否则将造成远折端碎裂。在采用螺丝钉固定内踝过程中,应将踝关节置于90°位,如果踝关节在跖屈位,使距骨体狭窄部位进入踝穴内,则内踝可能会向关节内移位,固定以后将影响踝关节背伸功能。

"8"字张力带钢丝固定:"8"字张力带钢丝固定的适应证是,内踝骨折块较小或骨折部位骨质疏松,难以用螺丝钉加压固定者。具体方法是,按手术常规显露骨折部位,在距离骨折线近侧1 cm的胫骨上由前向后钻孔,然后将骨折复位,用两根平行克氏针贯穿骨折端固定;将钢丝穿过近端所钻骨孔,两端在内踝表面交叉,然后绕过内踝尖端克氏针的深面,将两端钢丝扭紧,使骨折端产生压力,有利于骨折的愈合。最后将内踝尖部克氏针针尾折弯。

(3)后踝骨折固定方法:固定外踝前先暴露和固定后踝。切口起于外踝尖平面,向上在外踝处做一8cm的纵切口。切开皮肤、皮下组织及筋膜后,向两侧牵开,显露腓骨长短肌腱和外踝折端,然后用骨膜剥离器在外踝骨膜下作钝性剥离,将外踝远端翻向后外侧,保留踝关节外侧韧带,再用骨膜剥离器在胫骨下缘骨膜下作钝性剥离,显露胫骨远端后缘后踝骨折块。显露出后踝骨折块以后,推足跟向前,并背伸踝关节,将后踝骨折块向下推送使其复位,在维持骨折复位的同时,于骨折块的中上和中下部各拧入一枚松质骨螺丝钉加压固定,防止折块的旋转及移位。也有采用两枚克氏针进行平行或交叉固定,针尾留于皮外折弯,为了取钉方便,可从胫骨远端前侧打入螺丝钉,也可考虑使用可吸收螺丝钉固定,避免二次创伤。

旋后-外旋型骨折手术复位内固定后,可采用前后石膏托固定于踝关节背伸90°位,足稍内旋,2周后拆线更换短腿管形石膏,6~8周后去石膏,摄X线片了解骨折愈合情况。

4.功能锻炼

踝关节骨折复位固定后,即应加强未固定关节膝和足趾的伸屈活动,以利肢体血循环和消肿,复位固定2~3周后即应扶拐下床活动,虽不能负重,但有利于患者全身情况恢复和减轻精神负担。去固定后应加强踝关节各项自主活动功能锻炼和按摩活筋疗法。

(三)旋前-外展型

旋前-外展型踝关节损伤占所有踝关节损伤的5%~21%。

旋前-外展型骨折,大多数都可以通过闭合手法整复外固定,获得满意的治疗结果,一般很少需要手术治疗。

1.闭合手法整复

(1)整复方法:旋前-外展型损伤,主要是由外翻外力所造成,骨折移位不多,闭合手法整复相对容易。具体方法:麻醉生效后,患者仰卧,屈膝后上、下对抗牵引,先外翻位缓缓用力进行牵引,然后踝关节内翻,术者用两拇指推外踝向内,余指在内侧扳胫骨下段向外,以矫正侧方移位。若合并胫骨下端前结节撕脱性骨折时,术者用拇指在胫骨前缘外侧下胫腓联合处,用力反复向下方推挤,并用力扣挤下胫腓联合,使其复位,于踝关节背伸90°内翻位进行外固定。

(2)外固定方法:①小夹板外固定,采用踝关节内翻夹板进行固定,效果一般较好,具体方法见旋后-内收型骨折一节;②石膏外固定,可采用U形石膏内翻位固定,也可采用短腿管形石膏固定。外固定的时间一般为6周。

2.经皮穿针

旋前-外展型损伤,大多数腓骨骨折因位置稍高,且外侧有一三角形骨块,一般较少采用经皮穿针的方法进行固定。后踝骨折因折块较小,一般外踝复位时后踝也随之复位,且比较稳定,很少需要穿针固定。此型损伤的内踝骨折,因骨折块较大且为横断型,比较适合应用经皮撬拨穿针固定。其操作过程应借助X光机在透视下进行。麻醉、体位同上,先进行踝关节周围消毒、铺巾,然后闭合手法整复,骨折复位后,助手固定踝关节并维持骨折复位,术者持电钻,从外踝尖进针顺骨髓腔进入,跨越骨折线至腓骨近端,术毕将针尾折弯,包扎针眼。用同样方法固定内踝,固定内踝时穿针方向应朝向外上方。术毕前后石膏托固定于90°中立位,6周后摄片骨折达临床愈合即可拔除钢针去掉外固定,进行功能锻炼。本法临床应用比较简单,但不适合于折端粉碎者。外踝穿针时应注意,正常外踝轴线与腓骨干的纵轴相交成向内10°~15°角。

3.腓骨骨折固定方法

(1)钢板螺丝钉固定:旋前-外展型损伤,因外踝骨折线多为短斜形或外侧有一碎骨块,多可采用1/3管状钢板螺丝钉进行固定。

(2)螺丝钉固定:若外踝骨折线在胫距关节间隙近侧1 cm处,且近折端韧带损伤不严重而比较稳定,若有小碎骨折块也很少分离,复位后可采用螺丝钉固定。螺丝钉固定的位置,应在胫距关节间隙水平,从腓骨外侧皮质进钉,螺丝钉方向应向上倾斜25°,斜穿下胫腓联合,直达胫骨内侧皮质,将腓骨正确固定于腓切迹内,稳定断端以利愈合。因这种固定方法能够限制下胫腓联合的生理活动,应于外踝骨折愈合后尽早去除螺丝钉。

(3)"8"字张力带钢丝固定:适合于外踝骨折线在胫距关节间隙水平,具体方法:显露骨折端后,先在骨折线近侧1 cm处,由前向后钻孔,然后将外踝复位,平行穿入两枚克氏针,克氏针自外踝尖端经骨折线进入腓骨髓腔内。用钢丝穿过骨折线近端钻孔,钢丝两端在外踝外侧,跨越骨折线并交叉,再绕过外踝尖端两枚克氏针针尾,然后在外踝后面,两钢丝端扭紧固定,克氏针针尾折弯,缝合切口。

4.内踝骨折固定方法

旋前-外展型损伤,因内踝骨折线为横断形,可采用多种固定方法,如螺丝钉贯穿、张力带钢丝、克氏针交叉、钢板螺丝钉固定等,具体各种固定方法及注意事项可参考"旋后-内收型"部分。此型损伤伴有后踝撕脱骨折,骨折块一般很小,不波及胫骨下端负重关节面,不影响踝关节的稳定性,基本上不需要手术复位内固定。

旋前-外展型骨折手术以后,应将踝关节置于背伸90°位进行石膏外固定,若合并有三角韧带损伤,应将踝关节置于背伸90°内翻位进行外固定。一般术后先用前后石膏托外固定,这样便于换药及拆线,2周拆线后改为短腿管形石膏外固定。术后石膏外固定的时间是6~8周。

5.功能锻炼

踝关节骨折复位固定后,即应加强未固定关节膝和足趾的伸屈活动,以利肢体血循环和消肿,复位固定2~3周后即应扶拐下床活动,虽不能负重,但有利于患者全身情况恢复和减轻精神负担。去固定后应加强踝关节各项自主活动功能锻炼和按摩活筋疗法。

(四)旋前-外旋型

1.闭合手法整复

对于旋前-外旋型Ⅰ度、Ⅱ度损伤,一般均可通过闭合手法整复,夹板或石膏外固定,而达到较好的治疗效果,大多数Ⅲ度损伤也可采用闭合手法复位,达到预期治疗目的。Ⅳ度损伤因后踝折块较大,闭合手法复位相对困难。

(1)闭合整复方法:坐骨神经、股神经阻滞麻醉,患者仰卧位,屈膝90°,两助手分别握患肢小腿及患足,先外翻跖屈位进行牵引,分离骨折面,缓解折端嵌夹软组织,恢复腓骨长度和胫骨后唇向近侧的移位,然后背伸踝关节,托足跟牵拉前足向前牵引,压胫骨远端向后,纠正距骨向后的半脱位,纠正外踝和后踝的向后移位;内旋患足,纠正距骨和腓骨的外旋,用手掌内外扣挤,使分离的下胫腓联合复位,同时推内踝向后以纠正内踝前移,最后将踝关节内翻,防止距骨向外移位及倾斜,于踝关节内翻背伸90°位进行固定。

(2)固定方法:①石膏外固定,旋前-外旋型损伤腓骨的短斜形骨折比长斜形骨折容易复位,复位后也相对容易维持。旋前-外旋型Ⅳ度损伤因伴随广泛的软组织损伤,具有潜在的不稳定性,因而闭合复位后不能维持骨折块的位置,为了防止石膏固定后小腿的旋转,并确保复位后的良好位置,石膏应超过膝关节固定,3周后折端相对稳定,可更换小腿石膏。也有整复后用U型石膏固定踝关节于内翻内旋背伸90°。②小夹板外固定,闭合手法整复成功后,用踝关节内翻夹板进行固定,固定后应经常检查固定夹板的布带是否松弛,因旋前-外旋型Ⅲ度、Ⅳ度损伤极不稳定,若夹板固定过松,容易使骨折块重新移位,另外应注意避免夹板固定后患足外旋。

2.经皮穿针固定

旋前-外旋型Ⅲ度、Ⅳ度损伤,闭合手法整复后若不稳定,临床中可采用闭合穿针。腓骨因骨折位置偏上,穿针时可以外踝尖进针,顺髓腔贯穿骨折端进行固定,靠外固定控制其旋转。内踝骨折复位困难,骨折断端之间有软组织嵌夹而分离较远者,可行经皮撬拨复位,克氏针交叉固定,一般固定后折端较稳定。后踝折块较大且完整时,也可采用经皮撬拨复位,撬拨时应注意,因后踝折块向上移位,撬拨钢针不容易进入骨折端向下推移后踝折块,可用一稍粗的钢针经皮外直接穿入后踝折块内,然后向下推送钢针,通过力量的传导,使后踝折块向下复位,此钢针可不必拔出,直接进入胫骨远端进行固定,最后再穿入1枚细克氏针与前一钢针平行进行固定,防止折块旋转。针尾折弯,前后石膏托固定。

3.腓骨骨折的固定

腓骨骨折的治疗是治疗踝部旋前-外旋型骨折的关键。

(1)髓内穿针固定:主要适用于腓骨短斜形骨折。有逆行穿针和顺行穿针两种方法。逆行穿针方法简单,但应注意保持外踝的生理外翻角度,以免影响踝关节功能。顺行穿针时因外踝有向外15°的生理外翻角,应先在外踝外侧钻一成15°的通道,将固定腓骨的钢针远端折弯成15°的弧度,然后插入腓骨远端,至钢针尖触及腓骨对侧皮质后,旋转钢针避开对侧皮质,继续插入,直至跨过骨折端,针尾折弯。

(2)螺丝钉固定:对于腓骨长斜形骨折或螺旋形骨折,骨折线长度是腓骨直径的2倍或2倍以上时,可用2～3枚螺丝钉跨越骨折线进行固定。

(3)钢丝环扎固定:适用于腓骨长斜形或螺旋形骨折。环扎固定时至少要用两根钢丝,分别环扎骨折线的远近端,才能起到稳定作用。

(4)钢板螺丝钉固定:适用于腓骨的长斜形、短斜形或螺旋形骨折,钢板固定时多置放于腓骨的外侧,要求螺丝钉固定一定要在骨折线的两端,避免进入骨折端,影响骨折愈合。

4.内踝骨折的固定

旋前-外旋型损伤内踝骨折切开复位内固定的方法,同旋后-外旋型骨折内踝骨折的固定方法,骨折块较大时使用松质骨螺丝钉固定或双钢针交叉固定;折块较小或骨折块骨质疏松时,用"8"字张力带钢丝固定。内侧三角韧带断裂,断端嵌入内踝与距骨的关节间隙内时,常常影响距骨复位,手术时应注意探查踝关节内侧间隙,三角韧带需要手术修补,为了手术方便及显露清楚,应先将缝线穿过三角韧带深层的两断端,或于骨性止点处钻孔,暂不打结,等外踝骨折复位固定以后,距骨也已复位,再将三角韧带深层的缝线进行打结。最后缝合三角韧带前浅层。

5.后踝骨折的固定

旋前-外旋型Ⅳ度损伤中常合并有后踝骨折,其后踝骨折一部分是由于下胫腓后韧带的牵拉所造成的撕脱性骨折,多数是因距骨直接撞击后踝形成骨折,后踝骨折块多半超过胫骨下端负重关节面的1/4,是造成踝关节不稳定的直接因素。对于后踝骨折的治疗应以手术复位内固定为主,固定外踝前先复位固定后踝。第一,切口及显露:起于外踝尖平面,向上在外踝处做一8 cm的纵切口。切开皮肤、皮下组织及筋膜后,向两侧牵开,显露腓骨长短肌腱和外踝折端,然后用骨膜剥离器在外踝骨膜下作钝性剥离,将外踝远端翻向后外侧,保留踝关节外侧韧带,再用骨膜剥离器在胫骨下缘骨膜下作钝性剥离,显露胫骨远端后缘后踝骨折块。第二,复位及固定:显露出后踝骨折块以后,推足跟向前,并背伸踝关节,将后踝骨折块向下推送使其复位,在维持骨折复位的同时,于骨折块的中上和中下部各拧入 1 枚松质骨螺丝钉加压固定,防止折块的旋转及移位。也有采用两枚克氏针进行平行或交叉固定,针尾留于皮外折弯,为了取钉方便,可从胫骨远端前侧打入螺丝钉,也可考虑使用可吸收螺丝钉固定,避免二次创伤。复位内固定后,可采用前后石膏托固定于踝关节背伸 90°位,足稍内旋,2 周后拆线更换短腿管形石膏,6～8 周后去石膏,摄 X 线片了解骨折愈合情况。

6.下胫腓联合分离的治疗

在旋前-外旋型骨折中,腓骨骨折多发生在腓骨的中、下 1/3 处,常合并下胫腓联合分离,治疗时若腓骨骨折和内踝骨折能够解剖复位和牢固内固定,大多数下胫腓分离能够自行恢复到正常的解剖位置,不需要单独内固定下胫腓联合,在Ⅲ度损伤中,下胫腓后韧带和部分骨间韧带未完全损伤,腓骨及内踝复位固定后,下胫腓联合即可复位,且能保持稳定性,下胫腓联合韧带和骨间韧带即可自行修复,不需要特殊处理;但在腓骨骨折固定及下胫腓联合复位以后,一定要在直视下向外牵拉外踝,检查下胫腓联合是否稳定。当腓骨骨折发生在腓骨中段以上时,因维持下胫腓稳定的下胫腓前、后韧带、骨间韧带及骨间膜广泛损伤,腓骨骨折即使牢固地固定以后,下胫腓联合仍可能不稳定。在Ⅳ度损伤中,下胫腓联合韧带完全撕裂,腓骨骨折固定以后,有时下胫腓联合仍存在着明显活动,可以用普通螺丝钉横行贯穿腓骨及下胫腓联合,固定于胫骨上,待骨折愈合及韧带修复后应尽早去除内固定的螺丝钉,以免因下胫腓联合固定时间长而影响踝关节背伸功能。

旋前-外旋型骨折术后,应将踝关节置于背伸 90°位,足稍内旋进行外固定,若合并有三角韧带损伤,应将踝关节置于背伸 90°内翻位进行外固定。一般术后先用前后石膏托外固定,可以方便换药及拆线,2 周后改为短腿管形石膏外固定。对于腓骨中、上段骨折,石膏固定时应超过膝关节。术后外固定的时间是 6～8 周,即达到骨折临床愈合。

7.功能锻炼

踝关节骨折复位固定后,即应加强未固定关节膝和足趾的伸屈活动,以利肢体血循环和消肿,复位固定 2～3 周后即应扶拐下床活动,虽不能负重,但有利于患者全身情况恢复和减轻精神负担。去固定后应加强踝关节各项自主活动功能锻炼和按摩活筋疗法。

(五)垂直压缩型

胫骨远端的爆炸骨折,又称 Pilon 骨折。Pilon 骨折是当前临床上较难处理的骨折,若伴有软组织损伤更加重了治疗的难度。治疗上分为保守与手术治疗两类,应按损伤后皮肤条件,骨折范围和其他部位损伤,选择不同的治疗方法。

1.保守治疗

只适合骨折无移位或不能承受手术的患者。

(1)闭合复位后石膏固定:其缺点为不能保持复位后的长度,以及不能早期操练关节活动。

(2)经皮穿针并石膏固定:具体操作方法是患者在神经阻滞麻醉或腰麻下进行,患者仰卧整复床上,常规准备完毕,透视下手法将骨折尽可能复位,用多枚克氏针经皮穿针固定,穿针后用石膏固定。

(3)骨骼牵引(即跟骨牵引):作为治疗方法之一,适用于胫骨中央关节面未受到挤压,通过跟骨牵引可以改善和恢复踝关节的力线与骨折块的排列,有利于关节功能的恢复。一般牵引6～8周。其优点为踝关节可以早期活动,方法简便,对于开放骨折便于换药。缺点为不能起床活动,关节面复位不全。对于伴有广泛软组织损伤,手术必须延期的患者,可以先行牵引,仅作为过渡性治疗,待条件改善后二期手术。

2.手术治疗

手术治疗要达到以下4个目的:①恢复胫骨下关节面;②修复维持胫骨内侧的支持;③修复骨缺损;④维持腓骨的长度与稳定。

(1)有限切开复位内固定:优点为软组织剥离范围小,骨折间接复位;可以结合骨片间螺丝钉固定,避免使用厚的钢板;皮肤坏死机会减少,感染减少;可以一期闭合伤口;在粉碎性骨折可不用钢板固定。

(2)切开复位内固定:对低能量的Pilon骨折可以获得良好的效果,方法如下。首先将腓骨骨折复位,用钢板螺丝钉固定,以保持肢体长度有利于关节面复位,保持伤肢轴线;再将胫骨远端骨折复位,干骺端缺损,植骨填充;骨干用胫骨远端外侧"L"钢板螺丝钉固定。

(3)采用有限内固定结合外固定:常用为Hybrid外固定法,其治疗Pilon骨折固定按"生物学原则",强调保护软组织,有限剥离以及间接复位。治疗中应注意以下方面:①恢复肢体长度,利用外固定器在胫骨与跟骨的反向牵引,腓骨钢板固定,或两者都用;②再造干骺端的方法,包括关节面的大干骺端骨块切开复位内固定,植骨填充缺损;③干骺至骨干中和固定,可用钢板固定胫骨远端,或内固定结合外固定。

3.功能锻炼

踝关节骨折复位固定后,即应加强未固定关节膝和足趾的伸屈活动,以利肢体血循环和消肿,复位固定2～3周后即应扶拐下床活动,虽不能负重,但有利于患者全身情况恢复和减轻精神负担。去固定后应加强踝关节各项自主活动功能锻炼和按摩活筋疗法。

(赵 涛)

第二节 踝关节脱位

一、概述

胫、腓、距三骨构成了踝关节,距骨被内、外、后三踝包围,由韧带牢固固定在踝穴中。内侧的三角韧带起于内踝下端,呈扇形展开,附着于跟骨、距骨、舟骨等处,主要功能是防止足过度外翻。由于三角韧带坚强有力,常可因足过度外翻,牵拉内踝造成内踝撕脱性骨折。外侧韧带起于外踝尖端,止于距骨和跟骨,分前、中、后三束,主要功能是防止足过度内翻。此韧带较薄弱,当足过度内翻时,常可导致此韧带损伤或断裂,亦可导致外踝撕脱性骨折。下胫腓韧带紧密联系胫腓骨下端之间,把距骨牢固地控制在踝穴之中,此韧带常在足极度外翻时断裂,造成下胫腓联合分离,使踝距变宽,失去生理稳定性。

根据是否有创口与外界相通,常可分为闭合性脱位和开放性脱位。闭合性脱位根据脱位的方向不同,可分为踝关节内侧脱位、外侧脱位、前脱位、后脱位。

一般以内侧脱位较为常见,其次为外侧脱位和开放性脱位,后脱位少见,前脱位则极罕见。单纯脱位极为少见,多合并骨折如内、外踝和胫骨前唇或后踝骨折。

二、病因、病理

(一)内侧脱位

内侧脱位多为间接暴力所引起,如扭伤等,常见自高处跌下,足的内侧先着地,或走凹凸不平道路,或平地滑跌,使足过度外翻、外旋致伤,常合内、外踝骨折。

(二)外侧脱位

外侧脱位多为间接暴力所引起,如扭伤等,常见自高处跌下,足的外侧先着地,或行走凹凸不平道路,或平地滑跌,使足过度内翻、内旋而致伤,常合内、外踝骨折。其机制与内侧脱位相反。

(三)前脱位

前脱位间接或直接暴力所引起,如自高处跌下,足跟后部先着地,身体自前倾而致胫骨下端向后错位,形成前脱位。或由于推跟骨向前,胫腓骨向后的对挤暴力,可致踝关节前脱位。

(四)后脱位

后脱位足尖或前足着地,由后方推挤胫腓骨下端向前。或由高处坠下,前足着地,身体向后倾倒,胫腓骨下端向前翘起,而致后脱位,常合并后踝骨折。

(五)开放性脱位

开放性脱位多由压砸、挤压、坠落和扭绞等外伤所致。其开放性伤口多表现为自内向外,即骨折的近端或脱位之近侧骨端自内穿出皮肤而形成开放性创口,其伤口多污染重,感染率相对增高。

三、诊断

(一)临床表现及 X 线检查

(1)内侧脱位:伤踝关节肿胀、疼痛、瘀斑,甚者起水疱,踝关节功能丧失,足呈外翻、内旋,内踝不高突,局部皮肤紧张,外踝下凹陷,明显畸形。常合并内、外踝骨折或下胫腓韧带撕裂。X 线检查可见距骨及其以下向内侧脱出,常合并内、外踝骨折。

(2)外侧脱位:伤踝关节肿胀甚者起水疱、疼痛、瘀斑,踝关节功能丧失,足呈内翻、内旋,外踝下高突,内踝下空虚,明显畸形,局部皮肤紧张。若合并内、外踝骨折则肿胀、疼痛更甚,伴下胫腓韧带撕裂,则下胫腓联合分离。X 线检查可见距骨及其以下向外侧脱出,常合并内、外踝骨折,下胫腓韧带撕裂者,则见胫腓间隙增宽。

(3)前脱位:伤踝关节肿胀、疼痛,踝关节功能障碍,足呈极度背伸,不能跖屈,跟腱两侧有胫腓骨远端的骨性突起,跟骨向前移,跟腱紧张,常合并胫骨前唇骨折。X 线检查可见距骨及其以下向前脱出,或合并胫骨前唇骨折。

(4)后脱位:伤踝关节肿胀、疼痛,踝关节功能障碍,足跖屈,跟骨后突,跟腱前方空虚,踝关节前方可触及突出的胫骨下端,而其下方空虚,常伴后踝骨折。X 线检查可见距骨及其以下向后脱出,或合并后踝骨折。

(5)开放性脱位:踝关节肿胀、疼痛,踝关节功能障碍,局部有渗血,伤口多位于踝关节内侧,一般为横形创口,严重者骨端外露,伤口下缘的皮肤常嵌于内踝下方,呈内翻内旋,外踝下高突,内踝下面空虚。X线检查可提示移位的方向及是否合并骨折。

（二）诊断

根据外伤史,典型的临床表现,X线检查即可确诊。

四、治疗

（一）外治法

1.手法复位

（1）内侧脱位:患者取患侧卧位,膝关节半屈曲,一助手固定患肢小腿部,将小腿抬起。术者一手持足跗部,一手持足跟,顺势用力牵引,并加大畸形,然后用两手拇指按压内踝下骨突起部向外,其余指握足,在维持牵引的情况下,使足极度内翻、背伸,即可复位。

（2）外侧脱位:患者取健侧卧位,患肢在上,膝关节屈曲,一助手固定患肢小腿部,将小腿抬起。术者一手持足跗部,一手持足跟,顺势用力牵引,并加大畸形,然后用两手拇指按压外踝下方突起部向内,其余指握足,在维持牵引的情况下,使足极度外翻,即可复位。

（3）前脱位:患者仰卧位,膝关节屈曲,一助手双手固定患肢小腿部,将小腿抬起。术者一手握踝上,一手持足距部,顺势用力牵引,持踝上之手提胫腓骨下端向前,握足距的手使足距屈,向后推按即可复位。

（4）后脱位:患者仰卧位,膝关节屈曲,一助手双手固定患肢小腿部,将小腿抬起。一助手一手持足距部,一手持足跟部,两手用力牵引,加大畸形。术者用力按压胫腓骨下端向后,同时牵足的助手在牵引的情况下,先向前下提牵,再转向前提,并略背伸,即可复位。

2.固定

（1）内侧脱位:超踝塑形夹板加垫,将踝关节固定在内翻位。单纯性脱位固定3周,合并骨折固定5周。

（2）外侧脱位:超踝塑形夹板加垫,将踝关节固定在外翻位。单纯性脱位固定3周,合并骨折固定5周。

（3）前脱位:石膏托固定踝关节于稍距屈中立位3~4周。

（4）后脱位:石膏托固定踝关节于背伸中立位4~6周。

（二）内治法

对于开放性脱位在治疗上应着重于防止感染及稳定骨折脱位,使关节得以早期进行功能锻炼。伤后6~8小时内,宜彻底清创,常规肌内注射破伤风抗毒素1 500 U,复位后对合并骨折进行内固定,争取一期缝合闭合伤口。为早期开始关节功能活动创造条件,缩短了患肢功能恢复时间。

（赵　涛）

第三节　距骨骨折脱位

临床上距骨骨折并不多见,约占所有骨折1%,其中近20%~25%为开放骨折。但由于其特殊的解剖特点,开放伤发生率高,治疗上极具挑战性。距骨无肌肉或肌腱附着,表面60%以上为关节软骨,供血十分有限。距骨骨折治疗不当,易发生畸形愈合与缺血性坏死及踝关节、距下关节的创伤性关节炎。

一、新鲜闭合距骨骨折脱位

(一)损伤机制及分型

1.损伤机制

距骨头骨折通常由通过足舟骨施加于距骨头的轴向暴力导致。骨折多为压缩性,并伴有足舟骨和距骨头关节面的明显挤压。距骨颈骨折又称为"飞行员距骨骨折",主要强调这种损伤的机制为足受到背屈暴力所致。随暴力进展,距跟骨间韧带及距下关节韧带复合体可断裂,最终导致距骨体从距下关节及胫距关节的半脱位或脱位。

2.分型

根据距骨骨折发生的部位可将其分为距骨头、距骨颈、距骨体骨折。目前常用距骨颈骨折分型为 Hawkins 分型(图 7-5)系统。①Ⅰ型:无移位的距骨颈骨折,骨坏死率<10%;②Ⅱ型:合并距下关节的脱位或半脱位,骨坏死率约 40%;③Ⅲ型:合并踝关节和距下关节的脱位,骨坏死率约 90%。Canale 和 Kelly 在此基础上提出了Ⅳ型:除距骨体从踝关节和距下关节中脱出外,还伴有距舟关节半脱位,骨坏死率几乎 100%。

Sneppen 等将距骨体骨折分为 6 型:Ⅰ型,距骨滑车的压缩骨折;Ⅱ型,冠状面的剪切力骨折;Ⅲ型,矢状面的剪切力骨折;Ⅳ型,距骨后突骨折;Ⅴ型,距骨外侧突骨折;Ⅵ型,距骨体粉碎性骨折,踝关节和距下关节严重失稳。

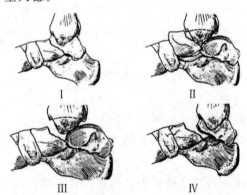

图 7-5　距骨颈骨折 Hawkins 分型

Ⅰ型:骨折无分离;Ⅱ型:骨折分离,伴距下关节脱位;Ⅲ型:骨折移
位,伴距下和胫距关节脱位;Ⅳ型:骨折移位,伴距舟关节骨折

AO/OTA 对距骨骨折的分型较为全面,但比较复杂,临床应用困难。其他的特殊分类有距骨滑车骨软骨骨折的 Berndt-Harty 分类:Ⅰ型,软骨下骨质压缩;Ⅱ型,骨软骨部分骨折,骨软骨碎片部分分离;Ⅲ型,骨软骨完全骨折,骨软骨碎片完全分离,无移位;Ⅳ型,骨软骨完全骨折,骨软骨碎片完全分离,移位或翻转。

(二)距骨头骨折

距骨头骨折发生率较低,在距骨骨折中所占比例不足 10%,常与距骨颈、距骨体或足部其他部位骨折同时存在。距骨头因有充分的血供,发生坏死的概率相对较低。

1.临床表现与检查

患者多有坠落伤史,但距骨头骨折的临床表现可以很轻,常可漏诊。高度怀疑距骨骨折时,X线片检查通常可明确诊断。如常规X线片很难发现骨折,需行CT检查(图7-6)。距骨头骨折的骨折块通常位于距骨头的内侧或背内侧,距舟关节常向背内侧脱位。

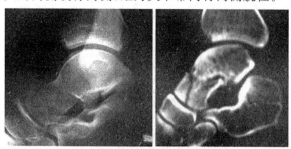

图 7-6　距骨头骨折的 X 线片及 CT 表现

2.治疗

治疗原则在于复位移位的距骨头骨折块,恢复足弓排列和长度,维持距舟关节完整和稳定。如骨折没有移位或为累及关节面程度较小的压缩骨折,则采用短腿石膏固定。如骨折移位,骨折块较大,伴有距舟关节不稳定,需行切开复位内固定。手术入路采用距舟关节前内侧切口,主要适用于距骨头粉碎、冠状面、内侧剪切力骨折。小的粉碎性骨折块可以去除,较大的骨折块需要复位。严重的距骨头压缩骨折偶尔需要植骨,以避免关节面塌陷造成关节间不匹配,在植骨后可用微型接骨板支撑固定。重建内侧柱的长度和排列至关重要,严重的粉碎性骨折无法取得牢固内固定时,可考虑给予跨关节内固定或外固定器固定。

(三)距骨颈骨折

距骨颈骨折在年轻的成年男性中更常见,男女比例约为 3∶1。距骨颈骨折约占距骨骨折的 50%,16%~44%为开放性,20%合并内踝骨折。

1.临床表现与检查

患者多有高处坠落伤或发生车祸。查体可见后足和中足明显肿胀。根据骨折的严重程度及伴发的距下关节和踝关节的半脱位或脱位情况,患足可呈现不同程度的畸形。

常规的足踝前后位、侧位和斜位X线片检查有助于诊断。Canale 和 Kelly 描述了一种特殊的距骨颈斜位片(踝关节最大跖屈位,足旋前15°,球管投射方向指向头侧并与水平面成75°角),可对距骨颈的成角和短缩及骨折移位情况进行最好的评估。CT对术前评估距骨骨折方式、粉碎程度、跗骨窦内游离骨片等情况有价值。MRI在紧急情况下很少有必要,但是在后期骨坏死的评定中有用。

2.治疗

(1)Ⅰ型骨折:最好拍摄 Canale 距骨颈斜位片,排除移位或旋转不良。无移位的距骨颈骨折可通过石膏固定。将足固定于跖屈或中立位仍有争议,跖屈位踝关节更稳定,但可能会导致踝关节周围韧带及小腿后方肌肉挛缩,诱发马蹄足的发生。治疗期间需定期随访,确保骨折在治疗期间没有移位。对于年轻患者或希望早期活动的患者,也可在透视下行经皮螺钉固定术。

(2)Ⅱ型骨折:目前多数学者主张对所有Ⅱ型骨折进行切复内固定术。选择入路时要考虑到骨折粉碎程度和部位,常推荐前内侧入路。前外侧入路在趾长伸肌和第三腓骨肌之间,可暴露距骨颈外侧。一旦骨折复位,临时用克氏针固定。可以选择拉力螺钉,但是如果距骨颈粉碎,使用拉力螺钉会因骨折处压缩而造成距骨颈短缩或排列不良。如果距骨颈内侧存在较大的塌陷缺损往往需要植骨支撑。后外侧入路可以较好地暴露距骨后突。通常后外侧入路与前内侧或前外侧入路联合应用。如果闭合能完成解剖复位,那也可以采用一个单独的后侧入路,采用后-前螺钉固定骨折(图7-7)。相比较于由前向后置入螺钉,后-前螺钉有较好的力学机制。

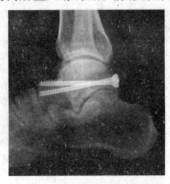

图 7-7　螺钉后-前位固定距骨颈骨折

(3)Ⅲ型骨折:以距骨体从踝关节和距下关节中移位为特征,对治疗提出了挑战。要求紧急切开复位以减少距骨体移位造成的血管神经束和内侧皮肤的挤压,并使骨坏死的发生率降至最低。这种损伤很多并发内侧踝关节骨折。如果踝关节完整,常常需要内踝截骨以便对距骨体进行复位。必须注意三角韧带周围的软组织结构和距骨的内侧面,因为这里有可能保留了距骨的唯一血供。在距骨内可以放置经皮钉,撬拨距骨体恢复其解剖位置。骨折稳定后可按照Ⅱ型骨折进行相关处理,对于严重粉碎的距骨颈骨折可采用微型接骨板固定。

(4)Ⅳ型骨折:Ⅳ型骨折的治疗方式同Ⅲ型骨折,需紧急切开复位内固定。距骨体和距骨头需复位和牢固固定。然后评估距舟关节的稳定性,如果距舟关节不稳定,需考虑固定距舟关节。这种损伤的重要性在于都有可能发生距骨头和距骨体的坏死。如同Ⅲ型骨折,紧急处理至关重要。

(四)距骨体骨折

距骨体骨折占距骨骨折的13%～23%,较距骨颈骨折少见。因为距骨体骨折涉及踝关节和距下关节后方,需要对关节面进行准确重建。

1.临床表现与检查

距骨体骨折的临床评估同距骨颈骨折。普通X线片经常低估了关节损伤的程度/范围。CT对于判定骨折分型、粉碎程度和关节累及范围是必要的。对于距骨骨软骨骨折常需要MRI来评估。

2.治疗

(1)距骨软骨骨折:Ⅰ型损伤使用分担负重的踝部支架,并限制活动6周,或直到症状消失。对于Ⅱ型损伤,用短腿石膏保护6周,看骨折是否愈合。Ⅲ型损伤的处理要看具体损伤部位。外侧损伤要立即使用关节镜清理和刮除,直至软骨下骨。如果有较大的软骨下的骨和关节软骨可予重新附着。可以钻孔,使用螺钉、可吸收钉进行固定。急性Ⅳ型损伤,在理想的病例中,骨软骨片可以重新附着。在晚期病例有慢性锁定情况时须进行去除和钻孔治疗。

(2)距骨体的剪切骨折:距骨体的剪切力骨折相对常见,在距骨骨折中所占比例13%～20%。距骨体骨折多采用联合手术入路,内侧入路和沿腓骨前缘的外侧入路。每个入路都应显露踝关节和距下关节。若需要充分的显露和复位固定时可进行内踝或外踝截骨。内踝截骨术中保持三角韧带的完整,保存距骨的血供,术后关节稳定性好,对关节功能影响小;内踝截骨处为非负重区,截骨块复位固定也较为容易;该入路可完整显露距骨的内侧面,充分了解距骨内侧的畸形情况及踝关节和距下关节的受损情况,操作方便。

(3)距骨后突骨折:距骨后突骨折并不多见。通常为跖屈损伤。普通 X 线片显示骨片从后结节处脱离,表面粗糙不规则。CT 扫描能够帮助判断其解剖特性。如果骨折没有移位,跖屈 5° 用短腿石膏固定4～6周。如果保守治疗失败,推荐手术去除骨折块。大的移位骨块都附着有强大的韧带,故对于这样的骨折最好采用切开复位内固定。关于手术入路,可以选择后外侧手术入路或后内侧入路。骨折复位后常使用细的螺钉固定,以免妨碍踝关节和距下关节的活动。

(4)距骨外侧突骨折:距骨外侧突骨折更多见于滑雪事故,这种骨折被称为"滑雪板骨折"。根据骨折的大小和粉碎及移位程度决定是否进行切开复位内固定。没有移位的小骨折采用保守治疗,禁止负重4周随后进行早期活动。如果活动产生疼痛,可考虑延期切开复位内固定。如果骨折块较大或者移位超过 2 mm,为切开复位内固定的手术指征。

(五)距骨脱位

1.距骨周围脱位

距骨周围脱位又称距骨下脱位或距跟舟脱位。一般包含距跟关节和距舟关节同时脱位,但踝关节和跟骰关节保持正常。其发生率较低,占全身关节脱位的 1%～2%。距骨周围脱位中75%因高能暴力所致。

由于解剖结构的限制使闭合复位不能完成。闭合复位不宜反复进行,以免加重关节软骨的损伤及骨折移位更加显著。切开复位内固定或小骨折块切除会降低关节退变的发生。故切开复位的指征包括:①开放性脱位。②闭合复位失败。③并发明显骨折。④肿胀明显,脱位的距骨头压迫皮肤,可能导致皮肤坏死。⑤伴随其他部位损伤。

外侧脱位时,复位前先将胫后肌腱牵出距舟关节,也可提起背侧的神经血管束及妨碍的肌腱或切开距舟背侧关节囊以利复位。如确定有大块的骨软骨骨折,或不稳定,或闭合复位后关节不匹配,应进行切开复位内固定。如小骨块嵌入关节内,不管骨块本身是否稳定,均应切除。如撕脱的骨折块较大,应给予解剖复位,观察关节面平整后用螺钉固定。切开复位内固定和修复韧带与关节囊后仍不稳定者,可用克氏针从足跟穿过距骨到胫骨以确保牢固,有时也可用克氏针固定距舟关节。这些克氏针一般 6 周左右取出,在此期间患肢不能负重。

2.距骨全脱位

距骨全脱位由高能量损伤所致,须紧急复位。由于解剖结构的限制常使闭合复位不能成功。切开复位会降低距骨缺血性坏死、关节退变及感染等并发症的发生。故闭合复位一旦失败,应立即行切开复位。

应根据距骨脱位的方向和部位,可采用前内侧或前外侧切口,也可两者联合应用。虽然有学者为减少距骨全脱位引起的缺血性坏死或创伤性关节炎的发生,建议早期行距骨切除、胫跟融合术。但是如果能对骨及软组织床进行有效的清创,并极为谨慎地将距骨重新放入其软组织床内以维持其长度,并修复其解剖关系,有利于距骨周围组织的愈合。如果距骨复位后仍然不稳定,可用克氏针跨关节临时固定。

术后应拍摄 X 线片并进行活动范围评估,以证实其稳定性、匹配性及有无骨片或软组织嵌顿。术后非负重短腿石膏托固定至少 6 周,之后换可行走短腿石膏或支具,要根据术后 X 线片检查决定下地负重时间。术后 6 周将克氏针取出。去掉石膏后,康复训练应循序渐进,并积极随访。

(六)距骨骨折脱位并发症及处理

距骨无肌肉附着,故血供较差。当其发生骨折时,若不及时进行合理有效的治疗,容易发生距骨缺血性坏死、骨折畸形愈合或不愈合及踝关节、距下关节的创伤性关节炎等。

1.距骨缺血性坏死

按骨坏死量分为少量坏死(骨软骨缺损)、部分坏死和完全坏死。对于部分坏死患者,手术治疗主要包括软骨碎片清理、微骨折及软骨下钻孔,内固定术,骨软骨移植,自体成软骨细胞移植术等。重建坏死骨组织血运,从而治疗距骨缺血性坏死。若距骨大部分坏死,外形发生改变,患者疼痛剧烈,难以负重行走时,应行关节融合术。应根据受累关节面采用不同的融合,主要包括:距骨切除术、胫跟关节、距下关节、距舟关节、胫距跟关节融合术等。

2.距骨骨折畸形愈合及不愈合

相关内容详见陈旧性距骨骨折部分。对于距骨骨折不愈合患者,可采用重新切开复位植骨内固定治疗。最重要的原则还是改善局部血液循环,植骨选择建议以自体骨为首选,可取自体髂骨或胫骨结节开槽取松质骨。

3.创伤性关节炎

距骨骨折会引起踝关节和距下关节的创伤性关节炎。早期症状不严重时可行保守治疗,如理疗、固定、支具、消炎镇痛及营养软骨的药物来对症治疗,延缓创伤性关节炎的恶化。而创伤性关节炎的中晚期关节退变严重,行走时疼痛,严重影响生活质量时,常需手术治疗。

二、陈旧性距骨骨折脱位

由于距骨解剖及血供的特殊性,骨折后若治疗不当易发生畸形愈合和不愈合,导致陈旧性距骨骨折。

(一)分型

2003 年 Zwipp 等提出了距骨创伤后畸形愈合和不愈合的分类标准。Ⅰ型,距骨骨折畸形愈合或伴有关节脱位;Ⅱ型,距骨骨折不愈合伴关节脱位;Ⅲ型,在Ⅰ或Ⅱ型的基础上出现部分距骨缺血性坏死;Ⅳ型,在Ⅰ或Ⅱ的基础上出现整个距骨缺血性坏死;Ⅴ型,在Ⅰ或Ⅱ的基础上出现有菌性距骨缺血性坏死。

(二)临床表现与检查

首先患者存在距骨骨折病史,应通过临床检查评估患者的疼痛部位,特别是负重及行走时的疼痛部位;同时评估者的踝关节屈伸活动度和距下关节的内、外翻活动度。多数患者存在关节僵硬和活动度受限。

影像学评估包括常规的足踝前后位、侧位和斜位 X 线片检查有助于诊断。足负重正侧位 X 线片有助于对下肢力线进行评估。距骨颈斜位片可对距骨颈的成角和短缩及骨折移位情况进行评估。CT 对术前评估距骨骨折方式、畸形愈合状态,特别是对距骨周围关节的骨关节炎程度可以进行评估和判断。MRI 在距骨坏死的评定中有用。

(三)手术治疗指征及原则

对于年轻、治疗积极且骨、软骨条件好的Ⅰ、Ⅱ、Ⅲ型畸形患者可行二次截骨矫形、解剖复位内固定术。若Ⅰ、Ⅱ、Ⅲ型畸形患者患有严重创伤后关节炎或系统性疾病时应行关节融合术。

Ⅳ型患者可行死骨切除、自体骨移植加胫距跟关节融合术。Ⅴ型患者应对感染组织彻底清创、距骨大部摘除术,但应尽量保留距骨头及距舟关节的功能。当长时间的畸形愈合,后足活动功能丧失时,应重塑后足的力学并融合相应的关节,关节融合术详见后面距骨缺血性坏死和创伤性关节炎的治疗。

(四)功能预后

对于截骨矫形的患者,越接近解剖复位,手术的成功率越高,且术中对软组织的微创和保护也十分重要。对于距骨骨折后的畸形愈合或不愈合应尽早行截骨矫形治疗,畸形愈合或不愈合的延迟治疗是继发创伤性关节炎的重要影响因素。临床研究指出,畸形愈合者在原来骨折面进行截骨,将假关节切除直至露出有活力的新骨,并用自体髂骨填充植骨;部分距骨缺血性坏死的患者行软骨下钻孔。同时松解踝关节、距下关节及粘连的肌腱,矫正跗骨窦的畸形,可获得骨性愈合及较为满意的功能预后。因此若后足关节软骨条件较好时,应尽力恢复距骨的长度及位置。二次解剖复位内固定能够纠正畸形、减轻疼痛、保存关节的功能,但重要的是选择病例时首先考虑骨、关节软骨及软组织的质量,另外还要根据关节的活动范围,患者的要求等决定手术方案。对于距骨畸形愈合或不愈合并伴有严重关节炎时,可根据病情将截骨矫形内固定和关节融合术联合应用。

三、开放性距骨骨折脱位

全部距骨骨折中,近 20%～25% 为开放骨折。开放性距骨骨折多伴有严重的软组织挫裂伤,而且距骨本身无单独的血供,故骨折后易发生骨折延迟愈合或不愈合、距骨缺血性坏死、感染等并发症。距骨开放性骨折常有骨折碎块游离脱出于体外而受到污染,对于这些既失去血供又被污染的离体骨折块,处理比较棘手。

(一)治疗原则

开放性距骨脱位治疗的首要目的是避免感染和闭合伤口。关节内感染或深部感染不但影响骨折和伤口的愈合,更增加了距骨坏死和创伤性关节炎的风险。其次是早期复位距骨骨折脱位,对于早期复位是否能改善已脱位距骨的血供目前尚存争议,但可以减少对局部软组织的进一步损伤。另外,对于是否一期手术或复位后临时固定,二期手术治疗需要根据患者的具体损伤情况,诊疗机构的条件和医疗水平,以及医师的临床经验。

(二)一期治疗

对于一期可以处理的患者。首先是完善评估患者的损伤情况,实现早期复位,在充分清创的条件下实现早期覆盖,在局部条件允许的情况下实现早期骨折解剖复位内固定。

初期治疗十分重要,恰当的清创是得到良好预后的重要因素。急诊应常规彻底反复冲洗,必要时可使用抗生素溶液,在冲洗时要有一定的压力,最好使用脉冲式冲洗,冲洗液总量应不小于 10 L。冲洗后行彻底清创,包括去除剥落的碎骨块,对于可能对局部软组织存在压力的骨块进行复位。同时,静脉滴注抗生素预防感染。尽量早期闭合伤口,对于不能一期闭合的伤口充分引流和覆盖,临床观察发现 VSD 负压引流的效果较好,可以避免伤口积血和软组织张力过大。对于局部条件允许的患者可采取一期内固定手术,但临床应用已较少,因为早期很难对软组织损伤程度进行准确的评估。因为要彻底清创,去除污染的骨折碎片及剥脱的软骨块,加重了骨折间隙的骨缺损,为避免感染,无法进行一期植骨,因此可能造成骨折复位不良、骨折延迟愈合。

（三）分期治疗

目前临床上对于开放距骨骨折脱位多采用分期治疗。首先急诊彻底清创，实现软组织覆盖；复位脱位的距骨周围脱位，减少对周围组织的进一步损伤和对距骨血供的进一步破坏；同时对距骨骨折脱位采用临时固定。通过临床观察与评估，判断伤口愈合情况、是否存在感染及感染控制情况、局部软组织条件等，必要时进行多次 VSD 负压吸引，局部植皮、皮瓣等进行充分的软组织覆盖。对于长期存在软组织问题的患者，仍需要在大体复位骨折脱位的基础上，积极处理软组织问题，即使可能存在骨折畸形愈合或其他问题。在软组织情况稳定后，对骨折进行手术治疗。

对于手术切口的选择，足部的皮肤及距骨周围的软组织覆盖比较薄，伤口愈合能力较身体其他部位差，距骨骨折手术切口的选择主要取决于骨折发生部位，既要有利于骨折的复位和固定、尽可能保留距骨周围的血供，也要考虑开放创面的闭合或开放处理。

（赵　涛）

第四节　跟　骨　骨　折

随着对跟骨及其周围软组织解剖知识、损伤机制、潜在合并症认识的加深，以及 CT 技术的常规应用，切开复位内固定手术治疗跟骨骨折得到了推广。跟骨骨折的治疗目的包括恢复跟骨的轴线、长、宽、高度，重建关节面，从而保留距下关节和跟骰关节的活动。

一、流行病学

跟骨骨折约占全身骨折的 2%，占跗骨骨折的 60%；其中双侧骨折约占 2%，开放性骨折占 2%～15%。Essex-Lopresti 和 Rowe 等人分别报道成人跟骨骨折中 75% 和 56% 的是关节内骨折；而儿童跟骨骨折的情况恰好与此相反；Schmidt 和 Weiner 等人报道 63% 的儿童跟骨骨折是关节外骨折。

跟骨骨折最常见的损伤机制是直接暴力，如高处坠落伤。其他病因还包括机动车事故、小腿三头肌突然剧烈收缩等。多数成人跟骨骨折见于 25～50 岁之间，并与工作有关。男性的发病率约是女性的 5 倍。

由于多数跟骨骨折是高处坠落所致，所以全面的体格检查尤为重要。大约 10% 的患者伴有脊柱损伤，其中 L_1 最易受累。其他合并四肢损伤约占 26%，包括踝关节、股骨及腕关节等。

二、实用解剖

跟骨是人体最大的一块跗骨，构成足纵弓后侧部分支撑体重，并为小腿肌肉提供杠杆支点。跟骨外表酷似不规则长方体，共有 6 个表面和 4 个关节面。跟骨周围软组织厚度不一，其中包被着众多血管、神经、肌腱等组织。

（一）跟骨上表面

上表面可以分为前、中、后 3 部分。后部是关节外部分，与中部交界处是跟骨的最高点。中部是宽大的距下关节后关节面，呈向外凸出的椭圆形，具有单独的关节腔，承载距骨体。前部是凹陷的前、中关节面。中关节面位于载距突上，前关节面位于跟骨前突上。前、中关节面可以相互独立或是融为一体。跟骨沟位于中、后关节面之间,并与距骨沟共同组成跗骨窦。

(二)跟骨下表面

下表面呈三角形,尖部在前、基底在后,向背侧成 30°斜向走行。其后缘是跟骨结节,分为较大的内侧突和较小的外侧突两部分。跖筋膜和足内在肌的第 1 层小肌肉起于此处。靠近前中部分是跟骨前结节,有跟骰足底韧带附着。跟骨下方是一层特化的间室状脂肪结缔组织,能够吸收行走冲击力。

(三)跟骨外表面

外表面较为平滑,有 2 个骨性突起。其上有腓骨支持带附着,并构成腓骨长短肌腱滑膜鞘。两者之间形成腓骨肌腱沟容纳腓骨长肌腱。在骨突后方有跟腓韧带附着。粉碎跟骨骨折时,这些肌腱和韧带常常会移位而造成撞击。

(四)跟骨内表面

内表面呈不规则四边形,其上有一较大突起,称为载距突,在其上方是跟骨中关节面,下表面是宽大的屈趾长肌腱沟。体表标志位于内踝尖下方大约 2.5 cm 处。在载距突上附着有三角韧带的距跟束、跟舟韧带的上内束和足底方肌,构成了跗管的内侧壁。

(五)跟骨前表面

前表面即跟骰关节面,水平面上凸起,垂直面上凹陷,呈马鞍状。

(六)跟骨后表面

后表面呈卵圆形,其下方 2/3 部分是跟腱止点。其中比目鱼肌纤维止于内侧,腓肠肌纤维止于外侧。在跟腱止点上方,跟骨后上缘与跟腱之间是跟骨后滑囊。

(七)软组织结构

跟骨内侧面覆盖着致密的筋膜脂肪层、踇趾外展肌和足底方肌内侧头,浅筋膜与支持带覆盖跟腱内缘与胫后肌之间的间隙,组成踝管的顶部,其前方为胫骨与内踝,踝管底是为跟骨内侧壁。胫后神经跟骨支分出 2 个分支支配足及足跟内侧的感觉,跟骨内侧入路时容易损伤。神经血管束后方是屈趾长肌腱,前方是屈趾长肌腱,最前方是胫后肌腱。三角韧带位于肌腱神经血管束深层。跟骨外侧有腓肠神经位于腓骨肌腱后方,体表标志位于外踝尖上 10 cm 跟腱外缘,它在第 5 跖骨基底处分为 2 个终末支。

(八)跟骨血液供应

跟骨血供较为丰富,10%来自跗骨窦动脉,45%来自跟骨内侧动脉,45%来自跟骨外侧动脉。内侧血供来自 2~3 根动脉,通常都是胫后动脉或足底外侧动脉的分支,从载距突下方穿入跟骨内。外侧血供常常来自胫后动脉的跟骨外侧支,但偶尔会来自腓动脉。跗骨窦动脉来自胫前动脉的跗外侧支和外踝支。由于跟骨为松质骨而且血供丰富,所以临床上跟骨缺血性坏死并不多见。

(九)影像学解剖

跟骨内骨小梁的走行反映了跟骨所受到的压力和张力。张力骨小梁放射自下方皮质骨,压力骨小梁汇聚在一起支撑前后关节面。Soeur 和 Remy 将后关节面下骨小梁的浓聚部分称为跟骨丘部。跟骨侧位片上有 2 个重要的夹角,一个是结节关节角(Böhler 角),另一个是交叉角(Gissane 角)(图 7-8)。

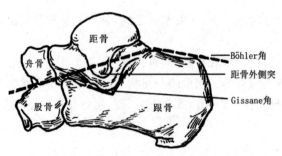

图 7-8　Böhler 角和 Gissane 角

　　Böhler 角由 2 条线相交而成,后关节面最高点到跟骨结节最高点的连线,以及后关节面最高点到跟骨前突的最高点连线,两者所成锐角在 25°～40°。Gissane 角由后关节面与跟骨沟至前突的连线组成,在 120°～145°。Gissane 角由后关节面软骨下骨及前中关节面软骨下骨构成,骨折时往往变大。跟骨轴位片只能显示部分后关节面,为了完整观察后关节面,需要拍摄不同角度的Bröden 位片(图 7-9)。

三、损伤机制

　　扭转暴力多造成跟骨关节外骨折,如跟骨前突、载距突和内侧突骨折。跟骨结节骨折多由肌肉牵拉暴力所致。直接暴力可以导致跟骨任何位置的骨折。

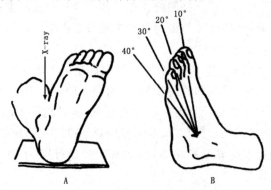

图 7-9　Bröden 位摄片方法

　　轴向应力是导致跟骨关节内骨折的主要原因。距骨纵轴位于跟骨轴内侧,两者成25°～30°角;当受到偏心位垂直轴向暴力时,距骨外侧突像楔子一样插入跟骨内,使距下关节外翻。并将跟骨剪切为内外两部分,形成初级骨折线。如果受伤时足处于外翻位,则骨折线偏外,反之则偏内。内侧骨折块由于有坚韧的跟距内侧韧带及骨间韧带,所以常维持在原位;外侧半骨块由于缺乏类似的韧带连接而向跖侧移位并旋转。如果暴力继续作用,将产生次级骨折线,根据次级骨折线的走行,Essex-Lopresti 将其分为舌型骨折和关节塌陷骨折两类。如果暴力持续,在前方会形成骨折线穿经跟骰关节。还有一些特殊的损伤机制,如分歧韧带牵拉造成的跟骨前突骨折;跟腱牵拉造成的跟骨结节撕脱骨折,在此不一一赘述。

四、跟骨骨折分类

　　文献报道的跟骨骨折分类超过 20 种。多数是根据距下关节面受累情况与否而分为关节内骨折和关节外骨折两大类。跟骨关节外骨折相对简单,大致分为跟骨结节骨折、跟骨前突以及其他非关节面骨折,约占所有跟骨骨折的 25%～30%。跟骨关节内骨折占所有跟骨骨折的70%～75%,其表现形式千差万别,因此要将其满意分类较为困难。

好的骨折分类能够提供与损伤机制、治疗预后之间的关系。目前所使用的分类方法使我们对跟骨骨折的理解及其治疗都有了更进一步的认识。但还没有一种分类法能够对所有跟骨骨折和软组织损伤进行分类。Essex-Lopresti 分类和 Rowe 分类是临床上最为常用的两种 X 线分类;Sanders 分类是最常用的 CT 分类。

(一)Essex-Lopresti 分类

1952 年,Essex-Lopresti 提出了将跟骨骨折分为关节内骨折和关节外骨折的概念,并将关节内骨折分为舌型和关节塌陷型两大类。该分类相对简单易于使用,得到了广泛应用。Rowe 在1963 年设计了一种分类方法,其中包括有关节内和关节外骨折。

在 Essex-Lopresti 分类中,两种骨折的初级骨折线基本一致,次级骨折线的位置和骨折块的形状是决定分类的基础。

(二)Sanders 分类

CT 在跟骨距下关节后关节面垂直位和水平位扫描的使用,使得跟骨关节内骨折的分型和治疗进入了一个新时期。Crosby 和 Fitzgibbons 较早地在 CT 的基础上对跟骨骨折进行分类,他们根据后关节面的损伤形式将关节内骨折分为 3 种类型,并将各类型与远期预后相结合。

Soeur 和 Remy 经研究提出了后关节面的三柱理论。后来 Sanders 在这一理论的基础上,根据跟骨距下关节后关节面骨折线和骨折块数,将跟骨关节内骨折分为 4 型:Ⅰ 型,无移位骨折(≤2 mm);Ⅱ型,有 1 条骨折线 2 个骨折块,骨折明显移位(≥2 mm);Ⅲ型,有 2 条骨折线 3 个骨折块;Ⅳ型,有 3 条骨折线和 4 个骨折块及以上的粉碎性骨折。

原则上讲,一种好的分型系统应当是简单的,能指导治疗,能预见到结果,可以作为比较不同治疗方法的基础。上述方法中还没有一种能完全满足这些要求。在临床应用中,Essex-Lopresti分型简单,但不能很好地指导治疗和预见结果。相比之下,Sanders 分型比较全面而简单,对不同的骨折类型能够指导治疗及预后。而 Zwipp 分型是描述复杂跟骨骨折的最好方法。

五、临床表现与诊断

诊断跟骨骨折有赖于详细的病史询问、体格检查及必要而全面的放射学检查。患者都有明显的外伤史,通常为高处坠落伤,偶见于交通伤或爆炸伤。体格检查多有足跟部肿胀、压痛或叩痛,踝关节和距下关节活动受限,足跟不能着地,足跟增宽和内外翻畸形以及足弓塌陷等。检查时需注意是否合并有足筋膜间隔综合征,如若存在应及时手术减张。

在跟骨骨折的影像学诊断方面,需要包括 X 线片足正侧位片,跟骨轴位片,踝关节正位片;以及双足距下关节后关节面垂直位及水平位 CT。

足侧位片可以发现绝大多数跟骨骨折,诸如关节外的跟骨结节骨折、跟骨体骨折、跟骨前突骨折及内侧突骨折等。关节内跟骨骨折通常都有跟骨高度的丢失,如果全部后关节面与载距突分离,在侧位片上表现为 Böhler 角变小和 Gissane 角变大。如果仅仅是外侧半关节面塌陷,则在侧位片上 Böhler 角是正常的,而跟骨后关节面下方骨质密度增高,经常可以在跟骨体中找到旋转了 90° 的关节面骨块,另外从侧位片上可以区分骨折是舌型或是关节塌陷型。足正位片能显示跟骰关节受累情况和跟骨外侧壁膨出。跟骨轴位片能显示跟骨增宽,后关节面骨折块,载距突骨折及成角畸形的结节骨块。跟骨轴位片所显示的是跟骨后关节面的前 1/3,要想看见后 2/3 还需进一步拍摄多角度 Bröden 位片。踝关节正位片除了能显示可能存在的踝关节骨折外,还能发现因跟骨外侧壁增宽而造成的跟腓间距减小。

跟骨 CT 扫描可以清楚地判断跟骨骨折的部位及移位程度,有助于骨折分型和手术治疗。检查时,患者取平卧位,屈髋屈膝足底置于台上,调整扫描平面与后关节面垂直;之后伸膝伸髋,调整扫描平面与后关节面平行,均以 3 mm 间距扫描。冠状位 CT 片可以清楚地看到后关节面、载距突、足跟外形以及屈趾长肌腱和腓骨肌腱的位置。水平位 CT 片应注意观察跟骰关节、跟骨的外侧壁、载距突及后关节面的前下部。

六、治疗

大多数跟骨关节外骨折都可以采取非手术治疗,加压包扎并免负重 6~8 周。移位明显的跟骨结节骨折应予切开复位内固定。当关节外骨折 Böhler 角<10°,跟骨明显增宽时,可以辅以穿针牵引手法复位。跟骨关节外骨折的预后大多很好。

跟骨关节内骨折的治疗方法很多,可以分为非手术治疗和手术治疗。

非手术治疗包括:①原位石膏固定;②手法整复+石膏固定;③功能疗法。近年来跟骨关节内骨折的非手术治疗更倾向于不用石膏的功能治疗。

手术治疗包括:①撬拨复位+石膏固定;②撬拨复位+多枚克氏针固定;③有限切开复位内固定;④切开复位内固定。

(一)非手术治疗

1.非手术治疗指征

大多数跟骨关节外骨折(移位显著的跟骨结节骨折除外),后关节面骨折移位<2 mm,有严重心血管疾病和糖尿病无法麻醉手术,不适合进行关节重建包括不能行走的老人以及半身不遂者,不能与医师配合者(比如吸毒者),都可以采用非手术治疗。另外对于有生命危险的多发创伤患者和不能进行有限切开手术的患者,也应选择非手术治疗。

2.非手术治疗方式

非手术治疗目前多采用现代功能治疗。早期治疗包括伤后抬高患肢,休息,应用冰袋和使用非甾体抗炎药,患足加压包扎。小腿使用软夹板维持踝关节中立位。伤后尽早开始踝关节功能练习。伤后 1 周左右换弹力包扎,开始内外翻练习以及足内在肌和外在肌的等长收缩。待疼痛和水肿完全消除以后,开始拄拐下地,患肢部分负重 15 kg。患者须穿着特殊定做的气垫鞋。后足畸形严重患者应使用矫形鞋。

(二)手术治疗

1.手术治疗指征

所有开放性跟骨骨折;所有 Sanders Ⅱ型和Ⅲ型骨折患者,估计软组织条件不会增加发生合并症的风险,患者可以配合术后康复治疗的,都是手术治疗的指征。

2.手术时机及方法

闭合骨折后早期治疗方法同非手术治疗。待水肿消退、皮肤皱褶出现后(伤后 7~14 天)手术,合并症发生率较低。

目前对于开放性跟骨骨折的治疗尚无统一规范。普遍认为早期治疗需要静脉内抗生素治疗、早期多次清创、尽早皮肤覆盖。旨在完成软组织覆盖和预防感染,良好的软组织愈合是降低感染率和改善骨折治疗结果的前提。对于二期有望经外侧切口手术者,在软组织肿胀消退后(在10～14天),骨折早期愈合开始前(伤后21天),经外侧广泛L形切口行骨折切开复位接骨板内固定术。对于软组织损伤严重,难以在伤后3周内接受骨折固定手术者,一期治疗以处理软组织为重点,多次清创减少感染的发生,同时经伤口结合手法复位骨折,多枚克氏针固定恢复并维持跟骨外形,二期如症状严重再行截骨术、距下关节融合术等。

(1)闭合复位多针内固定(撬拨复位):适用于舌型骨折和SandersⅣ型这种严重粉碎的关节面骨折,术中注意距下关节对合、Böhler角以及跟骨宽度。手术的关键是注意选择跟骨结节入针点,在透视下撬拨复位,多根1.5 mm直径克氏针穿经或不经距下关节固定,术后无须石膏固定,术后6周拔除克氏针。

(2)有限切开复位内固定术:适用于关节塌陷型骨折或SandersⅡ型骨折,多发创伤,软组织条件差,开放骨折,有足筋膜间隔综合征或者骨折移位较小的患者。作跟骨外侧小切口,显露复位后关节面,Schanz针或斯氏针打入跟骨结节牵引复位跟骨力线,然后复位后关节面并用1～2枚3.5 mm直径螺钉固定,外侧横形接骨板桥接固定跟骨前后骨折块。对于持续不稳定骨折,可以辅以克氏针固定距下关节。此方法的优点是在跟骨关节内骨折不具备应用切开复位内固定术条件的情况下,最大限度地恢复跟骨力线以及后关节面的对合关系,同时将手术合并症的发生率降到最小。

(3)切开复位内固定术(ORIF):对于SandersⅡ、Ⅲ型骨折,软组织条件好,患者依从性良好的病例,采取切开复位内固定治疗。目前切开复位手术通常采取Regazzoni和Benirschke提出的延长外侧L形入路。此入路的优势在于:①显露方便;②利于复位;③避免了内侧入路的危险。垂直切口位于腓骨后缘及跟腱之间,水平切口位于外踝与足底之间,在足底与外踝中点偏下作弧形延伸止于第5跖骨基底。注意锐性剥离,掀起全层皮瓣,细克氏针打入距骨及外踝牵开皮瓣,显露距下关节。复位后多以解剖形状接骨板固定骨折。注意减少软组织的牵拉和损伤,能降低术后切口合并症发生率。为了便于切口愈合,术后可以短期石膏外固定。

七、术后处理

术后第2天去除敷料,开始冰敷治疗。术后第3或4天牢固固定者可拄拐下地,患足部分负重15 kg直到第6周。术后10～12周,根据患者承受能力可以完全负重。穿戴有软垫和高帮的鞋有助于负重。其优势在于关节活动度更好。对于不能配合及严重粉碎性骨折患者,有必要石膏固定。植骨患者部分负重应延长到3个月。康复练习包括等长收缩练习,协同练习,神经肌肉及筋膜组织的本体感受练习和步态控制。手法治疗距下关节以及相邻关节对于增加总的活动度是很重要的。对于距下关节和跟骰关节克氏针固定的患者,术后第6周去除克氏针,此后加强负重练习至术后3个月允许完全负重。

八、并发症

(一)非手术治疗并发症

包括足跟增宽,腓骨肌腱卡压综合征,距下关节及跟骰关节创伤性关节炎,腓肠神经炎,创伤后平足,创伤后足内翻和创伤后肢体短缩及跟腱短缩等。

（二）手术并发症

1.感染

一旦发生感染，必须反复清创。浅表感染时可以保留内植物，处理创面新鲜后游离组织移植覆盖创面，静脉输液抗感染至 6 周。对于深部感染和骨髓炎，则需清除感染组织、坏死骨及内植物。反复清创并使用敏感抗生素 6 周控制感染；注意残存跟骨皮质的保留，二期重建。

2.腓骨肌腱撞击综合征

如果术后跟骨仍宽，跟腓间隙减小，腓骨肌腱将被卡压而产生症状。腓骨肌腱鞘内注入麻醉药有助于明确诊断。腓骨肌腱造影可以显示肌腱撞击及卡压的情况。

3.腓肠神经炎

腓肠神经与腓骨肌腱走行相似，所以在使用标准 Kocher 入路时，有可能被牵拉、碾挫甚至切断。如果发生了有症状性神经瘤，可以考虑近端切除的方法。外侧 L 形切口术后此并发症发生率低。

4.距下关节炎

距下关节炎多见于关节面复位不良时。通常先进行非手术治疗，如调整运动方式、穿戴特殊鞋具、抗炎治疗。如果这些方法未能奏效，可以通过距下关节内注射来改善局部的疼痛，甚至关节融合。

5.软组织问题

影响跟骨术后切口愈合的因素有：①BMI 指数；②创伤至手术时间；③全层缝合；④吸烟史；⑤骨折严重程度。

如果手术时伤口无法闭合，可以采取延迟游离组织移植闭合。伤口裂开常见于切口拐角处，应换药口服抗生素治疗，多数可愈合；如果仍不愈合，则应尽快采用游离组织移植覆盖以避免发生骨髓炎。

（赵　涛）

第八章　血管外科常见疾病

第一节　下肢动脉硬化性闭塞症

一、概述

下肢动脉硬化性闭塞症是由于下肢动脉粥样硬化斑块形成,引起下肢动脉狭窄、闭塞,进而导致肢体慢性缺血。随着社会整体生活水平的提高和人口的老龄化,下肢动脉硬化性闭塞症的发病率逐年提高。

二、临床表现

下肢动脉硬化性闭塞症的临床表现主要是下肢缺血症状,多数为肢体慢性缺血,偶尔可见急性缺血。症状出现的早晚、轻重和血管闭塞的部位、长度,以及侧支循环的形成有关。值得注意的是,这种临床表现是一个渐进的过程,症状由轻到重,极少停止在病变的某一阶段。下肢疼痛的原因甚多,有时容易和其他疾病混淆,应特别重视与骨科、泌尿科、神经科的一些疾病鉴别。

(一)症状

本病多发生在中年以上的男性,且多有高血脂、高血压、糖尿病和吸烟史。根据病情的轻重可以出现以下症状。

1.初发症状

最早出现的症状多为肢体畏寒伴肢体发凉,寒冷刺激可使小动脉痉挛引起疼痛,即所谓温差性疼痛。有时可以出现下肢酸痛或沉重感,抬高患肢可诱发体位性疼痛。同时出现下肢特别是足趾麻木,多主诉下肢有蚁行感。限于特定足趾的冷感、麻木感而非双侧性不适,更提示为肢体缺血。这些症状常不被重视,直至拖延到出现间歇性跛行方来就诊。

2.间歇性跛行

间歇性跛行是本病典型的临床症状之一,根据病变部位不同,出现跛行的早晚各异。表现为活动之后出现下肢供血不足,从而产生肌肉疼痛、痉挛或疲乏无力。必须停止活动或行走,休息1～5分钟后才能缓解,再继续行走相同的距离又出现疼痛。从开始行走到出现疼痛的时间称为跛行时间,其行程称跛行距离。间歇性跛行的距离一般为 300 m 左右,行走的速度相同则跛行的距离也相同。一般认为其发生机制为:正常下肢的静息血流量为 300~400 mL/min。动脉硬化闭塞后,血流供氧只能满足静止时组织的需要,运动后肌肉供血量需增加 10 倍左右,由于血供不足,肌肉代谢产物特别是乳酸积存而产生疼痛。由于侧支循环的存在,休息后血流改善,代谢产物被带走而疼痛缓解。

间歇性跛行的疼痛位置常有助于确定阻塞性病变的水平。主-髂动脉闭塞主要出现髋部、臀部及大腿肌肉疼痛,特别在伴髂内动脉闭塞时,臀肌疼痛更明显,有人称之为臀肌性跛行。髂-股动脉闭塞间歇性跛行的疼痛主要在臀部、大腿内侧、下腰背部。股-腘动脉闭塞主要出现小腿腓肠肌和足部疼痛。胫前或胫后动脉闭塞而其中之一通畅者可不引起症状,但胫后动脉长期闭塞可引起足底部甚至小腿肌肉缺氧而产生疼痛。足趾动脉闭塞多数引起足趾部位疼痛。由于病变广泛和小腿肌肉负荷最重,因而小腿跛行疼痛是任何部位病变最常见的症状。上肢动脉硬化闭塞时,运动可以减轻缺血症状,主要原因为上肢侧支循环丰富,肌肉组织少,运动负荷低。

有时把间歇性跛行分为三组:第一组为血液供应和需要大致相同,有时轻微活动其症状得以缓解,但加速运动和登高时疼痛再度出现;第二组为疼痛一旦出现,停止步行便得以缓解,这种疼痛是可以忍受的,也是治疗的最佳时机;第三组为疼痛逐渐增强,常为剧痛,需立即停止步行,治疗需要考虑治疗方案个体化。

3.静息痛

病变晚期时,患者在休息状态下也发生疼痛,最初在足趾发生难以忍受的疼痛,其后可发展至足底及踝部,疼痛分布的范围各异,一般在患肢末端,不是特殊的神经分布区,特别是夜间平卧 10~20 分钟后发生,常通过下垂足部及行走缓解疼痛,再次平卧入睡时因血流动力学关系且动脉压降低,缺血症状加重,静息痛剧烈,严重影响睡眠和日常生活。静息痛表明四肢皮肤最低的营养血流也受到限制,除引起组织营养改变外,皮下亦有非细菌性炎症。

4.足趾溃疡或坏疽

晚期可出现足趾发绀,皮肤发亮,趾甲变厚、变形等。病变继续发展将产生局部肿胀或水疱,进而产生自发性溃疡或坏疽,轻微外伤即可加重局部破溃。溃疡、坏死一般发生于两趾之间、足趾尖及足趾受压部位,向上可累及足部和小腿,但不超过膝关节。多发生干性坏疽,合并感染者可产生湿性坏疽及中毒症状。

5.其他症状

病变部位较高可产生腰痛、阳痿等症状,部分患者可有缺血性神经炎,患肢常有与感觉神经分布区域一致的麻木、烧灼感,由上向下放射到整个肢体的闪电样疼痛。该症状的轻重主要取决于缺血程度和患者痛阈的高低。尚可发生失用性肌萎缩,关节僵直、屈曲挛缩。

(二)体征

1.视诊

皮肤苍白、发绀,皮肤萎缩、脱毛等。此外可见趾甲变形、肌肉萎缩、关节挛缩、足趾溃疡、坏疽等。溃疡为单个圆形,深在穿凿性,边缘不整,肉芽不新鲜,伴有恶臭的分泌物,多位于足底的跖趾关节、踇趾端、足跟及小关节等处。有时肢体远端有血栓形成,可出现蓝趾综合征。

2.触诊

患侧皮温低下为较特征性的体征之一。触诊时手背和指背比手掌更敏感。动脉搏动的触诊至关重要,应避免将检查者指动脉搏动误为患者动脉搏动,必要时双侧对比或两人检查。一旦触及足背动脉或胫后动脉搏动,则不可轻易诊断为动脉硬化闭塞症。

足背动脉检查方便、可靠,但对触诊所得结果应准确描述。临床常将足背动脉搏动分为0~4级。不能简单地描述成(一)(十)或可疑。0级表示不能触及;1级表示动脉搏动存在但明显减弱;2级表示动脉搏动轻微减弱;3级表示动脉搏动正常;4级表示搏动异常增强。值得注意的是,在股浅动脉或腘动脉近端阻塞时,患侧膝部皮温高于对侧,这一体征称为膝充血征,提示膝部动脉与股深动脉之间侧支循环增加。检查必须认真仔细,动作轻柔,并且要左右对比,不可与检查者自己的动脉搏动或肌肉收缩混淆。

3.听诊

动脉狭窄段可以闻及血管杂音。腹主动脉闭塞可在胸部至脐闻及血管杂音。髂总动脉及股总动脉闭塞可在腹股沟区闻及血管杂音。随着狭窄的进展,血管杂音逐渐增强,血管完全闭塞时则血管杂音消失。

(三)体格检查

勒文伯格征取仰卧位,患者双下肢抬高,髋关节屈曲45°~90°,3分钟后如果见足部皮肤苍白,则提示供血不全。皮肤颜色变化不明显者,踝关节屈伸负荷运动约30秒,如果患肢特别是足底苍白即为阳性。

下垂试验在上述试验基础上再嘱患者坐起,双足自然下垂,健侧皮肤色调10秒左右恢复正常,>10秒者提示供血不全,>20秒者提示严重供血不全,若转潮红后又出现斑片状发绀亦属阳性。

足背静脉充盈试验取仰卧位,双下肢抬高,髋关节屈曲45°~90°,使下肢静脉排空,再嘱患者坐起,双足自然下垂,正常人足背静脉于5~10秒内充盈,>10秒者,提示动脉供血不全,1~3分钟者,提示严重供血不全,3分钟以上者,提示侧支循环不佳,是坏疽的先兆。

指压试验手指压迫指甲或皮肤后的一过性苍白应于1~2秒内消失,动脉供血不全者肤色恢复较慢,指压后局部无变化者,提示即将发生坏死。

三、辅助检查

(一)节段性测压

用多普勒听诊器或容积描记仪,可以测量下肢各平面的动脉收缩压,通常包括四个平面:大腿根部、膝上、膝下及踝部。最常用的检测指标为踝部血压(踝部胫前或胫后动脉的收缩压)和踝肱指数(ankle brachial index,ABI)即踝部血压与同侧肱动脉血压之比,正常值>1.0,这两项指标的降低程度与下肢缺血的严重程度一致。糖尿病患者由于踝部血压可有假性升高,应测定趾部动脉压。在踏车运动后立即测量踝部动脉压,正常肢体血压几乎不变,而动脉硬化闭塞症患者动脉压及踝肱指数下降且恢复较慢,此法为间歇性跛行提供了充分的客观诊断依据。缺血性静息痛常发生于踝部血压<5.3 kPa(40 mmHg)或足趾部血压<4.0 kPa(30 mmHg)时。踝部血压测定对于判定肢体是否发生缺血性坏疽有重要意义。总之,踝肱指数消除了年龄、全身动脉硬化对下肢血压绝对值的影响,能更精确地反映下肢缺血的严重程度。

(二)动脉波形检查

采用多普勒超声血流仪及各种容积描记仪均可对动脉波形加以描记。多普勒超声血流仪测得的正常动脉波为三相波形:第一相表示收缩期前进血流,第二相表示舒张早期的血液反流,第三相表示舒张晚期短小的前进血流。容积描记仪测得的正常动脉波为双相形,即具有主峰波和重波,而在动脉硬化闭塞症患者,动脉波形发生明显变化,重波消失可以作为早期下肢动脉硬化性闭塞症的客观诊断指标之一。

(三)足趾微循环的测定

通过微循环显微镜可以测定足趾微血管中的血流速度,各种血细胞的变形能力,有助于反映足部毛细血管的灌注情况,对于指导临床用药及手术效果的评价具有一定作用。微血管形态的观察,有助于诊断是否存在结缔组织疾病等全身疾病。

(四)血管快速扫描

血管快速扫描仪于 1994 年由英国人发明,该仪器根据多普勒效应原理,可以准确测量动脉内血流流速,以及粥样硬化斑块所占横截面的百分比。该仪器小巧、轻便,便于术前、术后进行床头检查,探测迅速,完成双下肢血管扫描仅需 15 分钟,输出影像直观,可以模拟进行体表定位。

(五)多普勒超声

多普勒超声检查简便、无痛、无创检查,费用较低,准确率较高,能确定动脉硬化闭塞的范围,提供脉壁的情况,帮助选择正确的血管吻合部位。近年来,采用术中血管多普勒超声,有助于在致密瘢痕组织中寻找合适的血管,并可及时检测血管吻合成功后流入道及流出道的情况,有利于及时发现血栓形成。

(六)CTA

CTA 可以获得三维立体血管影像,可以直观了解动脉闭塞的部位,其中 MIP 法更有利于描述附壁血栓及血管壁钙化。

(七)MRA

MRA 诊断动脉闭塞的敏感性与特异性分别为 100%、90%。由于狭窄部位的涡流变化可引起信号减损,因而狭窄程度常被夸大,尚需进一步改进。

(八)血管造影

目前,虽然无创或微创检查能够提供不少的便利条件,但是血管造影仍有不可替代的作用,为诊断 ASO 的重要手段。血管造影可以了解病灶的范围,阻塞的程度,呈多发还是呈节段性,并对选择流入道、流出道有重要的参考意义。一般 ASO 血管造影的特征性表现如下:①动脉呈蛇行样变化,管壁僵直;②动脉呈节段性阻塞,远端可有侧支血管显影;③动脉内壁粗糙不平,呈虫蚀状改变;④动脉有阻塞和狭窄性改变;⑤动脉壁内可有钙盐沉积,称为 Monckeberg 硬化。

(九)腔内血管超声

10~30 MHz 腔内血管超声具有高度敏感性、准确性,可以提供 CTA、MRA 等检查不能获得的一些信息,联合应用可以增加诊断准确性。由于血管造影为一维或二维成像,评估狭窄性病变存在失真现象。腔内血管超声可精确探知血管阻塞面积及狭窄程度,对于动脉严重偏心性狭窄,比血管造影更加精确。它区分血栓与纤维斑块可能存在困难,但是比血管造影确定血栓更敏感,还可区分纤维化与钙化。腔内血管超声尚可评估球囊扩张成形术的效果,检出内膜分层、内膜瓣形成,指导植入血管支架及腔内移植物。

(十)血管镜检查

血管镜可清晰探知 AS 早期斑块、附壁血栓、溃疡形成、内膜分层、内膜瓣浮动。动脉血栓取出术中,血管镜不仅能确定急性狭窄,也可发现造影漏诊的残余血栓。血管镜对于静脉瓣去除不全、移植静脉硬化、内膜瓣片、分支结扎不全、附壁血栓形成、吻合不良、扭转等影响血管旁路移植术成功率的病变最敏感、最特异,20%~30% 血管造影不能发现的重要征象可被血管镜检出。

四、诊断与鉴别诊断

(一)诊断

首先是详细询问病史,是否有吸烟史、高血压、高血脂、糖尿病。发病年龄多在 50 岁以上。有早期症状者应做进一步检查,间歇性跛行和静息痛则是诊断本病的重要依据。体征方面强调下肢缺血症状如下肢下垂和上举试验阳性,皮肤苍白或发绀。注意趾甲的变化,一旦出现溃疡或坏疽较易确定诊断。辅助检查首先应选用无创或微创检查。根据患者具体情况考虑各种检查的敏感性和效价比,酌情选用。值得强调的是,节段性动脉测压和血管超声具有筛选和确诊的双重意义,血管快速扫描可以准确提供阻塞部位和流入道、流出道情况。血管造影可以帮助选择术式,CTA、MRA 亦可酌情选用。

(二)鉴别诊断

1.血管闭塞性脉管炎

血管闭塞性脉管炎(Buerger 病)多见于青壮年男性,患者无高血压、冠心病病史,血脂不升高,在发病过程中,30%～40%的患者小腿及足部反复发生游走性血栓性浅静脉炎,中、小型动静脉受累,无全身动脉粥样硬化的表现。动脉造影可见动脉呈节段性闭塞,而病变上下段血管壁无异常。ASO 多按 Fontaine 分期逐渐演进,Buerger 病则迅速出现三、四期表现。

2.糖尿病所致末梢神经炎和坏疽

单纯 ASO 和糖尿病性动脉硬化闭塞症早期鉴别较困难。糖尿病性动脉硬化闭塞症中期时,两者可以鉴别,例如血糖、尿糖升高,病史多在 5～10 年,常合并肾病、肝病、视网膜出血、冠心病、脑梗死等。既有动脉硬化性闭塞症又有糖尿病性动脉硬化闭塞者,鉴别十分困难。糖尿病所致的末梢神经炎和坏疽与动脉硬化闭塞所致的溃疡和坏疽各有特点。

3.神经源性跛行

腰椎间盘突出、多发性神经炎及梨状肌综合征等往往与动脉硬化闭塞症的早期、中期症状相似,但这些疾病的患者下肢血管搏动正常,存在神经系统阳性体征,肌电图、腰椎 CT 或 MRI 有助于明确诊断。

4.多发性大动脉炎

病变主要累及主动脉弓分支动脉起始部,其次是腹主动脉及其主要分支动脉,髂、股动脉闭塞或狭窄较少见,好发年龄为 10～30 岁,女性发病率是男性的 2～3 倍,起病缓慢,全身伴有风湿症状者占 60%～65%。患者可有上、下肢和脑部缺血症状,同时可有肾血管性高血压,常伴有发热和血沉加快。病理为多发性大动脉炎性纤维增生及狭窄。

5.主-髂动脉栓塞

主-髂动脉栓塞常继发于心律失常、心房颤动。发病突然,可出现患肢剧痛、皮肤苍白、运动障碍、感觉异常、动脉搏动消失,即"5P"症状。腹主动脉分叉部骑跨栓可表现为双下肢瘫痪等脊髓缺血症状。

6.关节炎

膝、髋关节炎也可出现小腿或大腿疼痛,在活动时加剧,患者同时伴有关节积液或关节活动受限征象,肢体动脉搏动多正常,X 线片显示关节间隙增宽、狭窄、关节面粗糙等征象,必要时可行关节造影。

7.腘动脉挤压综合征

由腘动脉和膝部肌肉结构关系先天性发育异常所致,腘动脉受异常肌肉结构压迫,引起狭窄或闭塞。患者多为男性,与吸烟无关。多在青春期至 30 岁发病,表现为突然发生的间歇性跛行,通常由某些紧张活动所引起,有时仅在行走第一步时出现,而在奔跑时并不出现上述症状,病变严重者可能危及下肢存活。动脉造影可以提供诊断依据,表现为狭窄后扩张或腘动脉瘤。

8.腘动脉外膜囊性病变

病因不清,由于腘动脉外膜下积聚胶冻状神经节样物质,压迫动脉管腔,使血流减少甚至发生动脉闭塞,多发生于 30~40 岁非吸烟男性,患者突然出现小腿肌肉痉挛性疼痛。血管造影出现偃刀征及沙漏征时有助于诊断。血管多普勒超声、CT 均可确定诊断。

9.肢体静脉性溃疡

动脉硬化闭塞症肢体溃疡,多出现于肢体慢性受压部位如踝部,而肢体静脉性溃疡多发生于小腿下 1/3,疼痛为中等程度,溃疡为圆形,较浅,底部凹凸不平,多伴静脉性出血。

五、西医治疗

(一)非手术治疗

1.一般治疗

由于肢端缺血,容易引起感染,宜用抗生素预防感染。如青霉素 80 万单位,肌内注射,2 次/天。

2.病因治疗

(1)降血脂药物:烟酸肌醇 0.2~0.4 g,口服,3 次/天;氯贝丁酯 0.5g,口服,3 次/天;复方磷酸酯酶片 0.10~0.15 g,口服,3 次/天。

(2)扩血管药物:右旋糖酐-40 500 mL,静脉滴注,1 次/天,10~15 天为 1 个疗程,间歇 1 周后继续下 1 个疗程;2.5%硫酸镁溶液 100 mL,静脉滴注,1 次/天,15 次为 1 个疗程,间隔 2 周后进行下 1 个疗程。

3.对症治疗

止痛与镇静:吗啡 10 mg,肌内注射,1 次/天,必要时;哌替啶 50~100 mg,肌内注射,必要时;地西泮 5 mg,口服,必要时。

(二)手术治疗

1.旁路转流术

(1)适应证:动脉粥样硬化闭塞,远侧的流出道通畅者。

(2)手术方法:在闭塞部位的近远端,用人造血管作旁路转流,使血流沟通。

2.动脉内膜剥离术

(1)适应证:腹主动脉下段、髂股动脉的短段狭窄或闭塞者。对股、动脉长段闭塞者,远期效果不佳。

(2)手术方法:①开放法。显露动脉闭塞段的全长后纵行切开动脉壁,将血栓连同与血栓粘连的动脉内膜在直视下切除。动脉切口一般用自体浅静脉片增补,以防动脉切口直接缝合后产生狭窄。②半开放法。显露动脉闭塞段的近侧和远侧,在闭塞处纵行切开小段动脉壁,用环形剥离器插入动脉内膜剥出和血栓相连的内膜。术后需卧床两周,避免关节屈曲,并用抗凝治疗 2~4 周。

3.腰交感神经节切除术

对腹主动脉或髂动脉重建性手术,宜同时施行辅助性腰交感神经节切除,以提高疗效。

4.术后处理

手术后继续全身治疗,注意患肢局部变化,继续应用抗凝疗法以减少发生栓塞的机会。

六、中医治疗

(一)辨证论治

1.痰浊瘀阻

治以化痰散结,活血化瘀。方用:全瓜蒌10 g,陈皮8 g,当归15 g,山楂10 g,赤芍10 g,川芎10 g,益母草15 g,丹参15 g,莪术10 g,红花6 g,鸡血藤30 g。

2.热盛伤阴

治以养阴清热,活血通络。方用增液汤合桃红四物汤加减:生地15 g,玄参10 g,麦冬10 g,生黄芪15 g,银花15 g,当归15 g,丹皮10 g,天花粉10 g,赤芍15 g,丹参10 g,益母草15 g,鸡血藤30 g。

(二)中成药

(1)毛冬青片:5片/次,3次/天。

(2)复方丹参片:5片/次,3次/天。

(3)复春片:4~8片/次,3次/天。

(4)抗栓保荣胶囊:3 g/次,1次/天。

(三)针刺疗法

1.电针

上肢取穴曲池、内关、合谷透后溪。下肢取穴足三里、三阴交。配穴:血海、委中。2~4穴/次,每天或隔天1次,30~60分钟/次,10~12次为1个疗程。

2.耳针

主穴:交感、心、肾、皮质下、内分泌等。配穴:肺、肝、脾等对症加穴,1次/天,10~12次为1个疗程。

3.体针

主穴:血海、足三里、解溪。配穴:申脉、照海、三阴交、昆仑、太溪。手法:强刺激,留针10~15分钟,1次/天。

(四)注射疗法

(1)丹参注射液2~4 mL,肌内注射,1~2次/天;或丹参注射液20 mL加入10%葡萄糖溶液500 mL中静脉滴注,1~2次/天,2~4周为1个疗程。

(2)5%当归注射液80~120 mL静脉推注或滴注;或用10%当归注射液10~20 mL做患肢动脉内注射。1次/天,4周为1个疗程。

(五)外治疗法

1.药物外敷

溃烂时可用红油膏纱布掺九一丹少许敷于患处。创面干净时可见生肌象皮膏外敷。

2.药物泡洗

苏木 30 g,桂枝 15 g,红花 15 g,羌活 30 g,银花 30 g,鸡血藤 30 g,共煎水 2 000 mL,泡洗患肢 30 分钟,2 次/天。

（王琳茹）

第二节　糖　尿　病　足

一、西医发病机制

糖尿病足是下肢远端神经异常和不同程度的周围血管病变相关的足部感染、溃疡和/或深层组织破坏的病变。即在糖尿病足的发生、发展过程中,外周神经病变、血管病变、感染是糖尿病足的发病原因,其中血管病变、神经病变是发病的基础,感染因素是诱发或促进糖尿病足发生发展的因素,在一定情况下,感染又是独立的致病因素。

(一)糖尿病大血管病变

糖尿病周围血管病变是糖尿病常见的并发症之一,可以累及全身各个器官和组织的血管。糖尿病周围血管病变可分为大血管病变和微血管病变。糖尿病大血管病变的主要病理改变是动脉粥样硬化,动脉壁中层钙化,内膜纤维增生,导致管腔狭窄,肢端缺血缺氧。

1.大血管发病机制

(1)脂代谢异常。一般认为,高胆固醇血症、高低密度脂蛋白血症及低高密度脂蛋白血症是导致大血管动脉粥样硬化最主要的因素。甘油三酯也是动脉粥样硬化斑块中的主要成分。糖尿病患者脂代谢异常,出现总胆固醇轻度升高、甘油三酯和低密度脂蛋白升高以及高密度脂蛋白下降。高胰岛素血症可促进甘油三酯的合成,低胰岛素血症促进中性脂肪分解,二者都可以使甘油三酯浓度升高。低密度脂蛋白的主要作用是将胆固醇从肝内转到肝外,且低密度脂蛋白分子小,易于透过血管内皮细胞间隙进入内膜下,被氧化形成氧化低密度脂蛋白,在多种因素作用下,形成动脉壁脂肪条。高密度脂蛋白可以把血中游离胆固醇转化为胆固醇酯,阻滞游离胆固醇在动脉壁和其他组织积聚,防止动脉硬化,而在糖尿病患者中,高密度脂蛋白减少,甘油三酯和低密度脂蛋白升高,推动动脉粥样硬化的发生。

(2)血管内皮损伤。动脉壁内皮层是一种自然屏障,可防止血液中的大分子物质透过内皮层而进入动脉壁内层,对动脉内皮层起到保护作用。如果内皮损伤,内皮的裂隙增大,则有利于脂蛋白浸润至内皮下层;同时,血小板在损伤部位容易黏附,促进动脉粥样硬化发生和发展。糖尿病患者存在一氧化氮功能受损、内皮素浓度升高及前列环素降低等内皮损伤因素,因此容易发生动脉粥样硬化。

(3)血小板聚集黏附力增强。糖尿病患者糖蛋白因子增多,可发生高凝状态,促进血小板聚集黏附于损伤的内皮下层;同时还存在血栓素增加、前列环素减少等改变,均可促进血小板聚集或血栓形成。另外,糖尿病患者纤维蛋白溶解活力下降,加速了血栓形成,促进大血管病变。

(4)激素调节异常。胰岛素过多可刺激动脉壁中层平滑肌细胞增殖,加速胆固醇、胆固醇酯和脂肪合成而沉积在动脉管壁,并抑制脂肪及胆固醇酯分解,形成高脂血症和高脂蛋白血症,促进动脉硬化。在糖尿病控制不佳时,生长激素较普通人升高,生长因子、表皮生长因子、纤维母细胞生长因子、神经生长因子等有类胰岛素生长因子作用,尤其是纤维母细胞生长因子可促进血管内皮细胞有丝分裂,加速动脉粥样硬化。

(5)高血糖。高血糖能激活内皮细胞蛋白激酶 C(PKC),特别是 PKCa 刺激黏附分子在内皮的表达,有利于白细胞黏附及摄入内皮;糖化血红蛋白的形成,使血红蛋白的载氧能力下降;高血糖还会影响血管的通透性等,多种原因促进动脉粥样硬化的发生。

(6)高血压。高血压通过影响血管内皮与平滑肌细胞内膜通透性而使动脉壁发生改变,表现为内膜表面不平滑,动脉壁通透性增加,循环中红细胞、血小板进入内膜并黏附于该处,平滑肌细胞由中层游移至内膜沉积并增生,内膜变厚,结缔组织增多,管壁增厚变硬,管腔狭窄甚至闭塞。此外,高血压时血流的涡流增加,可加重血管内膜损伤,使脂质、血小板等易于沉积于血管壁,从而血管壁清除胆固醇、低密度脂蛋白的能力降低,导致动脉粥样硬化的形成。糖尿病患者常合并高血压,因而易发生大血管病变。

(7)其他因素。吸烟、高脂高热量饮食、体力活动减少、肥胖、长期紧张焦虑、遗传等其他因素均可促进或加速动脉粥样硬化的发生。

糖尿病大血管病变与非糖尿病大血管病变的比较:大血管病变的主要病理改变是动脉粥样硬化,糖尿病患者和非糖尿病患者的动脉粥样硬化斑块组成基本相同,在病理改变上很难区别。但在临床发病特点上有所不同。糖尿病患者较早出现肢端发凉、肌肉萎缩、缺血性疼痛、麻木、足背动脉搏动减弱或消失等表现,病程进展较快,病变程度较重,男女发病情况相似,无明显的性别差异;糖尿病患者病变常累及双侧下肢,而非糖尿病患者,其病变往往是单侧的;糖尿病患者的病变部位主要是膝以下血管,胫动脉和腓动脉及其分支,而非糖尿病患者常累及近端血管,如股动脉、髂动脉等;在糖尿病多节段血管闭塞的病人中,可见到其近端及远端血管呈弥漫性墙壁样改变,而非糖尿病患者其闭塞血管仅累及血管的某一节段,邻近的血管往往是正常的。

2.微血管病变

微血管指管腔直径$<100\ \mu m$的血管。由于大多数微血管没有平滑肌细胞,因此,在微血管管壁病变中多数无平滑肌增殖和动脉粥样硬化斑块形成。糖尿病微血管病变的主要特征是微血管壁内皮细胞损伤,基底膜增厚,导致微血管腔狭窄或闭塞,形态改变及功能异常,造成微循环障碍,组织缺血缺氧,营养物质不易吸收,代谢产物不能清除,局部容易感染而发生坏疽。

(1)内皮细胞损伤。糖尿病患者由于持续高血糖或感染所产生的某些物质,使微血管内皮细胞损伤或功能性收缩,破坏了内皮细胞屏障和防栓作用,导致血栓形成,微血管腔阻塞和微循环障碍,使局部组织缺血。

(2)基底膜增厚。糖尿病患者普遍存在毛细血管基底膜增厚,其原因主要有:①高血糖促进山梨醇代谢,细胞内堆积的山梨醇使内皮层损坏,引起通透性增加,使抑制胶原酶的血浆蛋白从细胞间隙漏出,从而使基底膜的代谢分解减慢。②糖化血红蛋白的增加导致缺氧,产生代偿性血管扩张,使血浆蛋白渗出增多,促使基底膜增厚。③葡萄糖和生长激素浓度升高,促进糖蛋白的合成,引起基底膜增厚。④红细胞变形能力下降,毛细血管中的阻力增加产生机械性刺激,使基底膜增厚。基底膜增厚可使微血管腔部分或全部阻塞,引起组织缺血缺氧。糖尿病患者下肢血管较上肢血管基底膜增厚更明显,所以下肢微血管病变更多、更严重。

(3)管腔狭窄或闭塞。内皮细胞损伤或功能性收缩,基底膜增厚,纤维素性壁栓形成等是糖尿病患者微血管管腔狭窄或闭塞的主要原因。另外,炎症或感染可使微动脉功能性痉挛收缩,使管腔缩小。微静脉痉挛收缩常引起毛细血管内压增高,口径增宽,血流淤滞,管壁通透性增加,使内皮细胞损伤和微血管功能障碍,加重管腔狭窄或闭塞。

3.糖尿病周围血管病变与糖尿病足溃疡

糖尿病患者存在周围血管病变,血管腔变窄,或因为血管堵塞,导致下肢供血不足,或血流中断,患者表现为肢端发凉、怕冷、营养不良、肌肉萎缩、出现间歇性跛行、静息痛等,严重者出现缺血性溃疡,单独存在或与神经病变同时为病。

(二)糖尿病周围神经病变

糖尿病周围神经病变是糖尿病常见的并发症,其发病机制尚不完全清楚,是由多种原因共同作用所导致,一般认为可能主要与微血管病变、代谢紊乱等有关。周围神经病变的临床类型不同,其主要病因也不同。单神经病变及近端运动神经病变可能与血管因素有关,而远端对称性多发性神经病变可能以代谢紊乱为主。

1.微血管病变

糖尿病微血管病变是造成糖尿病性神经病变的重要原因之一。糖尿病性神经病变的发生率高,与糖尿病性视网膜病变和糖尿病性肾脏病变一起被称为糖尿病的三大微血管并发症。由于后两者被证实主要原因为微血管障碍所致,故推测神经病变的发病也可能与微血管障碍有关。而且,糖尿病周围神经病变的主要病理变化是有髓神经纤维的灶性丢失,此为神经性缺血的特征性表现,故亦支持神经病变的主要原因是血管因素。糖尿病微血管病变大致经历以下过程:微循环障碍、血管内皮细胞增生、基底膜增厚、血黏度增高、血小板黏附、红细胞聚集、血栓形成,最终导致微血管闭塞。

(1)神经微血管低灌注。周围神经血流低灌注是糖尿病周围神经病变病因学的一个重要因素。高血糖环境使神经组织对缺血缺氧的敏感性增加。还原型辅酶Ⅱ(NADPHⅡ)在保持抗氧化应激中谷胱甘肽的含量和神经外膜合成一氧化氮合酶(NOS)上起重要作用,谷胱甘肽和NOS的合成均以NADPH为辅酶,高糖状态下,NADPHⅡ被大量消耗,还原型谷胱甘肽的含量下降,致一些含硫基的酶或蛋白质易受氧化剂特别是过氧化物的损伤;NOS活性下降致一氧化氮合成减少,导致内皮依赖性血管舒张功能下降,局部血流灌注不足,神经内膜血流降低引起神经缺血。

(2)血液流变学异常。患糖尿病时,血液黏滞度增高,血小板功能异常,红细胞变形能力下降,组织纤溶酶激活物减少及组织纤溶酶原抑制物(PAI-Ⅰ)增多,血液中凝血物质增多,导致血液呈高凝状态。病理检查显示,神经内膜血管内皮细胞肥大、增生,血管增厚,伴有纤维素沉积,血小板聚集和微血栓形成,导致管腔闭塞,血流减少,造成神经组织缺血缺氧,引发神经病变。

2.代谢紊乱

(1)多元醇通路激活。生理状态下,体内绝大部分的葡萄糖经有氧氧化和糖酵解途径代谢。长期高血糖会激活葡萄糖的旁路代谢即多元醇通路。多元醇通路有两个关键酶,即醛糖还原酶(AR)和山梨醇脱氢酶(SDH),葡萄糖经前者催化生成山梨醇,山梨醇再经山梨醇脱氢酶催化生成果糖。而神经组织内不含果糖激酶,不能使果糖进一步分解,于是山梨醇和果糖大量沉积,细胞内渗透压升高,导致神经细胞肿胀、变性甚至坏死,最后出现神经节段性脱髓鞘改变,神经传导速度减慢。

(2)肌醇代谢紊乱。肌醇是合成细胞膜脂质肌醇磷脂的主要成分。正常情况下,神经组织中肌醇的浓度是血浆肌醇浓度的90~100倍,这种浓度梯度依靠细胞膜上与Na+耦联的高亲和力和特异性载体转运来维持,高血糖及高山梨醇水平均可抑制此种摄取,使神经细胞内肌醇减少,从而影响神经膜的功能,使神经传导速度减慢。

(3)非酶促蛋白糖基化。糖基化终产物(AGEs)是蛋白质的氨基与糖的醛基发生非酶促化反应的终产物,正常情况下 AGEs 的生成极其缓慢,糖尿病时持续的高血糖可致神经组织中蛋白质的非酶促化反应异常增高,生成大量的 AGEs。AGEs 与 AGEs 受体(RAGE)结合,破坏髓鞘的完整性,影响神经组织的微管蛋白以及具有神经分泌及轴索传导的微管系统的结构和功能,使细胞内基质蛋白对周围神经纤维的营养作用受到损害。此外,AGEs 与 RAGE 相互作用可引起糖尿病慢性微血管内皮细胞功能紊乱和损伤,导致神经组织的缺血、缺氧。

(4)脂代谢异常。糖尿病时胰岛素绝对或相对不足,可导致神经组织脂代谢紊乱,脂质合成异常和构成髓鞘的脂质比例异常,亚油酸转变为 γ-亚油酸减少,而 γ-亚油酸为神经细胞膜磷脂的主要成分,在体内可转化为花生四烯酸和前列腺素,对于神经冲动传导与维持神经组织正常血流有重要作用。糖尿病时,脂肪酸氧化供能,长链脂肪酸从细胞液进入线粒体内进行氧化需要肉毒碱作为载体,研究证实,糖尿病神经病变时 L-肉毒碱减少,脂酰肉毒碱增加,这种代谢异常使得有毒的长链脂肪酸在细胞液中蓄积,不能转运进入线粒体内进行氧化供能。另外,肉毒碱的减少也使舒血管物质前列环素的生成减少,降低神经血流量。

(5)神经营养障碍。与糖尿病神经病变相关的营养因子主要包括神经生长因子(NGF)、胰岛素样生长因子(IGFs)、神经营养素-3(NT-3)、神经营养素-4(NT-4)、神经营养素-5(NT-5)、胰岛素等,其中研究较多的是神经生长因子(NGF)和胰岛素样生长因子(IGFs)。①神经生长因子(NGF)缺乏。NGF 主要存在于交感神经元及部分感觉神经元分布的靶区域神经细胞内,它的生物学功能是维持交感神经和感觉神经的生长发育及生理功能。此外,它对神经髓鞘的神经膜细胞也有调节作用,参与成年神经的功能维持、结构的完整及损伤后的再生。在实验性糖尿病鼠的不同组织中,NGF 的 mRNA 表达随着糖尿病病程的发展而呈进行性下降。NGF 的缺乏还可引起应激性蛋白激酶对神经丝的异常磷酸化,导致神经轴突的转运异常。②胰岛素样生长因子(IGFs)缺乏。IGFs 包括 IGF-Ⅰ 和 IFG-Ⅱ,IGFs 及其受体广泛存在于中枢和周围神经系统,具有促进神经生长和修复作用。糖尿病早期,血中 IGFs 水平降低,引起神经的营养支持减少,终致糖尿病周围神经病变的发生。

3.氧化应激损伤

氧化应激损伤在糖尿病周围神经病变的发病中扮演着重要的角色。糖尿病高血糖状态下,一方面机体对自由基清除能力下降;另一方面,游离自由基特别是氧自由基(OFR)大量增加,例如形成 AGEs 的同时会不断产生 OFR,高血糖时增高的血液黏滞度导致周围神经微循环缺氧也产生大量的 OFR。OFR 不但损伤血管内皮,而且减弱 NO 的血管舒张作用,OFR 还可通过 Caspase-3 的介导,加速神经元和神经膜细胞的凋亡,故 OFR 水平升高是糖尿病早期神经血管损害的主要原因之一。

4.自身免疫损伤

近年来发现,自身免疫损伤也参与糖尿病周围神经病变的发生发展。1 型糖尿病和 2 型糖尿病患者血清中均检测到 β-微球蛋白抗体和抗微球相关蛋白抗体等抗神经组织的自身抗体,间接免疫荧光法也发现了针对运动和感觉神经结构的循环自身抗体。抗磷脂抗体(PL AS-ab)为一组免疫球蛋白,能与多种神经组织的磷脂结合而产生神经毒性,而且可影响支持神经营养的血管,高浓度 PL AS-ab 的血清可抑制成神经细胞的生长与分化,提示 PL AS-ab 为神经损伤的一种标志物。有研究发现,许多糖尿病患者血清中出现 PL AS-ab 阳性。此外,对糖尿病神经病变患者腓肠神经进行活检后发现,在神经束膜和神经内膜处有免疫球蛋白 IgG、Ig M 和补体 C3 的沉积,提示产生神经组织自身免疫性损伤的原因,可能与高糖引起神经血管屏障破坏,使机体对某些神经组织产生免疫反应有关。

5.其他因素

遗传、维生素缺乏等均与糖尿病周围神经病变有关,但确切的机制尚未完全阐明。

6.糖尿病周围神经病变与糖尿病足溃疡

糖尿病足部神经病变有以下 3 种表现:①运动神经病变。糖尿病患者运动神经损伤时,足部的伸肌和屈肌之间张力不平衡,可造成趾背侧半脱位,远侧移位的跖部脂肪垫及跖骨头下陷,甚至形成弓形足或槌状趾、鸡爪趾、夏科足等畸形。②感觉神经病变。糖尿病感觉神经病变会造成感觉异常如麻木、灼痛或放射性疼痛,足部感觉障碍或消失,导致穿通性神经性溃疡。如果存在运动神经损伤,则肌肉、肌腱失去张力平衡,感觉障碍,足的负重部位可导致无痛性畸形,韧带撕裂,发生骨折或形成夏科足。③自主神经病变。糖尿病下肢自主神经病变后,常表现为肢端皮肤少汗或无汗,皮肤干裂,从而易受细菌感染,出现表面溃疡、蜂窝织炎或深部脓肿等。自主神经损伤后,还可能导致皮肤血流量增加,尤其是下垂部的皮肤血流量增加,使下肢皮肤水肿或萎缩。糖尿病神经病变的存在,使得糖尿病患者的足部在感觉、运动、汗腺分泌等方面异常,导致患者足部受力不均或对外界的感觉迟钝、失去自我保护功能,在糖尿病神经病变的基础上易出现糖尿病神经性溃疡。与缺血同时存在者出现神经缺血性溃疡。

(三)外伤合并感染

外伤常由于长途走路、鞋不合适、挤压伤、尖锐物质刺破等多种原因所致。外伤后继发感染又是导致糖尿病足迅速发展的重要原因。足癣也是糖尿病足发生的一个促进因素。因足癣瘙痒而进行搔抓,导致感染加重,感染范围扩大。糖尿病患者极易并发各种感染,并与下列因素关系密切。

1.高血糖状态

高血糖可使血浆渗透压升高,白细胞内糖代谢紊乱,糖酵解能力降低,中性粒细胞趋化、吞噬、杀菌能力下降;高血糖可使体内免疫球蛋白糖基化,使其功能低下,易发生感染。有研究表明,糖尿病感染与血糖指标控制的高低呈正相关,高血糖有利于链球菌、大肠埃希菌、肺炎球菌等细菌的生长繁殖;还有研究发现某些革兰阳性菌易在高血糖溶液中生长繁殖。糖尿病足患者合并感染时,引起各种升糖激素分泌增加,如生长激素、胰高血糖素、皮质醇、儿茶酚胺等分泌增加,更加促使血糖增高,使感染更难控制。

2.胰岛素缺乏

机体免疫细胞膜上存在胰岛素受体,胰岛素缺乏可使免疫细胞中和、吞噬毒素,血清调理素及细胞免疫功能下降,因而使免疫功能降低。

3.皮肤损害

糖尿病血管病变及周围神经病变的广泛存在,使皮肤易损易裂。皮肤完整性被破坏,破损处即成为病菌侵入的门户。

4.致感染因素增多

糖尿病患者的血糖和尿糖浓度增高,为细菌生长、繁殖提供了有利条件;外周感觉神经病变可形成神经性关节病,加上视网膜病变使视力减退,导致下肢易受伤而继发感染;深静脉插管等侵袭性诊疗手段使感染的机会增加。

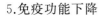

5.免疫功能下降

高血糖和高血浆渗透压使中性粒细胞和单核吞噬细胞变形、趋化、黏附和吞噬功能受损;血管病变导致周围组织供血减少,组织氧浓度降低,使局部组织对感染的反应不敏感,降低了白细胞依赖氧的杀菌作用,甚至使抗生素难以到达组织,对治疗呈抵抗性;高血糖可引起免疫球蛋白与补体发生糖基化,使其功能降低。糖尿病患者呈负氮平衡,蛋白质消耗增加,进一步使免疫球蛋白、补体生成减少。

6.微血管病变

糖尿病合并微血管病变时血流缓慢,血液循环障碍,影响了局部致病菌的及时清除。

7.足癣

血管病变使中小血管、微血管的功能和形态异常,从而导致血流减慢,这不仅影响局部组织对感染的反应,也有利于厌氧菌的生长。高血糖抑制白细胞吞噬功能,使机体对感染的抵抗力下降,易引起组织的坏死及细菌、真菌合并感染。足癣患者在夏天容易继发细菌感染,发生变态反应而引起癣菌疹,严重者可引起真菌性败血症。

8.组织修复能力减退

体内蛋白质消耗增加,合成减少,分解加快,血管病变使营养物质供应障碍,降低了局部组织的修复能力。

9.年龄越大,感染率越高

这可能与老年人的生理适应性逐渐减退,各组织、器官进行性退化,细菌易于入侵和繁殖有关,还与老年人机体反应能力下降,病情不易被早期发现并及时治疗有一定关系。糖尿病患者病程越长,感染率越高。随着糖尿病病程的延长,机体的一般状况进行性减退,多种易感因素常同时存在。并发症越重,感染率亦越高。出现急、慢性并发症,意味着糖尿病病情已发展到了一定阶段,病情控制不理想,各组织器官损伤加重,机体极易遭受损害,且不易被早期发现而导致感染,一旦发生感染又进展迅速,不易控制,病死率亦增加。糖尿病与感染是相互影响的,如不及时发现、积极治疗,可导致恶性循环。

10.抗生素应用不规范

尤其是广谱抗生素的滥用,正常菌株被抗生素杀死或抑制,失去生物屏障作用,引起菌群失调,大量真菌繁殖导致感染。

皮肤感染、蜂窝织炎、骨髓炎是糖尿病足常见的临床表现。周围神经炎导致浅感觉障碍,对疼痛不敏感,但肢体运动功能正常,反复轻度创伤,由皮肤感染到软组织感染,进一步发展,累及骨骼,导致骨髓炎形成。

因上述诸种原因的存在,糖尿病患者感染一旦发生,就极易迅速发展。糖尿病足患者任何小的损伤都应该引起高度重视。由于易感染因素的存在,使得糖尿病足溃疡患者丧失肢体甚至丧失生命的危险性大大增加。感染是糖尿病足患者截肢最常见原因。感染可以在糖尿病足的发生、发展过程中作为独立的致病因素存在,同时,在神经溃疡、神经血管溃疡的发展中,也起着推波助澜的作用。

二、糖尿病足的中医病机

糖尿病足(消渴病足)是糖尿病发展至后期出现的并发症,其发病机制较复杂,长期的糖尿病导致气虚、阴虚、阴虚及气、气虚及阳、气血阴阳俱虚等多种正虚存在,正由于正气亏虚,导致气血津液不归正化,聚而为痰,血凝为瘀,湿热、热毒之邪内生;同时,正气亏虚,易于感受外邪的侵袭,这些因素都易导致糖尿病足的发生。

梁·陶弘景《补阙肘后百一方序》云:"案病虽千种,大略只有三条而已,一则腑脏经络因邪生疾;二则四肢九窍内外交媾;三则假为他物横来伤害。"经络内连脏腑,外络四肢百骸。皮表感受外邪,会通过经络内传脏腑。内脏病变也会通过经络外达皮肤肌肉,产生皮表的病变。糖尿病足溃疡系在糖尿病的基础上出现,因此糖尿病足溃疡较一般的痈疽疮疡更为复杂。

糖尿病足的发生,不外正虚和邪实两个方面。其正虚者,多见阴虚、气虚、气阴两虚、阳虚、血虚;邪实则有内生、外受两种,内生的有瘀血、痰浊、湿热、热毒、湿毒等,外受的有风热、湿热、热毒、湿毒、外伤、挤压等。

(一)正虚

糖尿病足是在糖尿病长期发展的基础上发生的。糖尿病日久、控制不良,人的体质不同、治疗方法不同、用药不同以及个人的保健意识不同,都会由其基本病因"阴虚燥热"逐渐形成阴虚、气虚、阳虚、血虚、气阴两虚、阴阳两虚,并进而出现脏腑受损的现象,出现五脏亏虚。

1.阴虚

糖尿病的基本病机是阴虚为本,燥热为标,而阴虚与燥热相互为用,阴愈虚燥热愈盛,燥热愈盛,则阴愈虚。因此,阴虚常贯穿于本病的始终而至糖尿病并发症期。隋·杨上善《黄帝内经太素·九针之三·疽痈逆顺刺》云"阴气不足……乃发为疽痈"。或因长期饮食不节,嗜食辛辣、香燥之品,耗伤阴液;或因禀赋有亏,阴虚体质;或因多劳少逸;或因恣情纵欲,久之导致阴精耗损。阴虚生内热,炼液为痰,热盛肉腐,导致糖尿病足的发生。因此临床除可以见到五心烦热、失眠多梦、潮热、喜凉怕热等常见的阴虚证候表现外,还可以见到四末或肌肤灼热或灼痛,阴津不足,肌肉、筋脉失于濡养,则患肢麻木、疼痛,汗毛脱落,皮肤干燥;营血亏虚,脉道失充,致肢端失养,皮肤肌肉发生溃烂,甚而形成坏疽。常见的脏腑阴虚有心阴虚、肝阴虚、肾阴虚、肺阴虚、胃阴虚等,在临床除上述症状外,还可见到相应干咳少痰、脘痞不舒等症状。

2.气虚

阴之与气相互为根,相互为用。先天不足,后天生化乏源,或因为长期控制饮食,治不得法,或劳累过度,伤津耗气;或年老体弱,气阴两虚;或糖尿病病情迁延,阴伤及气,均可导致气阴两虚。气虚推动无力,出现气虚血瘀、脉络瘀阻。由此产生麻木、肿胀、痈疽等临床症状和疾病。《素问·风论》曰:"卫气有所凝而不行,故其肉有不仁也",《素问·生气通天论》曰:"营气不从,逆于肉理,乃生痈肿",清·吴谦《医宗金鉴·痈疽辨肿歌》曰:"人之气血,周流不息,稍有壅滞,即做肿矣"。

临床常见症状为疲乏无力,手足麻木,感觉迟钝,行走如踩棉,汗毛脱落,皮肤干燥,肌肉萎缩,足背动脉搏动减弱或消失,足温异常等症。

气虚不仅表现在患者肢体症状,同时,由于气虚的存在而出现邪实的标证,如气虚常涉及的脏腑有肺、脾、肾、心。肺司呼吸,通调水道,肺气虚则水液运化失常,痰湿蕴肺,常导致咳、喘等病证;脾主肌肉四肢,运化水谷精微,脾气虚则运化失常,水湿内蕴,机体四肢失于濡养;肾气虚则封藏固摄失职,精微下泄,肾不纳气,出现多尿、尿液混浊,咳喘等症;心气虚则运血无力,气血不充,导致气血亏虚。

3.阳虚

糖尿病日久,过用寒凉药物;或过食生冷,损伤阳气;或素体阳虚;或因阴阳互根而致阴损及阳,阴阳俱虚;或气虚及阳,导致阳气亏虚。明·张介宾《类经·疾病类·病机》指出:"阳衰则阴盛为疽"。阳气不能达于四末以温煦肌肉、筋脉,则患肢局部皮温下降,发凉喜暖;阳气虚衰,无力推动血行,则脉络瘀阻,筋脉失养,可见患肢局部皮色紫暗,或肉芽色暗,久不收口,或部分足趾甚至患足局部发黑,跌阳脉搏动减弱或消失。

阳虚常涉及的脏腑有脾、肾、心三脏。脾肾阳虚,则失于温煦,运化失常,水湿内停,常见四末冷凉,畏寒喜暖,食少腹胀,全身肿胀等;心阳虚则心脉痹阻,胸阳不展,可见胸痹心痛。脾、肾、心阳虚常是糖尿病足治疗中出现创面生长不良或变证的原因。

4.血虚

不适当的控制饮食,或用药不当,损伤脾胃;或素体脾胃虚弱;或先天肾虚不能温补后天,导致气血生化乏源;或过用温燥药物,伤津耗血,津血同源,阴津亏损日久致血虚;或糖尿病后期,脏腑虚损,脾胃受伤,气血生化不足,均可以导致血虚的产生。血虚则脉道失充,肌肉、筋脉失养,患肢麻木不仁、疼痛、蚁行感,或手套袜套样感觉,筋惕肉 ,足背动脉搏动减弱或消失,局部皮肤淡暗或发白,久不收口,兼有血瘀时可见部分足趾甚至患足局部发黑。

血虚常涉及的脏腑是心、肝二脏。心血虚脉道失充,除见心悸、头晕等症状外,可见脉虚弱;肝血虚,不能濡养筋脉,爪甲不荣,肢体麻木。

血虚除常见的与气虚同见出现气血两虚的病机外,还因与阳虚或阴虚的同时存在,而有血寒、血热的病理表现。如与阳虚同见则血寒凝滞,脉道阻塞;与阴虚同见则阴虚血热,脉道失濡。

在糖尿病足的发生发展过程中,气虚、阴虚、血虚、阳虚可以以一方为主相对独立的存在,也可以相参并见,如气阴两虚、气血两虚、气血阴阳俱虚等。即使一种病机,也有轻重不同之分。如同为气阴两虚,在病之早期,程度较轻;至中晚期,则可能程度加重,并会出现由于气阴两虚产生的病理产物如痰浊瘀血,而导致气阴两虚,瘀血阻络或气阴两虚,痰瘀互阻,络脉失养,出现手足麻木、不仁或疼痛;到足病的晚期气阴两虚、痰浊瘀阻已经闭塞脉道,导致肢体末端失养甚至出现溃疡、坏死。

同时,由于气血阴阳的变化各有其相应的脏腑发生变化,而脏腑之间又存在着相生、相克的关系。正如《素问·玉机真脏论》言:"五脏相通,移皆有次,五脏有病,则各传其所胜。"尤其在糖尿病足感染严重或糖尿病足的晚期,这种相互制约表现更加明显,治疗不当,变证丛生。

正气亏虚不仅是机体的防御、濡养功能的不足,同时还是导致邪实产生的重要原因,影响气血运行可以出现气虚血瘀、阳虚血瘀、血虚血瘀;影响津液正化,则出现水湿内停、痰浊内蕴等,在与素体情况相结合,或肝郁化热等参与下,出现寒从热化等多种病理机转,正虚、邪实相互影响,导致病情复杂多样。

(二)邪实

糖尿病病情较长,病情缠绵,在其发展过程中,由于患者正气不足,易于感受外邪侵袭,正如《素问·评热病论》所云:"邪之所凑,其气必虚";糖尿病患者由于机体本身的气血阴阳失调,从而产生病理产物如痰浊、瘀血,这些病理产物又会作为致病因素对机体产生一定的影响;而机体或偏于阴,或偏于阳,都使机体的卫外功能受到损伤,易于感受外邪的侵袭。因此,糖尿病足的发生、发展过程中,既有内生之邪,又有外感之邪。

1.内生之邪

(1)瘀血。糖尿病足多是在糖尿病长期发展基础上产生的。由初始之阴虚为本、燥热为标逐渐转化为气阴两虚,气虚及阳,肝郁气滞,进则出现气虚血瘀、阴虚血瘀、阳虚血瘀,肌肤筋脉不能得到濡养,不通则痛,或瘀久化热,热盛肉腐。血瘀的出现,不仅是糖尿病发展过程中出现的病理产物,同时也作为致病因素对糖尿病的进一步发展起着促进作用。《灵枢·痈疽》对血瘀如何导致痈,在病机上作了详细的描述,曰:"营卫稽留于经脉之中,则血泣而不行,不行则卫气从之而不通,壅遏而不得行,故热,大热不止,热胜则肉腐,肉腐则成脓……故命曰痈。"清·张志聪《黄帝内经灵枢集注·痈疽》云:"盖人之血气流行……一息不运。则留滞而为痈为痹。"可见麻木不仁、肌肤甲错、痈疽等都与血瘀有着紧密的联系。

导致血瘀产生的因素有气虚、气滞、阳虚、血热等多种机制。①气虚血瘀:气为血之帅,血为气之母,血液的正常循行依靠"气"的推动和固摄。气虚因无力推动血液运行,而导致血行迟滞形成瘀血;气虚无力统摄血液导致血溢脉外为瘀。清·周学海《读医随笔·承制生化论》云:"气虚不足以推血,则血必有瘀。"清·王清任在《医林改错·论抽风不是风》中云:"元气既虚,必不能达于血管,血管无气,必停留而瘀。"气虚运血无力,脉络瘀阻,肌肤失养,从而出现肌肤麻痹不仁、感觉异常甚至痈疽。如清·姚绍虞《素问经注节解·内篇·痹论》云:"病久之人,气血衰弱,营运涩滞,惟涩滞,故经络顽痹而不知痛也……痹在于骨则重,在于脉则血凝而不流。"②气滞血瘀:气为血之帅,气行则血行,气滞则血亦滞,而成气滞血瘀的病理机制。清·唐宗海《血证论·吐血》云:"气结则血凝。"清·王洪绪《外科全生集·阳症门·疮》云:"气滞血瘀,经年累月,臭烂人憎。"血液在脉络中的运行需要气的推动,气滞则血必瘀,血瘀也会阻碍气的运行,终成气滞血瘀恶性循环。清·尤怡《金匮翼·消渴统论》云:"消渴之人,愈与不愈,常须虑有大痈,以其内热而小便数故也。小便数则津液竭,津液竭则经络涩,经络涩则营卫不行,营卫不行则热气留滞。必于大骨节间发痈疽而卒。"清·许克昌《外科证治全书·痈疽证治统论》云:"脏腑乖变,经络滞隔,气血凝结,随其阴阳之所属,而攻发于肌肤筋脉之间,此痈疽之所以发也。"气滞血瘀,肌肤筋肉无以濡养,则出现麻木不仁、肌肤甲错、肢体色暗,甚则发生溃烂痈疽。③阳虚血瘀:血得温则行,得寒则凝,无论外受寒邪还是阳虚内寒,均可使血运不畅而凝聚成瘀血。《素问·调经论》云:"血气者,喜温而恶寒,寒则泣不能流,温则消而去之。"又云:"寒独留则血凝泣,凝则脉不通。"糖尿病晚期阴阳俱虚,阳虚则生内寒,寒主收引,络脉拘急,血脉挛缩,筋脉失养,出现肢末冷凉、疼痛、麻木不仁。如《素问·举痛论》云:"寒气客于脉外则脉寒,脉寒则缩蜷,缩蜷则脉细急,则外引小络,故卒然而痛。"日本·丹波元坚《杂病广要·诸血病》亦云:"血本阴精,不宜动也……或壅瘀于经络则发为痈疽脓血……或滞阴寒则为痛为痹。"阳虚血寒,脉络瘀阻,营卫之气无法濡养四末,故出现肢体痿软甚至干枯变黑。在感受邪毒之时,肢体末端失去了卫气的保护屏障,无法驱邪外出,严重时出现溃烂,形成痈疽疮疡。如《灵枢·痈疽》云:"寒邪客于经络之中,则血泣。血泣则不通。不通则卫气归之,不得复反,故痈肿。寒气化为热,热胜则腐肉,肉腐则为脓。脓不泻则烂筋,筋烂则伤骨,骨伤则髓消。"④血热成瘀:热入营血,或血与热邪互结,或血液受热煎熬而黏滞,或阴虚内热,运行不畅,或热邪灼伤脉络,血溢脉外,流于体内,均可形成瘀血。如张仲景《金匮要略·肺痿肺痈咳嗽上气病脉证治第七》云:"热之所过,血为之凝滞。"清·周学海《读医随笔·证治类·自啮狂走是气血热极非祟也》中云:"津液为火灼竭,则血行愈滞。"热盛壅遏气机,气机不畅,则瘀血内生。而热毒污浊秽垢,与血胶结亦可成瘀。如宋·《圣济总录·伤寒统论》云:"毒热内瘀,则变为瘀血。"糖尿病的初期阴津亏损而燥热偏盛,热盛则灼伤脉络,血溢脉外形成瘀血;阴虚内热,损津耗液,则血脉为之虚涩也可成血瘀。如遇邪毒侵袭,血瘀热毒交织,形成红肿热痛,分泌物浓稠,皮肤与肢体溃烂的难治局面。如《诸病源候论·消渴病诸候》云:"小便利,则津液竭;津液竭,则经络涩;经络涩,则荣卫不行;荣卫不行,则由热气留滞,故成痈疽脓。"明·董宿《奇效良方·消渴门》云："且消渴之疾,三焦之病,火炎其心则危。邪热熏蒸,渐渍日深,气血凝滞,有患痈疽疮愈渴,止则生疮溃,渴甚则危。"上述论述中,不仅指出热可致瘀,且已经有实热、虚热之分。

糖尿病初期阴虚燥热,热灼脉络,血溢脉外成瘀;久病则阴损及气,气虚推动无力,气虚血瘀;气损及阳,血宜温,温则通,阳虚则寒,寒则血凝而致血瘀;因病生郁,气滞血瘀等多种病机转化存在。血瘀无以濡润肌肉,肌肉失于濡养,故出现肢体肌肉麻木不仁、疼痛、肌肤甲错,瘀血阻络,若外因疮毒侵袭,正气无法到达病所,则正不胜邪而发为坏疽、痈疽。疼痛皮肤干燥、无汗、肢端凉、干枯、色素斑;肢端肌肉萎缩,营养不良,肢端动脉搏动减弱或消失;肢端疼痛、麻木、感觉迟钝或丧失、脚踩棉絮感、间歇跛行、休息痛或因水泡、血泡等症状,甚则出现坏死。多种症状可以分别出现、单独出现或同时并见。而多种症状的共同病机之一即为血瘀。不通则痛,可见瘀血化热局部出现暗红、肿胀。

血瘀在糖尿病足发生发展过程中既是一个重要的致病因素,又是一种病理产物。血瘀可导致糖尿病足的发生,而糖尿病足又易使气血凝滞,加重血瘀,导致病情迁延难愈。血瘀贯穿糖尿病足整个过程中,在其发展演变中起重要作用。

(2)痰浊。痰浊是水液内停而凝聚所形成的病理产物,它停留在脏腑、组织、经络之间,阻滞气机,导致脏腑功能失调,气机、气化失常,水液代谢障碍,肌肤经脉失养。水液代谢的正常途径正如《素问·经脉别论》所云："饮入于胃,游溢精气,上输于脾,脾气散精,上归于肺,通调水道,下输膀胱,水精四布,五经并行。"三焦主气而司决渎,为水谷精微运行之道路。肺为水之上源,主气而司治节,脾主运化,肾为水之下源,肾主水而司开阖,肝主疏泄,各个脏器的功能正常,化生津液,注于脉道变化而赤是为血,渗入经络,濡养脉道。只有三焦及肺脾肾功能正常,才能水精四布,五经并行。痰是水液不归正化而产生的病理产物,如明·张景岳《景岳全书·贯集·痰饮》云:"痰即人之津液,无非水谷之所化,此痰亦既化之物,而非不化之属也。但化得其正,则形体强,营为充。而痰涎本皆血气,若化失其正,则脏腑病,津液败,而血气即成痰涎。"说明水谷精微通过脏腑的共同作用,或化为津液,或化为气血而荣养全身。明·李中梓《医宗必读·痰饮》云:"……水精四布,五经并行,何痰之有?"又云:"脾土虚湿,清者难升,浊者难降,留中滞膈,郁而成痰。"隋·巢元方《诸病源候论·虚劳病诸候上·虚劳痰饮候》云:"痰者,涎液结聚。"而涎液结聚有痰,则由于"劳伤之人,脾胃虚弱,不能克消水浆,故为痰饮也。"消渴燥热伤津,耗伤肾阴,久病气阴两虚、最终脾肾阴阳两虚。肾阳虚温化失权,致津液不归正化而成痰浊。肾开阖不利,水湿停聚,聚而为痰,命门火衰,不能温运脾阳,即所谓"火不生土",致使水谷精微"化失其正","聚而为痰"。如清·陈士铎《石室秘录·痰治法》云:"至于久病之痰,切不可以作脾湿生痰论之。盖久病不愈,未有不肾水亏损者。非肾水泛上为痰,即肾火沸腾为痰,此久病之痰。"

痰邪不仅是病理产物又可以成为致病之邪。糖尿病患者早期多阴虚燥热,燥热灼炼津液而为痰,痰滞阻碍水谷精微转输布化不能各归其所,精微蓄积而为浊,造成痰浊滞留在络脉。痰浊滞留络脉,四末皮肤筋肉得不到精微荣养,会出现麻木不仁、感觉异常、疼痛、甚至肢端枯萎变黑。清·李用粹《证治汇补·内因门·痰症》云:"或皮间赤肿如火。或心下寒痛如冰。或一肢肿硬麻木……或骨节刺痛无常。或腰腿酸刺无形。"指出痰浊或使皮肤变得红、肿、热、痛;或变得僵硬麻木感觉异常。《证治汇补·外体门·痛风》云:"痛风即内经痛痹也。因气血亏损。湿痰浊血。流滞经络。注而为病。或客四肢。或客腰背百节。走痛攻刺。"痰浊停留在经络,或停留在四肢,四末无以濡养,会出现疼痛、麻木等感觉异常。明·周慎斋《周慎斋遗书·麻木》云:"下体脚软麻木至膝者,胃有湿痰死血,妨碍阳气不得下降,故阴气渐逆而上也。"认为胃中有痰浊,痰浊黏腻,阻碍气机,阳气不能达于下肢,阴气上逆,故出现腿脚麻木、痿软。金元·朱丹溪《脉因证治·痹》云:"其证合目则浑身麻。亦有痰在血分痒者,血不营肌腠。"痰浊阻塞脉络,营血无法荣养皮肤肌肉,会出现皮肤的麻木、瘙痒。金元·朱丹溪《脉因证治·痛疽》云:"夫阴滞于阳则痛,阳滞于阴则疽。气得淤而郁,津液稠黏,为痰、为饮,而久渗入肺。血为之浊,此阴滞于阳也。血得邪而郁,隧道阻隔,积久结痰,渗出脉外,气为之乱,此阳滞于阴也。"阐述了气化功能失常导致津液无以运行,成痰浊流滞于经脉外,导致麻木、疼痛、瘙痒,最后形成痛疽。

瘀可以转化为痰,清·唐容川在《血证论·瘀血》中云:"血积既久,亦能化为痰水。"《血证论·肿胀》:"瘀血流注,亦发肿胀者,乃血变成水之证。"《血证论·创血》曰:"实则水与血并交而成形者。"《血证论·吐脓》曰:"消瘀则脓自不生……逐水则脓自排去。"认为瘀血日久会转变成痰浊。肿胀是瘀血转变成痰浊所导致的,如果痰浊被逐化,则脓肿亦会减轻或消失。

(3)内生湿热。素体脾虚,或过食肥甘厚味,损伤脾胃,脾主运化水湿,若脾运失健,水湿不能转输运化,聚而成患,与热相结,湿热内蕴,邪热伤阴,燥热内盛发为消渴;消渴日久,气失所附而出现气虚,脾气虚,水湿不化,湿郁化热,湿热交阻,阻滞络脉筋骨,化腐成脓而成痛疽。过食肥甘厚味,亦损伤脾胃,胃气壅塞不通,积而化热。《素问·奇病论》曰"肥者令人内热,甘者令人中满"。《素问·生气通天论》云"高粱之变,足生大疔"。王冰注:"不忍之人,汗出淋洗,则结为痤痱;膏粱之人,内多滞热,皮厚肉密,故内变为疔矣。外湿既侵,中热相感,如持虚器,受此邪毒,故曰受如持虚。所以丁生于足者,四支为诸阳之本也。以其甚费于下,邪毒袭虚故尔。"明·虞抟在《医学正传·疮疡》中说:"饮食失节,肥甘过伤,以致湿热蕴积"。高粱厚味,蕴生内热,外感寒湿,外寒内热,郁结于肌肤而成痤痱,或内热蕴积,肉腐成脓。

内生湿邪是水不化气所致,而水不化气的原因有多种多样,可能是过食瓜果生冷损伤脾胃,或老年体弱,气血亏虚,气虚不能运化,水湿内生,日久成毒,湿毒积聚。素体阳盛,或过用温燥药物,肝气郁结,郁久化热;机体阳气偏盛,感受外湿,也会热化,形成湿热之邪。湿热内生,或郁而化热,化腐成脓;或引动外邪侵袭机体,阻于皮表、筋脉、肌肉,化腐成脓,成为糖尿病足发生的诱因之一。

2.外感之邪

《灵枢·百病始生》也说"风雨寒热,不得虚,邪不能独伤人……此必因虚邪之风,与其身形,两虚相得,乃客其形"。说明只有在机体正气亏虚的情况下,才能够为外邪所侵犯。而糖尿病迁延日久,损伤正气,为外邪的侵袭提供了内在的基础。

(1)湿热壅盛。消渴病日久,筋脉失养,脏腑受损,阴损及阳,阴阳俱虚,无力抗邪,湿热之邪乘虚入侵,湿热蕴结、腐蚀筋肉,终成足部坏疽。如宋·董汲《脚气治法总要》:"然感疾之由,若在夏月久坐立于湿地,则湿热之气,蒸入经络。"清·许克昌《外科证治全书·痛疽证治统论》曰:"湿热邪风,肥甘浊气,淫于肌肤,留滞不散。"隋·巢元方《诸病源候论·小儿杂病诸候四》曰:"湿气搏于皮肤,使血气涩不行,蕴积成毒。"说明外感湿邪,下部尤其足部先受;而外受湿邪之后,不仅淫于肌肤,而且侵及经络,导致气血凝滞,蕴积成毒,出现皮肤肌肉病变。

(2)湿邪浸淫。伤于外湿,湿邪困脾,健运失职则易形成湿浊内生,外湿与内湿相合;而脾气虚损,水湿不化,亦易招致外湿侵袭。《素问·五运行大论》曰:"……湿以润之……湿气在中……中央生湿,湿生土,土生甘,甘生脾,脾生肉……其在天为湿,在地为土,在体为肉……湿伤肉,风胜湿;甘伤脾,酸胜甘"。明确指出自然的湿与人体脏腑的紧密相关性,正常的湿气对万物有益无害,但如湿气太过或非其时而有其气,则为湿邪。由湿邪所引起的疾病,则称之为湿病。《素问·太阴阳明论》曰:"伤于湿者,下先受之。"宋·董汲《脚气治法总要》言:"然感疾之由,若在夏月久坐立于湿地,则湿热之气,蒸入经络……若在冬月久坐立于湿地,则冷湿之气,上入经络。"日本·丹波元坚在《杂病广要·外因类·中湿》中言:"天气下降,地气上腾,而气熏蒸,此即湿也……惟湿之入人,行住坐卧,实熏染于冥冥之中,人居戴履,受湿最多。"唐·王冰注《黄帝内经素问·生气通天论》曰:"……外湿既侵,中热相感,如持虚器,受此邪毒,故曰如持虚。所以丁生于足者,四支为诸阳之本也。以其甚费于下,邪毒袭虚故尔。"消渴日久,久则脾肾俱虚,脾气虚弱,水湿运化失常,湿邪浸淫,湿壅日久,湿毒内蕴,初则湿痰阻滞经络,气血运行受阻见肢体麻木、疼痛、肿胀、重着;重者病情发展则阳气耗损,正气受损,气血双亏,不能充养血脉,下肢血流缓慢则冷痛,夜间尤甚,阳气虚损,毒陷于下则下肢溃破流脓,疮口经久不愈,终成痈疽。且糖尿病足常发生于下肢、足部,与湿邪下行有较为密切的关系。

(3)热毒炽盛。《素问·至真要大论》又说:"诸痛痒疮,皆属于心。"明·张介宾《类经·疾病类·病机》言:"心属火,其化热,故疮疡皆属于心也。"火易致肿疡,火热之邪入于血分,可聚于局部,腐蚀血肉发为痈肿疮疡。阴虚则内热,热胜则肉腐,肉腐则为脓。《灵枢·痈疽》对痈疽的主要证候分析是"热胜则腐肉,肉腐则为脓";病机演变是"脓不泻则烂筋,筋烂则伤骨,骨伤则髓消,不当骨空,不得泄泻,血枯空虚,则筋骨肌肉不相荣,经脉败漏,熏于五脏,脏伤故死矣"。宋·刘昉等辑撰《幼幼新书·痈第一》言:"热气乘之……则肉血腐败化为脓。"明·陈实功《外科正宗·痈疽门·痈疽原委论》也说:"百病由火而生。火既生……既入之后,百病发焉……发于外者,成痈疽。"说明毒热内侵,犯及筋骨,致筋烂骨杇。金元·朱丹溪《丹溪心法·痈疽八十五》说:"痈疽只是热胜血",均指出痈疮疡以"热毒""火毒"为多。隋·巢元方《诸病源候论·小儿杂病诸候六·痈疮候》言:"热气乘之……则肉血腐败,化为脓。"说明毒热内侵,犯及筋骨,致筋烂骨杇。隋·巢元方《诸病源候论·消渴病诸候》曰:"夫消渴者……其病变多发痈疽,此坐热气,留于经络不引,血气壅涩,故成痈脓。"指出邪热盛于里是糖尿病并发痈疽的重要机制。明·董宿《奇效良方·消渴门》云:"且消渴之疾,三焦之病,火炎其心则危。邪热熏蒸,渐渍日深,气血凝滞,有患痈疽疮愈渴,止则生疮溃,渴甚则危。"明·周慎斋《周慎斋遗书·阴阳脏腑》言:"热而不能流通者……而致疾矣。"清·吴谦等《医宗金鉴·痈疽总论歌》中"痈疽原是火毒生"都说明热毒之邪是痈疽,是糖尿病痈疽发生的重要致病因素。

(4)感受寒邪。糖尿病患者足部受寒冷之邪,或涉水趟河、或感寒、或汗出入水、或野外、雪天露宿等,均可导致寒邪外袭,气血凝滞,经脉闭阻而发病。明·陈实功《外科正宗·痈疽原委论第一》言:"寒乃节候不调,疾风豪雨、冰雪严寒所伤。"隋·巢元方《诸病源候论·小儿杂病诸候·痈疮候》言:"寒气客于皮肤,寒搏于血,则壅遏不通,稽留于经络之间。"说明寒湿外邪,客于经脉,血脉瘀阻,脉络闭阻,阳气不能通达四肢而致病。

3.外伤

外伤在糖尿病足的直接发生原因上占有一定的地位,各种外来伤害(摩擦伤、修剪不慎、异物损伤、胼胝、蚊虫叮咬、医源性损伤、术后不愈)直接伤害人体,引起局部气血凝滞,或因损伤后,致经脉瘀阻,气血运行失常而发病。

糖尿病患者机体正气不足,或瘀血阻滞,或痰浊凝滞,均能导致肌肤筋脉失养,从而导致四肢远端血脉不通,血运迟滞,此时受到挤压等外部刺激,内外相合,局部血脉瘀滞加重,从而出现肢端坏疽;刺破肌肤,卫气不能布达,失其卫外之职,外邪直接进入体内,或局部阳气卫外而邪正相争,或从热化,或从寒化,均可导致局部气血凝滞,为痛、为肿、为脓,导致糖尿病足的产生。

糖尿病足的发生,有其内在条件,也有外在因素,两者相互促动,导致或麻木不仁、或疼痛,甚至成脓、溃疡的出现。有时,外在因素又是独立的致病因素,如外伤,但正由于有其内在的病变,才使得外伤导致的疾病较非糖尿病患者变化更快,治疗也更加困难。

因此在糖尿病足的发生、发展过程中,外因、内因、不内外因共同作用,在糖尿病足形成的不同阶段发挥着不同的作用。

三、辨证依据

(一)整体辨证

糖尿病是糖尿病足发生的前提条件,因此糖尿病的病程长短、血糖控制情况以及糖尿病其他并发症等都会对糖尿病足局部或整体情况产生影响。

糖尿病在其发生、发展过程中,逐渐出现阴虚燥热、阴虚阳亢、气阴两虚、肝肾亏虚、脾肾阳虚、气血亏虚等多种正气不足的临床证候,并且由此演变出津液代谢障碍而出现血瘀、痰浊、湿热、热毒等不同的病理产物,而这些病理产物又作为致病因素对糖尿病病情进展和并发症的出现产生巨大的影响。

在糖尿病足发生和发展的过程中,常会伴有糖尿病肾病、糖尿病视网膜病变,糖尿病视网膜病变的出现导致患者不能很好地注意自己足部的变化和外界的危险,而糖尿病肾病的水肿,尤其到肾衰竭期时,肾气亏虚、气血亏虚、气血阴阳俱虚、浊毒内停、水饮凌心射肺等多种正虚、邪实病机的存在,都会对糖尿病足溃疡感染的控制、愈合产生较大的影响。糖尿病足溃疡感染的出现,也会导致机体发生多种变化,如发热耗伤气阴、热邪灼伤阴津等多种病理变化出现,也会使原有的并发症加重,使机体气血运行不畅,营卫不能周流,更易于出现其他部位病邪乘虚侵袭,如合并淋证、咳嗽等证出现,还由于影响水液代谢而出现水肿、喘证甚至水饮凌心射肺等多种危重病证。整体的并发症影响局部的变化,局部感染的程度加重也影响整体气血阴阳、脏腑的功能变化,使得整体症状在原来基础上复杂多变。在这种整体与局部相互影响的情况下,不仅整体与局部各自的表现更加多样化,整体症状与局部症状之间的病机也更复杂,加之变证的出现,使得糖尿病足的治疗更为棘手。

因此,在整体辨证中,不仅要了解常见的糖尿病足发生发展过程中,正虚、邪实的变化,还要对其可能合并或引发相关脏腑的正虚、邪实情况进行分析。

糖尿病足患者在出现溃疡、溃疡久不愈合、生活不能自理或失去工作等多因素共同作用下,常会出现精神情志方面的变化,不能积极面对自己的病情,而是失去了信心和希望,出现郁病等病证。临床可能会出现糖尿病以及糖尿病足本病的表现之外的症状,如头痛、胃脘痛、不寐等多种新的病证表现,这些症状的出现,也会严重的干扰糖尿病足的正常辨证论治。

1.正虚

阴虚证:形体消瘦,口燥咽干,小便赤,大便秘结,颧赤唇红,五心烦热,或午后潮热,盗汗,舌红少津或少苔、无苔,脉细数。

气虚证:少气懒言,神疲乏力,头晕目眩,自汗,活动后诸症加剧,舌淡苔白,脉虚无力。

血虚证:面白无华或萎黄,口唇爪甲淡白不荣,头晕目眩,心悸失眠,手足发麻,妇女月经量少色淡,经期错后或闭经,舌淡苔白,脉细无力。

阳虚证:面色白,神疲乏力,少气懒言,嗜睡,自汗,畏寒肢冷,口淡不渴或喜热饮,小便清长,或尿少浮肿,便溏,舌淡胖嫩,苔白滑,脉沉迟无力。

气阴两虚:形体消瘦,少气懒言,神疲乏力,头晕目眩,自汗,口燥咽干,颧赤唇红,五心烦热,小便赤,大便秘结。

阴阳俱虚:神疲乏力,少气懒言,嗜睡,自汗,畏寒肢冷,口燥咽干,颧赤唇红,小便赤,大便秘结,舌淡胖苔少或无,或水滑,脉细。

气血两虚:体倦乏力,少气懒言,眩晕自汗,心悸失眠,面色淡白或萎黄,舌淡而嫩,脉细弱。

心气虚:心悸怔忡,胸闷气短,自汗,活动劳累后加重,面色淡白,体倦乏力,舌淡苔白,脉虚。

心阳虚:心悸怔忡,胸闷气短,自汗,活动劳累后加重,畏寒肢冷,心痛,面色白或晦暗,舌淡或紫暗脉细弱或结代。

心血虚:心悸怔忡,失眠多梦,眩晕健忘,面白唇淡,舌淡,脉细弱。

心阴虚:心悸怔忡,失眠多梦,五心烦热,潮热盗汗,口干,舌红少津,脉细数。

肺气虚:咳喘无力,气短懒言,声音低微,周身乏力,面色淡白,或自汗,恶风,易感冒,舌淡苔白,脉虚。

肺阴虚:咳嗽无痰,或痰少而黏,甚至痰中带血,咽喉干燥,或声音嘶哑,身体消瘦,午后潮热,五心烦热,盗汗颧红,舌红少津,脉细数。

脾气虚:腹胀纳少,食后尤甚,大便溏泄,身倦乏力,少气懒言,面色萎黄或白,浮肿,或消瘦,舌淡苔白,脉虚。

脾阳虚:腹胀纳少,食后尤甚,大便溏泄,身倦乏力,少气懒言,面色萎黄或白,腹中隐痛,喜温喜按,形寒肢冷,或浮肿,小便不利,或带下量多质稀,舌淡胖苔白滑,脉无力。

肝血虚:眩晕,眼部不适,视力减退或夜盲,肢体麻木,关节拘急不利,手足震颤,肌肤 动,月经量少或闭经,面色苍白或萎黄,舌淡,脉弦细。

肝阴虚:眩晕,眼部不适,手足蠕动,两目干涩,耳鸣,胁肋灼痛,咽干,潮热盗汗,五心烦热,午后颧红,舌红少苔,脉弦细数。

肾阳虚:畏寒肢冷,小便清长,面色白或黧黑,性欲减退,阳痿早泄,或女子宫寒不孕,或久泻不止,完谷不化,五更泄泻,或尿少浮肿,腰以下为甚,或心悸喘咳,舌淡胖嫩苔白,脉沉迟。

肾阴虚:五心烦热,潮热盗汗,眩晕耳鸣,男子遗精,女子经少,或见崩漏,形体消瘦,口干舌燥,尿黄便干,舌红少苔,脉细数。

肾气虚:气短自汗,倦怠无力,面色白,小便频多或遗尿,女子带下清稀,男子遗精早泄,舌苔淡白,脉沉弱。

肾阴阳两虚:五心烦热,盗汗或自汗,四肢发凉,遗精失眠,多梦,舌红无苔,脉细数或舌淡苔白,脉沉迟。

心脾两虚:心悸怔忡,失眠多梦,神疲食少,腹胀便溏,伴有慢性出血及其他气血两虚的表现。

心肾阳虚:心悸怔忡,肢面浮肿,下肢尤甚,唇、甲、舌淡暗青紫,神疲乏力,少气懒言,嗜睡,自汗,畏寒肢冷,口淡不渴或喜热饮,小便清长,便溏,苔白滑,脉沉迟无力。

肺脾气虚:咳喘与食少、腹胀、便溏及气虚症状并见。

脾肾阳虚:久泻久痢,或五更泄泻,或下利清谷,或尿少浮肿,腰膝酸困发冷,小腹冷痛,舌淡胖苔白水滑,脉沉细。

肝肾阴虚:胁痛,腰膝酸软,耳鸣遗精,伴有其他阴虚内热症状。

肺肾阴虚:咳嗽痰少,或痰中带血,腰膝酸软,遗精等,伴有其他阴虚内热症状。

大肠液亏:大便秘结干燥,数日一行,难于排出,腹胀,口干咽燥,或口臭头晕,舌红少津,或苔黄燥,脉细涩。

2.邪实

气滞证:情志不畅,两胁胀闷疼痛,或胃脘胀满疼痛。

血瘀证:疼痛如针刺刀割,痛有定处,拒按,夜间加剧,肤色青紫或紫暗,肌肤甲错,或皮下紫暗瘀斑。舌质紫暗或见瘀斑、瘀点,脉多细涩。

气虚血瘀:体倦乏力,少气懒言,刺痛不移而拒按,面色淡白或晦滞,舌淡暗或有瘀斑,脉沉涩。

气滞血瘀:胸胁胀闷,窜痛,急躁易怒,或兼胁下痞块,刺痛拒按,妇女可有经闭,痛经,或经色紫暗有块,舌质紫暗或有瘀斑,脉涩。

心火亢盛:烦躁失眠,面赤口渴,口舌生疮,或见狂躁谵语,吐血,衄血,舌红脉数。

心脉痹阻:常见瘀血内阻、痰浊内停、阴寒凝滞、气机郁滞四种证型:

瘀血内阻:心悸怔忡,心胸憋闷疼痛,痛引肩臂,时作时止,痛如针刺,舌紫暗或有瘀斑瘀点,脉涩。

痰浊内停:心悸怔忡,心胸憋闷疼痛,痛引肩臂,时作时止,闷痛,体胖痰多,身重困倦,舌苔白腻,脉沉滑。

阴寒凝滞:心悸怔忡,心胸憋闷疼痛,痛引肩臂,时作时止,剧痛暴作,得温痛减,畏寒肢冷,舌淡苔白,脉沉迟或沉紧。

气机郁滞:心悸怔忡,心胸憋闷疼痛,痛引肩臂,时作时止,胀痛,发作与情志有关,舌淡红苔薄白,脉弦。

小肠实热:心烦口渴,口舌生疮,小便赤色灼痛,尿血,舌红苔黄,脉数。

风热犯肺:咳嗽,痰稠色黄,发热,微恶风寒,鼻塞流黄浊涕,口干咽痛,舌尖红苔薄黄,脉浮数。

邪热壅肺:咳嗽,痰稠色黄,气喘息粗,甚至鼻翼扇动,壮热口渴,烦躁不安,或胸痛咳吐脓血腥臭痰,尿赤便干,舌红苔黄,脉数。

痰湿阻肺:咳嗽,痰多色白易咯出,胸闷,甚至气喘痰鸣,舌淡苔白腻,脉滑。

大肠湿热:腹痛,里急后重,便脓血,或暴注下泻,色黄而臭,肛门灼热,小便短赤,口渴,舌红,苔黄腻,脉濡数或滑数。

寒湿困脾:纳呆,脘腹痞闷胀痛,呕吐恶心,便溏,身体困重,口淡不渴,面色晦黄,或面目肌肤发黄,色晦暗如烟熏,或浮肿尿少,或妇女带下量多,舌淡苔白腻,脉濡缓。

湿热蕴脾:纳呆,脘腹痞闷胀痛,呕吐恶心,便溏,身体困重,黄疸,色鲜明如橘色,发热,尿少而黄,舌红苔黄腻,脉濡数。

胃热证:胃脘灼痛,嘈杂反酸,消谷善饥,齿龈肿痛,糜烂出血,口臭,口渴喜冷,尿赤便结,舌红苔黄,脉滑数。

食滞胃脘:胃脘胀满疼痛,嗳腐吞酸,恶闻食臭,或吐或泻,或矢气便溏,泻下臭秽,苔厚腻,脉滑。

肝气郁结:胸胁或少腹胀闷窜痛,善太息,情志抑郁或急躁易怒,月经不调,痛经,或经前乳房胀痛,或见梅核气,脉弦。

肝火上炎:头晕胀痛,耳鸣,烦躁易怒,失眠多梦,面红目赤,胸胁灼痛,口苦咽干,或暴聋,耳

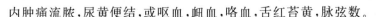

内肿痛流脓,尿黄便结,或呕血,衄血,咯血,舌红苔黄,脉弦数。

肝阳上亢:头晕胀痛,耳鸣,烦躁易怒,失眠多梦,面红目赤,头重脚轻,腰膝酸软,心悸健忘,舌红,脉弦细数。

肝胆湿热:胸胁胀痛灼热,口苦纳呆,呕恶腹胀,小便短赤,大便溏或不爽,或身目俱黄,胁肋痞块,或睾丸肿胀热痛,或带浊阴痒,或寒热往来,舌红,苔黄腻,脉弦数。

胆郁痰扰:惊悸不寐,烦躁不宁,眩晕耳鸣,口苦呕恶,胸闷胁胀,舌苔黄腻,脉弦滑。

膀胱湿热:尿频急、灼痛、短赤,小腹胀闷或尿血,或尿有砂石,或伴发热腰痛,舌红苔黄腻,脉数。

3.正虚邪实

气血两虚,痰瘀阻络:体倦乏力,少气懒言,眩晕自汗,心悸失眠,面色淡白或萎黄,肢体麻木,疼痛如针刺,肢体末端紫暗或苍白,舌淡暗或有瘀斑,舌下脉络曲张,苔腻,脉细弦。

气血两虚,痰浊阻络:体倦乏力,少气懒言,眩晕自汗,心悸失眠,面色淡白或萎黄,肢体麻木,舌淡苔腻,脉细滑。

气阴两虚,痰瘀阻络:形体消瘦,少气懒言,神疲乏力,头晕目眩,口燥咽干,颧红,五心烦热,肢体麻木、刺痛,行走如踩棉,汗毛脱落,皮肤干燥,肌肉萎缩,肢体末端紫暗,舌淡暗或有裂纹、瘀斑,舌下脉络曲张,苔腻,脉细涩。

心肾阴虚,瘀阻脉络:心烦,心悸,头晕耳鸣,健忘,腰酸,五心烦热,咽干口燥,舌红或有裂纹、瘀斑,舌下脉络曲张,脉细数。

肝肾阴虚,痰瘀阻络:胁痛,腰膝酸软,耳鸣,遗精,口燥咽干,颧红,五心烦热,肢体麻木、刺痛,汗毛脱落,皮肤干燥,肌肉萎缩,肢体末端紫暗,舌暗或有裂纹、瘀斑,少苔或苔腻,脉细涩。

肝郁脾虚:情志抑郁或烦躁易怒,胸胁胀满窜痛,纳呆腹胀,便溏不爽或腹痛欲泻,泻后痛减,舌苔白或腻,脉弦或弦缓。

脾肾阳虚,痰瘀阻络:久泻久痢,或五更泄泻,或下利清谷,或尿少浮肿,腰膝酸冷,舌淡暗胖大或有瘀点、瘀斑,苔白腻,脉沉滑或沉涩。

脾肾阳虚,水湿内停:面浮身肿,腰以下为甚,按之凹陷不易恢复,尿量减少或增多,腰部冷痛酸重,脘腹胀闷,纳减便溏,舌淡胖,苔白水滑,脉沉细。

气血阴阳俱虚,水饮凌心射肺:神疲乏力,面色淡白或苍黄,不耐寒热,或五心烦热,四末不温,心悸,喘咳气逆,倚息难以平卧,咯痰稀白,面目肢体浮肿,小便量少,舌淡胖或胖暗或有瘀斑、瘀点,苔白滑,脉沉细无力。

4.糖尿病足整体辨证常见的证型

气阴两虚,痰瘀阻络:形体消瘦,少气懒言,神疲乏力,头晕目眩,口燥咽干,颧红,五心烦热,肢体麻木、刺痛,行走如踩棉,汗毛脱落,皮肤干燥,肌肉萎缩,肢体末端紫暗,舌淡暗或有裂纹、瘀斑,舌下脉络曲张,苔腻,脉细涩。

肝肾阴虚,肝阳上亢:胁痛,头晕胀痛,耳鸣,烦躁易怒,失眠多梦,心悸健忘,面红目赤,头重脚轻,腰膝酸软,遗精,舌红,脉弦细数。

脾肾阳虚,痰湿内阻:体胖痰多,身重困倦,久泻久痢,或五更泄泻,或下利清谷,或尿少浮肿,腰膝酸冷,小腹冷痛,舌淡胖,苔白水滑,脉沉滑。

气阴两虚,气滞血瘀:形体消瘦,少气懒言,急躁易怒,五心烦热,自汗,口燥咽干,胸胁胀闷,窜痛,或兼胁下痞块,刺痛拒按,小便赤,大便秘结,舌质紫暗或有瘀斑,苔少,脉细涩。

311

5.糖尿病足常合并的并发症证型

糖尿病足常合并有便秘、泌尿系统感染、糖尿病肾病、心功能不全、肺部感染、抑郁症、高血压病、脑血管疾病等多种疾病,这些疾病分别属于中医的便秘、淋证、水肿、咳嗽、郁病、眩晕、中风及中风后遗症等不同疾病,严重者出现肾衰竭、心功能不全、神志昏迷等病证,临床有其相应的症状表现,与糖尿病足的整体表现交织在一起。常见的合并症证型如下:

(1)便秘,常见胃肠结热、阴虚、气虚三种证型。①胃肠结热:大便干结,腹中胀满,口干口臭,面红身热,心烦不安,渴喜冷饮,小便短赤,舌红,苔黄燥,或焦黄起芒刺,脉滑数或弦数。②阴虚:大便干结,努挣难下,口咽干燥,五心烦热,潮热盗汗,颧红,耳鸣,舌红少苔,脉细数。③气虚:虽有便意,临厕努挣乏力,难以排出,汗出气短,面白神疲,肢倦懒言,舌淡胖,或舌边有齿痕,苔薄白,脉细弱。

(2)淋证。湿热下注:小便短数,灼热刺痛,尿色黄赤,少腹拘急胀痛,腰痛拒按,口苦,大便秘结,苔黄腻,脉滑数。

(3)水肿。脾肾阳虚,水湿内停:身肿,腰以下为甚,按之凹陷不易恢复,甚则腹胀如鼓,小便短少,腰膝冷痛酸重,小腹冷痛,久泻久痢,或五更泄泻,或下利清谷,四肢厥冷,舌淡胖苔白水滑,脉沉细或沉迟无力。

(4)咳嗽。①痰热阻肺:咳嗽气息粗促,或喉中有痰声,痰多,质黏厚或稠黄,咯吐不爽,或有热腥味,或吐血痰,胸胁胀满,咳时引痛,面赤,口干欲饮,舌红,苔黄腻,脉滑数。②肺气亏虚,痰湿蕴肺:咳嗽无力,气短懒言,声音低微,痰多,色白黏腻或稠厚或稀薄,胸闷,脘痞,呕恶,纳差,腹胀,大便时溏,舌淡苔白腻,脉濡滑。③肺肾气虚,肾不纳气:咳嗽日久,气息短促,呼多吸少,动则尤甚,气不得续,语声低怯,神疲自汗,腰膝酸软,舌淡苔白,脉沉弱。

(5)喘证。水凌心肺:喘咳气逆,倚息难以平卧,咯痰稀白,心悸,面目肢体浮肿,小便量少,或面色晦暗,唇甲青紫,舌淡胖或胖暗或有瘀斑、瘀点,舌下青筋显露,苔白滑,脉沉细涩。

(6)不寐。①肝郁化火:急躁易怒,不寐多梦,甚至彻夜不眠,伴头晕头胀,目赤耳鸣,口干而苦,不思饮食,便秘溲赤,舌红苔黄,脉弦数。②思虑伤脾:多梦易醒,心悸健忘,神疲少食,头晕目眩,四肢倦怠,面色少华,舌淡苔白,脉细无力。

(7)郁病。肝郁气滞:精神抑郁,情绪不宁,胸部满闷,胁肋胀痛,痛无定处,脘闷嗳气,不思饮食,大便不调,舌淡红,苔薄,脉弦。

(8)眩晕。①肝肾阴虚,肝阳上亢:头晕目眩,耳鸣如蝉,久发不已,健忘,少寐多梦,两目干涩,视力减退,口燥咽干,胁部隐痛,腰膝酸软,舌红少苔,脉细数。②气血亏虚:眩晕,动则加剧,遇劳则发,神疲懒言,乏力自汗,面色无华,唇甲淡白,心悸少寐,舌质淡嫩,苔薄白,脉细弱。

(9)头痛。肝阳上亢:头胀痛,心烦易怒,胁痛,夜眠不宁,口苦,舌红,苔薄黄。

(10)胃痛。①肝气犯胃:胃脘胀满,攻撑作痛,脘痛连胁,胸闷嗳气,善太息,大便不畅,得嗳气、矢气则舒,遇烦恼、郁怒则痛作或痛甚。舌暗,或有瘀斑、瘀点,苔白,脉弦。②肝胃郁热:胃脘灼痛,心烦易怒,反酸嘈杂,口干口苦,舌红,苔黄,脉弦数。

(11)中风后遗症。偏身瘫软不用,或偏侧肢体强痉而屈伸不利,伴肢体麻木,甚则感觉完全丧失,口舌 斜,言语謇涩或失语,口角流涎,少气懒言,纳差,舌质淡紫或紫暗,或有瘀斑,苔薄白或白腻,脉涩或脉细无力。

(12)神昏。热扰心包:神昏谵语,甚则昏迷不醒,四肢厥逆,或抽搐,高热,面赤气粗,舌绛,苔焦黄,脉弦数或滑数有力。

(二)局部辨证

糖尿病足的局部外在表现是内在正气和外来邪气的共同反映。每一个外在的表现,都反映了正气和邪气相争的结果。正气盛邪气实、正气盛邪气已虚、正气虚邪气实、正气虚邪气也虚等多种病机,蕴含在局部提供的肉芽颜色、脓液的厚薄气味等多方面的症状表现中;同样,由于人体正气虚实的不同,局部邪气盛衰的不同,也一定会通过局部肉芽、脓液、皮色、皮温等表现出来。正如日本·丹波元坚《杂病广要·脏腑类·脏腑总论》云:"人身之有形于外者必有诸内,以故五脏之受病于内而发于外者,必见之眼耳鼻舌口牙之间。"因此,从局部的症状表现,可以了解病情的虚实寒热。

1.视诊

主要辨识局部皮肤和溃疡面肌肉的颜色。

(1)皮肤颜色。皮色红者多为热证,白色多为寒证,黑色多为肌肤坏死,青紫多为血瘀。

(2)溃疡面颜色。溃疡或肉芽组织颜色紫暗,或有瘀有痰,或正气亏虚,属于阴证、虚证;若颜色红活润泽,或热邪较盛,或正气充沛,属于阳证、实证。

2.触诊

触诊包括局部的温度、硬度等内容。通过触摸以辨识局部寒热的特性:触之高肿,灼热痛剧,为热证、实证、阳证;触之平坦,不热不痛,触之冰冷者为寒证、虚证、阴证。通过触摸以感觉脓液形成的程度和脓液的深浅:有溃脓趋势者,局部坚硬提示脓尚未成;按之应指有波动为脓已成;按之软但皮色不变为脓较深;按之软、伴灼热、按之疼痛较剧者为脓较浅。通过触摸来了解患者对外界的感觉:感觉正常,气血流通尚好;感觉减退或消失,可能存在痰浊、瘀血导致的气血流通不畅。

(1)肿胀。肿胀是由各种致病因素引起的经络阻隔、气血凝滞而形成的症状,即所谓"形伤肿"。而肿势的缓急、集散程度,常为判断病情虚实、轻重的依据。由于患者体质的强弱与致病原因的不同,发生肿的症状也有所差异。肿胀伴随的症状不同,提示的邪气性质不同:红肿高起,灼热疼痛,根周收束,为气血充实,且为火毒所致,此为肿势局限,多属阳证、热证、实证;肿势弥漫则表现为局部平坦,散漫不聚,边界不清,若为阳证,则因邪盛毒势不聚,灼肿红赤急速扩散;若为阴证,则因气血不充,不红不肿,发展缓慢。①热肿:肿而色红,皮薄光泽,灼热疼痛,肿势急剧,为热肿。肿而色红,皮薄光泽,灼热作痛,是阳邪毒盛,病在表,属实证;肿而坚硬,深痛,阳邪毒盛,病在里,属实证;常见于糖尿病足并发急性感染。②寒肿:肿而不硬,皮色不泽,不红不热,苍白或紫暗,皮肤清冷,常伴有酸痛,得暖则舒,病在里,尚未化火。③湿肿:肿而皮肉重垂胀急,深则按之如烂棉不起,浅则光亮如水疱,破流黄水。④痰肿:肿势或软如棉馒,或硬如结核,不红不肿。⑤瘀血肿:肿而胀急,色初暗褐,后转青紫,逐渐变黄消退。如外伤瘀血肿,治之不当则瘀血化火,酿脓成痛;迅速肿胀,色暗青紫,可能与外伤致瘀血有关。⑥虚肿:肿势平坦,根盘散漫,正气亏虚,气血不足,无以托毒聚脓。⑦实肿:肿势高起,根盘紧束,正气尚实,毒邪不得陷散,故肿高而聚。

(2)脓液。脓是由于皮肉之间热盛肉腐蒸酿而成。如果局部聚热为肿,在早期不能消散,中期必化腐成脓。脓成溃破外出是正气载毒外出的现象,所以在局部诊断时辨脓的有无是判断正气盛衰的关键所在。及时正确辨别脓的有无、脓肿部位深浅,才能根据不同时期采用不同的治疗方法。脓液多少、性质、色泽、气味等变化,有助于正确判断病邪的性质、病势、预后与转归,如热邪炽盛,正气充沛,正邪交争剧烈,临床表现为红、肿、热、痛,脓液能够迅速形成,局部由肿胀疼痛变为剧烈疼痛、跳痛,局部变软,灼热拒按;而正气亏虚或老年体弱,虽同样有热邪炽盛,但反应较前要迟钝,疼痛程度较轻。如果感染部位较深,则皮肤表面没有明显的红色,但以手按之,仍可以感受到较其他部位热的感觉,且有肿胀的感觉,按之疼痛。如果虽然没有成脓头表现,但皮肤肿胀,皮薄光亮,也是脓已成的表现。脓液黄白质稠,色泽鲜明,为气血充足,属阳证、实证。①有脓无脓的辨别。有脓:按之灼热痛甚,重按更甚,肿块已软,指起即复(即应指),脉来数者,为脓已成。无脓:按之微热,痛势不甚,肿块仍硬,指起不复(不应指),脉不数者,为脓未成。②脓之深浅辨别。浅部:肿块高突坚硬,中有软陷,皮薄灼热焮红,轻按便痛而应指。深部:肿块散漫坚硬,按之隐隐软陷,皮厚不热或微热,不红或微红,重按方痛而应指。③脓之颜色:近代张山雷《疡科纲要•论脓之色泽形质》说:“以脓之形质言之,则宜稠不宜清。稠浓者,其人之元气必充。淡薄者,其人之本真必弱。”脓色黄浊质稠,色泽不净,为气火有余,属阳证;脓色黄白质稀,色泽洁净,为气血亏虚;脓色绿黑稀薄者,为蓄毒日久,为阴证;脓中夹有瘀血,色紫成块者,为血络受伤;脓色如姜汁,则多为虚证,病势较重。④脓的气味。脓液略带腥味的,其质必稠,大多是顺证;脓液腥秽恶臭的,其质必薄,大多是逆证,且往往是穿膜着骨之征。

3.问诊

患者描述的症状及兼夹症状,是我们判断疾病虚实进退的重要依据,临床常见的症状有疼痛、麻木等。

(1)疼痛。疼痛是糖尿病足临床常见到的自觉症状,以血管病变为主时出现间歇性跛行、静息痛等;神经病变为主时出现对称性的疼痛,疼痛呈针刺痛、烧灼痛或钻凿样疼痛,甚至因剧烈疼痛而夜不能寐;当有脓液形成时,则可能出现跳痛等症状。疼痛不仅是一个症状,也是机体病机的反映和疾病病势轻重进退的指征。如根据疼痛的性质看:从脓液形成前的局部漫痛到跳痛,说明脓液在形成并渐至成熟;而跳痛减轻可能提示脓液已有出路;疼痛逐渐消退,则标志着病情向愈。而根据疼痛的部位看则能区别病位的不同:皮肤色赤焮痛,痛在皮肤肌肉之间,痛处局限,以阳证居多;皮色不变,酸痛,微痛,重按至骨、关节间者,以阴证居多。根据疼痛的伴随症状来判断虚实:疼痛拒按,多为实证;疼痛喜按,多为虚证。根据疼痛的性质判断疼痛的病因,如正气、邪气、血瘀、气滞在疼痛中的作用。如刺痛为血瘀,胀痛为气滞。多种因素导致气血凝滞、血脉不通而致者,正如《素问•阴阳应象大论》曰“气伤痛”,即“不通则痛”。除此之外,还有一些疼痛是由于皮肉筋骨得不到荣养而致者,即“不荣则痛”。临证中“不通则痛”所致之疼痛多为实证,“不荣则痛”所致之疼痛多为虚证。不同的疼痛性质为我们提示了局部的病理机制。

临床常见的有以下几种疼痛:①热痛:皮色焮红,灼热疼痛,遇冷则减,见于急性起病的化脓性疾病。②寒痛:皮色不红,不热,酸痛,得温则缓,见于脱疽初期。③酸痛:痛而酸胀,肢体沉重,按之出现可凹水肿或见糜烂为湿痛。④痰痛:疼痛轻微,或隐隐作痛,皮色不变,压之酸痛。⑤瘀血痛:初起隐痛,微胀,微热,皮色暗褐,继则皮色青紫而胀痛。⑥化脓痛:肿势急胀,痛无间歇,如有鸡啄,按之中软应指,多见于疮疡成脓期。⑦虚痛:痛势缓和,喜按,按则痛减,劳则加剧,如脱疽。⑧实痛:痛势急迫剧烈,拒按,按则痛剧,如阳证疮疡。⑨刺痛:痛如针刺,病变多在皮肤,如热疮等病。⑩灼痛:痛而有灼热感,病变多在肌肤,如疖、有头疽、丹毒等病。8 啄痛:痛如鸡啄,并伴有节律性痛,病变在肌肉,多在阳证化脓阶段。

(2)麻木。麻木是糖尿病足常见的症状,麻木、蚁行、虫爬、发热、怕冷和触电样感觉,往往从四肢末端上行,呈对称性“手套”和“袜套”样感觉,或对痛觉、温度觉刺激不敏感,震颤感觉和触觉也减弱,容易对外来伤害失去警觉。麻木由于气血不运或毒邪炽盛,以致经脉阻塞而成。对于麻木的病机,明·申斗垣《外科启玄·明疮疡痛痒麻木论》说:"又有疮疡麻木而不知痛痒者,是气虚而不运,又兼疮毒壅塞,经络不通,致令麻木而不知有无也,亦分轻重耳,盖麻者木之轻也,木者麻之重也,假如人坐久有腿膝木而不知有无,少顷舒伸,良久复疏则麻,乃壅之少通,气血复行之意也,大抵未溃之先有麻木者,毒塞轻重之分也,已溃之后有麻木者,乃肌肉腐烂,血气已亏,是虚之轻重也。"由于气血亏虚,经脉失养;痰浊瘀血阻滞经络;或毒邪炽盛,以致经脉阻塞,气血不达而成。

麻木和疼痛可以分别出现,也可以同时出现,如在脱疽早期患者就可以出现麻木而冷痛的症状,其病因为气血不畅,脉络阻塞,四末失养所致。糖尿病微血管病变、糖尿病神经病变常同时存在,因此血管病变与神经病变的症状表现有时难以截然分开,因此疼痛、麻木等症状可以同时存在,在临证中也可以相互参看。由于形成麻木的原因不同,所致麻木的情况亦有差别,要详辨其伴随症状。麻木不知痛痒,伴有较重的全身症状,坚肿色褐,是为毒邪炽盛;麻木不知痛痒,伴气虚乏力,是为气血不运脉络阻塞,常易腐烂筋骨,而顽固难愈。

4.综合判断

溃疡形成之后,周围皮肤的颜色、温度、溃疡表面脓液的性质、肉芽色泽等都能够显示出机体正气的虚实、邪气的盛衰、预后的好坏。清·顾世澄《疡医大全·论阴阳法》则更加强调:"凡诊视痈疽,施治必须先审阴阳,乃为医道之纲领,阴阳无谬,治焉有差。医道虽繁,而可以一言蔽之者,曰阴阳而已。"从溃疡的表现来判断气血阴阳、邪气的盛衰,判断阴证、阳证,确定治疗方案。如皮色红活鲜润,创面脓液稠厚黄白,腐肉易脱,新肉易生,疮口易收,知觉正常,属阳证、实证,易愈;溃疡创面色泽晦暗,脓液清稀,或时流血水,腐肉不脱,或新肉不生,疮口经久难敛,创面不知痛痒,属阴证、虚证。如溃疡面腐肉已尽,而脓水灰薄,新肉不生,状如镜面,光白板亮,为阴证、虚证,难愈。

糖尿病足溃疡的形成原因不同,有些是因为浅表皮肤感染所致,有些是深部感染所致,有些是外伤所致。溃疡处理得当与否,直接关系到其病程长短及预后。当深部感染如蜂窝织炎不能得到控制,肿疡不能消散吸收,脓肿破溃,形成溃疡,并且可以深至骨质,形成骨髓炎。溃疡的色泽、形态不仅为我们判断疾病的虚实寒热提供依据,也为我们提示了疾病的预后。近代张山雷《疡科纲要·论脓之色泽形质》说:"以脓之形质言之,则宜稠不宜清。稠浓者,其人之元气必充。淡薄者,其人之本真必弱……色泽不晦,气臭不恶,尚是正宗"。

根据局部红肿与否、脓液性质、肉芽颜色等来判断阴阳、虚实:①判断阴阳。一般阳证疮疡的溃疡创面,多见脓液稠厚,色鲜或黄或白,不臭,且腐肉易脱,肉色红活鲜润,新肉易生,疮口易敛,知觉正常。而创面脓液清稀,或时流血水,腐肉不易脱落,或腐肉虽脱,新肉不生,色泽晦暗,疮口经久难敛,创面不知痛痒者是为阴证。②判断虚实。创面污浊不清,腐肉不易脱落,四周紫暗,创面上方青筋暴露,或脉搏消失,或患部皮温减低,多为阳虚、气血凝滞等因素所致;创面腐肉已净,而脓水灰薄,或偶带绿色,新肉不生,状如镜面,光白板亮,不知疼痛,是为虚陷之证。经过治疗,脓液逐渐减少,溃疡周围的颜色由红而渐淡或淡暗,热势减轻,腐肉渐脱,脓水逐渐变清变少,新肌渐生,色红润,四周起白膜而疮口日小,渐至敛合,是气血较旺,邪气渐尽的表现;如溃疡面色紫滞,脓液清稀淡薄或脓水较少,肉芽淡暗,是气血亏虚或阳气亏虚的表现。

5.糖尿病足溃疡局部常见的证型

(1)湿热内蕴:患肢红肿溃烂,局部皮温高,疼痛剧烈,分泌物稠厚臭秽,创面界限不清,腐肉不脱,或部分足趾甚至患足局部发黑。

（2）热毒炽盛：患肢局部皮肤红肿，灼热，疼痛明显，破溃糜烂，分泌物黄稠、恶臭。

（3）寒湿流注：患肢局部皮肤肿胀，颜色淡暗或发白，趺阳脉搏动减弱或消失，分泌物稀薄，无明显臭秽气味，或部分足趾甚至患足局部发黑。

（4）阳虚血瘀：患肢局部皮温下降，发凉喜暖，间歇性跛行，甚则休息时也有肢体疼痛，夜间尤重，趺阳脉搏动减弱，肢端皮色苍白或发绀，或已有患足破溃，缠绵难愈，部分足趾甚至患足局部发黑，肌肤甲错。

（三）糖尿病足整体与局部的关系

对于这种既有整体表现又有局部表现的糖尿病足，整体辨证和局部辨证都在一定程度上反映了患者病情。但是，整体与局部的辨证却与我们平素所进行的中医辨证有所不同，因为整体与局部在临床上的表现有时不能完全统一。

整体与局部表现不一致，与机体正气的盛衰不同、阴阳偏盛不同，局部感邪性质、邪气强弱不同有关。患者糖尿病病程不同、年龄不同，对局部刺激的反应也不同。如在局部红肿热痛的情况下，整体可能出现发热症状，但也可能不出现发热症状。在较多并发症存在的同时，由于局部症状的出现，加重或出现新的症状表现，如可以使原有的心功能不全加重，也可能因为局部症状导致患者失去生活能力而出现新的疾病如抑郁，这些都会使局部与整体的症状不相符合。

前面所述的整体情况和局部情况常是因感邪轻重、机体反应等不同而有不同的组合方式存在于一个患者身上。如患者整体情况是气阴两虚、气血亏虚、湿热内蕴，局部表现为热毒炽盛、湿热内蕴。说明糖尿病足作为一个在临床表现较特殊的糖尿病并发症，存在着整体和局部相符合、不符合两种情况。当整体辨证与局部辨证相符合时，我们可以按照常规的辨证论治方法进行立法、处方用药；当整体辨证与局部辨证不一致时，我们应该怎样用药才能达到有效的治疗目的，应该怎样合理的应用整体与局部提供给我们的辨证依据，这给我们临床辨证用药提出了新的问题。

四、糖尿病足的预后

糖尿病足溃疡病情发展有向愈的可能，也有向恶的可能。准确地判断疾病的发展方向，不仅能够使我们准确地做出治疗方案，也能使患者及其家属及早地了解病情的发展，积极配合采取有利于保护肢体功能、保护生命的措施。

正气旺盛，气血运行通畅，能够布达津液气血于四肢百骸，使肌肤血脉得到濡养，同时也能起到卫外的作用，在机体受到外邪侵袭时，能够驱邪外出，或与邪抗争，使之不能由表及里。而当正气虚弱时，痰浊瘀血内生，瘀阻脉络，导致气血不能布达，筋脉失养，从而出现四肢末端冷凉、青紫，甚至干枯坏死。

邪气的盛衰在疾病的发展过程中有重要作用。邪气强盛，机体不能驱邪外出，邪气深入，由皮表到肌肉，进一步至筋至骨，甚至深达脏腑。或外感寒邪，与机体内寒相合，加之络脉阻滞，出现肢端青紫，进而坏死的表现。

整体气血阴阳以及脏腑机能正常与否，是我们判断疾病预后的一个方面，而糖尿病足在溃疡出现以后，有其局部特殊的表现，根据其局部皮肤颜色、脓液性质等对其预后进行判断。

脓的形质、色泽和气味反映了人体正气的虚实和邪气的盛衰。如脓的形质稠厚者，其人元气较充；淡薄者，其人元气多弱。若先出黄色稠厚脓液，次出黄稠滋水，为将敛佳象。若脓由稀薄转为稠厚，为体虚渐复，有收敛之象；如脓由稠厚转为稀薄，为体质渐衰，一时难敛。若脓成日久不泄，溃后脓稀如水直流，但其色不晦，其气不臭，不为败象；如脓稀似粉浆污水，或夹有败絮状物质,且色晦腥臭者,为气血衰竭,属败象。

脓的色泽宜明净不宜污浊。如黄白质稠,色泽鲜明者,为气血充足,是佳象。如黄浊质稠,色泽不净,为气火有余,属顺证。如黄白质稀,色泽洁净,气血虽虚,不为败象。如脓色绿黑稀薄者,为蓄毒日久,有损筋伤骨之可能。如脓中夹有瘀血,色紫成块者,为血络受伤。脓色如姜汁,则多为虚证,病势较重。

溃疡的色泽和形态也是判断预后的指征。如溃疡面脓液稠厚、色鲜或黄或白,不臭,腐肉易脱,肉色红活荣润,新肉易生,疮口易敛;创面脓水清稀,腐肉不易脱落,或虽然脱落,新肉不生,则疮口难敛。

《素问·五藏生成》曰:"五藏之气,故色见青如草兹者死,黄如枳实者死,黑如炲者死,赤如血者死,白如枯骨者死,此五色之见死也。"给我们提出了生死的判断依据。但在临床实践中,可以看到患者局部虽然肌腱外露,且肌腱表面已经出现暗黄、枯萎不活的表现,但其下面的肌腱颜色没有改变,有弹性,周围的肌肉红活而有生机,这种情况只要治疗得法,假以时日,也能康复,而不要看到肌腱颜色改变便将肌腱切除,损害肢体的功能。

决定预后的关键,一个是正气的盛衰,一个是邪气的强弱。虽然糖尿病足溃疡有其局部特殊的表现,但预后的判断,仍要全面分析患者整体和局部的情况、感邪的方式等多种因素。一般情况下,正气充沛,是患者良好愈后的基础。但由于糖尿病病程长,并发症多,且有高血糖这一特性,往往机体在感受较强的外邪后易于播散,迅速发展,以致机体的正气尚未发挥出其抗邪能力,病邪已经深入脏腑,危及生命。或由于血脉不通,在感受外邪后,迅速出现局部坏死,以致截肢方能保全性命。当邪气旺盛,病情发展迅速,由表及里,邪达营血,虽人体正气亏虚不明显,也难于挽救患者性命。

五、影像学检查

(一)X线检查

X线平片是检查糖尿病足患者有无骨质变化及软组织变化的常用方法。通常采取足正位、斜位投照方法。根据糖尿病足病变的部位和波及的范围确定具体方法。如病变累及跗骨,则在正斜位投照同时,加照足侧位、切线位、踝关节正侧位,必要时照跟骨轴位,或需要的任意位置片,以便更好地显示病变的详情。X线检查可以清楚显示骨质疏松、骨质破坏、骨质修复、骨质萎缩、夏科关节。同时还可观察软组织的肿胀情况,软组织内有无血管钙化、软组织内有无气体及窦道等。糖尿病足患者X线平片上见到骨组织侵蚀,提示骨髓炎或骨质疏松的存在。局部组织内有气体,提示存在深部产气杆菌感染。另外还可以见到典型的夏科关节病的改变,常见有骨质吸收、骨膜反应、骨质增生、异位钙化或骨化、软组织肿胀、关节脱位等。

(二)数字减影血管造影技术(DSA)

血管造影是血管病变诊断的金标准,根据此项检查可以了解下肢有无粥样斑块、血管闭塞程度和闭塞部位。临床上,此项检查可为决定截肢平面提供依据,同时也是血管旁路手术之前的必做检查。但DSA只能较清楚地反映管径较大、闭塞程度较严重的大、中动脉情况(通常DSA所能检测到的血管内径需要在5 mm以上,并且血管闭塞程度需要在40%以上。由于需要通过血管插管而将导丝(导管)插入特定部位,所以此项检查具有创伤性。而且导丝或导管在血管内造成的机械刺激,以及造影剂造成的化学刺激均可能引起动脉痉挛,从而加重肢体缺血,甚至引起坏疽。此外,对碘过敏及有过敏性疾病者,有严重的心肾肝功能不全者,凝血机制不良或正接受抗凝治疗者,有急性全身性感染者均为血管造影的禁忌证。因此,对血管造影必须持慎重态度。且血管造影检查费用昂贵,不适合临床筛查,通常只用于截肢平面术前定位或血管重建术或介入治疗。

(三)CT 检查

虽然 CT 对软组织和骨髓病变诊断的敏感性和特异性略逊于 MRI,但是其对骨病变的诊断显示是目前已在临床应用的其他辅助检查所不能比拟的。另外,CT 技术还可以应用于糖尿病患者足部慢性感染,通过它可以清楚地显示足部结构的改变,用以指导穿刺、活检以及引流的进行,以促进足部感染、溃疡早日愈合。

(四)MRI 平扫

MRI 可以很好地显示软组织微妙的病理变化,这是其他影像学检查如 X 线、CT、超声等不可及的。MRI 对于骨髓炎的显示具有良好的特异性和敏感性,且能很好地显示足底溃疡的大小及深度,以及腱鞘内的少量积液,当量多时应提示有感染的可能。糖尿病足部一旦有感染并形成脓肿,MRI 可以十分敏感地发现脓肿区域。但是,MRI 解剖定位难以达到 CT 的精确程度。

(五)磁共振血管造影(MRA)

MRA 可以早期发现下肢血管的闭塞性病变,并且可以对其血管闭塞程度进行量化的评判,这有助于评价临床溶栓药物的有效性;另外,MRA 的三维重建技术可以较为清楚地观察到糖尿病患者下肢动脉内膜的增厚变化过程,其分辨能力仅略逊于血管内镜。可见,MRA 不但可以像 DSA 那样从横截面上评价血管的闭塞程度,而且具有多普勒超声那种及时发现血流动力学异常的功能,因此它集合了 DSA 和多普勒超声这两种技术的优势,但有时可夸大血管病变,造成对病情的错误评估。

磁共振与 DSA 的区别:DSA 作为血管病变诊断的金标准,是了解血管闭塞部位、程度及范围不可缺少的检查手段,在下肢动脉病变的诊断中占据主导地位。但由于 X 线的有害辐射、碘造影剂的应用以及选择性血管造影的侵入性,使患者可能存在过敏、肾功能损害,大部分患者不愿接受。磁共振检查时间短、造影剂用量较少、具有较高的安全性、检查费用相对低廉,在临床应用上得到更多的青睐,也成为糖尿病下肢血管病变的重要检查手段。

DSA 造影能够更早地、更准确地了解血管的通畅情况(狭窄及闭塞程度、范围等)。若病变长度在 3 cm 以下或多个 1 cm 左右的病变,单纯的下肢动脉成形术即可获得良好的效果;对于长段的血管狭窄或完全闭塞且无侧支循环形成的 DSA 检查还可为血管旁路手术做准备;对于确实要截肢的患者,截肢平面应选择在狭窄血管以上,行 DSA 检查可为选择截肢平面提供参考。而磁共振因其自身的局限性无法为治疗提供如此准确的信息。磁共振既可以获取与血管造影相类似的图像效果,又完全无创伤,且操作简便,费用低廉,还能提供更多的病变信息。但就现阶段的技术水平来看,磁共振也并非尽善尽美,其空间分辨率远不如血管造影,对较细小的血管诊断仍存在较大偏差,有时显示病变有夸大效应,它还无法替代 DSA 的检查方法。

(六)足部同位素扫描

足部同位素扫描正是在糖尿病足部感染的早期诊断方面有着不可替代的优势,它虽然特异性不如 MRI(因为它不能鉴别软组织病变和骨髓病变),但是它的敏感性却高于目前已知的所有检查。同位素技术利用病灶部位有富集某些特定物质的功能,将一些放射性同位素标记于这些示踪物之上,从而使得病灶部位能够显像。糖尿病足部感染的检查,常用的示踪物有白细胞、人类免疫球蛋白、亚甲基双磷酸盐(MDP)等,常用的标记同位素有 ^{99M}Tc、^{111}In 等。其中利用 ^{111}In

标记的白细胞进行显像诊断敏感性最高,并且对于判断预后有一定价值。此外,^{99M}Tc标记的MDP可以比X线、CT、MRI等更为敏感地鉴别夏科氏关节病和糖尿病骨病。

(七)肢体动脉B超检查

血管超声易于识别血管内膜的变化以及钙化斑块形成的类型,管腔是否完全或部分闭塞,提供血流动力学信息,还可观察动脉搏动波传导和上升时间的变化等。有症状糖尿病足的患者中,多数存在下肢血管内动脉硬化斑块,因此早期及时检查对于糖尿病足的防治具有重要意义。下肢血管多检查股动静脉、腘动静脉及足背动脉。糖尿病下肢动脉改变为血管腔变窄,管壁增厚,尤以足背动脉改变为著。下肢静脉改变为血管腔狭窄,重者为静脉血栓形成,以腘静脉改变为著。病变为双侧性。

另外,可以利用超声技术检测足底组织,发现由于皮肤表面的"假性愈合"而造成的足深部组织的窦道和无效腔,也可以在超声引导下对这些腔隙进行穿刺、冲洗、抽脓。但超声检查敏感性和特异性较低,对软组织病变的诊断意义不及MRI。

(八)糖尿病周围神经病变的检查

周围神经病变是糖尿病足的早期临床表现,而且是酿成严重后果的主要因素。对周围神经病变的诊断可以借助以下手段。

1.肌电图和神经传导速度测定

肌电图检查的目的是了解神经传导速度,是公认的神经病变检查的准确指标。目前应用较多的为神经传导功能检查(NCS)。NCS可以评估周围神经传递电信号的能力,如果神经的髓鞘、朗飞结、轴索出现病理改变,NCS就会出现异常,其测量结果可以反映糖尿病周围神经病变是否存在及其分布和严重性,但NCS只能反映有髓鞘的大神经纤维的功能状态,对鉴别小神经纤维病变及脱髓鞘的神经纤维病变不敏感。肌电图检查需要将针电极扎到肌肉里,还会有电刺激,是有创检查,检查过程会有些不适。所以对于糖尿病患者在筛查周围神经病变时,不建议常规测定肌电图,以减少感染的机会和操作过程中不必要的痛苦,除非临床需要进一步深入的鉴别和明确诊断。

2.皮肤交感反应

皮肤交感反应(SSR)检测的是交感神经小纤维,与汗腺活动有关,是人体在接受刺激后引起交感神经系统活动所记录到的表皮电压变化,反映交感神经节后纤维功能状态的表皮电位。SSR潜伏期反映的是引起发汗的神经冲动在整个反射弧的传导时程,对于早期诊断糖尿病周围神经病很有价值,波幅反映的是有分泌活性的汗腺的密度,对诊断无明显帮助。多数学者认为正常人SSR两侧对称,潜伏期稳定而波幅变异大,性别、年龄、身高、刺激方式、刺激部位对SSR无明显影响。SSR阳性率高,能发现无临床症状及体征的亚临床病变,用以评价交感神经功能障碍是非常实用的。SSR检查操作简单、快速、无创伤性、费用低廉,可以多次重复进行。

被检查者仰卧放松,在安静的环境中进行测定,室温保持在22~25℃,皮肤温度控制在32℃以上。记录电极采用表面盘状电极,上肢手心记录,手背参考,下肢足心记录,足背参考。用表面电极分别刺激腕部正中神经,电流强度20~30 mA,电流脉宽0.1毫秒,分析时间10秒,灵敏度0.1~1.0 mV/cm,刺激2~5次,刺激间隔在1秒以上,以减少因皮肤适应局部变化而感觉下降。分别测量起始波的潜伏期与主波波幅。对所有的受试者均进行上肢的正中神经、尺神经感觉和运动神经传导检查或下肢胫神经运动及腓肠神经感觉传导检查,测量各电位的起始潜伏时间、波幅和传导速度。

3.贴膜试验

欧米诺是一种新型诊断膏贴,主要检测支配汗腺的自主神经功能。其试验方法如下:检测时室温维持在 20～25 ℃,患者平卧休息 15 分钟以上,并在除去袜子 5 分钟以后,将欧米诺膏贴贴在双侧大脚趾下球状部位的皮肤上,如该处皮肤较硬,则贴在小脚趾下球状部位的皮肤上。记录10 分钟时膏贴的颜色变化情况及膏贴完全变为粉红色所需时间。结果判断:10 分钟内膏贴完全变为粉红色为正常;10 分钟时至少一侧的膏贴保持蓝色或仅部分变为粉红色为异常,诊为有自主神经病变。膏贴完全变色所需时间越长,表示病变程度越严重。

欧米诺诊断膏贴能灵敏、动态地反映自主神经功能变化。其应用简单、快捷、灵敏,相对于振动感觉阈值、10 g 尼龙丝等检测方法,该法可以更早期地对糖尿病足部周围神经病变做出诊断。但其也有一定的局限性,少数仅有运动、感觉神经病变而无自主神经病变的患者,如仅应用欧米诺进行糖尿病周围神经病变筛查,则可能会出现漏诊。因此在有条件的情况下联合应用多种方法进行神经功能评估是有必要的。

4.感觉检查

感觉检查的目的主要是了解患者是否仍存在保护性的感觉。如 10 g 尼龙丝检查、128 Hz音叉振动感觉检查、振动感觉阈值检查(Vibration Perception Threshold,VPT),以及皮肤温度检查。

(九)压力测定

压力测定有助于糖尿病足的诊断。测定足部压力的工作原理是让受试者站在有多点压力敏感器的平板上,或在平板上行走,通过扫描成像,传送给计算机,计算机屏幕上显示出颜色不同的脚印,如红色部分为主要受力区域,蓝色部分为非受力区域,通过这种方法,可以进行步态分析,以此了解患者有无足部压力异常。其临床意义在于了解患者足底压力分布情况,为足压力异常的矫正提供依据,也可以为足部矫正鞋的制作提供依据。但步态分析比较复杂而不适用于临床常规应用。足部压力测定还可以了解鞋袜对于足部压力的影响,从而指导患者选择合适的鞋袜。

(十)踝肱指数与趾肱指数

踝肱指数(ABI)是非常有价值地反映下肢血压与血管状态的指标,用 12 cm×40 cm 的袖带置于双上臂,用多普勒探头于肘部肱动脉处获取信号,测得双侧肱动脉收缩压,取两者中的高值为肱动脉收缩压;置相同的袖带于踝部,用多普勒探头于胫后动脉、足背动脉处获取信号,测得踝动脉收缩压,取其高值为踝动脉收缩压,计算踝动脉收缩压与肱动脉收缩压的比值即为 ABI。ABI 的正常值为 1.0～1.4,0.9 以上为轻度缺血,0.5～0.7 为中度缺血,0.5 以下为重度缺血,这些患者容易发生下肢(趾)坏疽。如果踝动脉收缩压过高[如高于 26.7 kPa(200 mmHg)]或 ABI>1.5,则应高度怀疑患者有下肢动脉钙化。此时,应该测定足趾的血压,用 2.4 cm×10 cm 的袖带置于踇趾,将光电容积描记探头固定于踇趾趾腹,显示趾动脉波形,气袖加压至 26.7 kPa(200 mmHg),缓慢放气直至再次出现趾动脉波形时记录该气压值为趾动脉收缩压,计算趾动脉收缩压与肱动脉收缩压比值即为趾肱指数(TBI)。

因糖尿病患者的动脉钙化常不累及趾动脉,测量 TBI 可减少由动脉钙化带来的 ABI 诊断糖尿病周围血管病变的假阴性。研究显示,下肢动脉明显钙化时,对 ABI 影响很明显,对 TBI 影响不明显。但在临床实践中,ABI 的测量简单易行,而 TBI 的测量则要困难得多,因而,TBI 是ABI 的补充,但 TBI 的测量还不能取代 ABI 的测量。目前 TBI 的检测尚无统一标准,有研究认为,TBI 应>0.60。

(十一)经皮氧分压

经皮氧分压反映微循环状态,因此也反映了周围动脉的供血状况。测定方法为采用热敏感探头置于足背皮肤。正常人足背皮肤氧张力为>5.3 kPa(40 mmHg)。$TcPO_2<4.0$ kPa(30 mmHg)提示周围血液供应不足,足部易发生溃疡且难以愈合。$TcPO_2<2.7$ kPa(20 mmHg),足溃疡几乎没有愈合的可能,需要进行血管外科手术以改善周围血供。如吸入100％氧气后,$TcPO_2$提高1.3 kPa(10 mmHg),则说明溃疡预后良好。影响$TcPO_2$的因素较多,包括全身因素如血红蛋白的高低、血氧浓度,局部因素如皮肤厚度、水肿、炎症等,自主神经病变也可能影响$TcPO_2$,故$TcPO_2$临床应用不如ABI广泛,对下肢动脉病变的诊断可信度不如后者。

(十二)近红外组织光谱血氧监测

应用近红外组织血氧参数无损监测仪检测糖尿病足趾组织氧饱和度、氧和血红蛋白变化值、还原血红蛋白变化值含量,以观察其足部的供血、供氧情况,可以动态追踪检查,该检查对糖尿病足周围血管病变的早期诊断、病情判断、治疗措施的调整评价,预防下肢坏疽的发生有着重要的临床价值。

六、实验室检查

(一)血糖检查

如空腹血糖和餐后2小时血糖、糖化血红蛋白与糖化血清蛋白。

(二)与感染相关的检查

1.血常规检查

血常规检查包括血红蛋白、白细胞、白细胞分类、血小板计数等多种项目。白细胞和白细胞分类主要是反映糖尿病足患者有无感染、感染的程度、是否有应用抗生素的指征。血小板的检测可以判断患者是否处于高凝状态,且血小板在糖尿病足感染时常反应性上升,但常$<500\times10^{12}/L$;血红蛋白的检测提示患者有无贫血,如果存在贫血,则根据红细胞平均体积、红细胞平均血红蛋白浓度等判断贫血的性质。

一般情况下,当患者感染表现不明显,即没有发热症状,血中白细胞水平和中性粒细胞水平都正常或接近正常,则不需要静脉应用抗生素;当白细胞或中性粒细胞水平较高,或伴有发热者,应该积极进行抗感染治疗。

2.血沉

红细胞下沉的速度叫红细胞沉降率,即血沉。血沉速度的快慢与血浆黏稠度,尤其与红细胞间的聚集力有关系。红细胞间的聚集力大,血沉就快,反之就慢。因此,临床上常用血沉作为红细胞间聚集性的指标。

参考值:男性为$0\sim15$ mm/h,女性为$0\sim20$ mm/h。血沉可因生理因素而加快,如女性在月经期间和妊娠期间可达到40 mm/h左右,小儿及50岁以上的老人血沉可略快于参考范围。

血沉可以反映身体内部的某些疾病。绝大多数为急性或慢性感染,恶性肿瘤以及具有组织变性或坏死性疾病(如心肌梗死,胶原组织病等),是由于存在血浆球蛋白和纤维蛋白原的变化,或有异常蛋白进入血液,导致血沉加速。糖尿病足感染时血沉常加快。

3.C反应蛋白

C反应蛋白(CRP)是一种能与肺炎球菌C多糖起沉淀反应的急性期反应蛋白,是由肝脏产生的。循环中的 CRP 半衰期为 19 小时,病变急性期浓度可升高上千倍,但没有特异性,目前已经作为医院常规检测项目,可以在很多疾病诊断上作为辅助判断依据。

CRP 正常参考值:≤10 mg/L。

CRP 的临床意义与血沉相同,但不受红细胞、血红蛋白、年龄等因素的影响,是反映炎症感染和疗效的良好指标。CRP 与血沉增快相平行,但比血沉增快出现得早、消失也快。CRP 含量愈高,表明病变活动度愈高。炎症恢复过程中,若 CRP 阳性,预示仍有突然出现临床症状的可能性。糖尿病足感染时 CRP 常升高。

(三)血液黏稠度检查

1.血脂

糖尿病患者常伴有血脂紊乱,最常见的是甘油三酯和极低密度脂蛋白的升高以及高密度脂蛋白的下降,总胆固醇轻度升高。

高脂血症的诊断主要依靠实验室检查,若血胆固醇超过 5.72 mmol/L 和/或甘油三酯超过 1.76 mmol/L,诊断一般即可确立。高脂血症一般无明显临床症状,有的可有头晕、乏力、心慌、胸闷、肢体麻木等,有的在眼睑、肌腱处出现黄色瘤。长期血脂过高,可进一步形成脂肪肝等病变。脂肪肝是由于肝极低密度脂蛋白代谢障碍发生的继发性高甘油三酯血症,常出现Ⅳ型高脂蛋白血症。脂肪肝患者各型高血脂均可见,关系最密切的为高甘油三酯血症,常伴随于糖尿病。无糖尿病的高胆固醇血症对脂肪肝形成的影响不如高甘油三酯血症明显。高脂饮食、甜食及酒精均可诱发高脂血症和脂肪肝。临床上,糖尿病和高脂血症等因素并存者易发生脂肪肝和肝硬化。

2.血液流变学检查

血液流变学主要是研究血液中细胞成分与血浆成分在宏观和微观下的变形和流动特性。血液流变学检查分为宏观血液流变学检查和微观血液流变学检查两部分,前者包括血液黏度、血浆黏度、血沉、血液及管壁应力分布;后者包括红细胞聚集性、红细胞变形性、血小板聚集性、血小板黏附性等。

在正常情况下,血液在外力(血压)的作用下,在血管内流动,随着血管性状(血管壁情况和血管形状等)及血液成分(黏度)的变化而变化,维持正常的血液循环。当血液黏度变大时,血液流动性就变差。反之,黏度较小,流动性较好。高血糖可使血浆渗透压升高,使细胞处于脱水状态,导致细胞黏度增加,从而引起血黏度增高。在高血糖状态下,红细胞内的血红蛋白被糖化,形成糖化血红蛋白,而糖化血红蛋白的升高程度与微血管淤血和血管病变相一致。糖尿病患者血液流变学的异常改变,使血液处于高黏、高凝状态,是导致慢性并发症,尤其是血管病变发生的主要原因。在糖尿病患者的治疗过程中,进行血液流变学检测分析,可以评估治疗效果和早期发现糖尿病患者微血管病变,及时采取针对性治疗措施,改善微循环,防止糖尿病并发症的发生。

(四)创面分泌物细菌学培养

糖尿病足溃疡的创面中,由于其渗出物中蛋白及糖的含量高,有利于细菌生长而诱发或加重感染,感染是糖尿病患者致残致死的重要原因。临床研究发现,引起糖尿病足感染的常见病原菌为革兰阳性杆菌、金黄色葡萄球菌、表皮葡萄球菌(凝固酶阳性)、耐甲氧西林金黄色葡萄球菌、耐甲氧西林表皮葡萄球菌、链球菌、肠杆菌、大肠杆菌、变形杆菌、沙雷菌、假单胞菌、厌氧菌等。多种病原菌混合感染常导致严重感染发生。

凡有破溃的糖尿病足,都应该进行分泌物的细菌学培养和药敏试验。药敏试验能够指导我们临床上有针对性地选择敏感抗生素。根据脓成未溃、已经溃破创面的不同,采集标本的方式不同。

1.化脓及创伤感染标本的采集

(1)未破溃脓肿采集:患部皮肤黏膜常规消毒后,用灭菌生理盐水擦洗干净,取无菌干燥注射器穿刺抽取脓汁,将采集的脓汁注入无菌试管中,也可在切开排脓时以无菌棉拭子蘸取。

(2)开放性脓肿脓性分泌物的采集:揭去敷料,常规消毒病灶周围皮肤、黏膜,以无菌棉拭子蘸取病灶深部的分泌物;瘘管可用无菌技术钳取组织碎片放入无菌试管;也可将蘸有脓汁的最内层敷料放入无菌瓶皿送检。

(3)怀疑放线菌感染的标本采集:用无菌棉拭子挤压瘘管,选取脓液中的"硫磺样颗粒"盛于试管中,也可将无菌纱布条塞入瘘管内次日取出送检。

(4)疑为厌氧菌感染的标本采集:用无菌注射器抽取深部脓液,排除多余空气,针尖插入无菌胶塞中立即送检,或直接将脓液注入封闭厌氧瓶内,或直接接种于厌氧培养基中。

2.脓汁(病灶分泌物)标本采集

(1)应首先用无菌生理盐水清洗脓液及病灶的杂菌,再采集标本,以免影响检验结果。

(2)化脓性标本是用针和注射器抽吸采集,再移入无菌容器内,立即送往实验室。如果没有得到抽吸物,也可以用拭子在伤口深部采集渗出物。对于皮肤或下表皮的散播性感染,应收集病灶处边缘而非中央处的感染组织送检。

(3)脓肿标本以无菌注射器抽取为好,也可由排液法取得,先用70%乙醇擦拭病灶部位,待干燥后用一无菌刀片切开排脓,以无菌棉拭子采取,也可以将沾有脓汁的最内层敷料放入无菌瓶皿中送检。标本如不能及时送检,应将标本放在冰箱中冷藏,但是作厌氧菌培养的标本只能放于室温下。

(4)厌氧菌感染的脓液常有腐臭,应予注意。采集和运送标本是否合格,对厌氧培养是否成功至关重要,特别要注意两点:①避免正常菌群所污染;②由采集至接种前尽量避免接触空气。最好以针筒直接由病灶处抽取标本,采取完毕应立即送往细菌室检测。

七、诊断

(一)诱发因素

由于糖尿病足发生的主要原因是周围血管病变、周围神经病变、感染等因素,因此,糖尿病患者同时伴有周围血管病变、周围神经病变者,就成为糖尿病足的高危人群,易于发生糖尿病足的这些患者的足部也就成为高危足。

1.周围神经病变

(1)感觉障碍末梢性感觉性多发神经病变:末梢的运动障碍往往很轻,感觉障碍一般为对称性的,从足趾开始,随着病情进展逐渐至足以及小腿。有典型的手套样、袜套样感觉。受累以粗纤维为主时,表现为末梢感觉丧失;小纤维时常有不同程度的疼痛及感觉障碍。疼痛的性质有烧灼痛、绞痛、针刺痛、闪痛等不同的表现方式。感觉障碍有异常的发凉或发热的感觉。痛性神经病变虽然发病率不高,但患者痛苦异常,可以影响患者正常的生活和工作。有些患者在刚刚开始应用胰岛素治疗时有类似症状,但经过一段时间后会好转。痛性神经病变与血管性间歇性跛行和静息痛不同,因为前者不随时间、体位等变化而变化,后者在休息或改善缺血体位后疼痛减轻。

(2)运动神经病变:运动神经的损伤会导致足部伸肌与屈肌之间的张力不平衡,并出现肌肉萎缩等现象,足失去其正常姿势和弹性,或出现足趾背侧半脱位,形成弓形足或鸡爪趾,在行走时压力集中在突出的部位,形成压伤。有的可以形成夏科足。

（3）自主神经病变:糖尿病自主神经病变可以出现皮肤表面温度升高,肢体远端缺血;或足部无汗,皮肤易于皲裂,导致感染,形成溃疡。

2.周围血管病变

周围血管病变的患者肢端血运不良,循环障碍,肢端缺血、缺氧,再加上由于动脉硬化、感染等原因形成的微血栓,导致肢端皮肤青紫,甚至坏死。在受到外界压力时,血液淤滞,更加重坏疽的形成。如在公共场所足部受到踩踏等,都会使局部瘀血肿胀,出现坏疽。有时因为患者脑血管病后遗症,一侧或双侧肢体活动不利,护理人员在帮助患者时因为体位不便而踩伤患者足部也会诱发糖尿病足。

3.感染

由于有糖尿病周围神经病变和周围血管病变的存在,微小的创伤都可以引起微生物的侵袭和感染,并且感染易于扩散。

足癣的发生也是糖尿病足溃疡出现的原因之一。尤其局部"痒"感明显时,患者可能会搔抓,使足癣范围扩大或感染加深。

皮肤皲裂,则易于在皲裂部位合并感染。

4.创伤

在穿鞋或生活、工作、运动时未加注意,使得小沙粒、订书钉等物品进入鞋中;或赤足行走,被尖锐物品刺伤等,都可以导致局部损伤,合并感染,导致糖尿病足的发生。

5.足底压力的变化

动态足底压力异常增高与糖尿病足底溃疡的发生明显相关,足底压力增高作为足溃疡的预测因子,具有很高的特异性,两者相关的可能机制为:①足底压力异常增高,机械压力直接破坏组织。②压力增加使足底毛细血管闭塞,局部组织缺血、破坏。③反复、持续的机械压力使组织发生无菌性、酶性自溶。但是足底压力增高并不一定发生溃疡。类风湿关节炎患者由于关节活动受限,累及足部时也可出现高足压,但并不出现足溃疡。只有在合并周围神经病变的糖尿病患者,由于感觉神经受损,使足部保护性感觉丧失而形成无知觉足,不能察觉早期、轻度的足损害,使损害得以继续发展,最终导致足溃疡的发生。

此外由于患者不能自主活动而被动的保持一个体位,或因为对某种体位感到舒适而长期保持一个体位,都能使被压的局部产生血液循环障碍,如中风后遗症患者一侧肢体活动障碍,身体的重量相应由健侧支撑较多,导致健侧的压伤;长期卧位或应用便盆时对骶尾的压伤、足踝等突起的骨性标志的压伤等,进而发生感染,出现褥疮或坏疽。

6.人为因素

包括:①骨折以后石膏固定,或固定的不合适,发生挤压;或在石膏末端尤其有骨性标志的部位如下肢骨折固定后与足跟部的摩擦,都能导致皮肤的溃破或水疱出现。②采用下肢输液,或由于患者双下肢交叉压迫,或由于患者存在血管神经病变而致循环较差,或由于液体渗漏,均可导致局部水肿、坏死。③因为腱鞘炎等需要进行局部泼尼松封闭注射者,在血糖高时易于诱发局部感染。④修理指（趾）甲方式不正确,刺破甲沟,形成甲沟炎,没有恰当处理,甚至使用未消毒的棉花、纸类等进行包扎,使感染加重,迅速蔓延至足部甚至踝以上部位。⑤穿衣马虎,不能将袜子穿平整,使之在鞋内打折,局部受压。⑥蚊虫叮咬、皮肤瘙痒症、蚁行感等症状,患者不耐瘙痒,搔抓破溃,合并感染。⑦应用暖水袋、电疗等温热性的仪器,发生烫伤,合并感染。⑧过度锻炼,活动量过大,使足部不能得到及时的休息;或因为练习走路,使肢体与义肢结合处出现压伤或破溃。

7.水肿

患者心功能不全、肾功能不全,出现下肢或全身水肿,甚至出现水疱,水疱不能及时吸收,合并感染。低蛋白血症,出现位置性水肿,尤其患者不能随意翻动身体时,水肿合并压迫,导致坏死或溃疡的形成。

8.视力障碍

有些患者视力障碍导致不能看到危险所在,或出现碰撞,出现溃疡、坏死而不知,多发生于独居的患者。

(二)临床表现

糖尿病足好发于 2 型糖尿病患者,男性多于女性,大部分发生于中老年人。据报道,其糖尿病病程分布在 20 天至 40 年,平均 9.1 年,但多数患者发生坏疽的时间在糖尿病病程的 5～15 年间。

糖尿病足的临床表现多种多样,与其神经病变、血管病变相关,同时也和溃疡出现后是否合并感染,有明显的关系。根据 Wagner 分级方法,0 级是糖尿病足尚未出现溃疡阶段,为糖尿病足高危足,临床表现以糖尿病周围血管病变、周围神经病变为主;1～5 级,出现溃疡,并逐渐加重。

1.糖尿病足 0 级

(1)周围血管病变的临床表现:糖尿病血管病变既有大血管病变,也存在小血管,微血管病变。血供不足,肢端营养不良,可见下肢足部皮肤营养不良呈蜡状,皮肤干燥缺乏弹性,毫毛脱离,皮温下降,有色素沉着。肌肉萎缩、消瘦、趾甲变厚变脆。肢端动脉搏动减弱或消失,血管狭窄处可闻血管杂音。最典型的症状是间歇性跛行,夜间休息痛,抱膝而坐,下蹲起立困难,逐渐发展出现静息痛。

(2)周围神经病变的临床表现:神经病变引起患肢皮肤干燥,无汗;肢端刺痛、灼痛、麻木、感觉迟钝或丧失,呈袜套样改变,脚踩棉絮感。由于神经病变引起下肢及足部肌肉萎缩,屈肌和伸肌失去正常的牵引张力平衡,使骨头下陷造成趾间关节弯曲,形成弓形足、槌状趾、鸡爪趾等足部畸形位。

(3)混合性临床表现:混合性临床表现即综合了糖尿病周围血管病变、糖尿病周围神经病变的临床表现。

2.足部溃疡

足部溃疡的出现,标志着糖尿病足进入 1 级,病变常继发感染,感染可促进溃疡的发生和发展,可迅速蔓延扩大到组织间隙及腱鞘,形成蜂窝织炎,脓肿,逐渐发展出现骨髓炎,甚至菌血症;以血管病变为主的,则由于循环障碍,出现末端供血障碍,导致局部缺血性坏死。在 1～5 级不同阶段中,病变程度不同,临床表现不同。

(1)根据病因分类。①神经性溃疡:足部温暖,动脉搏动良好,皮肤、胼胝干硬,易于出现皲裂,足部或足趾变形,溃疡可能发生在足趾尖、跖骨头表面部位,或在足底,有胼胝部位多见,疼痛感不明显,可以合并夏科关节。②神经-缺血性溃疡:足部发凉,脉搏减弱或消失,水肿,一般溃疡出现在足侧边缘,溃疡的第一个征兆是出现红色水疱,逐渐演变成基底部有稀疏灰色肉芽组织或浅黄色坏死组织的浅表溃疡,溃疡周围常伴有红色斑晕。皮肤或紫暗或青紫,国内糖尿病足溃疡主要是神经-缺血性溃疡,这些患者同时有周围神经病变和周围血管病变,足背动脉搏动消失。③缺血性溃疡:单纯缺血性溃疡较为少见,一般多与神经性同时存在。可以出现肢端变黑。

(2)根据临床表现分类。①干性坏疽:干性坏疽者较少,多因动脉血流逐渐或骤然受阻,而静脉血流仍然通畅,造成局部组织血液减少,导致局部发生不同程度的缺血性坏疽,可见患处干枯变黑,坏死,分泌物少,与健康组织界限清楚。②湿性坏疽:湿性坏疽临床较为多见。多因肢端循环及微循环障碍,动静脉血流同时受阻,皮肤损伤,感染化脓。局部红、肿、热、痛,潮湿流脓,分泌物多,分泌物可有异味。感染波及到皮下肌肉组织,形成蜂窝织炎,蜂窝组织液融合形成大脓腔;沿肌间隙蔓延扩大形成窦道;深部感染蔓延扩大,骨与关节破坏,形成假关节。③混合性坏疽:混合性坏疽是湿性坏疽和干性坏疽同时发生在同一个肢端的不同或相同部位。混合性坏疽的病情较重,溃烂部位多,面积较大,感染重时可有全身不适,体温及白细胞增高。

八、中医外治法

(一)膏药

1.太乙膏

组成:玄参、白芷、当归身、肉桂、赤芍、大黄、生地黄、 虫、阿魏、轻粉、柳枝、槐枝、血余、铅丹、乳香、没药、东丹、麻油。

功效:消肿清火、解毒生肌

适应证:适用于一切阳证肿疡已溃或未溃者。

2.阳和解凝膏

组成:鲜牛蒡子根叶梗、鲜白凤仙梗、川芎、川附子、桂枝、大黄、当归、川乌、官桂、肉桂、草乌、没药、续断、防风、荆芥、五灵脂、木香、香橼、陈皮、苏合油、麝香、菜油。

功效:温经和阳、祛风散寒、调气活血、化痰通络

适应证:适应于疮疡阴证未溃者。

3.千捶膏

组成:蓖麻子肉、嫩松香粉、轻粉、东丹、银朱、茶油。

功效:消肿止痛,提脓祛腐

适应证:适用于一切阳证,如痈、疖、有头疽。

有些患者在应用膏药后,出现皮肤掀红,或起丘疹,或发生水疱,痛痒异常,甚则湿烂等。这是因为皮肤禀赋不耐或溃疡脓水过多,由于膏药不能吸收脓水,淹溃疮口,浸淫皮肤而致。一旦出现这种情况,要及时停用膏药,以免加重局部病情。

将鲜品鱼腥草、马齿苋等清热解毒药物洗净,捣烂,敷于糖尿病足出现红肿热痛但尚未破溃部位,起到清热解毒消肿的作用。

(二)油膏

应用油膏的注意事项:药物本身对局部皮肤的刺激或加之凡士林对局部的刺激,都可能会使局部皮肤出现红肿、丘疹等表现,应及时停用。有些由于分泌物较多或没有及时换药,导致引流不畅,出现脓水浸淫皮肤,也应该停用。油膏用于溃疡腐肉已脱、新肉生长之时,宜薄摊,若过厚则使肉芽生长过剩而影响疮口愈合。在换药清洁创面时,有时陈旧干结的药膏在周围皮肤上粘贴很紧,去除较为困难,用力大时会损伤皮肤,但不清洗干净,又会使新敷上的药物不能直接与皮肤相接,影响药物的吸收。

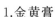

1.金黄膏

组成:姜黄、大黄、黄柏、苍术、厚朴、陈皮、甘草、生天南星、白芷、天花粉。

功用:清热除湿、散结消肿、散瘀化痰、止痛消肿

适应证:用于疮毒红肿等症。

2.玉露油膏

组成:芙蓉叶,凡士林。

功用:清热解毒

适应证:适宜于阳证肿疡。

3.回阳玉龙油膏

组成:草乌、南星、干姜、白芷、赤芍、肉桂。

功用:温经回阳、活血止痛

适应证:适用于阴证痈疽。

4.生肌玉红膏

组成:当归、白芷、白蜡、轻粉、甘草、紫草、血竭、麻油。

功用:活血祛腐、解毒止痛、润肤生肌

适应证:适用于一切溃疡腐烂脓腐不脱,疼痛不止,新肌难生者。

5.生肌白玉膏

组成:尿浸石膏、制炉甘石、麻油、凡士林。

功用:润肤、生肌、收敛

适应证:适用于溃疡腐肉已净,疮口不敛者。

6.红油膏

组成:凡士林、九一丹、东丹。

功用:防腐生肌

适应证:适用于溃疡不敛者。

7.回阳玉龙膏

组成:草乌、干姜、赤芍、白芷、南星、肉桂。

功用:温经活血、散寒化瘀

适应证:适用于不红不热的一切阴证。

8.冲和膏

组成:紫荆皮、独活、赤芍、白芷、石菖蒲。

功用:疏风、活血、定痛、消肿、祛冷、软坚

适应证:适用于疮形肿而不高,痛而不甚,微热微红,介于阴阳之间的半阴半阳证。

(三)箍围药

适应证:根据创面的辨证,采取不同的箍围药物进行箍围治疗,分别取得消散、聚毒、生肌的作用。因此,可用于脓未成、脓已成、脓尽肌生各个不同阶段。明·王肯堂《证治准绳·疡医·敷贴》曰:"脓后围贴,则收散漫遗毒,尽随脓出,疮口贴拨毒膏药","败肉去后,围贴则气血活,新肉易长,疮口用长肉膏"。清·徐灵胎《医学源流论·治法·围药论》曰:"故外治中之围药,较之他药为特重,不但初起为然,即成脓收口,始终赖之,一天不可缺",应用围药治疗,使得肿疡初起轻者可以消散;即使毒已结聚,也可使疮形缩小,趋于局限,早日成脓和破溃;溃后,余肿未消者,也

可用之消肿,以化余毒。

方法:宋·陈自明《外科精要·治痈疽用药大纲第十八》云:"中留口出毒,如疮小,通敷之",明·汪机《外科理例·附方·箍药》也指出:"……为末,用水调搽,四围留中,如干,以水润之",箍围药外围必大于肿势范围,宜厚敷。如用于肿疡初起,宜满摊;用于毒势已聚或溃后余毒未消者,皆宜空出中央,四周摊药围敷箍毒消肿。至于换药的频率。明·王肯堂《证治准绳·疡医·肿疡·敷贴温药》中说:"醋调涂四畔,干即再上",指出药物干结后即可换药。

(四)掺药

1.提脓祛腐药

具有提脓祛腐的作用。能使疮疡内蓄之脓毒,得以早日排出,腐肉得以迅速脱落。一切外疡在溃破之初,必须先用提脓祛腐药,若脓水不能外出,则攻蚀越深,腐肉不去,新肉难生,这样不仅增加患者的痛苦,并且影响疮口的愈合,甚至造成病情变化而危及生命。因此,提脓祛腐是处理溃疡早期的一种基本方法。提脓祛腐的主药是升丹,目前一般采用的是小升丹,临床使用时,若疮口大者,可掺于疮口上,疮口小者,可黏附在药线上插入,另外亦可掺于膏药、油膏上盖贴,若是纯粹升丹,因药性太猛,须加石膏等赋形药使用,常用的如九一丹、八二丹(二宝丹)、七三丹、五五丹、九黄丹等。在腐肉已脱,脓水已少的情况下,更宜减少升丹含量。九一丹、八二丹、七三丹、五五丹均是由熟石膏和升丹组成,只是熟石膏与升丹的比例在逐渐下降,祛腐提脓的作用,也逐渐增强。升丹是中医外科的要药,从古至今,以其有优良的提脓祛腐作用。此外尚有不配含升丹的提脓祛腐药,例如黑虎丹,可用于对升丹过敏者。

2.生肌收口药

具有解毒、收涩、收敛,促进新肉生长的作用,掺布创面能使疮口加速愈合。疮疡溃后,当脓水将尽,或腐脱新生的时候,若仅依靠机体的再生能力来长肉收口,时间较长,因此,生肌收口也是处理溃疡的一种基本疗法。如生肌散、八宝丹。

(五)熏洗法和浸泡法

熏洗法:利用中药煎汤热熏蒸和浸洗患肢,在糖尿病周围神经病变、糖尿病周围血管病变治疗中已广泛应用。

浸泡法:没有熏的过程,直接以药物煎汤或以酊剂配一定的水浸泡局部。

无论熏洗法还是浸泡法,都是利用药物以及温度达到改善局部血液供应的作用。但是糖尿病周围神经病变患者本身就存在着感觉障碍,极易因为水温过高而导致烫伤,因此要严格控制水温,水温以 37～40 ℃为宜。患者家属先试水温,如果家中没人,则应配备水温计,对于肢体坏疽处在进展阶段或干性坏疽已稳定者,不宜应用熏洗法和浸泡法。

(六)局部清创引流

1.清创部位的选择

(1)最低点扩创:局部小的创面,可能是个"蚁穴"——外面很小的窦道,里面是个洞穴。应该探清"洞"的深度、上下左右潜行的范围,选择脓腔最低点与溃疡窦道相连切开,但注意切开的范围不应该超过最低点,这样,即使出现创面扩大,也不会超过原来感染的面积。选择最低点,是因为这样脓液易于排出。如果是厌氧菌感染,切开后,创面暴露也有利于感染的控制。

(2)张力最高点切开:一般情况下,窦道小而感染严重、分泌物多时,腔内张力较大,严重时可以出现穿透性溃疡,如足底胼胝样溃疡,可以反应到足背,形成足背局部变黑、红、紫、白等多种病理性色泽变化,整只脚肿胀变大,此时,如果不切开引流,则由于压力和重力的双重作用,分泌物沿着肌间隙、筋膜间隙向足跟部、小腿蔓延,且由于肌肉肌筋腐烂,或伴有糖尿病血管病变,局部血供减少,药物难达病所,无论局部还是整体应用抗生素,控制感染都收效甚微。此时应该积极地切开引流,切开部位选择在最薄弱的地方,也就是张力最高的部位。

(3)足底切口避开承重摩擦部位:足底的切开,应该尽量避免承重摩擦的部位。因为,伤口愈合后,在行走的过程中,容易因过度摩擦而再次形成溃疡,尤其是瘢痕体质的患者,且一旦形成溃疡,则较前次更难愈合。

2.清创方法

坏死组织如死骨、坏死的肌腱、腱鞘等,如不及时清除,则作为异物存于创面内,它不仅不能恢复生命活力,反而干扰创面内部环境,阻碍创口内的正常组织生长。另外,换药时填塞的纱条若不能有效清理,也会成为人为的异物停留在创口内,且由于纱条已经吸附了创口内的分泌物,留于创口,会成为感染源。所以,这些物质在换药时都需要清除。在清除坏死组织时要辨别坏死组织与正常组织间的界限,不要清到正常组织,以减少对尚未坏死组织的刺激;换药时不要过于用力清洗,以防导致局部水肿,要轻柔操作。对未松腐的坏死组织不宜强行剪除,以防止对相邻组织的损伤,增加坏死感染的机会,须待进一步改善血运后再行处理。

清创的方法分为蚕食清创法和鲸吞清创法。①蚕食清创法:分次逐步清除坏死组织,而不是一次把坏死组织清除干净的,即为蚕食清创法。因为一次将坏死组织清除干净,在糖尿病足患者,可能会出现创面扩大的局面,使得感染更难控制。这也是中医煨脓生肌的理论指导,过于洁净的创面环境反而不利于新肉的生长。因为新肉的生长,需要有物质基础。②鲸吞清创法:在麻醉下尽可能彻底的清除坏死组织,在严重感染如果不及时切除坏死组织时会影响生命安全或肢体功能或需要截肢时应用。蚕食法的特点是少量多次的清除坏死组织,不触及正常组织,不会扩大创面;鲸吞法的特点是能够将坏死组织尽量清除,保护患者性命。蚕食法和鲸吞法都可以应用于糖尿病足清创,根据感染情况、创面情况可以灵活选用、先后使用。

3.创面的要求

(1)创面的形状:清创较深的创面应该外面大里面小,不要形成里面大外面小的葫芦状,以免形成无效腔或引流不畅,一则坏死组织不易清除;二则可能会出现厌氧菌的繁殖,感染加重或出现混合感染。

(2)创面保持湿润的环境:创面不要过干,在湿润的环境下肉芽组织才容易生长,中医常说的"煨脓生肌"正是这个道理。

4.局部引流

脓肿切开或自溃之后,腐肉未脱,脓毒未净,若不引而导之,疮口自合,脓毒内蓄,势必死灰复燃,甚或出现走黄内陷变证,需设法引而出之,在脓腔较深大时需要。引流法有使伏毒排出,防止毒邪内蓄扩散,促进脱腐生新敛疮之功。可分为药线引流、扩创引流、导管引流等,临床应用较多的是药线引流和扩创引流。

(1)药线引流。药线也就是药捻,是将药物纱条插入溃疡疮孔中,借药物的作用提毒祛腐,借纱条的物理作用引导脓水外流,并使坏死组织附着于药线螺纹上外出,达到泻毒作用的一种外治法。凡糖尿病足局部切开或溃破后创口过小,脓水不易排出者,而患者不希望扩大创口者,均可使用。药线插入疮口时,不要填压过紧,以防导致溃疡内部创面循环不良,引流不畅,且出现疼痛;但也不能过于松软,导致内部脓液积聚,引流不畅。药线的尾部要留在疮口外,向疮口侧方或下方折放固定。拔出药线时如见流出黄色黏稠液体,此为脓水已净,即使脓腔尚深,亦当改用生肌收口药,不可再插药线,否则影响收口的时间。

(2)扩创引流。糖尿病坏疽一旦发生,往往是缺血和感染并存,二者互为因果,使坏疽和感染范围迅速扩大。因此,果断、适时和充分的扩创引流是控制感染极其有效的方法。如感染在甲沟,应拔甲,必要时趾两侧切开;感染在足背、足底,采用纵形切口以通畅引流,采取蚕食式逐步剪除坏死筋膜、肌腱。切开引流宁早勿晚,只要形成脓腔者,原则上都应施行切开,一般不会因手术的创伤而加重坏疽。但当坏疽进展快,肢体大血管闭塞而呈严重缺血状态时,清创术往往起不到治疗效果,如缺血不能得到改善,肢体很难保存。

5.创面包扎

在应用清创或药线法之后,为防止创面污染,需要进行外包扎。包扎的方法根据创面的具体情况而定。创面平坦,没有窦道,则可以单应用药物纱条覆盖,再以纱布外敷即可。有窦道的创面,在应用药线引流后,注意将药线的尾部保持向下的位置,而不要把药线的尾部向上,影响引流。当创面部位较深,且引流口在创面的上方,下部脓液较多时,需要应用垫棉法。垫棉法是用棉花或纱布折叠成块以衬垫疮部的一种辅助疗法,它的作用,是借着加压的力量,能使溃疡的脓液不致下坠而潴留,或使过大的溃疡空腔皮肤与新肉得以黏合而达到愈合的目的。垫棉法适用于溃疡脓出不畅有袋脓现象者;或疮孔窦道形成脓水不易排尽者,或溃疡脓腐已尽,新肉已生,而皮肤与肌肉一时不能黏合者。有袋脓现象者,使用时将棉花或纱布垫衬在创口下方空隙处,并用绷带绷住。对窦道深而脓水不易排尽者,用棉垫压迫整个窦道空腔,并用绷带扎紧。溃疡空腔的皮肤与新肉一时不能黏合者,使用时可将棉垫按空腔的范围,稍微放大,满垫在疮口之上,再用绷带绷紧。但应注意,不要压力过大或应用绷带缠得过紧,以免因为压力过大导致局部血脉不通,出现坏死情况。

6.局部清创的注意事项

(1)干性坏疽。干性坏疽的坏死多从足趾趾端开始,如果不伴有感染,则可应用乙醇消毒,以消毒干纱布包扎,保持局部干燥,维持干性坏疽即可。当坏死组织与健康组织形成明显的分界线时,再施行坏死组织切除。有时坏死组织会自行脱落,根据脱落后残端情况,或由其自行结痂,或进行清创。由于干性坏疽的发生多由于远端缺血严重,因此趾端坏疽的清创不宜过早,一般在坏疽界限清楚且周围红肿完全消失后清创为较宜,否则,清创过早反而易于导致坏死范围扩大,愈合时间延长,甚至导致截肢危险。若坏死尚未局限,周边有红肿现象,此时疼痛往往比较明显,可用中医箍围药物外涂,促使坏死部位局限。

(2)湿性坏疽。湿性坏疽的病情往往发展迅速,其创面外科处理非常关键,不仅直接关系到范围是否能够局限、肢体是否能够保全、病情是否能逆转,甚至关系到生命的安全。如果患足红肿、破溃、坏死、脓性分泌物较多为主,疼痛并不明显,外科处理宜及时清创、箍围、保持引流通畅,同时内服清热解毒利湿中药,感染严重可以配合全身抗生素应用,然后根据坏死情况而行蚕食清创法,逐步清除腐败组织。局部红肿、按之有波动感者可及时切开,使脓液有出路,如果脓肿部位较深,侵及的组织较多,宜充分暴露变性的组织如肌肉、肌腱,逐步清除腐筋及穿透性溃疡中深部失活的坏死组织。但清创不宜过于彻底,人为过多的切除患部皮肤,造成过多过大创面,影响后期创面愈合,导致病程延长。此类创面不宜用膏类外用药,而以水剂类药物外用为主,创面宜保持洁净透气。窦道在清除腐筋后,可插入九一丹、八二丹等药线,以引流拔毒、祛腐生肌。对于肉芽生长良好的较大创面,可以行点状植皮术,促使创面较快愈合。如果感染严重,出现败血症,不及时进行切除则危及生命者,则以保全生命为宗旨,在麻醉下行鲸吞术,同时要尽量保护患者的肢体功能,但也不能因为保护患者肢体功能而失去准确的判断能力,不能有效的切除患部,导致再次截肢的可能性存在或不能使患者的生命转危为安。

(3)控制感染。感染是糖尿病足发生发展的重要促进或诱发因素。合并细菌感染的创口,组织的需血量及耗氧量明显增加,使本来缺血的组织更加缺血,也增加了坏死的可能性,所以应积极控制感染。明辨局部证型,根据局部辨证和创面具体情况,分别选择箍围、敷贴等治疗方法。药物的选择也是根据局部状态不同,进行不同的药物治疗,如创面坏死腐肉较多,则用祛腐类药膏;若腐肉很少,且已见肉芽,则以生肌类药膏为主;肉芽色淡无华,且创周发暗发凉,则以温阳类药膏为主。目前,局部应用抗生素已经被证明易于诱发耐药性,对于大面积、需要长期或整体用抗生素的创面不提倡局部应用抗生素。但是,一些小的创面,没有伴有严重感染,不需要整体应用抗生素者,可以根据药敏实验选择敏感药物局部应用,达到抗菌目的。在趾端血供得到改善的前提下,感染得到控制,坏死局限,分界清楚,清除坏疽患趾后可以缝合残端,术后以无菌处理促使创面愈合为主。

(七)外治法的联合应用

糖尿病足的各种不同的中医外治方法不是孤立的,可以根据其在不同时期的不同作用,或先后应用、或联合应用,各种方法相互补充,减少糖尿病足的治疗时间。

1.箍围法和拔毒药物敷贴法

箍围法适用于创面局部红肿,未溃或已溃期,控制局部感染,或使创面感染范围缩小;敷贴法将药物敷贴患处,拔毒外出。两者联合应用,增加对创面感染的控制和对脓液的排出作用。

2.箍围法和祛腐药线法

箍围药物应用于创面周围,对于深部的窦道作用较小,此时配合九一丹等祛腐药线,能够将深部的腐肉腐蚀,脓液排出体外。两种方法联合应用,可以使深部与皮表的感染都得到控制,缩短治疗时间。

3.箍围法与生肌法

糖尿病足创面的形状、深浅、大小、部位各不相同,有时在一个创面上可以看到多种情况存在,有些部位已经在生长新的组织,有些部位还有感染存在,有些虽然已经没有感染,但创面新生组织生长缓慢,此时可以局部应用生肌药物,而感染严重的地方应用箍围药物。因为每一部分创面的愈合都对机体完整性、减少外来感染有利。宋·陈自明《外科精要·治痈疽用药大纲第十八》曰:"既溃,用神异膏贴之。"

4.箍围法、祛腐药线法、生肌法同时应用

当创面局部情况复杂、生长态势不一致,应用一种或两种药物难于达到治疗目的者,可以采用联合用药的方法,针对同一创面的不同表现,针对性地用药,各个突破,分期愈合,尽量减少创面暴露时间。

5.箍围法与局部清创

在疮痈成脓阶段,虽然已经有脓液的形成,但距离皮表位置尚深,此时切开,可能会使感染的范围加大。应用箍围药物箍围,使脓液形成加快,不仅能够缩小痈肿的范围,还可以使脓液移深就浅,皮表出现脓头,有明显的切开标志。箍围法和局部切开清创引流方法相互配合,减少切开范围,对创面的愈合有利,而切开又有助于脓液的排出,减少箍围药物应用时间,且不至于因为单纯依靠箍围方法,脓液积聚到一定程度,局部张力较高,而脓无出处,导致患者局部剧烈疼痛。

6.浸泡法与箍围法同用

当糖尿病足局部有感染存在，或虽已溃破但局部感染范围仍未局限者，可以采用清热解毒药物对创面进行浸泡，以达清热解毒排脓的目的，针对糖尿病足创面的感染进行治疗，在浸泡后，以清热解毒药物箍围，促进脓液形成，以利浸泡法发挥最大作用，同时能缩小感染范围，缩短创面感染控制的时间。

7.箍围法和内治法

在辨证应用箍围药的基础上，还可以同时配合内治法。明·薛己《外科枢要·论疮疡围寒凉之药》曰："若其肿痛热渴，脉滑数而有力，证属纯阳者，宜内用济阴汤，外用抑阳散，则热毒自解，瘀滞自散；若似肿非肿，似痛非痛，似溃不溃，似赤不赤，脉洪数而无力，属半阴半阳者，宜内用冲和汤，外用阴阳散，则气血自和，瘀滞自消；若微肿微痛，或色暗不痛，或坚硬不溃，脉虽洪大，按之微细软弱，属纯阴者，宜内服回阳汤，外用抑阴散，则脾胃自健，阳气自回也。"

8.熏洗法与生肌法联合应用

应用温阳活血药物进行熏洗，能够改善糖尿病足患者局部的血液供应，促进血液循环，在熏洗后再以生肌药物敷于创面，更能够促进创面的生长，缩短愈合时间。

糖尿病足溃疡在其发生、发展过程中，虚、热、毒、湿、瘀、痰等多种病理因素相互作用并不断变化，创面的情况也较为复杂，难于治疗。同时由于存在高血糖的特点，使其清创等局部处理也较无糖尿病的患者更为棘手。外用药物之间的序列应用或联合应用、外用药物治疗和清创有机地结合，相得益彰。

糖尿病足的局部创面、溃疡和坏疽处理是治疗糖尿病足的重要手段，也是能否保存肢体的关键。局部处理的优势又体现在中医辨证应用外用药物和外治方法方面。外治法合理、有效地应用，使药物直达病所而不伤正气，弥补内治法的不足。共同达到保护患者肢体功能，尽量减少截肢的目的。

九、西医治疗

（一）常用药

1.外用生理盐水

主要起清洁创面的作用，可以用以冲洗或覆盖在创面上。

2.高渗盐水

当局部肉芽肿胀明显时应用，以改变肉芽水肿状态。

3.雷佛奴尔溶液

有消炎、消肿作用。适用于局部皮肤发红、局部皮肤温度升高且尚未破溃或溃后有分泌物者。

4.碘伏溶液

有抑制细菌生长，减轻局部组织水肿作用。适用于糖尿病足坏疽急性感染期，经清创引流后的创面敷盖和创面周围红肿皮肤的外敷。如果局部分泌物较少或肉芽生长期则不宜应用。

5.山莨菪碱注射液

解除局部小血管痉挛，改善血液循环，减轻局部组织水肿。应用于创面肉芽颜色较淡的溃疡。

6.抗生素溶液

可以抑制细菌生长,减轻局部组织水肿,控制感染等。适用于糖尿病性坏疽继发感染,经清创引流后的创面敷盖和保护。抗生素的选择需根据脓液培养加药敏试验结果确定,并经常更换,避免产生耐药性。

山莨菪碱与抗生素可以联合应用,改善局部组织血液循环,减轻水肿,控制感染。

7.表皮生长因子(EGF)

EGF有启动细胞生长有关基因的作用,通过激活创面细胞核内的细胞切裂链索,达到诱导细胞生长,来促进创面愈合。该药用于创面肉芽新鲜而上皮生长缓慢者,有明显促使上皮生长作用。

8.敷料

(1)酶性(化学性)清创:通过局部应用酶性物质如胶原酶、透明质酸酶等选择性溶解、消化创面床的失活组织,使用时应局限于腐肉内,避免其接触创周的正常组织。这种方法可以和其他清创法联合应用。优点是容易操作、无痛,不良反应是可能破坏创口和创缘有活力的组织、过敏等。

(2)冲洗清创:多用于外伤的急性处理。创面可用双氧水和生理盐水冲洗。有出血倾向的创口不应用冲洗法;有新生组织的创口可浸泡清创,但应限制时间并且需要转移渗出和碎屑,因为开放的创口将会吸收水分,导致渗出的增加。

(3)生物清创:最常用的是蛆疗。蛆疗具有去除坏死组织、清除细菌、缩小创面、促进愈合、无痛的优点,但该方法不适用于凝血功能异常、对蛆过敏的患者,也不适于较深的隧道创口。

(二)糖尿病周围血管病变的血管重建手术

1.糖尿病周围血管病变的腔内治疗

(1)顺行股动脉穿刺技术。①穿刺点的选择。一般情况下仍需常规穿刺股总动脉,由于穿刺针需斜行在皮下行进一段距离才能到达股动脉,所以皮肤穿刺点往往需要选择在腹股沟韧带的上方,穿刺针有可能穿过腹股沟韧带后到达股动脉。当患者腹围过大时,患者腹股沟韧带的体表投影远高于腹股沟皮肤皱褶,皮肤穿刺点甚至有可能选择在腹股沟皮肤皱褶以上$5\sim10$ cm的水平。对于过度肥胖的患者,过大的腹围给穿刺置鞘造成很大困难,此时也可考虑下移穿刺点,直接穿刺股浅动脉。②置入导丝的注意事项。穿刺成功后置入导丝时应注意不能置入过长,一般置入血管内5 cm左右就应透视检查,证实导丝确实在股总-股浅动脉路径内,而未进入股深动脉,如果导丝前端已经弯曲移位,则应在透视引导下稍微退回导丝,改变方向后再度前行,直到导丝进入股浅动脉后再放置鞘组,必要时拔出导丝,按压止血后重新穿刺。有时需要在穿刺得到动脉出血后,先通过穿刺针注入少量造影剂制造路图,在路图指引下置入导丝。③注意对股总动脉分叉部的保护。大部分病例,在股深-股浅动脉分叉部位有斑块存在,当导丝在此部位遇到阻力,变换角度也不能通过时,应考虑到斑块阻挡,此时应将管球移到适当的斜位,通过穿刺针制造路图,清晰显示分叉部再尝试置入导丝,否则导丝盲目的向下行走很容易造成分叉部斑块脱落或夹层,在手术刚开始就为自己制造了很大麻烦。

(2)经皮穿刺血管腔内成形术(Percutaneous Transluminal Angioplasty,PTA),具体分别介绍如下。

手术过程:①Seldinger法穿刺置入血管鞘组(若预计手术时间长,可于此时给予全身肝素化)。②造影,确定病变部位及流出道情况(必要时制作路图;有条件的可连接测压导管确定病变段前后压力)。③透视监视下导丝通过病变段到达远端血管腔内。④导丝支撑下用同轴球囊进行扩张。⑤退出球囊,再次造影检查手术效果(再次腔内导管测压确定手术效果,同时检查有无夹层、残余狭窄、即刻回缩等情况,必要时再次或多次扩张及放置支架)。⑥拔除鞘组,按压穿刺点,手术结束。

技术要点与注意事项:①导丝前行必须在监视器监视下进行。②球囊直径应与血管腔匹配,扩张球囊时最好在监视器监视下进行。③扩张完毕后,必须待球囊内液体完全被吸出后,并且在负压状态下才能在腔内移动球囊。

闭塞性病变的腔内球囊扩张与内膜下成形技术:①在操作过程中需尽量保证流入道-闭塞段-流出道同时出现在一个视窗内,当然最好在尝试通过导丝时有路图指引。②导丝通过闭塞性病变时不一定能保证一直保持在血管真腔内,这是允许的,也就是所谓的"内膜下成形"技术,但必须保证导丝通过假腔后确实又回到真腔内才能进行下一步操作。在导丝通过病变段后,通过导丝带入小口径造影导管到达远端,通过导管造影来证实流出道真腔的存在,证实路径正确后,保持该导管不移位,再次置入导丝到达远端,再收回导管,以后的球囊扩张均在此导丝的支撑下完成。每一次退回导丝后,再次进入导丝时都不能保证导丝在原来的路径上进入真腔,每次重新置入导丝均需带入导管证实导管头端在流出道真腔内,为了避免这种麻烦,在整个手术过程中,应尽量避免反复地交换导丝。

糖尿病膝下动脉病变的 PTA 技术及注意事项:①需熟练掌握顺行股动脉穿刺技术,此技术在治疗膝下病变时非常实用。②推荐使用加长鞘组,顺行穿刺可选择普通的 23 cm 长鞘,一般鞘组头端可达股浅动脉中下段水平,6F 内径鞘组就已经足够完成所有膝下操作;逆行穿刺翻山操作可使用普通的 6F 抗折翻山长鞘(45 cm 左右),其强度可保证足够的转向力臂,但头端一般只能到达股总动脉水平,最好选用 90 cm 的翻山长鞘,头端可达水平。一般术中造影均可经鞘组进行,节省了造影剂用量,也避免交换过程中器械反复经过股浅动脉,同时可考虑在鞘组的侧管连接输液器,术中通过压脉带加压向鞘组内持续小剂量注入肝素盐水。③闭塞段的开通是整个手术过程的核心环节,当导丝通过困难时,可考虑试行以下方法以提高成功率:导丝与单弯导管(4F,VER)的配合帮助选择头端方向和加大支撑力量。使用亲水性强的泥鳅导丝开通闭塞段,在能看到明确的流出道的情况下,甚至可以使用加硬泥鳅导丝先行通过闭塞段,再换用支撑球囊专用的 0.014 英寸导丝沿之前开通的缝隙下行。I NVATEC 的 Diver 导管,外径纤细,头端为锥形,内径为 0.021 英寸,可使用 0.018 英寸导丝配合 Diver 导管,开通闭塞段。闭塞段较长,不能一次性通过时,先在病变段上端进行扩张,再在导丝与球囊的配合下,逐段向下扩张前进,有时能最终打通整段病变。④糖尿病膝下血管病变的硬化程度较重,一般需要较高的压力和更长的扩张时间才能达到效果,压力通常在 10 kPa 以上,时间最长可达 3 分钟。但剧烈的高压扩张会使血管产生反射性的痉挛,为了避免这种情况发生,可以在扩张前向病变段腔内缓慢推注罂粟碱 30 mg 或硝酸甘油 200 μg,同时使用 3~5 kPa 的压力预扩张 30~60 秒,再缓慢增加压力达到有效治疗压。

(3)腔内支架植入术。①选择比球囊直径略大的支架可起到更好的支撑效果。②自膨式支架在释放时经常出现"前跳""后跳"等轻度移位现象,此时需要术者对可能出现的移位有一定的预判,同时在释放过程完成 1/3 以内时还可暂停释放,轻微调整位置,但当支架释放已经超过1/3时则绝不可再在血管内拖动。在髂总、髂内、股深动脉及其他主要侧支开口附近进行操作时,若对支架位置的控制没有绝对的把握,担心支架释放后遮挡侧支或对侧髂动脉,可考虑使用球扩式支架以保证释放位置的精确性。③髂总动脉以下病变的支架植入术,术后抗凝时间要比单纯

PTA更长,一般最好坚持3～6个月以上。

(4)腔内导管溶栓术,具体介绍如下。

使用方法及注意事项:①溶栓导管由导管和内芯2部分组成,其中导管的头端除了有端孔之外,在侧壁上还有很多激光镂空而成的微小侧孔,带侧孔的部分有10～20 cm长,称为"治疗段";内芯是一根金属导丝,导丝头端膨大成球形,该膨大头端的直径与导管内径相当。经导管尾端向导管内灌注药剂时,若导管内没有安置内芯,则药液主要从导管头端涌出;当溶栓导管内安置了内芯时,则导管头端被阻塞,药液从治疗段的侧孔溢出。②造影确定血栓位置与长度后,选用适当长度的溶栓导管,拔除内芯,用普通超滑导丝通过血栓段,带入溶栓导管,退出导丝,经溶栓导管向远端造影,观察流出道情况,尽量将治疗段全部包埋在血栓内,放置内芯以阻塞导管头端,即可开始经导管尾端持续向导管内灌注溶栓药。③血栓的体积越大,溶栓需要的时间就越长,为了缩短血管闭塞的时间,可以在溶栓前先行经腔内抽吸部分血栓,根据血栓的具体情况选取不同的导管进行抽吸。可以用专用的血栓抽吸导管,也可以直接用大口径普通造影导管甚至导引导管抽吸,血栓抽吸困难时,可以试用溶栓导管抽吸,

方法如下:将溶栓导管的治疗段插入血栓内,插入并固定内芯,导管尾端接三通阀门。三通一端接导管,另两端各接1只20 mL注射器,1只注射器内为溶栓药剂(20 mL生理盐水＋10万U尿激酶,有条件的单位可以使用重组组织型纤溶酶原激活物rt-PA),另1只注射器为空。开放尿激酶通路,向导管内注入2 mL尿激酶溶液,关闭该通路,1分钟后打开另一通路,经空注射器向外抽吸,重复该过程。这种方法的机制包括机械碎栓和药物溶栓两方面:向导管内注药时,由于端孔被阻塞,药物只能从微小的侧孔冲出,对周围的血栓有一定冲击力,被击碎的小血栓块更易被药物溶解和抽出。用此方法常可抽吸出部分血栓,之后再行持续灌注溶栓可获得更好的效果。持续灌注的时间视溶栓效果而定,容易的病例一般可在24小时内溶解大部分血栓而使血管再通,最长可持续7天,期间可以通过床边多普勒、超声或再次造影检验溶栓的效果。持续导管灌注溶栓最严重的并发症是留置导管周围和血管鞘组周围的血栓形成,留置在血管内的鞘组和导管本身是血栓的诱发因素,一旦发生将造成高位急性缺血甚至截肢,为了预防这种情况,留置导管溶栓期间需要维持全身肝素化。我们的方法是经鞘组侧管持续泵入肝素钠盐水溶液,速度一般每6小时125～250 U/kg,根据ACT的数值调整肝素的速度,一般维持ACT在200～300秒。

(5)腔内超声消融术。血管内超声消融术因具有微创、技术操作简单、手术并发症及术后再狭窄率低、疗效好的特点,已大量运用于血管闭塞性疾病的治疗,主要包括冠状动脉和周围动静脉的血栓形成、动脉粥样硬化性狭窄和栓塞。

(6)腔内激光消融术。激光血管成形术准分子激光具有波长短,功率高等特点。血管外科应用研究最多的是波长308 nm的氯化氙激光,其脉冲时程为10～250 mμs,每个脉冲能量约为1 000 mL/mm²。相对于以往的热探头激光对组织造成的热损伤,准分子激光产生的紫外光化学能的穿透深度仅为50 μm,表面工作温度低于50 ℃,它裂解分子主要依靠光化学能而非热能,因而不会对组织造成热损伤,是一种"冷"切割。此外,准分子激光的作用方式为接触式,每个脉冲的紫外激光能直接消融10 μm深的组织,周围组织温度没有很大变化,且作用精确,可操控性强。目前激光导管技术也有很大的提高,直径仅2 mm的导管内可容纳61根光纤,通过中间的导丝孔能在激光术野用生理盐水冲洗,或用尿激酶进行直接溶栓。

2.糖尿病周围血管病变的开放手术治疗

血管外科常根据病情和血管病变的情况来决定是否手术，以达到治疗疾病的根本目的。手术的方法和种类比较多，需根据不同的情况予以选用。糖尿病的肢体血管病变主要是发生在肢体较大血管的动脉硬化性改变，常因动脉管腔狭窄、闭塞而导致动脉供血不足，使得远端肢体缺血。为改善肢体缺血的症状，而设计了一些手术方法，归纳起来有以下几种。

（1）动脉旁路手术。动脉旁路手术是将人工血管（或自体静脉）吻合于动脉病变的两端，使动脉血流通过移植的人工血管（或自体静脉），绕过狭窄或闭塞的部位，为缺血的肢体恢复血液供应的方法，也称之为动脉搭桥术或动脉转流术。①从旁路的解剖途径来分，可以分为解剖旁路和解剖外旁路：前者包括髂-股动脉转流、腹主-双股动脉转流、股-动脉转流等；后者包括腋-股动脉转流、腋-双股动脉转流、股-股动脉交叉转流等。解剖途径转流符合人体的解剖途径，能取得更高的远期通畅率；但当患者高龄、内科并发症多，行大手术危险性较大时，可以采用损伤相对较小的解剖外途径转流。②从旁路血管的材质来分，可以分为自体血管、人工血管旁路，自体血管主要取材于自体大隐静脉，人工血管有涤纶、真丝、PTFE 等多种材质，糖尿病下肢血管病变的转流，一般多采用带外支持环的 e-PTFE 血管，并可内衬以肝素涂层。当病变复杂时，有时需要同时使用人工血管和自体血管。一般来讲，自体血管的远期通畅率高于人工血管。

（2）动脉内膜剥脱术。

将狭窄或闭塞的动脉内膜剥脱切除，以扩大动脉的管腔，达到改善患肢血液供应的目的。

（3）动脉切除重建术。将病变动脉切除以后，用人工血管（或自体静脉）移植于被切除部位的两端，使动脉重建，达到恢复血液供应的目的。也称人工血管（或自体静脉）间置术。

（4）静脉动脉化。患肢动脉严重狭窄或闭塞，病变广泛，无法进行上述各种手术者，可选用患肢的一条静脉与动脉闭塞段的近心端吻合，以改善患肢的血液供应，也称动静脉转流术。由于静脉内有瓣膜存在，动脉血常不能顺利通过瓣膜进入其远心端，因此，此种手术有分期和一期完成之分。此手术以前主要用于血栓闭塞性脉管炎的患者，现在也用于重症糖尿病性肢体动脉硬化，没有条件采取其他术式或行其他术式后失败的病例。

（5）大网膜移植术。主要是利用大网膜容易成活，成活后容易形成较丰富的侧支循环，来达到改善患肢血液供应的目的。切取大网膜后，将大网膜的动、静脉分别与患肢的动、静脉（多用股动、静脉）吻合，然后将大网膜平铺在患肢的皮下层内。也可将带血管蒂的大网膜经腹股沟切口引出铺在大腿部的皮下。大网膜移植后，随着其侧支的逐渐形成，患肢的血液循环也将逐步有所好转。

（6）动脉切开取栓术。多因心脏疾病合并心房纤颤时，心脏内形成的血栓脱落，然后随血流嵌顿于某一动脉内，引起动脉阻塞，导致脏器或肢体的急性缺血。临床上也称之为动脉栓塞。以往多采用动脉切开取栓术治疗，但它要求对栓塞部位有较准确的定位。定位越准确，手术越容易，栓子清除得越彻底，术后效果也越好。近年来应用 Fogarty 取栓导管取栓，使手术操作变得简单、易行，效果也更好。对肢体动脉内的血栓栓塞，只要估计出血栓所在的大致平面，切开浅表动脉，插入 Fogarty 取栓管，使取栓管球囊通过并超过血栓，而后充胀球囊，牵拉取栓管，栓子和血栓即可随球囊取出。

（三）糖尿病足的截肢与截趾

糖尿病足的溃疡很多伴有感染，严重的可导致败血症而危及生命。因此，控制感染是关键，依据感染创面所培养的细菌有针对性地选择抗生素，但任何抗生素都不能代替对感染灶的通畅引流及有效的清创术。对于感染创面清创时要尽可能清除坏死组织,并发蜂窝织炎时应考虑是否还有深部脓肿和骨髓炎的存在,在清创时应仔细探查,如探查发现已有骨髓炎,必须彻底进行清创,创面干净后可予贝复济促进溃疡愈合。对于糖尿病足治疗的原则,第一位是保证生命安全、第二位才是保存肢体的完整和功能。因此,对于足趾已出现坏疽或小腿、足部已出现严重感染者为防止出现感染扩散危及生命,截肢是唯一的选择。尽管截肢是一种治疗手段,但是毕竟是一种致残手术,又有一定的病死率和并发症。因此在手术前必须严格掌握适应证,需征得家属和本人的同意。必须说明,在肢体完全失去生理功能的条件下,截肢是为了挽救或延长患者生命的一种不得已的措施,同时,术前和术后应充分考虑到术后安装假肢的具体要求。

1.截肢平面的选择

恰当截肢平面的选择至关重要,这是因为在尽可能减少病死率的同时,还必须考虑截肢残端对康复条件的影响。一个近端截肢固然可以保证伤口的愈合,但是患者可能失去或减少康复和行动的能力;当然,一个供血不足的残端可能需要较长时间的愈合,甚至面临第 2 次截肢。理想的平面是在保证伤口愈合的最远端。

截肢平面的确定基于适当的血供、坏死组织的范围。一般原则是,在祛除病灶的前提下,尽可能保留残肢的长度。对缺血坏死的肢体,应尽量保留活组织和残端的长度;一般情况欠佳的患者,特别是双下肢截肢时,宜行膝下截肢。糖尿病足的截肢平面更为重要,目前,有许多方法被用以客观地衡量截肢平面,但是还没有一项可成为绝对标准。检查的价值在于它的敏感性和特异性。截肢平面估计的敏感性,意味着一项检查能预测出截肢处的血供是否能保证伤口的愈合。特异性是指发现供血不足的区域。当然,敏感性要求过高可能导致过多的组织被切除。常以以下几种检查方法作为截肢面选择的判断手段:①临床判断;②多普勒动脉节段性测压;③激光血流检测;④光电血流容积描计测量皮肤灌注压;⑤透皮氧分压和二氧化碳分压测定;⑥皮肤温度测定;⑦动脉造影。

(1)临床判断和经验性的截肢平面判断。有资料表明,经验性的判断在 80%膝下截肢和90%的膝上截肢手术中是成功的,但是在踝关节以下的截肢中只有 40%的成功率。虽然截肢平面以上扪及动脉搏动是预后较好的提示,但是未扪及搏动并不一定导致截肢的失败。同样根据皮肤温度、动脉造影结果和术中皮肤边缘出血情况判断往往低估截肢平面。临床体征中提示肢体缺血严重的指标,是继发性的下肢缺血性红斑和坏疽,如果从此处截肢必导致失败。但是,没有缺血性红斑并不能保证伤口的愈合。一般来说,当临床和仪器检查结果相矛盾时,应选择后者的结果进行判断。当临床结果可疑时,年轻患者可选择较低的位置截肢,而年老者的截肢平面相对较高。

(2)节段性动脉多普勒动脉测压。此项检查在判断膝上和膝下截肢较准确,但是对踝、足部截肢和截趾的平面判断准确性较差。尤其在糖尿病肢体中,这些患肢的末段的动脉硬化,测出的结果较实际的动脉压高。检查的准确性较差的根本原因在于它不是直接测量皮肤灌注情况,单纯的节段血压并不能反映侧支循环的状况。

(3)激光多普勒血流测量仪。此项检查的原理是当光照射于肢体上时,静止的组织和活动的红细胞对光散射,根据多普勒效应可以测出红细胞的速度和血流量;由于可见光的穿透距离为1 mm,所以此项检查能很好地反映出皮肤血流灌注的情况。在常温静止情况下,缺血肢体和正常肢体的测量结果相近,但是当激光探头把皮肤加热到 44 ℃时,可立即辨别出缺血肢体。在没有血流的地方截肢是不明智的。此项检查比较准确,但其价值较经皮氧分压测定差。

（4）光电皮肤血流灌注压。光电测量的是毛细血管的血流，测量的方法是，先于皮肤外通过袖带加压，阻断血流，然后，以光电容积描计的红外线测量压力减少皮肤由苍白转红时的末梢动脉压力。对于截肢的皮肤，不应低于 2.7 kPa(20 mmHg)，此项检查的准确率达到 80%。

（5）经皮氧分压测定和透皮二氧化碳分压测定。在常温下，成人皮肤表面的氧分压接近零，临床上测量时必须把皮肤温度升至 40～45 ℃，使皮肤表层血管扩张。目前几乎所有的研究都提示，氧分压的测定对截肢面伤口的愈合有较好预测力。氧分压为零的皮肤术后愈合能力欠佳，而氧分压超过 6.0 kPa(40 mmHg)时，提示截肢平面的预后良好。这项检查与动脉的实际灌注压密切相关，特别是在组织缺血的情况下，如此可使手术者避免伤口出现皮瓣的不愈合。氧分压的测定是一项非侵袭性的检查，不足之处在于设备昂贵，且检查时间过长。

（6）皮肤温度测定。用红外线温度测量计对皮肤测量发现，皮温和肢体供血密切相关。直接测量皮肤温度对截肢平面的判断敏感性为 94%。

（7）动脉造影。动脉 DSA 造影对截肢平面的判断价值很小，主要是用于判定血管重建的可能。

2.围手术期

在进行手术之前，应该进行整体和局部因素的分析。

（1）心血管疾病。许多糖尿病患者都伴随着心脏病，所以心内科的医师参与药物治疗，增强心功能是必要的。充血性心脏病需监测排血量。如果近期出现进展期心绞痛、心肌梗死，充血性心力衰竭、动脉瓣膜严重病变，需要进一步检查和治疗。严重感染时，如果心功能极差，手术必须简单（斩断截肢术），待循环系统稳定后行截肢。

（2）呼吸系统。尽可能采取腰麻或硬膜外麻醉，以减少对呼吸系统的影响。中心静脉压测定有利于控制输液量，避免心力衰竭患者出现容量过剩或不足。

（3）术前活动能力的评判。手术操作者必须评估患者的康复能力和活动能力。无法下床或丧失活动力的患者，如脑卒中或痴呆者，由于无法行走，如果行膝下截肢可能导致膝关节挛缩和残端伤口破坏，最终不得不采取更高平面的截肢。

（4）关节畸形。术前就存在的关节畸形，如膝关节或髋关节屈曲挛缩，本身恢复行走的能力就有限。在这种情况下，一般建议行经股骨截肢。严重的关节炎是膝下截肢的相对禁忌证。全膝关节置换术失败后，建议行膝上截肢。

（5）骨髓炎。骨骼感染对抗生素不敏感，而外科治疗失败时，必须截肢，截肢的平面要高于感染的范围。如果指（趾）感染，行放射状截肢；如果是胫骨或腓骨的骨髓炎，则行膝关节离断；如果膝关节或股骨感染时，经股骨截肢。如果截肢的部位十分接近感染灶，最好把骨切缘送培养和药敏检查。

（6）软组织感染。糖尿病足往往造成足前部的感染和溃疡。处理这类患者时，必须使用广谱抗生素，同时测量局部患肢的供血状况。如果出现败血症，应采用斩断截肢术，开放创口，缓解淋巴管炎，待到局部的感染控制后，行膝下截肢。

（7）神经病变性溃疡。除了血管疾病，周围神经病变也能导致足部溃疡。如果尽早治疗，采用足部调整，改变足部的压力分布并且给予患者教育，多能治愈。截肢平面最好在有感觉的地方，否则仅仅足趾或足前部截肢，术后常复发溃疡。

（8）糖尿病或肾衰竭。糖尿病患者伴有肾衰竭，伤口的愈合常不良。如果糖尿病足部坏疽伴有肾衰竭及严重感染者最好首选截肢。

3.截肢术后并发症

(1)血肿形成。术中仔细止血,残端放置引流物可防止、减少残端血肿的形成。要警惕主要血管术后出血,这种情况要在应用止血带下送手术室止血。由于残端血肿可以影响伤口愈合并增加细菌感染机会,所以发现后需穿刺抽出积血并加压包扎。

(2)感染。糖尿病截肢术后患者感染发生率较其他非糖尿病患者高。发现脓肿应积极引流并作细菌培养,选用适合的抗生素。严重感染时需要行再次截肢术。

(3)坏死。皮缘的小范围坏死可经保守治疗延期愈合。皮肤和深层组织的大范围严重坏死预示残端血供不佳,需即行边缘切除甚至再截肢术。

(4)关节挛缩。多为屈曲挛缩,与术后处理不当有关。应鼓励患者术后进行伸髋伸膝的肌力及关节锻炼,必要时行石膏外固定或手术松解。

(5)神经瘤。神经瘤常在神经残端形成,当神经瘤受瘢痕压迫及牵拉后会引起疼痛。术中仔细柔和操作使神经断端回缩到正常软组织中可防止痛性神经瘤的发生。术后改变假肢的负重面可避免神经瘤受压至疼痛。保守治疗无效时手术切除神经瘤。

(6)幻肢痛。几乎每个截肢后患者都有幻肢感存在。但不影响假肢的配戴,大多会自行消退。少数较重的幻肢痛可行理疗、神经封闭及精神治疗等综合治疗。

4.截趾及趾间关节离断术

足趾坏疽、足趾感染、慢性骨髓炎,神经病变引起的足趾溃疡,虽未感染,但是出现难以忍耐的静息痛是本手术的指征。

(1)麻醉。可选用硬膜外麻醉或局部神经阻滞麻醉。

(2)切口。采用跖侧长、背侧短的鱼口状皮瓣。切口自截骨平面的内侧中点,呈弧形越过趾背、趾腹外侧的对应点。跖趾关节截趾时,做一长的后内侧皮瓣。切口自跖趾基部背侧中线,呈弧形向远端,皮瓣的长度稍大于跖趾前后径,再经跖侧至趾蹼。

(3)离断。向远端切离皮瓣,切断趾伸、屈肌腱,任它们回缩到截骨端的近侧。切离切断趾神经。切断、结扎趾血管。趾间关节离断时,要切除关节囊。

(4)截趾。环行切开骨膜,用骨钳咬断趾骨,截除足趾,修复骨端使之光滑。

(5)缝合。充分止血,缝合前检查皮瓣,使其缝合后无张力。在跖趾,关闭切口时皮瓣远端向外翻转缝合到趾蹼的皮瓣上。

5.经跖骨截足术

糖尿病足坏疽或感染累及几个足趾以及感染超过足趾蹼是本手术的指征。

(1)麻醉。选用连硬外麻醉或坐骨神经阻滞。

(2)切口。采用跖侧长、背侧短或跖、背等长皮瓣。切口从足背前内侧截骨平面处开始,呈弧形向远端略超出截骨面,经足背外侧缘的中点,跖侧皮瓣延伸较长,需超出跖骨头平面,且内侧皮瓣稍长于外侧皮瓣。跖侧皮瓣要包括皮下脂肪及一层薄的跖肌。若经单一跖骨截肢,在截骨平面的背侧始做一网球拍样的切口,向远端越过跖骨干,绕过趾间蹼及足趾跖侧皮纹,再转向近侧与背侧切口起始点会合。

(3)离断、截足。切断趾长伸肌腱和趾短伸肌,结扎血管。切离暴露跖骨,截断跖骨。在跖侧切开跖骨腱膜,将趾长曲肌腱鞘稍牵引后切断,使其回缩,再切断趾短曲肌、神经,结扎血管。

(4)缝合。彻底止血,翻转跖侧皮瓣覆盖骨端,与背侧皮瓣缝合。

6.小腿截肢

外科小腿截肢术是最常见的截肢部位,感染、坏疽、静息痛和经久不愈的下肢溃疡,都是做较远侧的膝下截肢的指征。由于糖尿病下肢足坏疽而行小腿截肢也是很常用的部位。小腿截肢多种多样,但基本上可分为缺血性肢体截肢和非缺血性肢体截肢。两者总的分别在于皮瓣的设计和肌肉固定技术。在非缺血性肢体截肢,皮瓣设计多为前后皮瓣等长或前侧稍长。肌肉处理常行肌肉张力性固定或肌瓣成形术。

(1)手术方法。①选用硬膜外麻醉,仰卧位,如果术中发现小腿部位组织血供差,要有做大腿截肢的准备。②截骨平面自膝关节线下 10.0～12.5 cm。做后长前短皮瓣。前切口做一在相当于胫骨截骨平面,后侧切口从前侧起点始向下延长 12.5～15.0 cm。③切开前侧皮肤、皮下,小腿筋膜直至骨膜,各层间不做分离。于截骨面水平切断前外侧肌肉至肌间隔。切断、双重结扎胫前动脉、静脉。稍加牵拉后切断腓深、浅神经。④于胫骨截骨面切开骨膜,稍加分离,与胫骨纵轴垂直锯断胫骨,斜形切断胫骨残端前内侧面,距胫骨截骨面 2 cm 处锯断腓骨。用骨锉锉去截面锐利边缘。⑤从胫、腓骨后缘向下切离软组织至皮肤切口,分离、切断、结扎胫后动、静脉,稍加牵拉后切断胫后神经,移去小腿远端。⑥后侧肌群修剪成斜形瓣,彻底止血,将后侧肌皮瓣向前翻转,覆盖截骨残端,与前方深筋膜和骨膜相缝合,肌瓣下置引流条(或引流管),缝合皮下及皮肤。

(2)术后处理。应用残端硬包扎技术,石膏外固定于膝关节屈曲 5°～10°,术后 24 时拔除引流条。术后 6～8 周即可装配永久性假肢。

7.膝关节离断术

膝关节离断术应用的机会较少,主要用于糖尿病足坏疽膝下截肢因皮瓣的限制,或膝下截肢失败者。近来由于鞋饰性修复部件和修复性装配技术的进步,在这个水平截肢已经受到重视。

(1)手术方法。①选用全麻或硬膜外麻醉,仰卧位。②皮肤切口选前侧皮瓣宽并略长于后侧、弧行凸向远端,前侧到胫骨结节下 2.5 cm,后侧到窝皮横纹下 2.5 cm,对于缺血性肢体采用膝内侧和外侧两个较短的皮肤切口比前后皮瓣更容易愈合。③切开皮下、筋膜,在髌韧带止点处切断髌韧带、十字韧带,双重结扎切断腘动静脉,高位切断腔神经和腓神经。④从股骨远端分离腓肠肌内外侧头起点。最后将髌韧带和交叉韧带经踝间窝吻合,同样缝合半腱肌腱和股二头肌腱,这样有利于固定肌肉的止点。也可去除部分股骨踝,以便装配外形美观、使用方便的假肢。⑤放置负压引流,缝合深筋膜、皮肤。

(2)术后处理。术后 24 时拔除引流条。术后 6～8 周即可装配假肢。

8.大腿截肢

糖尿病足患者大腿截肢率仅次于小腿截肢率。截肢多由于感染、坏疽或缺血,使膝关节远侧肢体不能保留。为防止卧床造成的褥疮,那些失去行动能力的患者也应截肢。另一指征是膝关节挛缩固定、功能丧失,可经股骨截肢。

(1)手术方法。①硬膜外麻醉,仰卧位,避免使用止血带。②做前后等长之鱼口状皮瓣,前后皮瓣的长度分别略长于预截肢平面之大腿前后径的一半。视病变的不同,有时也可做不规则皮瓣。皮瓣起点与截骨平面相对应。③切开皮肤、皮下、大腿筋膜,注意前皮瓣不要做皮下或筋膜下游离,而应注意保护皮肤皮下至股四头肌的连接,做成股四头肌肌皮瓣至截骨平面。切离,切断,双重结扎股动、静脉,后侧皮瓣切开后,在深筋膜下才切离至截骨面水平。④环行切开骨膜,在预定截骨面锯断股骨,用骨锉磨钝骨端,并将骨的前外侧方磨成扁平,以减少该部股骨与软组织间单位面积的压力。在绳肌深面分离坐骨神经,轻轻牵向远端,距截骨面近侧 5.0～7.5 cm 处结扎坐骨神经伴行血管,2%利多卡因阻滞后快刀切断坐骨神经。⑤横行切断大腿后侧肌群,使其回缩至截骨面水平,移去远侧肢体,分离切断皮神经使其回缩至截骨近端残端内。⑥冲洗术野,除去骨渣,深筋膜与大腿后方深筋膜缝合。在肌肉下放置引流条(或引流管),缝合皮下组织及皮肤。

(2)术后处理。对于糖尿病患者可用传统的软包扎技术。身体状况较好者,可在伤口愈合后改为硬包扎。其他处理与小腿截肢相似。

（王琳茹）

参 考 文 献

[1] 刘龙,刘艳,刘国雄.外科学[M].昆明:云南科技出版社,2020.

[2] 孙君隽.新编麻醉技术与临床实践[M].开封:河南大学出版社,2021.

[3] 赵继宗,江涛.颅脑肿瘤外科学[M].北京:人民卫生出版社,2020.

[4] 周茂松.现代临床外科学[M].西安:陕西科学技术出版社,2021.

[5] 赵继宗.神经外科学[M].北京:中国协和医科大学出版社,2020.

[6] 马清涌.外科学[M].郑州:郑州大学出版社,2021.

[7] 郑树森.外科学[M].北京:中国医药科技出版社,2020.

[8] 袁晓兵.外科学[M].北京:中国医药科技出版社,2021.

[9] 许斌.外科学[M].上海:上海科学技术出版社,2020.

[10] 刘志宇.泌尿外科微创诊疗技术[M].郑州:河南科学技术出版社,2018.

[11] 肖强,张晋,范慰隆.现代临床外科学[M].昆明:云南科技出版社,2020.

[12] 曹新福.普外科微创手术学[M].汕头:汕头大学出版社,2019.

[13] 李鹏.外科学[M].长春:吉林大学出版社,2020.

[14] 田崴.实用外科与麻醉[M].长春:吉林科学技术出版社,2020.

[15] 刘玉军.当代外科学新进展[M].长春:吉林科学技术出版社,2020.

[16] 李文东.现代临床外科学新进展[M].北京:金盾出版社,2020.

[17] 陈国强,孙增勤,苏树英.微创外科手术与麻醉[M].郑州:河南科学技术出版社,2021.

[18] 闫荣业.现代临床外科学[M].天津:天津科学技术出版社,2020.

[19] 董家鸿.精准肝脏外科学[M].北京:清华大学出版社,2020.

[20] 李森恺.整形美容外科学[M].北京:中国协和医科大学出版社,2020.

[21] 江志鹏,李亮.实用腹股沟疝外科学[M].北京/西安:世界图书出版公司,2020.

[22] 刘英男.现代骨外科显微外科学[M].开封:河南大学出版社,2020.

[23] 李洋,任伟刚,李旋峰.新编实用外科学[M].昆明:云南科技出版社,2020.

[24] 赫赤,宗晓菲,王昭安.现代麻醉与临床实践[M].北京:中国纺织出版社,2021.

[25] 莫国贤.当代胆囊外科学[M].北京:科学技术文献出版社,2020.

[26] 刘志宇.泌尿外科学[M].北京:中国协和医科大学出版社,2020.

[27] 范巨峰,宋建星.麦卡锡整形外科学[M].北京:人民卫生出版社,2021.

［28］李青峰.整形外科学［M］.北京：人民卫生出版社，2021.

［29］周辉，肖光辉，杨幸明.现代普通外科精要［M］.广州：广东世界图书出版有限公司，2021.

［30］卢丙刚.外科疾病临床诊疗与麻醉［M］.北京：科学技术文献出版社，2020.

［31］刘钊.肝胆胰脾外科学［M］.哈尔滨：黑龙江科学技术出版社，2020.

［32］赵炜煜.实用临床普通外科学［M］.哈尔滨：黑龙江科学技术出版社，2020.

［33］梁文勇.现代临床外科学［M］.长春：吉林大学出版社，2020.

［34］王瀚锐，陈云飞，黄勇平，等.普外科常见疾病诊疗与周围血管外科手术技巧［M］.北京：中国纺织出版社，2022.

［35］方妙婵，钟孟如，张泳仪，等.CRP、PCT、NC 及 NLR 在非小细胞肺癌化疗后细菌感染诊断中的价值［J］.川北医学院学报，2023，38(1)：32-35.

［36］白向豆，洪子强，崔百强，等.胸腔镜肺叶切除术中肺动、静脉切断顺序对非小细胞肺癌患者手术疗效与安全性影响的系统评价［J］.肿瘤防治研究，2023，50(1)：69-74.

［37］蔡中立.胸腔镜与开胸肺叶切除术治疗肺癌患者的效果比较［J］.中国民康医学，2023，35(1)：145-148.

［38］贺宇，牛毅菲，黄琼，等.二尖瓣反流面积分级对重度主动脉瓣狭窄合并二尖瓣关闭不全患者经导管主动脉瓣置换术后预后的影响［J］.实用心脑肺血管病杂志，2023，31(1)：33-37.

［39］樊婷，许彬，贺萍，等.白蛋白紫杉醇术后辅助化疗乳腺癌患者预后的单中心回顾性队列研究［J］.中国药业，2023，32(1)：115-120.

［40］赵菊芬，马荣，曹佳，等.过氧化物酶体增殖物激活受体 γ 共激活因子 1β 对乳腺癌干细胞干性表达的调控［J］.中国组织工程研究，2023，27(1)：59-65.